Diagnostische Kriterien DSM-5-TR®

Diagnostische Kriterien DSM-5-TR

American Psychiatric Association

Diagnostische Kriterien DSM-5-TR®

Deutsche Ausgabe herausgegeben von
Peter Falkai und Hans-Ulrich Wittchen

mitherausgegeben von
Manfred Döpfner, Wolfgang Gaebel,
Wolfgang Maier, Winfried Rief,
Henning Saß und Michael Zaudig

hogrefe

The translation of this publication from English to German has been undertaken by and is solely the responsibility of Hogrefe Verlag GmbH & Co. KG. The American Psychiatric Association played no role in the translation of this publication from English to German and is not responsible for any errors, omissions, or other possible defects in the translation of the publication. Practitioners and researchers must always rely on their own experience and knowledge in evaluating and using the content of this publication. Because of continuous advances in the medical sciences, independent verification of diagnoses and treatment should be made. To the fullest extent of the law, no responsibility is assumed by APA, or any of its authors, editors or contributors in relation to this translation or for any injury that might be considered to have occurred from use of this publication.

Die Übersetzung dieser Publikation aus dem Englischen ins Deutsche wurde im Auftrag der Hogrefe Verlag GmbH & Co. KG erstellt und liegt in deren alleiniger Verantwortung. Die American Psychiatric Association war bei der Übersetzung dieser Publikation aus dem Englischen in die deutsche Sprache nicht involviert und trägt keine Verantwortung für mögliche Fehler, Auslassungen oder andere mögliche Mängel in der Übersetzung dieser Publikation. In Praxis und Forschung Tätige sollten sich immer auf ihre eigene Erfahrung und ihr Wissen bei der Anwendung des Inhalts dieser Publikation stützen. Aufgrund beständiger Fortschritte in den medizinischen Wissenschaften sollte eine unabhängige Überprüfung von Diagnosen und Behandlungsmaßnahmen vorgenommen werden. Sofern es das Gesetz zulässt, übernehmen die APA, ihre Autor:innen, Herausgeber:innen oder Mitwirkenden keine Verantwortung für diese Übersetzung oder für Schäden, die infolge der Anwendung dieser Publikation entstanden sein könnten.

ICD-10 and ICD-11 codes have been included in the German edition of the DSM-5-TR published by Hogrefe Verlag GmbH & Co. KG. The inclusion of these codes in the German edition, including their alignment with the diagnostic criteria in DSM-5-TR, are solely the responsibility of Hogrefe Verlag GmbH & Co. KG. They do not represent the work of the American Psychiatric Association, publisher of the DSM-5 and the DSM-5-TR, and American Psychiatric Association shall have no responsibility for any errors, omissions, inaccuracies or defects related to their inclusion.

In die deutschsprachige Ausgabe des DSM-5-TR, veröffentlicht durch Hogrefe Verlag GmbH & Co. KG, wurden ICD-10- und ICD-11-Codierungen aufgenommen. Die American Psychiatric Association als Herausgeberin des DSM-5 und DSM-5-TR war bei der Aufnahme dieser Codierungen in die deutschsprachige Ausgabe sowie ihre Gegenüberstellung mit den diagnostischen Kriterien des DSM-5-TR nicht involviert und trägt keine Verantwortung für mögliche Fehler, Auslassungen, Ungenauigkeiten oder andere mögliche Mängel in Zusammenhang mit der Aufnahme der Codierungen.

Wichtiger Hinweis: Der Verlag hat gemeinsam mit den Autor:innen bzw. den Herausgeber:innen große Mühe darauf verwandt, dass alle in diesem Buch enthaltenen Informationen (Programme, Verfahren, Mengen, Dosierungen, Applikationen, Internetlinks etc.) entsprechend dem Wissensstand bei Fertigstellung des Werkes abgedruckt oder in digitaler Form wiedergegeben wurden. Trotz sorgfältiger Manuskriptherstellung und Korrektur des Satzes und der digitalen Produkte können Fehler nicht ganz ausgeschlossen werden. Autor:innen bzw. Herausgeber:innen und Verlag übernehmen infolgedessen keine Verantwortung und keine daraus folgende oder sonstige Haftung, die auf irgendeine Art aus der Benutzung der in dem Werk enthaltenen Informationen oder Teilen davon entsteht. Geschützte Warennamen (Warenzeichen) werden nicht besonders kenntlich gemacht. Aus dem Fehlen eines solchen Hinweises kann also nicht geschlossen werden, dass es sich um einen freien Warennamen handelt.

Bibliografische Information der Deutschen Nationalbibliothek
Die Deutsche Nationalbibliothek verzeichnet diese Publikation in der Deutschen Nationalbibliografie; detaillierte bibliografische Daten sind im Internet über http://dnb.dnb.de abrufbar.

Hogrefe Verlag GmbH & Co. KG
Merkelstraße 3
37085 Göttingen
Deutschland
Tel. +49 551 999 50 0
Fax +49 551 999 50 111
info@hogrefe.de
www.hogrefe.de

Satz: Sabine Rosenfeldt, Hogrefe Verlag GmbH & Co. KG, Göttingen
Druck: mediaprint solutions GmbH, Paderborn
Printed in Germany
Auf säurefreiem Papier gedruckt

1. Auflage 2025

(E-Book-ISBN [PDF] 978-3-8409-3218-2)
ISBN 978-3-8017-3218-9
https://doi.org/10.1026/03218-000

Inhalt

Vorwort zur deutschsprachigen Ausgabe

Wir freuen uns sehr – zeitgleich mit dem großen DSM-5-TR-Manualbuch – das „kleine DSM-5-TR“ – also die Textrevision des DSM-5 – im bewährten Taschenbuchformat vorzulegen. In übersichtlicher Weise werden wiederum die DSM-5-TR-Gesamtklassifikation mit den zugehörigen ICD-10-Verschlüsselungsnummern und die Kriterien für die einzelnen Störungsformen dargestellt, sodass es auch im klinischen Alltag über das handliche Format leicht möglich ist, das Zutreffen der Kriterien zu prüfen und eine kriteriumsbasierte qualitätsgesicherte Diagnose psychischer Störungen zu stellen.

Es gibt zwar nur wenige substanzielle Änderungen der Kriterien und Diagnosen, jedoch ist auf eine weitere Harmonisierung mit der 10. und 11. Revision der Internationalen Klassifikation der Krankheiten der Weltgesundheitsorganisation (ICD-10 und ICD-11) besonders hinzuweisen. Das kleine Kriterienbuch für DSM-5-TR enthält konkrete Hinweise für die Codierung der Diagnosen gemäß ICD-10 und wird durch Informationen zu den korrespondierenden Codierungen nach ICD-11 am Ende des Buches ergänzt. Auch wenn sich die Herausgeber gewünscht hätten, abweichend von der US-amerikanischen Originalversion die Handhabung durch tabellarische Übersichten noch weiter zu optimieren, ist dies aus lizenzrechtlichen Gründen leider nicht möglich gewesen.

Das vorliegende DSM-5-Kriterienbuch ergänzt als praktische Hilfe das „große“ und umfangreiche DSM-5-Manualbuch – es kann es aber nicht ersetzen. Es fehlen – ungeachtet des Kapitels „Anwendung des Manuals“ – nicht nur die ausführlichen konzeptuellen Erklärungen und Erläuterungen, sondern auch die differenzierteren Beschreibungen zu den einzelnen Störungsbildern, einschließlich der terminologischen, prozeduralen und differenzialdiagnostischen Kommentierungen.

Die Beachtung dieser ausführlichen Erläuterungen ist aber im Hinblick auf eine formal korrekte Diagnosestellung und Begründung und den adäquaten Gebrauch des DSM-5 unerlässlich, um einem fehlverstandenen formalistischen „Kochbuch-Gebrauch“ alleine auf der Grundlage der Kriterienkästen vorzubeugen. In diesem Sinne sollte das DSM-5-TR-Kriterienbuch – wie sein Vorgänger – primär als praktische und praktikable Erinnerungshilfe in der Routine verwendet werden und das „große“ Manual ergänzen.

Wir möchten nachdrücklich die Strategie (siehe S. XXVI im DSM-5-TR) empfehlen, vor Einsatz der DSM-5-TR-Klassifikation und -Kriterien im großen Manual insbesondere das Einführungskapitel (siehe S. 5–28 im DSM-5-TR) und die ausführlichen Erläuterungen zu den einzelnen Störungen zu lesen.

In diesem Sinne hoffen wir, dass das DSM-5-TR-Kriterienbuch den Einsatz und die Umsetzung des DSM-5-TR erleichtert und zu einer verbesserten sachgerechten Diagnostik psychischer Störungen in der Praxis beiträgt.

Für die Herausgeber der deutschsprachigen Ausgabe

Prof. Dr. Hans-Ulrich Wittchen
Prof. Dr. Peter Falkai

Vorwort der amerikanischen Originalausgabe

Die Textrevision des DSM-5 (DSM-5-TR) umfasst eine Aktualisierung des diagnostischen Klassifikationssystems psychischer Störungen, einschließlich der Codierung der DSM-5-TR-Störungen sowie Anpassungen in Bezug auf die diagnostischen Kriterien für über 70 Störungen. Zum schnellen Nachschlagen bietet dieses kleine und praktische Taschenbuch dem Kliniker hier nur die DSM-5-TR-Klassifikation (d.h. eine – nach DSM-5-TR Kapitel gegliederte – vollständige Auflistung der Störungen mit zugehörigen Subtypen, Zusatzcodierungen und diagnostischen Codierungen), einen aktualisierten Abschnitt zum Gebrauch des Manuals sowie die aktualisierten diagnostischen Kriterien und Codierhinweise. Das vorliegende DSM-5-TR-Taschenbuch „Diagnostische Kriterien DSM-5-TR" sollte nur in Verbindung mit dem aktualisierten DSM-5-TR-Handbuch verwendet werden, da die ordnungsgemäße Anwendung eine Kenntnis der Begleittexte zu den Kriterien der einzelnen Störungen erfordert. Es ist darauf hinzuweisen, dass auch die Begleittexte des DSM-5-TR umfassend aktualisiert wurden, um sie an den aktuellen wissenschaftlichen Erkenntnisstand zu Störungsformen sowie im Hinblick auf die Bedeutung von Kultur, ethnischer Zugehörigkeit und Diskriminierung im Zusammenhang mit der Diagnostik psychischer Störungen anzupassen.

Dieses praktische Taschenbuch informiert über alle aktualisierten ICD-10- bzw. ICD-10-CM-Codierungen, Codierhinweise sowie Codierungs- und Aufzeichnungskonventionen für alle DSM-5-TR-Diagnosen, einschließlich der diagnostischen Kriterien für die neue Diagnose der „Anhaltenden Trauerstörung". Neu sind auch Symptomcodierungen für aktuelles (und in der Vorgeschichte aufgetretenes) suizidales Verhalten und nichtsuizidale Selbstverletzungen.

Zusätzliche ausführliche Informationen finden sich im DSM-5-TR-Handbuch, u.a. in Teil III „In Entwicklung befindliche Instrumente und Modelle" (dieser enthält Erhebungsinstrumente, einen aktualisierten Text zu Diagnosen psychischer Störungen und kulturellem Kontext, das Cultural-Formulation-Interview, das alternative DSM-5-Modell für Persönlichkeitsstörungen und klinische Erscheinungsbilder mit weiterem Forschungsbedarf). Im Anhang des DSM-5-TR finden sich u.a. alphabetische und numerische Listen der DSM-5-TR-Diagnosen mit ihren ICD-10- und ICD-CM-Codierungen.

Erhebungsinstrumente und weitere Informationen sind online abrufbar unter www.psychiatry.org/dsm5. Updates zum DSM-5-TR in Bezug auf die Codierungen und andere Inhalte werden regelmäßig auf www.dsm5.org zur Verfügung gestellt.

DSM-5-TR-Klassifikation

Vor jedem Störungsbegriff ist der entsprechende ICD-10-CM-Code angegeben. Leere Zeilen geben an, dass der ICD-10-Code davon abhängt, welcher Subtyp, welche Zusatzcodierung oder welche Substanzklasse zutrifft. Updates zum DSM-5-TR in Bezug auf die Codierungen und andere Inhalte werden regelmäßig auf www.dsm5.org zur Verfügung gestellt.

In der untenstehenden Klassifikation finden sich unmittelbar nach den Kapitelbezeichnungen und Störungsbegriffen Seitenverweise (in Klammern), die sich auf den entsprechenden erläuternden Text oder die diagnostischen Kriterien beziehen.

Beachte für alle Störungen aufgrund eines anderen medizinischen Krankheitsfaktors: Für die Codierung einer psychischen Störung aufgrund von [medizinischer Krankheitsfaktor] ist anstelle von [medizinischer Krankheitsfaktor] die Bezeichnung des ätiologisch relevanten medizinischen Krankheitsfaktors anzugeben. Der Code und der ätiologisch relevante medizinische Krankheitsfaktor sollten zudem zuerst, direkt vor der genauen Bezeichnung der psychischen Störung aufgrund des anderen medizinischen Krankheitsfaktors, aufgeführt werden.

Störungen der neuronalen und mentalen Entwicklung (S. 23)

Intellektuelle Entwicklungsstörungen (S. 23)

_._	Intellektuelle Entwicklungsstörung (Intellektuelle Beeinträchtigung) (S. 23) *Bestimme den aktuellen Schweregrad:*
F70	Leicht
F71	Mittel

F72 Schwer

F73 Extrem

F88 Allgemeine Entwicklungsverzögerung (S. 24)

F79 Nicht Näher Bezeichnete Intellektuelle Entwicklungsstörung (Intellektuelle Beeinträchtigung) (S. 24)

Kommunikationsstörungen (S. 29)

F80.2 Sprachstörung (S. 29)

F80.0 Artikulationsstörung (S. 30)

F80.81 Redeflussstörung mit Beginn in der Kindheit (Stottern) (S. 30)
Beachte: Späterer Beginn wird diagnostiziert mit F98.5 Redeflussstörung mit Beginn im Erwachsenenalter.

F80.82 Soziale (Pragmatische) Kommunikationsstörung (S. 31)

F80.9 Nicht Näher Bezeichnete Kommunikationsstörung (S. 32)

Autismus-Spektrum-Störung (S. 32)

F84.0 Autismus-Spektrum-Störung (S. 32)
Bestimme den aktuellen Schweregrad: Sehr Umfangreiche Unterstützung Erforderlich, Umfangreiche Unterstützung Erforderlich, Unterstützung Erforderlich
Bestimme, ob: mit oder ohne Begleitende Intellektuelle Beeinträchtigung, mit oder ohne Begleitende Sprachliche Beeinträchtigung
Bestimme, ob: in Verbindung mit einem Bekannten Genetischen oder Anderen Medizinischen Krankheitsfaktor oder einem Umweltfaktor (**Codierhinweis:** Verwende eine zusätzliche Codierung, um den dazugehörigen genetischen oder anderen medizinischen Krankheitsfaktor zu kennzeichnen.); in Verbindung mit einer Störung der Neuronalen und Mentalen Entwicklung oder einer Psychischen oder Verhaltensstörung
Bestimme, ob: mit Katatonie (codiere zusätzlich F06.1)

Aufmerksamkeitsdefizit-/Hyperaktivitätsstörung (S. 38)

_._ Aufmerksamkeitsdefizit-/Hyperaktivitätsstörung (S. 38)
Bestimme, ob: Teilremittiert
Bestimme den aktuellen Schweregrad: Leicht, Mittel, Schwer
Bestimme, ob:

F90.2 Gemischtes Erscheinungsbild

F90.0 Vorwiegend Unaufmerksames Erscheinungsbild

F90.1 Vorwiegend Hyperaktiv-Impulsives Erscheinungsbild

F90.8 Andere Näher Bezeichnete Aufmerksamkeitsdefizit-/Hyperaktivitätsstörung (S. 42)

F90.9 Nicht Näher Bezeichnete Aufmerksamkeitsdefizit-/Hyperaktivitätsstörung (S. 42)

Spezifische Lernstörung (S. 43)

_._ Spezifische Lernstörung (S. 43)
Bestimme den aktuellen Schweregrad: Leicht, Mittel, Schwer
Bestimme, ob:

F81.0 Mit Beeinträchtigung beim Lesen (*Bestimme ob* in der Lesegenauigkeit, in der Lesegeschwindigkeit oder -flüssigkeit, im Leseverständnis)

F81.81 Mit Beeinträchtigung beim Schriftlichen Ausdruck (*Bestimme ob* in der Rechtschreibung, in der Genauigkeit der Grammatik und der Zeichensetzung, in der Klarheit und Strukturierung des Schriftlichen Ausdrucks)

F81.2 Mit Beeinträchtigung beim Rechnen (*Bestimme ob* im Zahlenverständnis, beim Einprägen Arithmetischer Fakten, beim Genauen oder Flüssigen Rechnen, beim Genauen Mathematischen Schlussfolgern)

Motorische Störungen (S. 47)

F82 Entwicklungsbezogene Koordinationsstörung (S. 47)

F98.4 Stereotype Bewegungsstörung
Bestimme, ob: mit Selbstverletzendem Verhalten, ohne Selbstverletzendes Verhalten

Schizophrenie-Spektrum und andere psychotische Störungen (S. 53)

Die folgenden Zusatzcodierungen können bei Störungen aus dem Schizophrenie-Spektrum und anderen psychotischen Störungen verwendet werden:

[a] *Bestimme, ob:* Die folgenden Zusatzcodierungen bezüglich des Verlaufs werden erst nach 1-jähriger Störungsdauer vergeben: Erste Episode, Gegenwärtig Akut; Erste Episode, Gegenwärtig Teilremittiert; Erste Episode, Gegenwärtig Vollremittiert; Multiple Episoden, Gegenwärtig Akut; Multiple Episoden, Gegen-

wärtig Teilremittiert; Multiple Episoden, Gegenwärtig Vollremittiert; Kontinuierlich; Nicht Näher Bezeichnet

[b] *Bestimme, ob:* Mit Katatonie (codiere zusätzlich F06.1)

[c] *Bestimme den aktuellen Schweregrad* der Wahnphänomene, Halluzinationen, desorganisierten Sprache, psychomotorischen Verhaltensauffälligkeiten, Negativsymptome, kognitiven Beeinträchtigung, Depression, manischen Symptome

F21 Schizotype (Persönlichkeits-)Störung (S. 53)

F22 Wahnhafte Störung[a, c] (S. 53)
Bestimme, ob: Typ mit Liebeswahn, mit Größenwahn, mit Eifersuchtswahn, mit Verfolgungswahn, mit Körperbezogenem Wahn, mit Gemischtem Wahn, Nicht Näher Bezeichneter Typ
Bestimme, ob: mit Bizarrem Inhalt

F23 Kurze Psychotische Störung[b, c] (S. 55)
Bestimme, ob: mit Deutlichen Belastungsfaktoren, ohne Deutliche Belastungsfaktoren, mit Peripartalem Beginn

F20.81 Schizophreniforme Störung[b, c] (S. 57)
Bestimme, ob: mit Günstigen Prognostischen Merkmalen, ohne Günstige Prognostische Merkmale

F20.9 Schizophrenie[a, b, c] (S. 58)

_._ Schizoaffektive Störung[a, b, c] (S. 61)
Bestimme, ob:

F25.0 Bipolarer Typ

F25.1 Depressiver Typ

_._ Substanz-/Medikamenteninduzierte Psychotische Störung (S. 63)
Beachte: Die ICD-10-CM-Codes für die einzelnen substanz-/medikamenteninduzierten psychotischen Störungen finden sich weiter unten in dieser Klassifikation im Abschnitt „Störungen im Zusammenhang mit psychotropen Substanzen und abhängigen Verhaltensweisen" bei den jeweiligen Substanzklassen. Für weitere Informationen siehe die diagnostischen Kriterien und die dazugehörigen Codierungs- und Aufzeichnungskonventionen im Manual.
Codierhinweis: Die ICD-10-CM-Codierung hängt davon ab, ob eine komorbide Substanzkonsumstörung

für die gleiche Substanzklasse vorliegt. In jedem Fall wird keine zusätzliche separate Diagnose einer Substanzkonsumstörung vergeben.
Bestimme, ob: mit Beginn während der Intoxikation, mit Beginn während des Entzugs, mit Beginn nach Medikamenteneinnahme

_._ Psychotische Störung aufgrund eines Anderen Medizinischen Krankheitsfaktors (S. 67)
Bestimme, ob:

F06.2 Mit Wahn

F06.0 Mit Halluzinationen

F06.1 Katatonie in Verbindung mit einer Anderen Psychischen Störung (Zusatzcodierung Katatonie) (S. 68)

F06.1 Katatonie aufgrund eines Anderen Medizinischen Krankheitsfaktors (S. 69)

F06.1 Nicht Näher Bezeichnete Katatonie (S. 70)
Beachte: Codiere zuerst R29.818 Sonstige Symptome, die das Nervensystem betreffen.

F28 Andere Näher Bezeichnete Störung aus dem Schizophrenie-Spektrum und Andere Psychotische Störungen (S. 71)

F29 Nicht Näher Bezeichnete Störung aus dem Schizophrenie-Spektrum und Andere Psychotische Störungen (S. 72)

Bipolare und verwandte Störungen (S. 73)

Die folgenden Zusatzcodierungen können bei den bipolaren und verwandten Störungen verwendet werden:

[a] *Bestimme:* mit Angst (*Bestimme den aktuellen Schweregrad:* Leicht, Mittel, Mittel bis Schwer, Schwer); mit Gemischten Merkmalen; mit Rapid Cycling; mit Melancholischen Merkmalen; mit Atypischen Merkmalen; mit Stimmungskongruenten Psychotischen Merkmalen; mit Stimmungsinkongruenten Psychotischen Merkmalen; mit Katatonie (codiere zusätzlich F06.1); mit Peripartalem Beginn; mit Saisonalem Muster

[b] *Bestimme*: mit Angst (*Bestimme den aktuellen Schweregrad:* Leicht, Mittel, Mittel bis Schwer, Schwer); mit Gemischten Merkmalen; mit Rapid Cycling; mit Peripartalem Beginn; mit Saisonalem Muster

_._	Bipolar-I-Störung[a] (S. 73)
_._	Aktuelle oder Letzte Episode Manisch
F31.11	Leichtgradig
F31.12	Mittelgradig
F31.13	Schwergradig
F31.2	Mit Psychotischen Merkmalen
F31.73	Teilremittiert
F31.74	Vollremittiert
F31.9	Nicht Näher Bezeichnet
F31.0	Aktuelle oder Letzte Episode Hypoman
F31.71	Teilremittiert
F31.72	Vollremittiert
F31.9	Nicht Näher Bezeichnet
_._	Aktuelle oder Letzte Episode Depressiv
F31.31	Leichtgradig
F31.32	Mittelgradig
F31.4	Schwergradig
F31.5	Mit Psychotischen Merkmalen
F31.75	Teilremittiert
F31.76	Vollremittiert
F31.9	Nicht Näher Bezeichnet
F31.9	Aktuelle oder Letzte Episode Nicht Näher Bezeichnet
F31.81	Bipolar-II-Störung (S. 80)

Bestimme die aktuelle oder letzte Episode: Hypoman[b], Depressiv[a]

Bestimme den Verlauf, falls die Kriterien für eine affektive Episode aktuell nicht voll erfüllt sind: Teilremittiert, Vollremittiert

Bestimme den Schweregrad, falls die Kriterien für eine Episode einer Major Depression aktuell erfüllt sind: Leicht, Mittel, Schwer

F34.0 Zyklothyme Störung (S. 86)
Bestimme, ob: Mit Angst (*Bestimme den aktuellen Schweregrad:* Leicht, Mittel, Mittel bis Schwer, Schwer)

_._ Substanz-/Medikamenteninduzierte Bipolare und Verwandte Störungen (S. 86)
Beachte: Die ICD-10-CM-Codes für die einzelnen substanz-/medikamenteninduzierten bipolaren und verwandten Störungen finden sich weiter unten in dieser Klassifikation im Abschnitt „Störungen im Zusammenhang mit psychotropen Substanzen und abhängigen Verhaltensweisen" bei den jeweiligen Substanzklassen. Für weitere Informationen siehe die diagnostischen Kriterien und die dazugehörigen Codierungs- und Aufzeichnungskonventionen im Manual.
Codierhinweis: Die ICD-10-CM-Codierung hängt davon ab, ob eine komorbide Substanzkonsumstörung für die gleiche Substanzklasse vorliegt. In jedem Fall wird keine zusätzliche separate Diagnose einer Substanzkonsumstörung vergeben.
Bestimme, ob: mit Beginn während der Intoxikation, mit Beginn während des Entzugs, mit Beginn nach Medikamenteneinnahme

_._ Bipolare und Verwandte Störungen aufgrund eines Anderen Medizinischen Krankheitsfaktors (S. 90)
Bestimme, ob:

F06.33 Mit Manischen Merkmalen

F06.33 Mit Manie- oder Hypomanie-Ähnlichen Episoden

F06.34 Mit Gemischten Merkmalen

F31.89 Andere Näher Bezeichnete Bipolare und Verwandte Störungen (S. 91)

F31.9 Nicht Näher Bezeichnete Bipolare und Verwandte Störungen (S. 93)

F39 Nicht Näher Bezeichnete Affektive Störung (S. 93)

Depressive Störungen (S. 107)

F34.81	Disruptive Affektregulationsstörung (S. 107)
_._	Major Depression (S. 108)
	Bestimme, ob: mit Angst (*Bestimme den aktuellen Schweregrad:* Leicht, Mittel, Mittel bis Schwer, Schwer); mit Gemischten Merkmalen; mit Melancholischen Merkmalen; mit Atypischen Merkmalen; mit Stimmungskongruenten Psychotischen Merkmalen, mit Stimmungsinkongruenten Psychotischen Merkmalen; mit Katatonie (codiere zusätzlich F06.1); mit Peripartalem Beginn; mit Saisonalem Muster
_._	Major Depression, Einzelne Episode
F32.0	Leichtgradig
F32.1	Mittelgradig
F32.2	Schwergradig
F32.3	Mit Psychotischen Merkmalen
F32.4	Teilremittiert
F32.5	Vollremittiert
F32.9	Nicht Näher Bezeichnet
_._	Major Depression, Rezidivierend
F33.0	Leichtgradig
F33.1	Mittelgradig
F33.2	Schwergradig
F33.3	Mit Psychotischen Merkmalen
F33.41	Teilremittiert
F33.42	Vollremittiert
F33.9	Nicht Näher Bezeichnet
F34.1	Persistierende Depressive Störung (S. 112)
	Bestimme, ob: mit Angst (*Bestimme den aktuellen Schweregrad:* Leicht, Mittel, Mittel bis Schwer, Schwer); mit Atypischen Merkmalen
	Bestimme, ob: Teilremittiert, Vollremittiert
	Bestimme, ob: Früher Beginn, Später Beginn

Bestimme, ob: mit Reinem Dysthymen Syndrom; mit Persistierender Episode einer Major Depression; mit Intermittierenden Episoden einer Major Depression, mit Aktueller Episode; mit Intermittierenden Episoden einer Major Depression, ohne Aktuelle Episode
Bestimme den aktuellen Schweregrad: Leicht, Mittel, Schwer

F32.81 Prämenstruelle Dysphorische Störung (S. 114)

_._ Substanz-/Medikamenteninduzierte Depressive Störung (S. 116)
Beachte: Die ICD-10-CM-Codes für die einzelnen substanz-/medikamenteninduzierten depressiven Störungen finden sich weiter unten in dieser Klassifikation im Abschnitt „Störungen im Zusammenhang mit psychotropen Substanzen und abhängigen Verhaltensweisen" bei den jeweiligen Substanzklassen. Für weitere Informationen siehe die diagnostischen Kriterien und die dazugehörigen Codierungs- und Aufzeichnungskonventionen im Manual.
Codierhinweis: Die ICD-10-CM-Codierung hängt davon ab, ob eine komorbide Substanzkonsumstörung für die gleiche Substanzklasse vorliegt. In jedem Fall wird keine zusätzliche separate Diagnose einer Substanzkonsumstörung vergeben.
Bestimme, ob: mit Beginn während der Intoxikation, mit Beginn während des Entzugs, mit Beginn nach Medikamenteneinnahme

_._ Depressive Störung aufgrund eines Anderen Medizinischen Krankheitsfaktors (S. 120)
Bestimme, ob:

F06.31 Mit Depressiven Merkmalen

F06.32 Mit Major-Depression-Ähnlicher Episode

F06.34 Mit Gemischten Merkmalen

F32.89 Andere Näher Bezeichnete Depressive Störung (S. 121)

F32.A Nicht Näher Bezeichnete Depressive Störung (S. 122)

F39 Nicht Näher Bezeichnete Affektive Störung (S. 122)

Angststörungen (S. 133)

F93.0	Störung mit Trennungsangst (S. 133)
F94.0	Selektiver Mutismus (S. 134)
_._	Spezifische Phobie (S. 134) *Bestimme, ob:*
F40.218	Tier-Typ
F40.228	Umwelt-Typ
_._	Blut-Spritzen-Verletzungs-Typ
F40.230	Furcht vor Blut
F40.231	Furcht vor Spritzen und Transfusionen
F40.232	Furcht vor Anderen Medizinischen Behandlungen
F40.233	Furcht vor Verletzungen
F40.248	Situativer Typ
F40.298	Anderer Typ
F40.10	Soziale Angststörung (S. 136) *Bestimme, ob:* Nur in Leistungssituationen
F41.0	Panikstörung (S. 137)
_._	Zusatzcodierung Panikattacke (S. 138)
F40.00	Agoraphobie (S. 139)
F41.1	Generalisierte Angststörung (S. 141)
_._	Substanz-/Medikamenteninduzierte Angststörung (S. 142) **Beachte:** Die ICD-10-CM-Codes für die einzelnen substanz-/medikamenteninduzierten Angststörungen finden sich weiter unten in dieser Klassifikation im Abschnitt „Störungen im Zusammenhang mit psychotropen Substanzen und abhängigen Verhaltensweisen" bei den jeweiligen Substanzklassen. Für weitere Informationen siehe die diagnostischen Kriterien und die dazugehörigen Codierungs- und Aufzeichnungskonventionen im Manual. **Codierhinweis:** Die ICD-10-CM-Codierung hängt davon ab, ob eine komorbide Substanzkonsumstörung

für die gleiche Substanzklasse vorliegt. In jedem Fall wird keine zusätzliche separate Diagnose einer Substanzkonsumstörung vergeben.
Bestimme, ob: mit Beginn während der Intoxikation, mit Beginn während des Entzugs, mit Beginn nach Medikamenteneinnahme

F06.4 Angststörung aufgrund eines Anderen Medizinischen Krankheitsfaktors (S. 145)

F41.8 Andere Näher Bezeichnete Angststörung (S. 146)

F41.9 Nicht Näher Bezeichnete Angststörung (S. 147)

Zwangsstörung und verwandte Störungen (S. 149)

Die folgenden Zusatzcodierungen können bei Zwangsstörung und verwandten Störungen verwendet werden:

[a] *Bestimme, ob:* mit Guter oder Angemessener Einsicht, mit Wenig Einsicht, mit Fehlender Einsicht/Wahnhaften Überzeugungen

F42.2 Zwangsstörung[a] (S. 149)
Bestimme, ob: Tic-Bezogen

F45.22 Körperdysmorphe Störung[a] (S. 151)
Bestimme, ob: mit Muskeldysmorphie

F42.3 Pathologisches Horten[a] (S. 152)
Bestimme, ob: mit Exzessiver Beschaffung

F63.3 Trichotillomanie (Pathologisches Haareausreißen) (S. 153)

F42.4 Dermatillomanie (Pathologisches Hautzupfen/-quetschen) (S. 153)

_._ Substanz-/Medikamenteninduzierte Zwangsstörung und Verwandte Störungen (S. 154)
Beachte: Die ICD-10-CM-Codes für die einzelnen substanz-/medikamenteninduzierten Zwangsstörungen und verwandten Störungen finden sich weiter unten in dieser Klassifikation im Abschnitt „Störungen im Zusammenhang mit psychotropen Substanzen und abhängigen Ver-

haltensweisen“ bei den jeweiligen Substanzklassen. Für weitere Informationen siehe die diagnostischen Kriterien und die dazugehörigen Codierungs- und Aufzeichnungskonventionen im Manual.

Codierhinweis: Die ICD-10-CM-Codierung hängt davon ab, ob eine komorbide Substanzkonsumstörung für die gleiche Substanzklasse vorliegt. In jedem Fall wird keine zusätzliche separate Diagnose einer Substanzkonsumstörung vergeben.

Bestimme, ob: mit Beginn während der Intoxikation, mit Beginn während des Entzugs, mit Beginn nach Medikamenteneinnahme

F06.8 Zwangsstörung und Verwandte Störungen aufgrund eines Anderen Medizinischen Krankheitsfaktors (S. 157)
Bestimme, ob: Mit Zwangsstörungsähnlichen Symptomen, Übermäßige Beschäftigung mit dem äußeren Erscheinungsbild, mit Symptomen des Pathologischen Hortens, mit Symptomen der Trichotillomanie, mit Symptomen der Dermatillomanie

F42.8 Andere Näher Bezeichnete Zwangsstörung und Verwandte Störungen (S. 158)

F42.9 Nicht Näher Bezeichnete Zwangsstörung und Verwandte Störungen (S. 160)

Trauma- und belastungsbezogene Störungen (S. 163)

F94.1 Reaktive Bindungsstörung (S. 163)
Bestimme, ob: Andauernd
Bestimme den aktuellen Schweregrad: Schwer

F94.2 Beziehungsstörung mit Enthemmung (S. 164)
Bestimme, ob: Andauernd
Bestimme den aktuellen Schweregrad: Schwer

F43.10 Posttraumatische Belastungsstörung (S. 165)
Bestimme, ob: mit Dissoziativen Symptomen
Bestimme, ob: mit Verzögertem Beginn

Dissoziative Störungen (S. 179)

Somatische Belastungsstörung und verwandte Störungen (S. 185)

F45.1 Somatische Belastungsstörung (S. 185)
Bestimme, ob: Mit Überwiegendem Schmerz
Bestimme, ob: Andauernd
Bestimme den aktuellen Schweregrad: Leicht, Mittel, Schwer

F45.21 Krankheitsangststörung (S. 186)
Bestimme, ob: Hilfesuchender Typ, Hilfemeidender Typ

_._ Störung mit Funktionellen Neurologischen Symptomen (Konversionsstörung) (S. 186)
Bestimme, ob: Akute Episode, Andauernd
Bestimme, ob: mit Psychologischem Stressor (bestimme den Stressor), ohne Psychologischen Stressor
Bestimme den Symptomtyp:

F44.4 Mit Schwäche/Lähmung
F44.4 Mit Motorischen Symptomen
F44.4 Mit Schluckstörungen
F44.4 Mit Auffälligkeiten der Sprache
F44.5 Mit Krämpfen oder Anfällen
F44.6 Mit Taubheit oder Sensorischen Ausfällen
F44.6 Mit Speziellen Sensorischen Symptomen
F44.7 Mit Gemischtem Erscheinungsbild

F54 Psychologische Faktoren, die eine Körperliche Krankheit Beeinflussen (S. 187)
Bestimme den aktuellen Schweregrad: Leicht, Mittel, Schwer, Extrem

_._ Vorgetäuschte Störung (S. 188)
Bestimme: Einzelne Episode, Rezidivierend

F68.10 Vorgetäuschte Störung, Sich Selbst Zugefügt
F68.A Vorgetäuschte Störung, Anderen Zugefügt

F45.8 Andere Näher Bezeichnete Somatische Belastungsstörung und Verwandte Störungen (S. 190)

F45.9	Nicht Näher Bezeichnete Somatische Belastungsstörung und Verwandte Störungen (S. 190)

Fütter- und Essstörungen (S. 191)

Die folgenden Zusatzcodierungen können bei den Fütter- und Essstörungen verwendet werden:

[a] *Bestimme, ob:* Remittiert

_._	Pica[a] (S. 191)
F98.3	Im Kindesalter
F50.83	Im Erwachsenenalter
_._	Ruminationsstörung[a] (S. 191)
F98.21	Im Säuglings-, Kindes- und Jugendalter
F50.84	Im Erwachsenenalter
F50.82	Störung mit Vermeidung oder Einschränkung der Nahrungsaufnahme[a] (S. 192)
_._	Anorexia Nervosa (S. 193) *Bestimme, ob:*
_._	Restriktiver Typ
F50.010	Leichtgradig
F50.011	Mittelgradig
F50.012	Schwergradig
F50.013	Extrem
F50.014	Teilremittiert
F50.014	Vollremittiert
F50.019	Nicht Näher Bezeichnet
_._	Binge-Eating/Purging-Typ
F50.020	Leichtgradig
F50.021	Mittelgradig
F50.022	Schwergradig
F50.023	Extrem
F50.024	Teilremittiert

F50.024	Vollremittiert
F50.029	Nicht Näher Bezeichnet
_._	Bulimia Nervosa (S. 195)
F50.21	Leichtgradig
F50.22	Mittelgradig
F50.23	Schwergradig
F50.24	Extrem
F50.25	Teilremittiert
F50.25	Vollremittiert
F50.20	Nicht Näher Bezeichnet
_._	Binge-Eating-Störung (S. 196)
F50.810	Leichtgradig
F50.811	Mittelgradig
F50.812	Schwergradig
F50.813	Extrem
F50.814	Teilremittiert
F50.814	Vollremittiert
F50.819	Nicht Näher Bezeichnet
F50.89	Andere Näher Bezeichnete Fütter- oder Essstörung (S. 197)
F50.9	Nicht Näher Bezeichnete Fütter- oder Essstörung (S. 199)

Ausscheidungsstörungen (S. 201)

F98.0	Enuresis (S. 201) *Bestimme, ob:* Enuresis nocturna, Enuresis diurna, Enuresis nocturna und diurna
F98.1	Enkopresis (S. 201) *Bestimme, ob:* mit Obstipation und Überlaufinkontinenz, ohne Obstipation und Überlaufinkontinenz
_._	Andere Näher Bezeichnete Ausscheidungsstörung (S. 202)

N39.498 Mit Harninkontinenz
R15.9 Mit Stuhlinkontinenz
_._ Nicht Näher Bezeichnete Ausscheidungsstörung (S. 202)
R32 Mit Harninkontinenz
R15.9 Mit Stuhlinkontinenz

Schlaf-Wach-Störungen (S. 205)

Die folgenden Zusatzcodierungen können bei den Schlaf-Wach-Störungen verwendet werden:
[a] *Bestimme, ob:* Episodisch, Andauernd, Rezidivierend
[b] *Bestimme, ob:* Akut, Subakut, Andauernd
[c] *Bestimme den aktuellen Schweregrad:* Leicht, Mittel, Schwer

F51.01 Insomnie[a] (S. 205)
Bestimme, ob: mit einer Psychischen Störung, mit einem Medizinischen Krankheitsfaktor, mit einer Anderen Schlafstörung

F51.11 Hypersomnie[b, c] (S. 206)
Bestimme, ob: mit einer Psychischen Störung, mit einem Medizinischen Krankheitsfaktor, mit einer Anderen Schlafstörung

_._ Narkolepsie[c] (S. 208)
Bestimme, ob:

G47.411 Narkolepsie mit Kataplexie oder Hypokretinmangel (Typ 1)
G47.419 Narkolepsie ohne Kataplexie und entweder ohne Hypokretinmangel oder nicht gemessenem Hypokretinwert (Typ 2)
G47.421 Narkolepsie mit Kataplexie oder Hypokretinmangel aufgrund eines Medizinischen Krankheitsfaktors
G47.429 Narkolepsie ohne Kataplexie und ohne Hypokretinmangel aufgrund eines Medizinischen Krankheitsfaktors

Atmungsbezogene Schlafstörungen (S. 210)

G47.33 Obstruktives Schlafapnoe-Syndrom[c] (S. 210)

_._ Zentrales Schlafapnoe-Syndrom (S. 211)
Bestimme den aktuellen Schweregrad
Bestimme, ob:

G47.31 Idiopathisches Zentrales Schlafapnoe-Syndrom

R06.3 Cheyne-Stokes-Atmung

G47.37 Zentrales Schlafapnoe-Syndrom bei Komorbidem Opioidkonsum
Beachte: Codiere zuerst Opioidkonsumstörung, sofern vorhanden.

_._ Schlafbezogene Hypoventilation (S. 212)
Bestimme den aktuellen Schweregrad
Bestimme, ob:

G47.34 Idiopathische Hypoventilation

G47.35 Kongenitales Zentrales Alveoläres Hypoventilationssyndrom

G47.36 Komorbides Schlafbezogenes Hypoventilationssyndrom

_._ Zirkadiane Schlaf-Wach-Rhythmus-Störungen[a] (S. 213)
Bestimme, ob:

G47.21 Typ Verzögerte Schlafphase (S. 213)
Bestimme, ob: Familiär, Überlappend mit dem Typ Freilaufender Schlaf-Wach-Rhythmus

G47.22 Typ Vorverlagerte Schlafphase (S. 213)
Bestimme, ob: Familiär

G47.23 Typ Irregulärer Schlaf-Wach-Rhythmus (S. 213)

G47.24 Typ Freilaufender Schlaf-Wach-Rhythmus (Nicht-24-Stunden-Schlaf-Wach-Syndrom) (S. 213)

G47.26 Typ Schichtarbeit (S. 214)

G47.20 Nicht Näher Bezeichneter Typ

Parasomnien (S. 214)

–.– Arousal-Störungen des Non-Rapid-Eye-Movement-Schlafs (NREM-Parasomnien) (S. 214)
Bestimme, ob:

F51.3 Schlafwandeln
Bestimme, ob: mit Schlafbezogenen Essstörungen, mit Schlafbezogenem Sexuellen Verhalten (Sexsomnie)

F51.4 Schlafterror-Typ (Pavor nocturnus)

F51.5 Alptraum-Störung[b, c] (S. 215)
Bestimme, ob: Während des Schlafbeginns
Bestimme, ob: Mit einer Psychischen Störung, Mit einem Medizinischen Krankheitsfaktor, Mit einer Anderen Schlafstörung

G47.52 Rapid-Eye-Movement-(REM-)Schlaf-Verhaltensstörung (S. 217)

G25.81 Restless-Legs-Syndrom (S. 217)

–.– Substanz-/Medikamenteninduzierte Schlafstörung (S. 218)
Beachte: Die ICD-10-CM-Codes für die einzelnen substanz-/medikamenteninduzierten Schlafstörungen finden sich weiter unten in dieser Klassifikation im Abschnitt „Störungen im Zusammenhang mit psychotropen Substanzen und abhängigen Verhaltensweisen" bei den jeweiligen Substanzklassen. Für weitere Informationen siehe die diagnostischen Kriterien und die dazugehörigen Codierungs- und Aufzeichnungskonventionen im Manual.
Codierhinweis: Die ICD-10-CM-Codierung hängt davon ab, ob eine komorbide Substanzkonsumstörung für die gleiche Substanzklasse vorliegt. In jedem Fall wird keine zusätzliche separate Diagnose einer Substanzkonsumstörung vergeben.
Bestimme, ob: Insomnie-Typ, Hypersomnie-Typ, Parasomnie-Typ, Mischtyp
Bestimme, ob: mit Beginn während der Intoxikation, mit Beginn während des Entzugs, mit Beginn nach Medikamenteneinnahme

G47.09 Andere Näher Bezeichnete Insomnie (S. 222)
G47.00 Nicht Näher Bezeichnete Insomnie (S. 223)
G47.19 Andere Näher Bezeichnete Hypersomnie (S. 223)
G47.10 Nicht Näher Bezeichnete Hypersomnie (S. 224)
G47.8 Andere Näher Bezeichnete Schlaf-Wach-Störung (S. 224)
G47.9 Nicht Näher Bezeichnete Schlaf-Wach-Störung (S. 225)

Sexuelle Funktionsstörungen (S. 227)

Die folgenden Zusatzcodierungen können bei den sexuellen Funktionsstörungen verwendet werden:

[a] *Bestimme, ob:* Lebenslang, Erworben
[b] *Bestimme, ob:* Generalisiert, Situativ
[c] *Bestimme den aktuellen Schweregrad:* Leicht, Mittel, Schwer

F52.32 Verzögerte Ejakulation[a, b, c] (S. 227)
F52.21 Erektionsstörung[a, b, c] (S. 228)
F52.31 Weibliche Orgasmusstörung[a, b, c] (S. 229)
Bestimme, ob: Nie einen Orgasmus in irgendeiner Situation erlebt
F52.22 Störung des Sexuellen Interesses bzw. der Erregung bei der Frau[a, b, c] (S. 230)
F52.6 Genito-Pelvine Schmerz-Penetrationsstörung (Dyspareunie/Vaginismus)[a, c] (S. 231)
F52.0 Störung mit Verminderter Sexueller Appetenz beim Mann[a, b, c] (S. 232)
F52.4 Vorzeitige (Frühe) Ejakulation[a, b, c] (S. 233)
_._ Substanz-/Medikamenteninduzierte Sexuelle Funktionsstörung[c] (S. 234)
Beachte: Die ICD-10-CM-Codes für die einzelnen substanz-/medikamenteninduzierten sexuellen Funktionsstörungen finden sich weiter unten in dieser Klassifikation im Abschnitt „Störungen im Zusammenhang mit psychotropen Substanzen und abhängigen Verhaltensweisen“ bei den jeweiligen Substanzklassen. Für weitere Informationen siehe die diagnostischen Krite-

rien und die dazugehörigen Codierungs- und Aufzeichnungskonventionen im Manual.
Codierhinweis: Die ICD-10-CM-Codierung hängt davon ab, ob eine komorbide Substanzkonsumstörung für die gleiche Substanzklasse vorliegt. In jedem Fall wird keine zusätzliche separate Diagnose einer Substanzkonsumstörung vergeben.
Bestimme, ob: mit Beginn während der Intoxikation, mit Beginn während des Entzugs, mit Beginn nach Medikamenteneinnahme

F52.8 Andere Näher Bezeichnete Sexuelle Funktionsstörung (S. 238)

F52.9 Nicht Näher Bezeichnete Sexuelle Funktionsstörung (S. 238)

Geschlechtsdysphorie (S. 241)

Die folgende Zusatzcodierung kann bei Geschlechtsdysphorie verwendet werden:

[a] *Bestimme, ob:* mit einer Variation bzw. Störung der Geschlechtsentwicklung

[b] **Beachte:** Wenn dies zutrifft, ist sowohl die Variation bzw. Störung der Geschlechtsentwicklung als auch die Geschlechtsdysphorie zu codieren.

_._ Geschlechtsdysphorie (S. 241)

F64.2 Geschlechtsdysphorie bei Kindern[a, b]

F64.0 Geschlechtsdysphorie bei Jugendlichen und Erwachsenen[a, b]
Bestimme, ob: nach der Geschlechtsangleichung

F64.8 Andere Näher Bezeichnete Geschlechtsdysphorie (S. 243)

F64.9 Nicht Näher Bezeichnete Geschlechtsdysphorie (S. 244)

Disruptive, Impulskontroll- und Sozialverhaltensstörungen (S. 245)

F91.3 Störung mit Oppositionellem Trotzverhalten (S. 245)
Bestimme den aktuellen Schweregrad: Leicht, Mittel, Schwer

F63.81 Intermittierende Explosible Störung (S. 246)

_._ Störung des Sozialverhaltens (S. 248)
Bestimme, ob: Mit Reduzierter Prosozialer Emotionalität
Bestimme den aktuellen Schweregrad: Leicht, Mittel, Schwer
Bestimme, ob:

F91.1 Typ mit Beginn in der Kindheit

F91.2 Typ mit Beginn in der Adoleszenz

F91.9 Typ mit Nicht Näher Bezeichnetem Beginn

F60.2 Antisoziale Persönlichkeitsstörung (S. 372)

F63.1 Pyromanie (S. 251)

F63.2 Kleptomanie (S. 252)

F91.8 Andere Näher Bezeichnete Disruptive, Impulskontroll- und Sozialverhaltensstörungen (S. 252)

F91.9 Nicht Näher Bezeichnete Disruptive, Impulskontroll- und Sozialverhaltensstörungen (S. 253)

Störungen im Zusammenhang mit psychotropen Substanzen und abhängigen Verhaltensweisen (S. 255)

Störungen im Zusammenhang mit psychotropen Substanzen (S. 258)

Störungen im Zusammenhang mit Alkohol (S. 261)

_._ Störung durch Alkoholkonsum (Alkoholkonsumstörung) (S. 261)

Bestimme, ob: In Geschützter Umgebung
Bestimme den aktuellen Schweregrad/Remission:

F10.10 Leicht
F10.11 Frühremittiert
F10.11 Anhaltend Remittiert
F10.20 Mittel
F10.21 Frühremittiert
F10.21 Anhaltend Remittiert
F10.20 Schwer
F10.21 Frühremittiert
F10.21 Anhaltend Remittiert

_._ Alkoholintoxikation (S. 263)
F10.120 Mit Leichtgradiger Substanzkonsumstörung
F10.220 Mit Mittel- oder Schwergradiger Substanzkonsumstörung
F10.920 Ohne Substanzkonsumstörung

_._ Alkoholentzug (S. 264)
Ohne Wahrnehmungsstörungen
F10.130 Mit Leichtgradiger Substanzkonsumstörung
F10.230 Mit Mittel- oder Schwergradiger Substanzkonsumstörung
F10.930 Ohne Substanzkonsumstörung
Mit Wahrnehmungsstörungen
F10.132 Mit Leichtgradiger Substanzkonsumstörung
F10.232 Mit Mittel- oder Schwergradiger Substanzkonsumstörung
F10.932 Ohne Substanzkonsumstörung

_._ Alkoholinduzierte psychische Störungen (S. 265)
Beachte: Die Störungen sind in der Reihenfolge aufgeführt, in der sie im Manual beschrieben werden.

[a] *Bestimme, ob:* mit Beginn während der Intoxikation, mit Beginn während des Entzugs

[b] *Bestimme, ob:* Akut, Andauernd

[c] *Bestimme, ob:* Hyperaktiv, Hypoaktiv, Gemischtes Aktivitätsniveau

_._	Alkoholinduzierte Psychotische Störung[a] (S. 63)	
F10.159		Mit Leichtgradiger Substanzkonsumstörung
F10.259		Mit Mittel- oder Schwergradiger Substanzkonsumstörung
F10.959		Ohne Substanzkonsumstörung
_._	Alkoholinduzierte Bipolare und Verwandte Störungen[a] (S. 86)	
F10.14		Mit Leichtgradiger Substanzkonsumstörung
F10.24		Mit Mittel- oder Schwergradiger Substanzkonsumstörung
F10.94		Ohne Substanzkonsumstörung
_._	Alkoholinduzierte Depressive Störung[a] (S. 116)	
F10.14		Mit Leichtgradiger Substanzkonsumstörung
F10.24		Mit Mittel- oder Schwergradiger Substanzkonsumstörung
F10.94		Ohne Substanzkonsumstörung
_._	Alkoholinduzierte Angststörung[a] (S. 142)	
F10.180		Mit Leichtgradiger Substanzkonsumstörung
F10.280		Mit Mittel- oder Schwergradiger Substanzkonsumstörung
F10.980		Ohne Substanzkonsumstörung
_._	Alkoholinduzierte Schlafstörung[a] (S. 218) *Bestimme, ob:* Insomnie-Typ	
F10.182		Mit Leichtgradiger Substanzkonsumstörung
F10.282		Mit Mittel- oder Schwergradiger Substanzkonsumstörung
F10.982		Ohne Substanzkonsumstörung
_._	Alkoholinduzierte Sexuelle Funktionsstörung[a] (S. 234) *Bestimme, ob:* Leicht, Mittel, Schwer	
F10.181		Mit Leichtgradiger Substanzkonsumstörung
F10.281		Mit Mittel- oder Schwergradiger Substanzkonsumstörung
F10.981		Ohne Substanzkonsumstörung

_._	Alkoholintoxikationsdelir[b, c] (S. 329)
F10.121	Mit Leichtgradiger Substanzkonsumstörung
F10.221	Mit Mittel- oder Schwergradiger Substanzkonsumstörung
F10.921	Ohne Substanzkonsumstörung
_._	Alkoholentzugsdelir[b, c] (S. 329)
F10.131	Mit Leichtgradiger Substanzkonsumstörung
F10.231	Mit Mittel- oder Schwergradiger Substanzkonsumstörung
F10.931	Ohne Substanzkonsumstörung
_._	Alkoholinduzierte Schwere Neurokognitive Störung (S. 355) *Bestimme, ob:* Andauernd
_._	Amnestisch-Konfabulatorischer Typ
F10.26	Mit Mittel- oder Schwergradiger Substanzkonsumstörung
F10.96	Ohne Substanzkonsumstörung
_._	Nichtamnestisch-Konfabulatorischer Typ
F10.27	Mit Mittel- oder Schwergradiger Substanzkonsumstörung
F10.97	Ohne Substanzkonsumstörung
_._	Alkoholinduzierte Leichte Neurokognitive Störung (S. 356) *Bestimme, ob:* Andauernd
F10.188	Mit Leichtgradiger Substanzkonsumstörung
F10.288	Mit Mittel- oder Schwergradiger Substanzkonsumstörung
F10.988	Ohne Substanzkonsumstörung
F10.99	Nicht Näher Bezeichnete Störung im Zusammenhang mit Alkohol (S. 266)

Störungen im Zusammenhang mit Koffein (S. 266)

F15.920	Koffeinintoxikation (S. 266)
F15.93	Koffeinentzug (S. 267)
_._	Koffeininduzierte psychische Störungen (S. 268)

Beachte: Die Störungen sind in der Reihenfolge aufgeführt, in der sie im Manual beschrieben werden.
Bestimme, ob: mit Beginn während der Intoxikation, mit Beginn während des Entzugs, mit Beginn nach Medikamenteneinnahme.
Beachte: Auch bei einem Konsum rezeptfreier Substanzen können die Substanzen dieser Klasse die entsprechende substanzinduzierte psychische Störung induzieren.

F15.980 Koffeininduzierte Angststörung (S. 142)
F15.982 Koffeininduzierte Schlafstörung (S. 218)
F15.99 Nicht Näher Bezeichnete Störung im Zusammenhang mit Koffein (S. 268)

Störungen im Zusammenhang mit Cannabis (S. 268)

_._ Störung durch Cannabiskonsum (Cannabiskonsumstörung) (S. 268)
Bestimme, ob: In Geschützter Umgebung
Bestimme den aktuellen Schweregrad/Remission:
F12.10 Leicht
F12.11 Frühremittiert
F12.11 Anhaltend Remittiert
F12.20 Mittel
F12.21 Frühremittiert
F12.21 Anhaltend Remittiert
F12.20 Schwer
F12.21 Frühremittiert
F12.21 Anhaltend Remittiert
_._ Cannabisintoxikation (S. 271)
Ohne Wahrnehmungsstörungen
F12.120 Mit Leichtgradiger Substanzkonsumstörung
F12.220 Mit Mittel- oder Schwergradiger Substanzkonsumstörung
F12.920 Ohne Substanzkonsumstörung
Mit Wahrnehmungsstörungen
F12.122 Mit Leichtgradiger Substanzkonsumstörung

F12.222 Mit Mittel- oder Schwergradiger Substanzkonsumstörung

F12.922 Ohne Substanzkonsumstörung

_._ Cannabisentzug (S. 272)

F12.13 Mit Leichtgradiger Substanzkonsumstörung

F12.23 Mit Mittel- oder Schwergradiger Substanzkonsumstörung

F12.93 Ohne Substanzkonsumstörung

_._ Cannabisinduzierte psychische Störungen (S. 273)

Beachte: Die Störungen sind in der Reihenfolge aufgeführt, in der sie im Manual beschrieben werden.

[a] *Bestimme, ob:* mit Beginn während der Intoxikation, mit Beginn während des Entzugs, mit Beginn nach Medikamenteneinnahme. **Beachte:** Auch bei Einnahme in Form von verschriebenen Medikamenten können die Substanzen dieser Klasse die jeweilige substanzinduzierte psychische Störung induzieren.

[b] *Bestimme, ob:* Akut, Andauernd

[c] *Bestimme, ob:* Hyperaktiv, Hypoaktiv, Gemischtes Aktivitätsniveau

_._ Cannabisinduzierte Psychotische Störung[a] (S. 63)

F12.159 Mit Leichtgradiger Substanzkonsumstörung

F12.259 Mit Mittel- oder Schwergradiger Substanzkonsumstörung

F12.959 Ohne Substanzkonsumstörung

_._ Cannabisinduzierte Angststörung[a] (S. 142)

F12.180 Mit Leichtgradiger Substanzkonsumstörung

F12.280 Mit Mittel- oder Schwergradiger Substanzkonsumstörung

F12.980 Ohne Substanzkonsumstörung

_._ Cannabisinduzierte Schlafstörung[a] (S. 218)

Bestimme, ob: Insomnie-Typ, Hypersomnie-Typ, Mischtyp

F12.188 Mit Leichtgradiger Substanzkonsumstörung

F12.288 Mit Mittel- oder Schwergradiger Substanzkonsumstörung

F12.988	Ohne Substanzkonsumstörung
_._	Cannabisintoxikationsdelir[b, c] (S. 329)
F12.121	Mit Leichtgradiger Substanzkonsumstörung
F12.221	Mit Mittel- oder Schwergradiger Substanzkonsumstörung
F12.921	Ohne Substanzkonsumstörung
F12.921	Durch Pharmazeutischen Cannabisrezeptoragonist Induziertes Delir[b,c] (S. 331) **Beachte:** Bei Einnahme des pharmazeutischen Cannabisrezeptoragonisten in therapeutischer Dosis. Die Bezeichnung „in therapeutischer Dosis" wird verwendet, um ein Medikamenteninduziertes Delir von einem Substanzintoxikationsdelir zu unterscheiden.
F12.99	Nicht Näher Bezeichnete Störung im Zusammenhang mit Cannabis (S. 273)

Störungen im Zusammenhang mit Halluzinogenen (S. 274)

_._	Störung durch Phencyclidinkonsum (Phencyclidinkonsumstörung) (S. 274) *Bestimme, ob:* In Geschützter Umgebung *Bestimme den aktuellen Schweregrad/Remission:*
F16.10	Leicht
F16.11	Frühremittiert
F16.11	Anhaltend Remittiert
F16.20	Mittel
F16.21	Frühremittiert
F16.21	Anhaltend Remittiert
F16.20	Schwer
F16.21	Frühremittiert
F16.21	Anhaltend Remittiert
_._	Störung durch Konsum Anderer Halluzinogene (Halluzinogenkonsumstörung) (S. 276) *Bestimme* das spezifische Halluzinogen *Bestimme, ob:* In Geschützter Umgebung *Bestimme den aktuellen Schweregrad/Remission:*

F16.10 Leicht
F16.11 Frühremittiert
F16.11 Anhaltend Remittiert
F16.20 Mittel
F16.21 Frühremittiert
F16.21 Anhaltend Remittiert
F16.20 Schwer
F16.21 Frühremittiert
F16.21 Anhaltend Remittiert
_._ Phencyclidinintoxikation (S. 279)
F16.120 Mit Leichtgradiger Substanzkonsumstörung
F16.220 Mit Mittel- oder Schwergradiger Substanzkonsumstörung
F16.920 Ohne Substanzkonsumstörung
_._ Intoxikation durch Andere Halluzinogene (Halluzinogenintoxikation) (S. 280)
F16.120 Mit Leichtgradiger Substanzkonsumstörung
F16.220 Mit Mittel- oder Schwergradiger Substanzkonsumstörung
F16.920 Ohne Substanzkonsumstörung
F16.983 Halluzinogeninduzierte Persistierende Wahrnehmungsstörung
_._ Phencyclidininduzierte psychische Störungen (S. 281)
Beachte: Die Störungen sind in der Reihenfolge aufgeführt, in der sie im Manual beschrieben werden.
[a] *Bestimme, ob:* mit Beginn während der Intoxikation, mit Beginn nach Medikamenteneinnahme. **Beachte:** Auch bei Einnahme in Form von verschriebenen Medikamenten können die Substanzen dieser Klasse die jeweilige substanzinduzierte psychische Störung induzieren.
_._ Phencyclidininduzierte Psychotische Störung[a] (S. 63)
F16.159 Mit Leichtgradiger Substanzkonsumstörung
F16.259 Mit Mittel- oder Schwergradiger Substanzkonsumstörung

F16.959 Ohne Substanzkonsumstörung

–.– Phencyclidininduzierte Bipolare und Verwandte Störungen[a] (S. 86)

F16.14 Mit Leichtgradiger Substanzkonsumstörung

F16.24 Mit Mittel- oder Schwergradiger Substanzkonsumstörung

F16.94 Ohne Substanzkonsumstörung

–.– Phencyclidininduzierte Depressive Störung[a] (S. 116)

F16.14 Mit Leichtgradiger Substanzkonsumstörung

F16.24 Mit Mittel- oder Schwergradiger Substanzkonsumstörung

F16.94 Ohne Substanzkonsumstörung

–.– Phencyclidininduzierte Angststörung[a] (S. 142)

F16.180 Mit Leichtgradiger Substanzkonsumstörung

F16.280 Mit Mittel- oder Schwergradiger Substanzkonsumstörung

F16.980 Ohne Substanzkonsumstörung

–.– Phencyclidinintoxikationsdelir (S. 329)
Bestimme, ob: Akut, Andauernd
Bestimme, ob: Hyperaktiv, Hypoaktiv, Gemischtes Aktivitätsniveau

F16.121 Mit Leichtgradiger Substanzkonsumstörung

F16.221 Mit Mittel- oder Schwergradiger Substanzkonsumstörung

F16.921 Ohne Substanzkonsumstörung

–.– Halluzinogeninduzierte psychische Störungen (S. 282)
Beachte: Die Störungen sind in der Reihenfolge aufgeführt, in der sie im Manual beschrieben werden.

[a] *Bestimme, ob:* mit Beginn während der Intoxikation, mit Beginn nach Medikamenteneinnahme. **Beachte:** Auch bei Einnahme in Form von verschriebenen Medikamenten können die Substanzen dieser Klasse die jeweilige substanzinduzierte psychische Störung induzieren.

[b] *Bestimme, ob:* Akut, Andauernd

[c] *Bestimme, ob:* Hyperaktiv, Hypoaktiv, Gemischtes Aktivitätsniveau

_._ Durch Andere Halluzinogene Induzierte Psychotische Störung[a] (S. 63)

F16.159 Mit Leichtgradiger Substanzkonsumstörung

F16.259 Mit Mittel- oder Schwergradiger Substanzkonsumstörung

F16.959 Ohne Substanzkonsumstörung

_._ Durch Andere Halluzinogene Induzierte Bipolare und Verwandte Störungen[a] (S. 86)

F16.14 Mit Leichtgradiger Substanzkonsumstörung

F16.24 Mit Mittel- oder Schwergradiger Substanzkonsumstörung

F16.94 Ohne Substanzkonsumstörung

_._ Durch Andere Halluzinogene Induzierte Depressive Störung[a] (S. 116)

F16.14 Mit Leichtgradiger Substanzkonsumstörung

F16.24 Mit Mittel- oder Schwergradiger Substanzkonsumstörung

F16.94 Ohne Substanzkonsumstörung

_._ Durch Andere Halluzinogene Induzierte Angststörung[a] (S. 142)

F16.180 Mit Leichtgradiger Substanzkonsumstörung

F16.280 Mit Mittel- oder Schwergradiger Substanzkonsumstörung

F16.980 Ohne Substanzkonsumstörung

_._ Intoxikationsdelir durch Andere Halluzinogene[b, c] (S. 329)

F16.121 Mit Leichtgradiger Substanzkonsumstörung

F16.221 Mit Mittel- oder Schwergradiger Substanzkonsumstörung

F16.921 Ohne Substanzkonsumstörung

F16.921 Durch Ketamin oder Andere Halluzinogene Induziertes Delir[b, c] (S. 331)

Beachte: Bei Einnahme von Ketamin oder anderen Halluzinogenen in therapeutischer Dosis. Die Bezeichnung „in therapeutischer Dosis" wird verwendet, um ein Medikamenteninduziertes Delir von einem Substanzintoxikationsdelir zu unterscheiden.

F16.99 Nicht Näher Bezeichnete Störung im Zusammenhang mit Phencyclidin (S. 282)

F16.99 Nicht Näher Bezeichnete Störung im Zusammenhang mit Halluzinogenen (S. 282)

Störungen im Zusammenhang mit Inhalanzien

_._ Störung durch Inhalanzienkonsum (Inhalanzienkonsumstörung) (S. 283)
Bestimme das spezifische Inhalat
Bestimme, ob: In Geschützter Umgebung
Bestimme den aktuellen Schweregrad/Remission:

F18.10 Leicht
F18.11 Frühremittiert
F18.11 Anhaltend Remittiert
F18.20 Mittel
F18.21 Frühremittiert
F18.21 Anhaltend Remittiert
F18.20 Schwer
F18.21 Frühremittiert
F18.21 Anhaltend Remittiert

_._ Inhalanzienintoxikation (S. 285)
F18.120 Mit Leichtgradiger Substanzkonsumstörung
F18.220 Mit Mittel- oder Schwergradiger Substanzkonsumstörung
F18.920 Ohne Substanzkonsumstörung

_._ Inhalanzieninduzierte psychische Störungen (S. 286)
Beachte: Die Störungen sind in der Reihenfolge aufgeführt, in der sie im Manual beschrieben werden.
[a] *Bestimme, ob:* mit Beginn während der Intoxikation

_._ Inhalanzieninduzierte Psychotische Störung[a] (S. 63)
F18.159 Mit Leichtgradiger Substanzkonsumstörung
F18.259 Mit Mittel- oder Schwergradiger Substanzkonsumstörung

F18.959	Ohne Substanzkonsumstörung
_._	Inhalanzieninduzierte Depressive Störung[a] (S. 116)
F18.14	Mit Leichtgradiger Substanzkonsumstörung
F18.24	Mit Mittel- oder Schwergradiger Substanzkonsumstörung
F18.94	Ohne Substanzkonsumstörung
_._	Inhalanzieninduzierte Angststörung[a] (S. 142)
F18.180	Mit Leichtgradiger Substanzkonsumstörung
F18.280	Mit Mittel- oder Schwergradiger Substanzkonsumstörung
F18.980	Ohne Substanzkonsumstörung
_._	Inhalanzienintoxikationsdelir (S. 329) *Bestimme, ob:* Akut, Andauernd *Bestimme, ob:* Hyperaktiv, Hypoaktiv, Gemischtes Aktivitätsniveau
F18.121	Mit Leichtgradiger Substanzkonsumstörung
F18.221	Mit Mittel- oder Schwergradiger Substanzkonsumstörung
F18.921	Ohne Substanzkonsumstörung
_._	Inhalanzieninduzierte Schwere Neurokognitive Störung (S. 355) *Bestimme, ob:* Andauernd
F18.17	Mit Leichtgradiger Substanzkonsumstörung
F18.27	Mit Mittel- oder Schwergradiger Substanzkonsumstörung
F18.97	Ohne Substanzkonsumstörung
_._	Inhalanzieninduzierte Leichte Neurokognitive Störung (S. 356) *Bestimme, ob:* Andauernd
F18.188	Mit Leichtgradiger Substanzkonsumstörung
F18.288	Mit Mittel- oder Schwergradiger Substanzkonsumstörung
F18.988	Ohne Substanzkonsumstörung
F18.99	Nicht Näher Bezeichnete Störung im Zusammenhang mit Inhalanzien (S. 287)

Störungen im Zusammenhang mit Opioiden (S. 287)

_._	Störung durch Opioidkonsum (Opioidkonsumstörung) (S. 287)
	Bestimme, ob: in Erhaltungstherapie, in Geschützter Umgebung
	Bestimme den aktuellen Schweregrad/Remission:
F11.10	Leicht
F11.11	Frühremittiert
F11.11	Anhaltend Remittiert
F11.20	Mittel
F11.21	Frühremittiert
F11.21	Anhaltend Remittiert
F11.20	Schwer
F11.21	Frühremittiert
F11.21	Anhaltend Remittiert
_._	Opioidintoxikation (S. 290)
	Ohne Wahrnehmungsstörungen
F11.120	Mit Leichtgradiger Substanzkonsumstörung
F11.220	Mit Mittel- oder Schwergradiger Substanzkonsumstörung
F11.920	Ohne Substanzkonsumstörung
	Mit Wahrnehmungsstörungen
F11.122	Mit Leichtgradiger Substanzkonsumstörung
F11.222	Mit Mittel- oder Schwergradiger Substanzkonsumstörung
F11.922	Ohne Substanzkonsumstörung
_._	Opioidentzug (S. 291)
F11.13	Mit Leichtgradiger Substanzkonsumstörung
F11.23	Mit Mittel- oder Schwergradiger Substanzkonsumstörung
F11.93	Ohne Substanzkonsumstörung
_._	Opioidinduzierte psychische Störungen (S. 292)
	Beachte: Die Störungen sind in der Reihenfolge aufgeführt, in der sie im Manual beschrieben werden.

[a] *Bestimme, ob:* mit Beginn während der Intoxikation, mit Beginn während des Entzugs, mit Beginn nach Medikamenteneinnahme. **Beachte:** Auch bei Einnahme in Form von verschriebenen Medikamenten können die Substanzen dieser Klasse die jeweilige substanzinduzierte psychische Störung induzieren.

[b] *Bestimme, ob:* Akut, Andauernd

[c] *Bestimme, ob:* Hyperaktiv, Hypoaktiv, Gemischtes Aktivitätsniveau

_._	Opioidinduzierte Depressive Störung[a] (S. 116)
F11.14	Mit Leichtgradiger Substanzkonsumstörung
F11.24	Mit Mittel- oder Schwergradiger Substanzkonsumstörung
F11.94	Ohne Substanzkonsumstörung
_._	Opioidinduzierte Angststörung[a] (S. 142)
F11.188	Mit Leichtgradiger Substanzkonsumstörung
F11.288	Mit Mittel- oder Schwergradiger Substanzkonsumstörung
F11.988	Ohne Substanzkonsumstörung
_._	Opioidinduzierte Schlafstörung[a] (S. 218) *Bestimme, ob:* Insomnie-Typ, Hypersomnie-Typ, Mischtyp
F11.182	Mit Leichtgradiger Substanzkonsumstörung
F11.282	Mit Mittel- oder Schwergradiger Substanzkonsumstörung
F11.982	Ohne Substanzkonsumstörung
_._	Opioidinduzierte Sexuelle Funktionsstörung[a] (S. 234) *Bestimme, ob:* Leicht, Mittel, Schwer
F11.181	Mit Leichtgradiger Substanzkonsumstörung
F11.281	Mit Mittel- oder Schwergradiger Substanzkonsumstörung
F11.981	Ohne Substanzkonsumstörung
_._	Opioidintoxikationsdelir[b, c] (S. 329)
F11.121	Mit Leichtgradiger Substanzkonsumstörung
F11.221	Mit Mittel- oder Schwergradiger Substanzkonsumstörung

F11.921 Ohne Substanzkonsumstörung

_._ Opioidentzugsdelir[b, c] (S. 329)

F11.188 Mit Leichtgradiger Substanzkonsumstörung

F11.288 Mit Mittel- oder Schwergradiger Substanzkonsumstörung

F11.988 Ohne Substanzkonsumstörung

_._ Opioidinduziertes Delir[b, c] (S. 331)

Beachte: Die Bezeichnung „in therapeutischer Dosis“ wird verwendet, um ein Medikamenteninduziertes Delir von einem Substanzintoxikationsdelir und einem Substanzentzugsdelir zu unterscheiden.

F11.921 Bei Einnahme von Opioiden in therapeutischer Dosis (S. 331)

F11.988 Während eines Entzugs von Opioiden in therapeutischer Dosis (S. 331)

F11.99 Nicht Näher Bezeichnete Störung im Zusammenhang mit Opioiden (S. 292)

Störungen im Zusammenhang mit Sedativa, Hypnotika oder Anxiolytika (S. 293)

_._ Störung durch Sedativa-, Hypnotika- oder Anxiolytikakonsum (Sedativa-, Hypnotika- oder Anxiolytikakonsumstörung) (S. 293)

Bestimme, ob: In Geschützter Umgebung

Bestimme den aktuellen Schweregrad/Remission:

F13.10 Leicht

F13.11 Frühremittiert

F13.11 Anhaltend Remittiert

F13.20 Mittel

F13.21 Frühremittiert

F13.21 Anhaltend Remittiert

F13.20 Schwer

F13.21 Frühremittiert

F13.21 Anhaltend Remittiert

_._	Sedativa-, Hypnotika- oder Anxiolytikaintoxikation (S. 296)
F13.120	Mit Leichtgradiger Substanzkonsumstörung
F13.220	Mit Mittel- oder Schwergradiger Substanzkonsumstörung
F13.920	Ohne Substanzkonsumstörung
_._	Sedativa-, Hypnotika- oder Anxiolytikaentzug (S. 297)
_._	Ohne Wahrnehmungsstörungen
F13.130	Mit Leichtgradiger Substanzkonsumstörung
F13.230	Mit Mittel- oder Schwergradiger Substanzkonsumstörung
F13.930	Ohne Substanzkonsumstörung
_._	Mit Wahrnehmungsstörungen
F13.132	Mit Leichtgradiger Substanzkonsumstörung
F13.232	Mit Mittel- oder Schwergradiger Substanzkonsumstörung
F13.932	Ohne Substanzkonsumstörung
_._	Sedativa-, hypnotika- oder anxiolytikainduzierte psychische Störungen (S. 298)

Beachte: Die Störungen sind in der Reihenfolge aufgeführt, in der sie im Manual beschrieben werden.

[a] *Bestimme, ob:* mit Beginn während der Intoxikation, mit Beginn während des Entzugs, mit Beginn nach Medikamenteneinnahme. **Beachte:** Auch bei Einnahme in Form von verschriebenen Medikamenten können die Substanzen dieser Klasse die jeweilige substanzinduzierte psychische Störung induzieren.

[b] *Bestimme, ob:* Akut, Andauernd

[c] *Bestimme, ob:* Hyperaktiv, Hypoaktiv, Gemischtes Aktivitätsniveau

_._	Sedativa-, Hypnotika- oder Anxiolytikainduzierte Psychotische Störung[a] (S. 63)
F13.159	Mit Leichtgradiger Substanzkonsumstörung
F13.259	Mit Mittel- oder Schwergradiger Substanzkonsumstörung
F13.959	Ohne Substanzkonsumstörung

_._	Sedativa-, Hypnotika- oder Anxiolytikainduzierte Bipolare und Verwandte Störungen[a] (S. 86)
F13.14	Mit Leichtgradiger Substanzkonsumstörung
F13.24	Mit Mittel- oder Schwergradiger Substanzkonsumstörung
F13.94	Ohne Substanzkonsumstörung
_._	Sedativa-, Hypnotika- oder Anxiolytikainduzierte Depressive Störung[a] (S. 116)
F13.14	Mit Leichtgradiger Substanzkonsumstörung
F13.24	Mit Mittel- oder Schwergradiger Substanzkonsumstörung
F13.94	Ohne Substanzkonsumstörung
_._	Sedativa-, Hypnotika- oder Anxiolytikainduzierte Angststörung[a] (S. 142)
F13.180	Mit Leichtgradiger Substanzkonsumstörung
F13.280	Mit Mittel- oder Schwergradiger Substanzkonsumstörung
F13.980	Ohne Substanzkonsumstörung
_._	Sedativa-, Hypnotika- oder Anxiolytikainduzierte Schlafstörung[a] (S. 218) *Bestimme, ob:* Insomnie-Typ, Hypersomnie-Typ, Parasomnie-Typ, Mischtyp
F13.182	Mit Leichtgradiger Substanzkonsumstörung
F13.282	Mit Mittel- oder Schwergradiger Substanzkonsumstörung
F13.982	Ohne Substanzkonsumstörung
_._	Sedativa-, Hypnotika- oder Anxiolytikainduzierte Sexuelle Funktionsstörung[a] (S. 234) *Bestimme, ob:* Leicht, Mittel, Schwer
F13.181	Mit Leichtgradiger Substanzkonsumstörung
F13.281	Mit Mittel- oder Schwergradiger Substanzkonsumstörung
F13.981	Ohne Substanzkonsumstörung
_._	Sedativa-, Hypnotika- oder Anxiolytikaintoxikationsdelir[b, c] (S. 329)

F13.121	Mit Leichtgradiger Substanzkonsumstörung
F13.221	Mit Mittel- oder Schwergradiger Substanzkonsumstörung
F13.921	Ohne Substanzkonsumstörung
_._	Sedativa-, Hypnotika- oder Anxiolytikaentzugsdelir[b, c] (S. 329)
F13.131	Mit Leichtgradiger Substanzkonsumstörung
F13.231	Mit Mittel- oder Schwergradiger Substanzkonsumstörung
F13.931	Ohne Substanzkonsumstörung
_._	Sedativa-, Hypnotika- oder Anxiolytikainduziertes Delir[b, c] (S. 331) **Beachte:** Die Bezeichnung „in therapeutischer Dosis" wird verwendet, um ein Medikamenteninduziertes Delir von einem Substanzintoxikationsdelir und einem Substanzentzugsdelir zu unterscheiden.
F13.921	Bei Einnahme von Sedativa, Hypnotika oder Anxiolytika in jeweils therapeutischer Dosis (S. 331)
F13.931	Während eines Entzugs von einem Sedativum, Hypnotikum oder Anxiolytikum in jeweils therapeutischer Dosis (S. 331)
_._	Sedativa-, Hypnotika- oder Anxiolytikainduzierte Schwere Neurokognitive Störung (S. 355) *Bestimme, ob:* Andauernd
F13.27	Mit Mittel- oder Schwergradiger Substanzkonsumstörung
F13.97	Ohne Substanzkonsumstörung
_._	Sedativa-, Hypnotika- oder Anxiolytikainduzierte Leichte Neurokognitive Störung (S. 356) *Bestimme, ob:* Andauernd
F13.188	Mit Leichtgradiger Substanzkonsumstörung
F13.288	Mit Mittel- oder Schwergradiger Substanzkonsumstörung
F13.988	Ohne Substanzkonsumstörung
F13.99	Nicht Näher Bezeichnete Störung im Zusammenhang mit Sedativa, Hypnotika oder Anxiolytika (S. 299)

Störungen im Zusammenhang mit Stimulanzien (S. 299)

_._	Störung durch Stimulanzienkonsum (Stimulanzienkonsumstörung) (S. 299) *Bestimme, ob:* In Geschützter Umgebung *Bestimme den aktuellen Schweregrad/Remission:*
_._	Leicht
F15.10	Substanzen des Amphetamin-Typs
F14.10	Kokain
F15.10	Andere oder Nicht Näher Bezeichnete Stimulanzien
_._	Leicht, Frühremittiert
F15.11	Substanzen des Amphetamin-Typs
F14.11	Kokain
F15.11	Andere oder Nicht Näher Bezeichnete Stimulanzien
_._	Leicht, Anhaltend Remittiert
F15.11	Substanzen des Amphetamin-Typs
F14.11	Kokain
F15.11	Andere oder Nicht Näher Bezeichnete Stimulanzien
_._	Mittel
F15.20	Substanzen des Amphetamin-Typs
F14.20	Kokain
F15.20	Andere oder Nicht Näher Bezeichnete Stimulanzien
_._	Mittel, Frühremittiert
F15.21	Substanzen des Amphetamin-Typs
F14.21	Kokain
F15.21	Andere oder Nicht Näher Bezeichnete Stimulanzien
_._	Mittel, Anhaltend Remittiert
F15.21	Substanzen des Amphetamin-Typs
F14.21	Kokain
F15.21	Andere oder Nicht Näher Bezeichnete Stimulanzien
_._	Schwer
F15.20	Substanzen des Amphetamin-Typs
F14.20	Kokain
F15.20	Andere oder Nicht Näher Bezeichnete Stimulanzien

_._	Schwer, Frühremittiert
F15.21	Substanzen des Amphetamin-Typs
F14.21	Kokain
F15.21	Andere oder Nicht Näher Bezeichnete Stimulanzien
_._	Schwer, Anhaltend Remittiert
F15.21	Substanzen des Amphetamin-Typs
F14.21	Kokain
F15.21	Andere oder Nicht Näher Bezeichnete Stimulanzien
_._	Stimulanzienintoxikation (S. 303) *Bestimme* die spezifische Substanz
	Ohne Wahrnehmungsstörungen
_._	Intoxikation durch Substanzen des Amphetamin-Typs oder Andere Stimulanzien
F15.120	Mit Leichtgradiger Substanzkonsumstörung
F15.220	Mit Mittel- oder Schwergradiger Substanzkonsumstörung
F15.920	Ohne Substanzkonsumstörung
_._	Intoxikation durch Kokain
F14.120	Mit Leichtgradiger Substanzkonsumstörung
F14.220	Mit Mittel- oder Schwergradiger Substanzkonsumstörung
F14.920	Ohne Substanzkonsumstörung
	Mit Wahrnehmungsstörungen
_._	Intoxikation durch Substanzen des Amphetamin-Typs oder Andere Stimulanzien
F15.122	Mit Leichtgradiger Substanzkonsumstörung
F15.222	Mit Mittel- oder Schwergradiger Substanzkonsumstörung
F15.922	Ohne Substanzkonsumstörung
_._	Intoxikation durch Kokain
F14.122	Mit Leichtgradiger Substanzkonsumstörung
F14.222	Mit Mittel- oder Schwergradiger Substanzkonsumstörung
F14.922	Ohne Substanzkonsumstörung

_._ Stimulanzienentzug (S. 305)
Bestimme die jeweilige Substanz, die das Entzugssyndrom hervorruft

_._ Entzug von Substanzen des Amphetamin-Typs oder Anderen Stimulanzien

F15.13 Mit Leichtgradiger Substanzkonsumstörung

F15.23 Mit Mittel- oder Schwergradiger Substanzkonsumstörung

F15.93 Ohne Substanzkonsumstörung

_._ Entzug durch Kokain

F14.13 Mit Leichtgradiger Substanzkonsumstörung

F14.23 Mit Mittel- oder Schwergradiger Substanzkonsumstörung

F14.93 Ohne Substanzkonsumstörung

_._ Stimulanzieninduzierte psychische Störungen (S. 306)
Beachte: Die Störungen sind in der Reihenfolge aufgeführt, in der sie im Manual beschrieben werden.

[a] *Bestimme, ob:* mit Beginn während der Intoxikation, mit Beginn während des Entzugs, mit Beginn nach Medikamenteneinnahme. **Beachte:** Auch bei Einnahme in Form von verschriebenen Medikamenten können die Substanzen dieser Klasse die jeweilige substanzinduzierte psychische Störung induzieren.

[b] *Bestimme, ob:* Akut, Andauernd

[c] *Bestimme, ob:* Hyperaktiv, Hypoaktiv, Gemischtes Aktivitätsniveau

_._ Durch Substanzen des Amphetamin-Typs (oder Andere Stimulanzien) Induzierte Psychotische Störung[a] (S. 63)

F15.159 Mit Leichtgradiger Substanzkonsumstörung

F15.259 Mit Mittel- oder Schwergradiger Substanzkonsumstörung

F15.959 Ohne Substanzkonsumstörung

_._ Kokaininduzierte Psychotische Störung[a] (S. 63)

F14.159 Mit Leichtgradiger Substanzkonsumstörung

F14.259 Mit Mittel- oder Schwergradiger Substanzkonsumstörung

F14.959 Ohne Substanzkonsumstörung

_._ Durch Substanzen des Amphetamin-Typs (oder Andere Stimulanzien) Induzierte Bipolare und Verwandte Störungen[a] (S. 86)

F15.14 Mit Leichtgradiger Substanzkonsumstörung

F15.24 Mit Mittel- oder Schwergradiger Substanzkonsumstörung

F15.94 Ohne Substanzkonsumstörung

_._ Kokaininduzierte Bipolare und Verwandte Störungen[a] (S. 86)

F14.14 Mit Leichtgradiger Substanzkonsumstörung

F14.24 Mit Mittel- oder Schwergradiger Substanzkonsumstörung

F14.94 Ohne Substanzkonsumstörung

_._ Durch Substanzen des Amphetamin-Typs (oder Andere Stimulanzien) Induzierte Depressive Störung[a] (S. 116)

F15.14 Mit Leichtgradiger Substanzkonsumstörung

F15.24 Mit Mittel- oder Schwergradiger Substanzkonsumstörung

F15.94 Ohne Substanzkonsumstörung

_._ Kokaininduzierte Depressive Störung[a] (S. 116)

F14.14 Mit Leichtgradiger Substanzkonsumstörung

F14.24 Mit Mittel- oder Schwergradiger Substanzkonsumstörung

F14.94 Ohne Substanzkonsumstörung

_._ Durch Substanzen des Amphetamin-Typs (oder Andere Stimulanzien) Induzierte Angststörung[a] (S. 142)

F15.180 Mit Leichtgradiger Substanzkonsumstörung

F15.280 Mit Mittel- oder Schwergradiger Substanzkonsumstörung

F15.980 Ohne Substanzkonsumstörung

_._ Kokaininduzierte Angststörung[a] (S. 142)

F14.180 Mit Leichtgradiger Substanzkonsumstörung

F14.280 Mit Mittel- oder Schwergradiger Substanzkonsumstörung

F14.980 Ohne Substanzkonsumstörung

_._ Durch Substanzen des Amphetamin-Typs (oder Andere Stimulanzien) Induzierte Zwangsstörung und Verwandte Störungen[a] (S. 154)

F15.188 Mit Leichtgradiger Substanzkonsumstörung

F15.288 Mit Mittel- oder Schwergradiger Substanzkonsumstörung

F15.988 Ohne Substanzkonsumstörung

_._ Kokaininduzierte Zwangsstörung und Verwandte Störungen[a] (S. 154)

F14.188 Mit Leichtgradiger Substanzkonsumstörung

F14.288 Mit Mittel- oder Schwergradiger Substanzkonsumstörung

F14.988 Ohne Substanzkonsumstörung

_._ Durch Substanzen des Amphetamin-Typs (oder Andere Stimulanzien) Induzierte Schlafstörung[a] (S. 218)
Bestimme, ob: Insomnie-Typ, Hypersomnie-Typ, Mischtyp

F15.182 Mit Leichtgradiger Substanzkonsumstörung

F15.282 Mit Mittel- oder Schwergradiger Substanzkonsumstörung

F15.982 Ohne Substanzkonsumstörung

_._ Kokaininduzierte Schlafstörung[a] (S. 218)
Bestimme, ob: Insomnie-Typ, Hypersomnie-Typ, Mischtyp

F14.182 Mit Leichtgradiger Substanzkonsumstörung

F14.282 Mit Mittel- oder Schwergradiger Substanzkonsumstörung

F14.982 Ohne Substanzkonsumstörung

_._ Durch Substanzen des Amphetamin-Typs (oder Andere Stimulanzien) Induzierte Sexuelle Funktionsstörung[a] (S. 234)
Bestimme, ob: Leicht, Mittel, Schwer

F15.181 Mit Leichtgradiger Substanzkonsumstörung

F15.281	Mit Mittel- oder Schwergradiger Substanzkonsumstörung
F15.981	Ohne Substanzkonsumstörung
_._	Kokaininduzierte Sexuelle Funktionsstörung[a] (S. 234) *Bestimme, ob:* Leicht, Mittel, Schwer
F14.181	Mit Leichtgradiger Substanzkonsumstörung
F14.281	Mit Mittel- oder Schwergradiger Substanzkonsumstörung
F14.981	Ohne Substanzkonsumstörung
_._	Intoxikationsdelir durch Substanzen des Amphetamin-Typs (oder Andere Stimulanzien)[b, c] (S. 329)
F15.121	Mit Leichtgradiger Substanzkonsumstörung
F15.221	Mit Mittel- oder Schwergradiger Substanzkonsumstörung
F15.921	Ohne Substanzkonsumstörung
_._	Kokainintoxikationsdelir[b, c] (S. 329)
F14.121	Mit Leichtgradiger Substanzkonsumstörung
F14.221	Mit Mittel- oder Schwergradiger Substanzkonsumstörung
F14.921	Ohne Substanzkonsumstörung
F15.921	Medikamenteninduziertes Delir durch Substanzen des Amphetamin-Typs (oder Andere Stimulanzien)[b, c] (S. 331) **Beachte:** Bei Einnahme von Substanzen des Amphetamin-Typs (oder anderen Stimulanzien) in therapeutischer Dosis. Die Bezeichnung „in therapeutischer Dosis" wird verwendet, um ein Medikamenteninduziertes Delir von einem Substanzintoxikationsdelir zu unterscheiden.
_._	Durch Substanzen des Amphetamin-Typs (oder Andere Stimulanzien) Induzierte Leichte Neurokognitive Störung (S. 356) *Bestimme, ob:* Andauernd
F15.188	Mit Leichtgradiger Substanzkonsumstörung
F15.288	Mit Mittel- oder Schwergradiger Substanzkonsumstörung

F15.988 Ohne Substanzkonsumstörung

–.– Kokaininduzierte Leichte Neurokognitive Störung (S. 356)
Bestimme, ob: Andauernd

F14.188 Mit Leichtgradiger Substanzkonsumstörung

F14.288 Mit Mittel- oder Schwergradiger Substanzkonsumstörung

F14.988 Ohne Substanzkonsumstörung

–.– Nicht Näher Bezeichnete Störung im Zusammenhang mit Stimulanzien (S. 307)

F15.99 Substanzen des Amphetamin-Typs oder Andere Stimulanzien

F14.99 Kokain

Störungen im Zusammenhang mit Tabak (S. 307)

–.– Störung durch Tabakkonsum (Tabakkonsumstörung) (S. 307)
Bestimme, ob: in Erhaltungstherapie, in Geschützter Umgebung
Bestimme den aktuellen Schweregrad/Remission:

Z72.0 Leicht

F17.200 Mittel

F17.201 Frühremittiert

F17.201 Anhaltend Remittiert

F17.200 Schwer

F17.201 Frühremittiert

F17.201 Anhaltend Remittiert

F17.203 Tabakentzug (S. 310)
Beachte: Die ICD-10-CM-Codierung erfordert das komorbide Vorliegen einer Mittel- oder Schwergradigen Tabakkonsumstörung und setzt damit voraus, dass ein Tabakentzug nur gemeinsam mit einer Mittel- oder Schwergradigen Tabakkonsumstörung auftreten kann.

–.– Tabakinduzierte psychische Störungen (S. 310)

F17.208 Tabakinduzierte Schlafstörung, Mit Mittel- oder Schwergradiger Substanzkonsumstörung (S. 218)

Bestimme, ob: Insomnie-Typ, Hypersomnie-Typ, Mischtyp
Bestimme, ob: mit Beginn während des Entzugs, mit Beginn nach Medikamenteneinnahme

F17.209 Nicht Näher Bezeichnete Störung im Zusammenhang mit Tabak (S. 311)

Störungen im Zusammenhang mit anderen (oder unbekannten) Substanzen (S. 311)

_._ Störung durch Konsum einer Anderen (oder Unbekannten) Substanz (S. 311)
Bestimme, ob: In Geschützter Umgebung
Bestimme den aktuellen Schweregrad/Remission:

F19.10 Leicht
F19.11 Frühremittiert
F19.11 Anhaltend Remittiert
F19.20 Mittel
F19.21 Frühremittiert
F19.21 Anhaltend Remittiert
F19.20 Schwer
F19.21 Frühremittiert
F19.21 Anhaltend Remittiert

_._ Intoxikation durch eine Andere (oder Unbekannte) Substanz (S. 314)

Ohne Wahrnehmungsstörungen
F19.120 Mit Leichtgradiger Substanzkonsumstörung
F19.220 Mit Mittel- oder Schwergradiger Substanzkonsumstörung
F19.920 Ohne Substanzkonsumstörung

Mit Wahrnehmungsstörungen
F19.122 Mit Leichtgradiger Substanzkonsumstörung
F19.222 Mit Mittel- oder Schwergradiger Substanzkonsumstörung
F19.922 Ohne Substanzkonsumstörung

_._ Entzug von einer Anderen (oder Unbekannten) Substanz (S. 315)

Ohne Wahrnehmungsstörungen

F19.130 Mit Leichtgradiger Substanzkonsumstörung

F19.230 Mit Mittel- oder Schwergradiger Substanzkonsumstörung

F19.930 Ohne Substanzkonsumstörung

Mit Wahrnehmungsstörungen

F19.132 Mit Leichtgradiger Substanzkonsumstörung

F19.232 Mit Mittel- oder Schwergradiger Substanzkonsumstörung

F19.932 Ohne Substanzkonsumstörung

_._ Durch eine andere (oder unbekannte) Substanz induzierte psychische Störungen (S. 316)

Beachte: Die Störungen sind in der Reihenfolge aufgeführt, in der sie im Manual beschrieben werden.

[a] *Bestimme, ob:* mit Beginn während der Intoxikation, mit Beginn während des Entzugs, mit Beginn nach Medikamenteneinnahme. **Beachte:** Auch bei Einnahme in Form von verschriebenen Medikamenten können die Substanzen dieser Klasse die jeweilige substanzinduzierte psychische Störung induzieren.

[b] *Bestimme, ob:* Akut, Andauernd

[c] *Bestimme, ob:* Hyperaktiv, Hypoaktiv, Gemischtes Aktivitätsniveau

_._ Durch eine Andere (oder Unbekannte) Substanz Induzierte Psychotische Störung[a] (S. 63)

F19.159 Mit Leichtgradiger Substanzkonsumstörung

F19.259 Mit Mittel- oder Schwergradiger Substanzkonsumstörung

F19.959 Ohne Substanzkonsumstörung

_._ Durch eine Andere (oder Unbekannte) Substanz Induzierte Bipolare und Verwandte Störungen[a] (S. 86)

F19.14 Mit Leichtgradiger Substanzkonsumstörung

F19.24 Mit Mittel- oder Schwergradiger Substanzkonsumstörung

F19.94 Ohne Substanzkonsumstörung

_._ Durch eine Andere (oder Unbekannte) Substanz Induzierte Depressive Störung[a] (S. 116)

F19.14 Mit Leichtgradiger Substanzkonsumstörung

F19.24 Mit Mittel- oder Schwergradiger Substanzkonsumstörung

F19.94 Ohne Substanzkonsumstörung

_._ Durch eine Andere (oder Unbekannte) Substanz Induzierte Angststörung[a] (S. 142)

F19.180 Mit Leichtgradiger Substanzkonsumstörung

F19.280 Mit Mittel- oder Schwergradiger Substanzkonsumstörung

F19.980 Ohne Substanzkonsumstörung

_._ Durch eine Andere (oder Unbekannte) Substanz Induzierte Zwangsstörung und Verwandte Störungen[a] (S. 154)

F19.188 Mit Leichtgradiger Substanzkonsumstörung

F19.288 Mit Mittel- oder Schwergradiger Substanzkonsumstörung

F19.988 Ohne Substanzkonsumstörung

_._ Durch eine Andere (oder Unbekannte) Substanz Induzierte Schlafstörung[a] (S. 218)

Bestimme, ob: Insomnie-Typ, Hypersomnie-Typ, Parasomnie-Typ, Mischtyp

F19.182 Mit Leichtgradiger Substanzkonsumstörung

F19.282 Mit Mittel- oder Schwergradiger Substanzkonsumstörung

F19.982 Ohne Substanzkonsumstörung

_._ Durch eine Andere (oder Unbekannte) Substanz Induzierte Sexuelle Funktionsstörung[a] (S. 234)

Bestimme, ob: Leicht, Mittel, Schwer

F19.181 Mit Leichtgradiger Substanzkonsumstörung

F19.281 Mit Mittel- oder Schwergradiger Substanzkonsumstörung

F19.981 Ohne Substanzkonsumstörung

_._	Intoxikationsdelir durch eine Andere (oder Unbekannte) Substanz[b, c] (S. 329)
F19.121	Mit Leichtgradiger Substanzkonsumstörung
F19.221	Mit Mittel- oder Schwergradiger Substanzkonsumstörung
F19.921	Ohne Substanzkonsumstörung
_._	Entzugsdelir durch eine Andere (oder Unbekannte) Substanz[b, c] (S. 329)
F19.131	Mit Leichtgradiger Substanzkonsumstörung
F19.231	Mit Mittel- oder Schwergradiger Substanzkonsumstörung
F19.931	Ohne Substanzkonsumstörung
_._	Medikamenteninduziertes Delir durch eine Andere (oder Unbekannte) Substanz[b, c] (S. 331) **Beachte:** Die Bezeichnung „in therapeutischer Dosis" wird verwendet, um ein Medikamenteninduziertes Delir von einem Substanzintoxikationsdelir und einem Substanzentzugsdelir zu unterscheiden.
F19.921	Bei Einnahme von einem anderen (oder unbekannten) Medikament in therapeutischer Dosis (S. 331)
F19.931	Während eines Entzugs von einem anderen (oder unbekannten) Medikament in therapeutischer Dosis (S. 332)
_._	Durch eine Andere (oder Unbekannte) Substanz Induzierte Schwere Neurokognitive Störung (S. 355) *Bestimme, ob:* Andauernd
F19.17	Mit Leichtgradiger Substanzkonsumstörung
F19.27	Mit Mittel- oder Schwergradiger Substanzkonsumstörung
F19.97	Ohne Substanzkonsumstörung
_._	Durch eine Andere (oder Unbekannte) Substanz Induzierte Leichte Neurokognitive Störung (S. 356) *Bestimme, ob:* Andauernd
F19.188	Mit Leichtgradiger Substanzkonsumstörung
F19.288	Mit Mittel- oder Schwergradiger Substanzkonsumstörung

F19.988 Ohne Substanzkonsumstörung

F19.99 Nicht Näher Bezeichnete Störung im Zusammenhang mit einer Anderen (oder Unbekannten) Substanz (S. 317)

Störungen ohne Substanzbezug (S. 318)

F63.0 Störung durch Glücksspielen (S. 318)
Bestimme, ob: Episodisch, Andauernd
Bestimme, ob: Frühremittiert, Anhaltend Remittiert
Bestimme den aktuellen Schweregrad: Leicht, Mittel, Schwer

Neurokognitive Störungen (NCD) (S. 321)

_._ Delir (S. 328)
Bestimme, ob: Akut, Andauernd
Bestimme, ob: Hyperaktiv, Hypoaktiv, Gemischtes Aktivitätsniveau

[a] **Beachte:** Die ICD-10-CM-Codes für substanz-/medikamenteninduziertes Delir finden sich in dieser Klassifikation im Abschnitt „Störungen im Zusammenhang mit psychotropen Substanzen und abhängigen Verhaltensweisen" bei den jeweiligen Substanzklassen. Für weitere Informationen siehe die diagnostischen Kriterien und die dazugehörigen Codierungs- und Aufzeichnungskonventionen im Manual.

Bestimme, ob:

_._ Substanzintoxikationsdelir[a]

_._ Substanzentzugsdelir[a]

_._ Medikamenteninduziertes Delir[a]

F05 Delir aufgrund eines Anderen Medizinischen Krankheitsfaktors

F05 Delir aufgrund Multipler Ätiologien

F05 Anderes Näher Bezeichnetes Delir (S. 334)

F05 Nicht Näher Bezeichnetes Delir (S. 335)

Schwere und Leichte NCD (S. 335)

Im Folgenden werden die Codierungs- und Aufzeichnungskonventionen für Schwere und Leichte NCD im Kontext der spezifischen Diagnosen erläutert. Ausnahmen werden angeführt.

Schwere und Leichte NCDs: *Bestimme, ob* aufgrund von *[einem der folgenden ätiologischen medizinischen Krankheitsfaktoren]*: Alzheimer-Erkrankung, Frontotemporaler Lobärdegeneration, Lewy-Körper-Demenz, Vaskulärer Erkrankung, Schädel-Hirn-Trauma, Substanz-/Medikamentenkonsum, HIV-Infektion, Prionen-Erkrankung, Parkinson-Erkrankung, Huntington-Erkrankung, Anderem Medizinischen Krankheitsfaktor, Multiplen Ätiologien, Unbekannter Ätiologie.

Schwere und Leichte NCDs: Codiere zuerst den *ätiologischen medizinischen Krankheitsfaktor* für die Schwere oder Leichte NCD. **Beachte:** Es wird kein zusätzlicher Code für den ätiologischen medizinischen Krankheitsfaktor vergeben bei Schwerer Vaskulärer NCD, Schwerer NCD aufgrund von medizinischen Krankheitsfaktoren, die als „mögliche" Ursache für die NCD angesehen werden, Substanz-/Medikamenteninduzierte Schwere oder Leichte NCD, Schwere oder Leichte NCD aufgrund Unbekannter Ätiologie.

[a] **Nur Schwere NCD:** Codiere als nächstes den *Schweregrad* (Platzhalter „x" an der 4. Stelle der unten aufgeführten diagnostischen Codes) wie folgt: .Ay Leichtgradig, .By Mittelgradig, .Cy Schwergradig. **Beachte:** Trifft nicht auf Substanz-/Medikamenteninduzierte NCD zu.

[b] **Nur Schwere NCD:** Codiere nachfolgend jegliche *assoziierte Verhaltensstörung oder psychische Auffälligkeit* (Platzhalter „y" an der 5. und 6. Stelle der unten aufgeführten diagnostischen Codes): .x11 mit Agitiertheit; .x4 mit Angst; .x3 mit Affektiven Symptomen; .x2 mit Psychotischen Merkmalen; .x18 mit einer anderen Verhaltensstörung oder Psychischen Auffälligkeit (z. B. Apathie); .x0 ohne Verhaltensstörung oder Psychische Auffälligkeit. **Beachte:** Wenn mehr als eine Verhaltensstörung oder Psychische Auffälligkeit vorliegt, wird jede einzeln codiert. Siehe Codierungstabelle auf S. 341–344 für weitere Informationen.

[c] **Nur Leichte NCD** *(für Ausnahmen siehe Anmerkung d)*: Codiere entweder F06.70 ohne Verhaltensstörung oder **F06.71** mit Verhaltensstörung (z. B. Apathie, Agitiertheit, Angst, Affektive

Symptome, Psychotische Merkmale oder andere Verhaltenssymptome). **Codierhinweis nur für Leichte NCD:** Es werden zusätzliche Codierungen vorgenommen, wenn klinisch bedeutsame Symptome einer psychischen Störung aufgrund desselben medizinischen Krankheitsfaktors, der die Leichte NCD verursacht, vorliegen (z.B. **F06.2** Psychotische Störung aufgrund einer Alzheimer-Erkrankung, mit Wahn; **F06.32** Depressive Störung aufgrund einer Parkinson-Erkrankung, mit Major-Depression-Ähnlicher Episode). *Beachte:* Die zusätzlichen Codes für psychische Störungen aufgrund eines anderen medizinischen Krankheitsfaktors finden sich in den Kapiteln zu den psychischen Störungen mit dem entsprechenden Erscheinungsbild (z.B. für Depressive Störungen aufgrund eines Anderen Medizinischen Krankheitsfaktors siehe das Kapitel „Depressive Störungen).

[d] **Leichte NCD aufgrund einer möglichen oder unbekannten Ätiologie:** Codiere ausschließlich **G31.84**. Es ist kein zusätzlicher „medizinischer" Code zu verwenden. **Beachte:** „Mit Verhaltensstörung" und „ohne Verhaltensstörung" kann nicht codiert werden, sollte aber dennoch schriftlich vermerkt werden.

Schwere oder Leichte NCD aufgrund einer Alzheimer-Erkrankung (S. 345)

F02.[xy] Schwere NCD aufgrund einer Wahrscheinlichen Alzheimer-Erkrankung[a, b]
Beachte: Codiere zuerst **G30.9** Alzheimer-Erkrankung.

F03.[xy] Schwere NCD aufgrund einer Möglichen Alzheimer-Erkrankung[a, b]
Beachte: Kein zusätzlicher „medizinischer" Code.

_._ Leichte NCD aufgrund einer Wahrscheinlichen Alzheimer-Erkrankung[c]
Beachte: Codiere zuerst **G30.9** Alzheimer-Erkrankung.

F06.71 Mit Verhaltensstörung

F06.70 Ohne Verhaltensstörung

G31.84 Leichte NCD aufgrund einer Möglichen Alzheimer-Erkrankung[d]

Schwere oder Leichte Frontotemporale NCD (S. 347)

F02.[xy] Schwere NCD aufgrund einer Wahrscheinlichen Frontotemporalen Lobärdegeneration[a, b]
Beachte: Codiere zuerst **G31.09** Frontotemporale Erkrankung.

F03.[xy] Schwere NCD aufgrund einer Möglichen Frontotemporalen Lobärdegeneration[a, b]
Beachte: Kein zusätzlicher „medizinischer" Code.

_._ Leichte NCD aufgrund einer Wahrscheinlichen Frontotemporalen Lobärdegeneration[c]
Beachte: Codiere zuerst **G31.09** Frontotemporale Erkrankung.

F06.71 Mit Verhaltensstörung

F06.70 Ohne Verhaltensstörung

G31.84 Leichte NCD aufgrund einer Möglichen Frontotemporalen Lobärdegeneration[d]

Schwere oder Leichte NCD aufgrund einer Lewy-Körper-Demenz (S. 349)

F02.[xy] Schwere NCD aufgrund einer Wahrscheinlichen Lewy-Körper-Demenz[a, b]
Beachte: Codiere zuerst **G31.83** Lewy-Körper-Demenz.

F03.[xy] Schwere NCD aufgrund einer Möglichen Lewy-Körper-Demenz[a, b]
Beachte: Kein zusätzlicher „medizinischer" Code.

_._ Leichte NCD aufgrund einer Wahrscheinlichen Lewy-Körper-Demenz[c]
Beachte: Codiere zuerst **G31.83** Lewy-Körper-Demenz.

F06.71 Mit Verhaltensstörung

F06.70 Ohne Verhaltensstörung

G31.84 Leichte NCD aufgrund einer Möglichen Lewy-Körper-Demenz[d]

Schwere oder Leichte Vaskuläre NCD (S. 351)

F01.[xy] Schwere NCD, wahrscheinlich aufgrund einer Vaskulären Erkrankung[a, b]
Beachte: Kein zusätzlicher „medizinischer" Code.

F03.[xy] Schwere NCD, möglicherweise aufgrund einer Vaskulären Erkrankung[a, b]
Beachte: Kein zusätzlicher „medizinischer" Code.

_._ Leichte NCD, wahrscheinlich aufgrund einer Vaskulären Erkrankung[c]
Beachte: Codiere zuerst **I67.9** zerebrovaskuläre Erkrankung.

F06.71 Mit Verhaltensstörung

F06.70 Ohne Verhaltensstörung

G31.84 Leichte NCD, möglicherweise aufgrund einer Vaskulären Erkrankung[d]

Schwere oder Leichte NCD aufgrund eines Schädel-Hirn-Traumas (S. 353)

Beachte: Codiere zuerst **S06.2XAS** diffuses Hirntrauma mit Bewusstseinsverlust von unbekannter Dauer, Folgeschäden.

F02.[xy] Schwere NCD aufgrund eines Schädel-Hirn-Traumas[a, b]

_._ Leichte NCD aufgrund eines Schädel-Hirn-Traumas[c]

F06.71 Mit Verhaltensstörung

F06.70 Ohne Verhaltensstörung

Substanz-/Medikamenteninduzierte Schwere oder Leichte NCD (S. 354)

Beachte: Es ist kein zusätzlicher „medizinischer" Code zu verwenden. Die ICD-10-CM-Codes für die einzelnen Substanz-/Medikamenteninduzierten Schweren oder Leichten NCDs finden sich in dieser Klassifikation im Abschnitt „Störungen im Zusammenhang mit psychotropen Substanzen und abhängigen Verhaltensweisen" bei den jeweiligen Substanzklassen. Für weitere Informationen siehe die diagnostischen Kriterien und die dazugehörigen Codierungs- und Aufzeichnungskonventionen im Manual.

Codierhinweis: Die ICD-10-CM-Codierung hängt davon ab, ob eine komorbide Substanzkonsumstörung für die gleiche Substanzklasse vorliegt. In jedem Fall wird keine zusätzliche separate Diagnose einer Substanzkonsumstörung vergeben. *Beachte:* Die Zusatzcodierungen für die assoziierte Symptomatik „mit Agitiertheit", „mit Angst", „mit Affektiven Symptomen", „mit Psychotischen Merkmalen", „mit einer anderen Verhaltensstörung oder Psychischen Auffälligkeit“ und „ohne Verhaltensstörung oder Psychische Auffälligkeit“ können nicht codiert werden, sollten aber dennoch schriftlich vermerkt werden.

Bestimme, ob: Andauernd

_._ Substanz-/Medikamenteninduzierte Schwere NCD
Bestimme den aktuellen Schweregrad der NCD: Leicht, Mittel, Schwer

_._ Substanz-/Medikamenteninduzierte Leichte NCD

Schwere oder Leichte NCD aufgrund einer HIV-Infektion (S. 359)

Beachte: Codiere zuerst **B20** HIV-Infektion.

F02.[xy] Schwere NCD aufgrund einer HIV-Infektion[a, b]

_._ Leichte NCD aufgrund einer HIV-Infektion[c]

F06.71 Mit Verhaltensstörung

F06.70 Ohne Verhaltensstörung

Schwere oder Leichte NCD aufgrund einer Prionen-Erkrankung (S. 360)

Beachte: Codiere zuerst **A81.9** Prionen-Erkrankung.

F02.[xy] Schwere NCD aufgrund einer Prionen-Erkrankung[a, b]

_._ Leichte NCD aufgrund einer Prionen-Erkrankung[c]

F06.71 Mit Verhaltensstörung

F06.70 Ohne Verhaltensstörung

Schwere oder Leichte NCD aufgrund einer Parkinson-Erkrankung (S. 361)

F02.[xy] Schwere NCD, wahrscheinlich aufgrund einer Parkinson-Erkrankung[a, b]
Beachte: Codiere zuerst **G20.C** Parkinson-Erkrankung.

F03.[xy] Schwere NCD, möglicherweise aufgrund einer Parkinson-Erkrankung[a, b]
Beachte: Kein zusätzlicher „medizinischer“ Code.

_._ Leichte NCD, wahrscheinlich aufgrund einer Parkinson-Erkrankung[c]
Beachte: Codiere zuerst **G20.C** Parkinson-Erkrankung.

F06.71 Mit Verhaltensstörung

F06.70 Ohne Verhaltensstörung

G31.84 Leichte NCD, möglicherweise aufgrund einer Parkinson-Erkrankung[d]

Schwere oder Leichte NCD aufgrund einer Huntington-Erkrankung (S. 363)

Beachte: Codiere zuerst **G10** Huntington-Erkrankung.

F02.[xy] Schwere NCD aufgrund einer Prionen-Erkrankung[a, b]

_._ Leichte NCD aufgrund einer Prionen-Erkrankung[c]

F06.71 Mit Verhaltensstörung

F06.70 Ohne Verhaltensstörung

Schwere oder Leichte NCD aufgrund eines Anderen Medizinischen Krankheitsfaktors (S. 364)

Beachte: Codiere zuerst den anderen medizinischen Krankheitsfaktor.

F02.[xy] Schwere NCD aufgrund eines Anderen Medizinischen Krankheitsfaktors[a, b]

_._ Leichte NCD aufgrund eines Anderen Medizinischen Krankheitsfaktors[a, b]

F06.71 Mit Verhaltensstörung

F06.70 Ohne Verhaltensstörung

Schwere oder Leichte NCD aufgrund Multipler Ätiologien (S. 365)

F02.[xy] Schwere NCD aufgrund Multipler Ätiologien[a, b]
Beachte: Codiere zuerst alle ätiologisch relevanten medizinischen Krankheitsfaktoren (mit Ausnahme der zerebrovaskulären Erkrankung, die nicht codiert wird). Dann codiere einmalig F02.[xy][a, b] für Schwere NCD aufgrund aller zutreffenden Ätiologien. Codiere zusätzlich F01.[xy][a, b] Schwere NCD, wahrscheinlich aufgrund einer Vaskulären Erkrankung, falls diese vorliegt. Codiere zusätzlich die relevanten Substanz-/Medikamenteninduzierten Schweren NCDs, falls Substanzen oder Medikamente in der Ätiologie eine Rolle spielen.

_._ Leichte NCD aufgrund Multipler Ätiologien[c]
Beachte: Codiere zuerst alle ätiologischen medizinischen Krankheitsfaktoren, einschließlich I67.9, zerebrovaskuläre Erkrankung. falls diese vorliegt. Dann codiere einmalig F06.71 oder F06.70 (für die Unterscheidung auf der 5. Stelle siehe unten) für Leichte NCD aufgrund aller zutreffenden Ätiologien, einschließlich Leichte NCD, wahrscheinlich aufgrund einer Vaskulären Erkrankung, falls diese vorliegt. Codiere zusätzlich die relevanten Substanz-/Medikamenteninduzierten Leichten NCDs, falls Substanzen oder Medikamente in der Ätiologie eine Rolle spielen.

F06.71 Mit Verhaltensstörung
F06.70 Ohne Verhaltensstörung

Schwere oder Leichte NCD aufgrund Unbekannter Ätiologie (S. 366)

Beachte: Kein zusätzlicher „medizinischer" Code.

F03.[xy] Schwere NCD aufgrund Unbekannter Ätiologie[a, b]
G31.84 Leichte NCD aufgrund Unbekannter Ätiologie[d]
R41.9 Nicht Näher Bezeichnete NCD (S. 367)
Beachte: Kein zusätzlicher „medizinischer" Code.

Persönlichkeitsstörungen (S. 369)

Cluster-A-Persönlichkeitsstörungen

F60.0 Paranoide Persönlichkeitsstörung (S. 370)
F60.1 Schizoide Persönlichkeitsstörung (S. 371)
F21 Schizotype Persönlichkeitsstörung (S. 371)

Cluster-B-Persönlichkeitsstörungen

F60.2 Antisoziale Persönlichkeitsstörung (S. 372)
F60.3 Borderline-Persönlichkeitsstörung (S. 373)

F60.4 Histrionische Persönlichkeitsstörung

F60.81 Narzisstische Persönlichkeitsstörung

Cluster-C-Persönlichkeitsstörungen

F60.6 Vermeidend-Selbstunsichere Persönlichkeitsstörung (S. 376)

F60.7 Dependente Persönlichkeitsstörung (S. 376)

F60.5 Zwanghafte Persönlichkeitsstörung (S. 377)

Andere Persönlichkeitsstörungen

F07.0 Persönlichkeitsveränderung aufgrund eines Anderen Medizinischen Krankheitsfaktors (S. 378)
Bestimme, ob: Labiler Typ, Enthemmter Typ, Aggressiver Typ, Apathischer Typ, Paranoider Typ, Anderer Typ, Gemischter Typ, Nicht Näher Bezeichneter Typ

F60.89 Andere Näher Bezeichnete Persönlichkeitsstörung (S. 379)

F60.9 Nicht Näher Bezeichnete Persönlichkeitsstörung (S. 380)

Paraphile Störungen (S. 381)

Die folgenden Zusatzcodierungen können bei den paraphilen Störungen verwendet werden:

[a] *Bestimme, ob:* in Geschützter Umgebung, Vollremittiert

F65.3 Voyeuristische Störung[a] (S. 381)

F65.2 Exhibitionistische Störung[a] (S. 381)
Bestimme, ob: Sexuell erregt durch das Entblößen der Genitalien gegenüber präpubertären Kindern, Sexuell erregt durch das Entblößen der Genitalien gegenüber körperlich reifen Personen, Sexuell erregt durch das Entblößen der Genitalien gegenüber präpubertären Kindern und körperlich reifen Personen

F65.81 Frotteuristische Störung[a] (S. 382)

F65.51	Sexuell Masochistische Störung[a] (S. 383) *Bestimme, ob:* mit Asphyxiophilie
F65.52	Sexuell Sadistische Störung[a] (S. 383)
F65.4	Pädophile Störung (S. 384) *Bestimme, ob:* Ausschließlicher Typ, Nicht Ausschließlicher Typ *Bestimme, ob:* Sexuell orientiert auf Jungen, Sexuell orientiert auf Mädchen, Sexuell orientiert auf Jungen und Mädchen *Bestimme, ob:* Beschränkt auf Inzest
F65.0	Fetischistische Störung[a] (S. 385) *Bestimme:* Körperteil(e), Unbelebte Objekte, Anderes
F65.1	Transvestitische Störung[a] (S. 386) *Bestimme, ob:* mit Fetischismus, mit Autogynophilie
F65.89	Andere Näher Bezeichnete Paraphile Störung (S. 386)
F65.9	Nicht Näher Bezeichnete Paraphile Störung (S. 387)

Andere psychische Störungen und Zusatzcodierungen (S. 389)

F06.8	Andere Näher Bezeichnete Psychische Störung aufgrund eines Anderen Medizinischen Krankheitsfaktors (S. 389)
F09	Nicht Näher Bezeichnete Psychische Störung aufgrund eines Anderen Medizinischen Krankheitsfaktors (S. 390)
F99	Andere Näher Bezeichnete Psychische Störung (S. 391)
F99	Nicht Näher Bezeichnete Psychische Störung (S. 391)
Z03.89	Keine Diagnose einer Psychischen Störung (S. 392)

Medikamenteninduzierte Bewegungsstörungen und andere unerwünschte Wirkungen von Medikamenten (S. 393)

_._	Medikamenteninduzierter Parkinsonismus (S. 394)	
G21.11		Durch antipsychotische Medikamente und andere Dopaminrezeptor-blockierende Substanzen induzierter Parkinsonismus (S. 394)
G21.19		Anderer medikamenteninduzierter Parkinsonismus (S. 394)
G21.0	Malignes neuroleptisches Syndrom (S. 399)	
G24.02	Medikamenteninduzierte akute Dystonie (S. 403)	
G25.71	Medikamenteninduzierte akute Akathisie (S. 406)	
G24.01	Tardive Dyskinesie (S. 409)	
G24.09	Tardive Dystonie (S. 412)	
G25.71	Tardive Akathisie (S. 412)	
G25.1	Medikamenteninduzierter posturaler Tremor (S. 413)	
G25.79	Andere medikamenteninduzierte Bewegungsstörung (S. 415)	
_._	Syndrom des Absetzens von Antidepressiva (S. 415)	
T43.205A	Erstkontakt	
T43.205D	Folgekontakt	
T43.205S	Folgeerscheinungen	
_._	Andere unerwünschte Wirkungen von Medikamenten (S. 417)	
T50.905A	Erstkontakt	
T50.905D	Folgekontakt	
T50.905S	Folgeerscheinungen	

Andere klinisch relevante Probleme (S. 419)

Suizidales Verhalten und nichtsuizidale Selbstverletzungen (S. 421)

Suizidales Verhalten (S. 421)

_._	Aktuelles suizidales Verhalten (S. 421)
T14.91XA	Erstkontakt
T14.91XD	Folgekontakt
Z91.51	Vorgeschichte suizidalen Verhaltens (S. 422)

Nichtsuizidale Selbstverletzungen (S. 422)

R45.88	Gegenwärtige nichtsuizidale Selbstverletzung (S. 422)
Z91.52	Vorgeschichte nichtsuizidaler Selbstverletzung (S. 422)

Missbrauch, Misshandlung und Vernachlässigung (S. 422)

Probleme im Zusammenhang mit Missbrauch, Misshandlung und Vernachlässigung eines Kindes (S. 423)

Körperliche Misshandlung eines Kindes (S. 423)

_._	Körperliche Misshandlung eines Kindes, Gesichert (S. 424)
T74.12XA	Erstkontakt
T74.12XD	Folgekontakt
_._	Körperliche Misshandlung eines Kindes, Verdacht auf (S. 424)
T76.12XA	Erstkontakt
T76.12XD	Folgekontakt
_._	Andere Umstände im Zusammenhang mit körperlicher Misshandlung eines Kindes (S. 424)

Z69.010 Inanspruchnahme von Gesundheitsdiensten durch ein Kind, das Opfer von körperlicher Misshandlung durch ein Elternteil geworden ist

Z69.020 Inanspruchnahme von Gesundheitsdiensten durch ein Kind, das Opfer von körperlicher Misshandlung durch eine andere Person (kein Elternteil) geworden ist

Z62.810 Persönliche Vorgeschichte von körperlicher Misshandlung in der Kindheit

Z69.011 Inanspruchnahme von Gesundheitsdiensten durch einen Täter (Elternteil), der körperliche Kindesmisshandlung ausgeübt hat

Z69.021 Inanspruchnahme von Gesundheitsdiensten durch einen Täter (kein Elternteil), der körperliche Kindesmisshandlung ausgeübt hat

Sexueller Missbrauch eines Kindes (S. 424)

_._ Sexueller Missbrauch eines Kindes, Gesichert (S. 425)

T74.22XA Erstkontakt

T74.22XD Folgekontakt

_._ Sexueller Missbrauch eines Kindes, Verdacht auf (S. 425)

T76.22XA Erstkontakt

T76.22XD Folgekontakt

_._ Andere Umstände im Zusammenhang mit sexuellem Missbrauch eines Kindes (S. 425)

Z69.010 Inanspruchnahme von Gesundheitsdiensten durch ein Kind, das Opfer von sexuellem Missbrauch durch ein Elternteil geworden ist

Z69.020 Inanspruchnahme von Gesundheitsdiensten durch ein Kind, das Opfer von sexuellem Missbrauch durch eine andere Person (kein Elternteil) geworden ist

Z62.810 Persönliche Vorgeschichte von sexuellem Missbrauch in der Kindheit

Z69.011 Inanspruchnahme von Gesundheitsdiensten durch einen Täter (Elternteil), der sexuellen Kindesmissbrauch ausgeübt hat

Z69.021 Inanspruchnahme von Gesundheitsdiensten durch einen Täter (kein Elternteil), der sexuellen Kindesmissbrauch ausgeübt hat

Vernachlässigung eines Kindes (S. 425)

_._ Vernachlässigung eines Kindes, Gesichert (S. 426)

T74.02XA Erstkontakt

T74.02XD Folgekontakt

_._ Vernachlässigung eines Kindes, Verdacht auf (S. 426)

T76.02XA Erstkontakt

T76.02XD Folgekontakt

_._ Andere Umstände im Zusammenhang mit Vernachlässigung eines Kindes (S. 426)

Z69.010 Inanspruchnahme von Gesundheitsdiensten durch ein Kind, das Opfer von Vernachlässigung durch ein Elternteil geworden ist

Z69.020 Inanspruchnahme von Gesundheitsdiensten durch ein Kind, das Opfer von Vernachlässigung durch eine andere Person (kein Elternteil) geworden ist

Z62.812 Persönliche Vorgeschichte von Vernachlässigung in der Kindheit

Z69.011 Inanspruchnahme von Gesundheitsdiensten durch einen Täter (Elternteil), der Kindesvernachlässigung ausgeübt hat

Z69.021 Inanspruchnahme von Gesundheitsdiensten durch einen Täter (kein Elternteil), der Kindesvernachlässigung ausgeübt hat

Psychische Misshandlung eines Kindes (S. 426)

_._ Psychische Misshandlung eines Kindes, Gesichert (S. 427)

T74.32XA Erstkontakt

T74.32XD Folgekontakt

_._ Psychische Misshandlung eines Kindes, Verdacht auf (S. 427)

T76.32XA Erstkontakt

T76.32XD Folgekontakt

_._ Andere Umstände im Zusammenhang mit psychischer Misshandlung eines Kindes (S. 427)

Z69.010 Inanspruchnahme von Gesundheitsdiensten durch ein Kind, das Opfer von psychischer Misshandlung durch ein Elternteil geworden ist

Z69.020 Inanspruchnahme von Gesundheitsdiensten durch ein Kind, das Opfer von psychischer Misshandlung durch eine andere Person (kein Elternteil) geworden ist

Z62.811 Persönliche Vorgeschichte von psychischer Misshandlung in der Kindheit

Z69.011 Inanspruchnahme von Gesundheitsdiensten durch einen Täter (Elternteil), der psychische Kindesmisshandlung ausgeübt hat

Z69.021 Inanspruchnahme von Gesundheitsdiensten durch einen Täter (kein Elternteil), der psychische Kindesmisshandlung ausgeübt hat

Probleme im Zusammenhang mit Missbrauch, Misshandlung und Vernachlässigung Erwachsener (S. 428)

Körperliche Gewalt durch den Ehe- oder Lebenspartner (S. 428)

_._ Körperliche Gewalt durch den Ehe- oder Lebenspartner, Gesichert (S. 428)

T74.11XA Erstkontakt

T74.11XD Folgekontakt

_._ Körperliche Gewalt durch den Ehe- oder Lebenspartner, Verdacht auf (S. 428)

T76.11XA Erstkontakt

T76.11XD Folgekontakt

_._ Andere Umstände im Zusammenhang mit körperlicher Gewalt durch den Ehe- oder Lebenspartner (S. 429)

Z69.11 Inanspruchnahme von Gesundheitsdiensten durch eine Person, die Opfer von körperlicher Gewalt durch den Ehe- oder Lebenspartner geworden ist

Z91.410	Persönliche Vorgeschichte von körperlicher Gewalt durch den Ehe- oder Lebenspartner
Z69.12	Inanspruchnahme von Gesundheitsdiensten durch einen Täter, der körperliche Gewalt gegenüber dem Ehe- oder Lebenspartner ausgeübt hat

Sexuelle Gewalt durch den Ehe- oder Lebenspartner (S. 429)

_._	Sexuelle Gewalt durch den Ehe- oder Lebenspartner, Gesichert (S. 429)
T74.21XA	Erstkontakt
T74.21XD	Folgekontakt
_._	Sexuelle Gewalt durch den Ehe- oder Lebenspartner, Verdacht auf (S. 429)
T76.21XA	Erstkontakt
T76.21XD	Folgekontakt
_._	Andere Umstände im Zusammenhang mit sexueller Gewalt durch den Ehe- oder Lebenspartner (S. 429)
Z69.81	Inanspruchnahme von Gesundheitsdiensten durch eine Person, die Opfer von sexueller Gewalt durch den Ehe- oder Lebenspartner geworden ist
Z91.410	Persönliche Vorgeschichte von sexueller Gewalt durch den Ehe- oder Lebenspartner
Z69.12	Inanspruchnahme von Gesundheitsdiensten durch einen Täter, der sexuelle Gewalt gegenüber dem Ehe- oder Lebenspartner ausgeübt hat

Vernachlässigung durch den Ehe- oder Lebenspartner (S. 430)

_._	Vernachlässigung durch den Ehe- oder Lebenspartner, Gesichert (S. 430)
T74.01XA	Erstkontakt
T74.01XD	Folgekontakt
_._	Vernachlässigung durch den Ehe- oder Lebenspartner, Verdacht auf (S. 430)
T76.01XA	Erstkontakt
T76.01XD	Folgekontakt

_._	Andere Umstände im Zusammenhang mit Vernachlässigung durch den Ehe- oder Lebenspartner (S. 430)
Z69.11	Inanspruchnahme von Gesundheitsdiensten durch eine Person, die Opfer von Vernachlässigung durch den Ehe- oder Lebenspartner geworden ist
Z91.412	Persönliche Vorgeschichte von Vernachlässigung durch den Ehe- oder Lebenspartner
Z69.12	Inanspruchnahme von Gesundheitsdiensten durch einen Täter, der Vernachlässigung gegenüber dem Ehe- oder Lebenspartner ausgeübt hat

Psychische Misshandlung durch den Ehe- oder Lebenspartner (S. 431)

_._	Psychische Misshandlung durch den Ehe- oder Lebenspartner, Gesichert (S. 431)
T74.31XA	Erstkontakt
T74.31XD	Folgekontakt
_._	Psychische Misshandlung durch den Ehe- oder Lebenspartner, Verdacht auf (S. 431)
T76.31XA	Erstkontakt
T76.31XD	Folgekontakt
_._	Andere Umstände im Zusammenhang mit psychischer Misshandlung durch den Ehe- oder Lebenspartner (S. 432)
Z69.11	Inanspruchnahme von Gesundheitsdiensten durch eine Person, die Opfer von psychischer Misshandlung durch den Ehe- oder Lebenspartner geworden ist
Z91.411	Persönliche Vorgeschichte von psychischer Misshandlung durch den Ehe- oder Lebenspartner
Z69.12	Inanspruchnahme von Gesundheitsdiensten durch einen Täter, der psychische Misshandlung gegenüber dem Ehe- oder Lebenspartner ausgeübt hat

Misshandlung eines Erwachsenen durch eine Person, die nicht der Ehe- oder Lebenspartner ist (S. 432)

_._	Körperliche Misshandlung durch eine Person, die nicht der Ehe- oder Lebenspartner ist, Gesichert (S. 432)

T74.11XA Erstkontakt

T74.11XD Folgekontakt

_._ Körperliche Misshandlung durch eine Person, die nicht der Ehe- oder Lebenspartner ist, Verdacht auf (S. 433)

T76.11XA Erstkontakt

T76.11XD Folgekontakt

_._ Sexuelle Misshandlung durch eine Person, die nicht der Ehe- oder Lebenspartner ist, Gesichert (S. 433)

T74.21XA Erstkontakt

T74.21XD Folgekontakt

_._ Sexuelle Misshandlung durch eine Person, die nicht der Ehe- oder Lebenspartner ist, Verdacht auf (S. 433)

T76.21XA Erstkontakt

T76.21XD Folgekontakt

_._ Psychische Misshandlung durch eine Person, die nicht der Ehe- oder Lebenspartner ist, Gesichert (S. 433)

T74.31XA Erstkontakt

T74.31XD Folgekontakt

_._ Psychische Misshandlung durch eine Person, die nicht der Ehe- oder Lebenspartner ist, Verdacht auf (S. 433)

T76.31XA Erstkontakt

T76.31XD Folgekontakt

_._ Andere Umstände im Zusammenhang mit einer Misshandlung eines Erwachsenen durch eine Person, die nicht der Ehe- oder Lebenspartner ist (S. 433)

Z69.81 Inanspruchnahme von Gesundheitsdiensten durch einen Erwachsenen, der Opfer von Misshandlung durch eine andere Person (nicht der Ehe- oder Lebenspartner) geworden ist

Z69.82 Inanspruchnahme von Gesundheitsdiensten durch einen Täter, der Misshandlung gegenüber einem anderen Erwachsenen (nicht der Ehe- oder Lebenspartner) ausgeübt hat

Beziehungsprobleme (S. 434)

_._	Beziehungsproblem zwischen Eltern und Kind (S. 434)
Z62.820	Elternteil – Biologisches Kind (S. 434)
Z62.821	Elternteil – Adoptivkind (S. 434)
Z62.822	Elternteil – Pflegekind (S. 434)
Z62.898	Andere Bezugsperson – Kind (S. 434)
Z62.891	Beziehungsproblem zwischen Geschwistern (S. 435)
Z63.0	Problem in der Beziehung zum (Ehe-)Partner (S. 435)

Probleme im Zusammenhang mit dem familiären Umfeld (S. 436)

Z62.29	Erziehung außerhalb des Elternhauses (institutioneller Aufenthalt und institutionelle Erziehung) (S. 436)
Z62.898	Kind, das von elterlichen Beziehungsproblemen betroffen ist (S. 436)
Z63.5	Zerrüttung der Familie durch Trennung oder Scheidung (S. 436)
Z63.8	Hoher Grad an „expressed emotions" innerhalb der Familie (S. 437)

Probleme im Zusammenhang mit Schule und Ausbildung (S. 437)

Z55.0	Analphabetismus und geringe Lese- und Schreibfähigkeit (S. 437)
Z55.1	Nicht verfügbare und unerreichbare Schulbildung (S. 437)
Z55.2	Nicht bestandene Schulprüfungen (S. 437)
Z55.3	Schlechte schulische Leistungen (S. 437)
Z55.4	Schulische Fehlanpassung und Unstimmigkeiten mit Lehrkräften und Mitschülern (S. 437)
Z55.8	Probleme im Zusammenhang mit unzureichendem Unterricht (S. 438)
Z55.9	Sonstige Probleme im Zusammenhang mit Bildung und Lese- und Schreibfähigkeit (S. 438)

Berufsprobleme (S. 438)

Z56.82	Problem im Zusammenhang mit dem aktuellen militärischen Einsatzstatus (S. 438)
Z56.0	Arbeitslosigkeit (S. 438)
Z56.1	Wechsel des Arbeitsplatzes (S. 438)
Z56.2	Bedrohung durch Arbeitsplatzverlust (S. 438)
Z56.3	Stressige Arbeitszeiten (S. 438)
Z56.4	Unstimmigkeiten mit Vorgesetzten und Arbeitskollegen (S. 438)
Z56.5	Unangenehme Arbeitsumgebung (S. 438)
Z56.6	Sonstige körperliche und seelische Belastungen im Zusammenhang mit der Arbeit (S. 438)
Z56.81	Sexuelle Belästigung am Arbeitsplatz (S. 439)
Z56.9	Sonstige Probleme im Zusammenhang mit der Beschäftigung (S. 439)

Probleme im Zusammenhang mit Wohnbedingungen (S. 439)

Z59.01	Beherbergte Obdachlosigkeit (S. 439)
Z59.02	Obdachlosigkeit (S. 439)
Z59.10	Inadäquate Unterkunft (S. 439)
Z59.2	Unstimmigkeit mit Nachbarn, Mietern oder Vermieter (S. 440)
Z59.3	Problem im Zusammenhang mit dem Leben in einer beschützenden Wohneinrichtung (S. 440)
Z59.9	Anderes Problem im Zusammenhang mit Wohnbedingungen (S. 440)

Probleme im Zusammenhang mit wirtschaftlichen Verhältnissen (S. 440)

Z59.41	Unsichere Nahrungsmittelversorgung (S. 440)
Z58.6	Mangel an sicherer Trinkwasserversorgung (S. 440)
Z59.5	Äußerste Armut (S. 440)
Z59.6	Niedriges Einkommen (S. 440)

Z59.71 Unzureichende Krankenversicherung (S. 441)

Z59.72 Unzureichende Sozialhilfe

Z59.9 Anderes Problem im Zusammenhang mit wirtschaftlichen Verhältnissen (S. 441)

Probleme im Zusammenhang mit der sozialen Umgebung (S. 441)

Z60.2 Problem im Zusammenhang mit dem Alleinleben (S. 441)

Z60.3 Kulturelles Anpassungsproblem (S. 441)

Z60.4 Soziale Ausgrenzung oder Ablehnung (S. 441)

Z60.5 Zielscheibe (wahrgenommener) feindlicher Diskriminierung oder Verfolgung (S. 442)

Z60.9 Anderes Problem im Zusammenhang mit der sozialen Umgebung (S. 442)

Probleme im Zusammenhang mit dem Rechtssystem (S. 442)

Z65.0 Verurteilung in Strafverfahren, ohne Freiheitsstrafe (S. 442)

Z65.1 Inhaftierung oder anderer Freiheitsentzug (S. 442)

Z65.2 Probleme im Zusammenhang mit der Entlassung aus dem Gefängnis (S. 443)

Z65.3 Probleme im Zusammenhang mit anderen rechtlichen Angelegenheiten (S. 443)

Probleme im Zusammenhang mit anderen psychosozialen, persönlichen und umweltbedingten Umständen (S. 443)

Z72.9 Probleme im Zusammenhang mit der Lebensführung (S. 443)

Z64.0 Probleme im Zusammenhang mit einer ungewollten Schwangerschaft (S. 443)

Z64.1 Probleme im Zusammenhang mit Multiparität (S. 443)

Z64.4 Unstimmigkeiten mit Sozialdienstleistern, einschließlich Bewährungshelfer, Fallmanager oder Sozialdienstmitarbeiter (S. 443)

Z65.4 Opfer eines Verbrechens (S. 443)

Z65.4 Opfer von Terrorismus oder Folter (S. 443)

Z65.5 Opfer von Katastrophen, Krieg oder anderen Feindseligkeiten (S. 443)

Probleme im Zusammenhang mit dem Zugang zu medizinischer und anderer Gesundheitsversorgung (S. 444)

Z75.3 Nichtverfügbarkeit oder Unzugänglichkeit von Einrichtungen des Gesundheitswesens (S. 444)

Z75.4 Nichtverfügbarkeit oder Unzugänglichkeit anderer Hilfsorganisationen (S. 444)

Umstände der persönlichen Vorgeschichte (S. 444)

Z91.49 Persönliche Vorgeschichte eines psychologischen Traumas (S. 444)

Z91.82 Persönliche Vorgeschichte eines Militäreinsatzes (S. 444)

Anderweitige Inanspruchnahme des Gesundheitswesens zur psychischen und medizinischen Beratung (S. 444)

Z31.5 Genetische Beratung (S. 444)

Z70.9 Sexualberatung (S. 444)

Z71.3 Diätetische Beratung (S. 445)

Z71.9 Sonstige Beratung oder Konsultation (S. 445)

Weitere Bedingungen oder Probleme, die im Fokus der klinischen Aufmerksamkeit stehen können (S. 445)

Z91.83 Umherirren in Verbindung mit einer psychischen Störung (S. 445)

Z63.4	Unkomplizierter Trauerfall (S. 446)
Z60.0	Problem in einer Lebensphase (S. 446)
Z65.8	Religiöses oder spirituelles Problem (S. 446)
Z72.811	Antisoziales Verhalten im Erwachsenenalter (S. 447)
Z72.810	Antisoziales Verhalten in der Kindheit oder Adoleszenz (S. 447)
Z91.199	Nichtbefolgen von Behandlungsanweisungen (S. 447)
E66.9	Übergewicht oder Adipositas (S. 447)
Z76.5	Simulation (S. 448)
R41.81	Altersbedingter kognitiver Verfall (S. 449)
R41.83	Grenzbereich der intellektuellen Leistungsfähigkeit (S. 449)
R45.89	Beeinträchtigung durch emotionale Ausbrüche (S. 449)

Teil I
Grundlegende Informationen zum DSM-5

Anwendung des Manuals

Dieses Kapitel soll als praktischer Leitfaden für den Gebrauch des DSM-5, insbesondere in der klinischen Versorgung, dienen.

Der Ansatz der klinischen Einzelfallbeurteilung

Der Hauptzweck des DSM-5 besteht darin, geschulte Kliniker bei der Diagnose psychischer Störungen im Rahmen einer fallbezogenen Beurteilung zu unterstützen, die zu einem fundierten Behandlungsplan für jeden einzelnen Patienten führt. Die Einzelfallbeurteilung eines jeden Patienten sollte eine sorgfältige Erfassung der klinischen Vorgeschichte und eine prägnante Zusammenfassung aller sozialen, psychologischen und biologischen Faktoren umfassen, die zur Störungsentwicklung geführt haben. Daher ist es unzureichend, bei der Ableitung einer Diagnose die einzelnen diagnostischen Kriterien einfach im Sinne einer Checkliste zu nutzen. Eine vollständige Beurteilung dieser Kriterien kann eine zuverlässigere Beurteilung gewährleisten (die durch die Verwendung von Instrumenten zur Bewertung des dimensionalen Schweregrads von Symptomen unterstützt werden kann); der relative Schweregrad und die Bedeutung der Anzeichen und Symptome einer Person und ihr Beitrag zu einer Diagnose erfordern aber letztendlich ein klinisches Urteil. Zur Ableitung einer Diagnose sind klinische Erfahrung und Ausbildung erforderlich, um zu erkennen, wann die Kombination von prädisponierenden, auslösenden, aufrechterhaltenden und protektiven Faktoren einen psychopathologischen Zustand bedingt, in dem die Symptome die normale Bandbreite überschreiten. Das letztendliche Ziel der Einzelfallbeurteilung ist es, die verfügbaren kontextuellen und diagnostischen Informationen für die Entwicklung eines umfassenden Behandlungsplans zu nutzen, der sowohl den kulturellen als auch den sozialen Kontext der Person berücksichtigt. Im Rahmen dieses Manuals ist es jedoch nicht möglich, Empfehlungen für die Auswahl und den Gebrauch der am besten geeigneten evidenzbasierten Behandlungsmethoden zu geben.

Elemente einer Diagnose

Die diagnostischen Kriterien werden als Leitlinien für die Diagnoseerstellung angeboten, und ihre Anwendung sollte auf der Grundlage des klinischen Urteils erfolgen. Textbeschreibungen, einschließlich der einleitenden Abschnitte jedes diagnostischen Kapitels, können den diagnostischen Prozess unterstützen (z. B. ausführlichere Beschreibung der Kriterien unter „Diagnostische Merkmale"; Beschreibung von Differenzialdiagnosen).

Nach der Beurteilung der diagnostischen Kriterien sollten Kliniker gegebenenfalls die Anwendung von Störungssubtypen und/oder Zusatzcodierungen in Betracht ziehen. Die meisten Zusatzcodierungen gelten nur für das aktuelle Erscheinungsbild und können sich im Verlauf der Störung ändern (z. B. mit Guter oder Angemessener Einsicht; Vorwiegend Unaufmerksames Erscheinungsbild; in Geschützter Umgebung) und können nur angegeben werden, wenn die Kriterien für die Störung derzeit vollständig erfüllt sind. Andere Zusatzcodierungen beziehen sich auf den lebenslangen Störungsverlauf (z. B. mit Saisonalem Muster, Bipolarer Typ bei der Schizoaffektiven Störung) und können unabhängig vom aktuellen Zustandsbild vergeben werden.

Erfüllt die Symptompräsentation nicht vollständig die Kriterien für eine Störung und verursachen die Symptome in klinisch bedeutsamer Weise Leiden oder Beeinträchtigungen in sozialen, beruflichen oder anderen wichtigen Funktionsbereichen, sollte die Kategorie „Andere Näher Bezeichnete Störung" oder „Nicht Näher Bezeichnete Störung" in Betracht gezogen werden, die jeweils den vorherrschenden Symptomen entspricht.

Subtypen und Zusatzcodierungen

Subtypen und Zusatzcodierungen sind dazu gedacht, die Spezifität einer Diagnose zu erhöhen. *Subtypen* beziehen sich auf phänomenologische Subgruppen innerhalb einer Diagnose. Die Subtypen einer diagnostischen Kategorie schließen sich wechselseitig aus und beschreiben die diagnostische Kategorie in der Summe erschöpfend. Innerhalb der Kriterienkästen sind Subtypen durch die Anweisung „*Bestimme, ob*" gekennzeichnet. (z. B. bei der Anorexia Nervosa: Bestimme, ob: Restriktiver Typ oder Binge-Eating/Purging-Typ). Im Gegensatz dazu sind *Zusatzcodierungen* weder ausschließlich noch erschöpfend zu verstehen, sodass mehr als eine Zusatzcodierung vergeben werden kann. Zusatzcodierungen sind innerhalb der Kriterienkästen ebenfalls durch *„Bestimme, ob"* ausgewiesen (z. B. Soziale Angststörung: Bestimme, ob: nur in Leistungssituationen). Die Zusatzcodierungen und Subtypen ermöglichen es, homogene Subgruppen von Patienten im Hinblick auf relevante Dimensionen (z. B. Ätiologie, Ansprechen auf die Behandlung) zu beschreiben, und sie können auch Informationen enthalten, welche relevant für therapeutische Interventionen sein können; ein Beispiel hierfür ist die Zusatzcodierung „mit einem Anderen Medizinischen Krankheitsfaktor" bei Schlaf-Wach-Störungen. Obwohl in manchen Fällen eine Ziffer an der 5. Stelle der ICD-10 vergeben wird, um Subtypen oder Zusatzcodierungen zu verschlüsseln (z. B. eine „0" an der 5. Stelle für F06.70 für Leichte Neurokognitive Störung aufgrund eines Schädel-Hirn-Traumas, um das Fehlen einer Verhaltensstörung anzuzeigen, bzw. eine „1", um das Merkmal „mit Verhaltensstörung" anzuzeigen: F06.71) ist das für die Mehrzahl der Subtypen und Zusatzcodierungen im DSM-5 nicht möglich, da keine entsprechende ICD-10-Nummer vorliegt. In diesen Fällen können Subtypen oder Zusatzcodierungen nach der Benennung der Störung im Klartext vermerkt werden (z. B. Soziale Angststörung, nur in Leistungssituationen).

Anwendung der Kategorien „Andere Näher Bezeichnete", bzw. „Nicht Näher Bezeichnete" psychische Störungen

Obwohl jahrzehntelange wissenschaftliche Forschung in die Entwicklung der diagnostischen Kriterien für die in Teil II aufgeführten Störungen geflossen ist, ist man sich darüber im Klaren, dass diese kategorischen Diagnosen nicht das gesamte Spektrum der psychischen Störungen beschreiben, mit denen Menschen auf der ganzen Welt tagtäglich konfrontiert und die in der Versorgung vorgestellt werden. Daher ist es auch notwendig, Optionen für „Andere Näher Bezeichnete" bzw. „Nicht Näher Bezeichnete" psychische Störungen vorzusehen, die nicht genau in die diagnostischen Abgrenzungen der Störungen in den einzelnen Kapiteln passen. Darüber hinaus gibt es Situationen (z. B. Notaufnahmen), in denen es nur möglich ist, die auffälligsten Symptomausprägungen zu identifizieren, die mit einem bestimmten diagnostischen Schwerpunkt assoziiert sind (z. B. Wahnvorstellungen, Halluzinationen,

Manie, Depression, Angstzustände, Substanzintoxikation, neurokognitive Symptome). In solchen Fällen kann es am sinnvollsten sein, die entsprechende „Nicht Näher Bezeichnete Störung" als vorläufigen Platzhalter zuzuordnen, bis eine vollständigere Differenzialdiagnose möglich ist.

Das DSM-5 bietet zwei diagnostische Optionen für Präsentationen, die die Diagnosekriterien für keine der spezifischen DSM-5-Störungen erfüllen: *Andere Näher Bezeichnete Störung* bzw. *Nicht Näher Bezeichnete Störung*. Die Kategorie „Andere Näher Bezeichnete Störung" dient dazu, dem Kliniker die Möglichkeit zu geben, den spezifischen Grund dafür anzugeben, dass das Krankheitsbild nicht die Kriterien für eine bestimmte Kategorie innerhalb einer diagnostischen Klasse erfüllt. Dazu wird der Name der diagnostischen Kategorie, gefolgt von dem spezifischen Grund, angegeben. Bei einer Person mit anhaltenden Halluzinationen, die ohne andere psychotische Symptome auftreten (ein Krankheitsbild, das die Kriterien für keine der spezifischen Störungen im Kapitel „Schizophrenie-Spektrum und andere psychotische Störungen" erfüllt), würde der Kliniker beispielsweise „Andere Näher Bezeichnete Störung aus dem Schizophrenie-Spektrum und Andere Psychotische Störungen, mit anhaltenden akustischen Halluzinationen" eintragen. Entscheidet sich der Arzt dafür, den Grund dafür, dass die Kriterien für eine bestimmte Störung nicht erfüllt sind, nicht anzugeben, wird „Nicht Näher Bezeichnete Störung aus dem Schizophrenie-Spektrum und Andere Psychotische Störungen „ diagnostiziert. Es ist zu beachten, dass die Unterscheidung zwischen „Andere Näher Bezeichnete Störung" und „Nicht Näher Bezeichnete Störung" auf der Entscheidung des Arztes beruht, ob er die Gründe angeben kann, warum das Krankheitsbild die Kriterien nicht vollständig erfüllt, was eine maximale Flexibilität bei der Diagnose ermöglicht. Wenn der Kliniker feststellt, dass genügend klinische Informationen vorliegen, um die Art des Krankheitsbildes zu spezifizieren, kann die Diagnose „Andere Näher Bezeichnete Störung" gestellt werden. In den Fällen, in denen der Arzt nicht in der Lage ist, das klinische Bild näher zu spezifizieren (z.B. in der Notaufnahme), kann die Diagnose „Nicht Näher Bezeichnete Störung" gestellt werden. Dies ist ausschließlich eine Frage des klinischen Urteils.

Es ist eine seit Langem bestehende Konvention des DSM, dass klinische Erscheinungsbilder, die im Kapitel „Klinische Erscheinungsbilder mit weiterem Forschungsbedarf" in Teil III des Manuals aufgeführt sind, als Beispiele für Präsentationen aufgeführt werden, die mit der Bezeichnung „Andere Näher Bezeichnete Störung" spezifiziert werden können. Dies bedeutet allerdings nicht, dass die American Psychiatric Association diese als gültige diagnostische Kategorien anerkennt.

Anwendung des klinischen Urteils

Das DSM-5 ist eine Klassifikation psychischer Störungen, die für den Einsatz in Klinik, Lehre und Forschung entwickelt wurde. Die diagnostischen Kategorien, Kriterien und textlichen Beschreibungen sollen von Personen verwendet werden, die über eine entsprechende klinische Ausbildung und Erfahrung in der Diagnostik verfügen. Es ist wichtig, dass das DSM-5 nicht mechanisch von Personen ohne klinische Ausbildung angewendet wird. Die im DSM-5 enthaltenen spezifischen Diagnosekriterien sollen als Leitlinien dienen, die durch klinisches Urteilsvermögen untermauert werden, und sie sind nicht dazu gedacht, nach einem starren Rezeptbuch angewendet zu werden. So kann beispielsweise die klinische Beurteilung durch den Kliniker es rechtfertigen, eine bestimmte Diagnose zu stellen, auch wenn die klinische Präsentation die Kriterien für die Diagnose nicht vollständig erfüllt, solange die vorhandenen Symptome anhaltend und schwerwiegend sind. Andererseits ist zu beachten, dass eine mangelnde Vertrautheit mit dem DSM-5 oder die übermäßig flexible und idiosynkratische Anwendung der DSM-5-Kriterien den Nutzen des Manuals als gemeinsame Sprache für die Kommunikation erheblich einschränken kann.

Kriterium der klinischen Signifikanz

In Ermangelung eindeutiger biologischer Marker oder klinisch nützlicher Schweregradmessungen für viele psychische Störungen war es bisher nicht möglich, die in den Diagnosekriterien enthaltenen normalen Beschwerden von den pathologischen Symptomausprägungen eindeutig zu trennen. Diese Informationslücke ist besonders problematisch in klinischen Situationen, in denen die Symptomausprägung einer Person (insbesondere bei milden Formen) an sich nicht pathologisch ist und bei Personen, für die eine Diagnose einer „psychischen Störung" unangemessen wäre. Daher wurde ein allgemeines diagnostisches Kriterium zur Festlegung der Schwellenwerte für eine Störung verwendet, das Leiden oder eine Beeinträchtigung voraussetzt und in der Regel wie folgt formuliert wird: „Das Störungsbild verursacht in klinisch bedeutsamer Weise Leiden oder Beeinträchtigungen in sozialen, beruflichen oder anderen wichtigen Funktionsbereichen". Die Beurteilung, ob dieses Kriterium erfüllt ist, insbesondere im Hinblick auf die Rollenfunktion, ist von Natur aus eine schwierige klinische Beurteilung. Im Text, der auf die Definition einer psychischen Störung folgt, wird anerkannt, dass dieses Kriterium bei der Feststellung des Behandlungsbedarfs einer Person besonders hilfreich sein kann. Die Verwendung von Informationen der betroffenen Person sowie von Familienmitgliedern und anderen Dritten durch Befragung oder selbst- oder fremdeinschätzende Beurteilungen der Leistung der Person ist häufig erforderlich.

Codierungs- und Aufzeichnungskonventionen

Das offizielle Codierungssystem, das in den Vereinigten Staaten seit dem 1. Oktober 2015 verwendet wird, ist die Internationale Klassifikation der Krankheiten, Zehnte Revision, Klinische Modifikation (ICD-10-CM), eine Version der ICD-10 der Weltgesundheitsorganisation, die vom Nationalen Zentrum für Gesundheitsstatistik (NCHS) der Centers for Disease Control and Prevention für den klinischen Gebrauch modifiziert wurde und die einzigen zulässigen Diagnosecodes für psychische Störungen für den klinischen Gebrauch in den Vereinigten Staaten bereitstellt. Die meisten DSM-5-Störungen haben einen alphanumerischen ICD-10-CM-Code, der für jede Störung angegeben wird: in der DSM-5-TR-Klassifikation ist er dem Namen der Störung (oder dem codierten Subtyp oder der Zusatzcodierung) vorangestellt, und er wird im begleitenden Kriterienkasten zu jedem Störungsbild angeführt. Bei einigen Diagnosen (z.B. neurokognitive Störungen, substanz- oder medikamenteninduzierte Störungen) hängt der geeignete Code von einer weiteren Spezifizierung ab und ist im Kriterienkasten für die Störung mit einem Codierhinweis aufgeführt; in einigen Fällen wird er im Textabschnitt „Codierungs- und Aufzeichnungskonvention" näher erläutert. Auf die Namen einiger Störungen folgen in Klammern alternative Begriffe.

Die Verwendung von Diagnosecodes ist für die Führung von Krankenakten von grundlegender Bedeutung. Die diagnostische Codierung erleichtert die Datenerfassung und -abfrage sowie die Zusammenstellung statistischer Informationen. Die Codes werden auch häufig benötigt, um Diagnosedaten an interessierte Dritte zu übermitteln, z.B. an Regierungsbehörden, Privatversicherungen und die Weltgesundheitsorganisation. In den Vereinigten Staaten z.B. wurde die Verwendung von ICD-10-CM-Codes für Störungen im DSM-5-TR von der Health Care Financing Administration für die Zwecke der Kostenerstattung im Rahmen des Medicare-Systems vorgeschrieben.

Hauptdiagnose/Behandlungsanlass

Es ist grundsätzliche Konvention des DSM-5, dass mehrere Diagnosen vergeben werden können, wenn die Kriterien für mehr als eine Diagnose erfüllt sind. Wird im stationären Bereich mehr als eine Diagnose vergeben, so ist diejenige Diagnose als Hauptdiagnose zu bestimmen, welche den Untersuchungsergebnissen zufolge hauptsächlich für die Aufnahme des Patienten verantwortlich ist. Wird im ambulanten Bereich mehr als eine Diagnose gestellt, ist der Behandlungsanlass zu bestimmen, der für die Inanspruchnahme ambulanter medizinischer Behandlung hauptsächlich verantwortlich ist. Auf die Hauptdiagnose bzw. den Behandlungsanlass wird meist der Fokus der Behandlung gelegt. Dennoch ist es häufig schwierig (und oftmals willkürlich) zu bestimmen, welche Diagnose die Hauptdiagnose bzw. den Anlass für das Aufsuchen von Behandlung darstellt. So kann bei einem Patienten im stationären Setting mit einer Schizophrenie und einer Alkoholkonsumstörung Unklarheit darüber bestehen, welche Diagnose als Hauptdiagnose anzusehen ist, da beide Störungen gleichermaßen zur Notwendigkeit stationärer Aufnahme und Behandlung beigetragen haben können. Die Hauptdiagnose ist zuerst aufzulisten, gefolgt von den übrigen Diagnosen in der Reihenfolge ihrer Relevanz für den klinischen Kontext und die klinische Behandlung.

Ist die Hauptdiagnose oder der Anlass für das Aufsuchen einer Versorgungseinrichtung eine psychische Störung aufgrund eines anderen medizinischen Krankheitsfaktors (z.B. Schwere Neurokognitive Störung [NCD] aufgrund einer Alzheimer-Erkrankung oder Psychotische Störung aufgrund eines Malignen Neoplasmas der Lunge), so erfordern die ICD-Codierregeln, dass an erster Stelle der ätiologische medizinische Krankheitsfaktor aufgeführt wird. In diesem Fall stellt die „Psychische Störung aufgrund eines Medizinischen Krankheitsfaktors“ zwar die Hauptdiagnose bzw. den Anlass für das Aufsuchen von Behandlung dar, wird jedoch trotzdem erst an zweiter Stelle aufgeführt. In den meisten Fällen wird die Hauptdiagnose bzw. der Behandlungsanlass mit dem Zusatzvermerk „(Hauptdiagnose)“ oder „(Behandlungsanlass)“ versehen.

Vorläufige Diagnosen

Die Zusatzcodierung „vorläufig“ kann verwendet werden, wenn derzeit keine ausreichenden Informationen vorliegen, um festzustellen, ob die diagnostischen Kriterien erfüllt sind, jedoch die Wahrscheinlichkeit hoch ist, dass die Informationen zeitnah verfügbar sein werden, um diese Feststellung zu ermöglichen. Noch nicht hinreichend gesicherte Diagnosen können durch den Behandler durch die Zusatzcodierung „vorläufig“ kenntlich gemacht werden. Die Angabe „vorläufig“ kann beispielsweise verwendet werden, wenn eine Person, deren Erscheinungsbild mit der Diagnose einer aktuellen Major Depression vereinbar zu sein scheint, nicht in der Lage ist, eine adäquate Krankheitsvorgeschichte zu liefern, jedoch zu erwarten ist, dass solche Informationen nach der Befragung einer dritten Person oder der Durchsicht von Krankenakten zur Verfügung stehen werden. Sobald diese Informationen vorliegen und bestätigen, dass die diagnostischen Kriterien erfüllt sind, würde die Angabe „vorläufig“ entfernt werden. Ein weiterer Verwendungszweck von „vorläufig“ sind Situationen, in denen die Differenzialdiagnose ausschließlich davon abhängt, ob die Krankheitsdauer eine in den Diagnosekriterien festgelegte Obergrenze nicht überschreitet. Zum Beispiel erfordert die Diagnose einer Schizophreniformen Störung eine Dauer von mindestens 1 Monat, aber weniger als 6 Monaten. Wenn eine Person derzeit Symptome aufweist, die mit der Diagnose einer Schizophreniformen Störung übereinstimmen, die letztendliche Dauer jedoch unbekannt ist, weil die Symptome noch nicht abgeklungen sind, wird die Zusatzcodierung „vorläufig“ hinzugefügt und wieder entfernt, wenn die Symptome innerhalb von 6 Monaten abklingen. Bessern sie sich nicht, wird die Diagnose in Schizophrenie geändert.

Hinweise zur Terminologie

Substanz-/medikamenteninduzierte psychische Störung

Der Begriff „substanz-/medikamenteninduzierte psychische Störung“ bezieht sich auf symptomatische Erscheinungsbilder, die auf die physiologischen Auswirkungen einer exogenen Substanz auf das zentrale Nervensystem zurückzuführen sind, einschließlich der Symptome, die sich während des Entzugs von einer exogenen Substanz entwickeln, die eine physiologische Abhängigkeit verursachen kann. Zu solchen exogenen Substanzen gehören typische Rauschmittel (z.B. Alkohol, Inhalationsmittel, Halluzinogene, Kokain), psychotrope Medikamente (z.B. Stimulanzien, Sedativa, Hypnotika, Anxiolytika), andere Medikamente (z.B. Steroide) und Umweltgifte (z.B. Organophosphat-Insektizide). In den Ausgaben des DSM von DSM-III bis DSM-IV wurden diese als „substanzinduzierte psychische Störungen“ bezeichnet. Um zu betonen, dass auch Medikamente und nicht nur Substanzen mit Missbrauchspotenzial psychische Symptome verursachen können, wurde der Begriff im DSM-5 in „substanz-/medikamenteninduziert“ geändert.

Eigenständige psychische Störungen

In der Vergangenheit wurden psychische Störungen in „organische“ (durch körperliche Faktoren verursachte) und „nichtorganische“ (rein psychische; auch als „funktionell“ oder „psychogen“ bezeichnet) unterteilt – Begriffe, die im DSM bis zum DSM-III-R enthalten waren. Da diese Dichotomien irreführenderweise implizierten, dass die nichtorganischen Störungen keine biologische Grundlage und dass psychische Störungen keine körperliche Grundlage haben, wurde diese Terminologie im DSM-IV wie folgt aktualisiert: 1) die Begriffe „organisch“ und „nichtorganisch“ wurden im DSM-IV gestrichen; 2) die früher als „organisch“ bezeichneten Störungen wurden in solche, die auf die direkten physiologischen Auswirkungen einer Substanz zurückzuführen sind (substanzinduziert), und solche, die auf die direkten physiologischen Auswirkungen eines medizinischen Zustands auf das zentrale Nervensystem zurückzuführen sind, unterteilt; und 3) der Begriff „nichtorganische psychische Störungen“ (d.h. solche Störungen, die weder auf Substanzen noch auf medizinische Krankheitsfaktoren zurückzuführen sind) wurde durch „primäre psychische Störung“ ersetzt. Im DSM-5 wurde diese Terminologie weiter verfeinert, indem „primär“ durch „eigenständig“ ersetzt wurde (z.B. beginnt das Kriterium C bei der Substanz-/Medikamenteninduzierten Angststörung mit „Das Störungsbild kann nicht besser durch eine nicht substanz-/medikamenteninduzierte Angststörung erklärt werden. Hinweise auf eine *eigenständige* Angststörung können sein ...“ *[Kursivdruck zur Hervorhebung ergänzt]*). Diese Modifikation wurde vorgenommen, um die Gefahr von Verwechslungen zu verringern, da der Begriff „primär" in der Vergangenheit auch andere Bedeutungen hatte (z.B. wird er manchmal verwendet, um anzugeben, welche Störung unter mehreren komorbiden Störungen als erste aufgetreten ist). Die Verwendung des Begriffs „eigenständige psychische Störung" sollte nicht dahingehend ausgelegt werden, dass die Störung unabhängig von anderen potenziellen Kausalfaktoren wie psychosozialen oder anderen Umweltstressoren ist.

Andere medizinische Krankheitsfaktoren und Erkrankungen

Eine weitere Dichotomie, die von früheren Ausgaben des DSM übernommen wurde und den Geist-Körper-Dualismus widerspiegelt, war die Unterteilung der Störungen in „psychische Störungen" und „körperliche Störungen". In Verbindung mit der Abschaffung der organischen/nichtorganischen Terminologie wurde im DSM-IV die Dichotomie „psychische Störung" vs. „körperliche Störung" durch eine Dichotomie „psychische Störung" vs. „allgemeiner medizinischer Krankheitsfaktor" ersetzt, die auf der Positionierung der Kapitel in der Internationalen Klassifikation der Krankheiten (ICD) basiert. Die Krankheiten in der ICD sind in 17 Kapitel unterteilt, die auf einer Reihe von Gesichtspunkten beruhen, darunter Ätiologie (z.B. Neubildungen [Kapitel 2]), anatomische Lage (z.B. Erkrankungen des Ohrs und des Warzenfortsatzes [Kapitel 8]), Körpersystem (z.B. Erkrankungen des Kreislaufsystems [Kapitel 9]) und Kontext (z.B. Schwangerschaft, Geburt und Wochenbett [Kapitel 15]). Im Rahmen der ICD sind psychische Störungen in Kapitel 5 und allgemeine Erkrankungen in den anderen 16 Kapiteln enthalten. Aufgrund von Bedenken, dass der Begriff „allgemeiner medizinischer Krankheitsfaktor" mit der Allgemeinmedizin verwechselt werden könnte, wird im DSM-5 der Begriff „anderer medizinischer Krankheitsfaktor" verwendet, um die Tatsache zu betonen, dass psychische Störungen medizinische Bedingungen sind und dass psychische Störungen durch andere medizinische Bedingungen ausgelöst werden können. Es ist wichtig zu erkennen, dass „psychische Störung" und „anderer medizinischer Krankheitsfaktor" lediglich vereinfachende Begriffe sind und nicht bedeuten, dass es einen grundlegenden Unterschied zwischen psychischen Störungen und anderen medizinischen Erkrankungen gibt, dass psychische Störungen nicht mit körperlichen oder biologischen Faktoren oder Prozessen zusammenhängen oder dass andere medizinische Erkrankungen nicht mit verhaltensbezogenen oder psychosozialen Faktoren oder Prozessen zusammenhängen.

Informationsarten im Text des DSM-5-TR

Der beschreibende Text des DSM-5-TR enthält kontextbezogene Informationen, die bei der Diagnosefindung helfen. Der Text wird unmittelbar nach den diagnostischen Kriterien für jede Störung aufgeführt und beschreibt die Störung systematisch unter den folgenden Überschriften: Codierungs- und Aufzeichnungskonventionen, Subtypen, Zusatzcodierungen, Diagnostische Merkmale, Zugehörige Merkmale, Prävalenz, Entwicklung und Verlauf, Risiko- und prognostische Faktoren, Kulturelle Besonderheiten, Geschlechtsspezifische Besonderheiten, Diagnostische Marker, Zusammenhang mit Suizidgedanken oder Suizidverhalten, Funktionelle Folgen, Differenzialdiagnose und Komorbidität. Wenn für einen Abschnitt nur begrenzte Informationen verfügbar sind, wird dieser Abschnitt im Allgemeinen nicht angeführt.

Codierungs- und Aufzeichnungskonventionen: Hier finden sich Richtlinien für die Angabe des Namens der Störung und für die Auswahl und Aufzeichnung des entsprechenden ICD-10-CM-Diagnosecodes. Der Abschnitt enthält auch Anweisungen zur Anwendung der entsprechenden Subtypen und/oder Zusatzcodierungen.

Subtypen und/oder **Zusatzcodierungen** bieten kurze Beschreibungen der anwendbaren Subtypen und/oder Zusatzcodierungen.

Diagnostische Merkmale: Der beschreibende Text veranschaulicht die Anwendung der Kriterien und gibt wichtige Hinweise zu ihrer Interpretation. So wird beispielsweise bei den diagnostischen Merkmalen für Schizophrenie erläutert, dass einige Symptome, die als Negativsymptome erscheinen, stattdessen auf Nebenwirkungen von Medikamenten zurückzuführen sein könnten.

Zugehörige Merkmale beschreiben klinische Merkmale, die nicht in den Kriterien enthalten sind, aber bei Personen mit der Störung signifikant häufiger auftreten als bei Personen ohne diese Störung. Zum Beispiel können Personen mit einer Generalisierten Angststörung auch somatische Symptome aufweisen, die nicht in den Kriterien der Störung enthalten sind.

Prävalenz: Hier wird die Häufigkeit der Störung in der Bevölkerung – meist als 12-Monats-Prävalenz – beschrieben, obwohl für einige Störungen auch eine Punktprävalenz angegeben wird. Wenn möglich, werden auch Prävalenzschätzungen nach Altersgruppen und nach ethnischer/kultureller Gruppe angegeben. Auch das Geschlechterverhältnis (Prävalenz bei Männern gegenüber Frauen) wird in diesem Abschnitt angegeben. Wenn internationale Daten verfügbar sind, wird die geografische Varianz der Prävalenzraten beschrieben. Für einige Störungen, insbesondere solche, für die nur begrenzte Daten über die Häufigkeit in der Bevölkerung vorliegen, wird die Prävalenz in relevanten klinischen Stichproben angegeben.

Im Abschnitt **Entwicklung und Verlauf** werden die typischen Lebenszeitmuster der Erkrankung und ihr Verlauf beschrieben. Es wird das typische Alter bei Beginn der Erkrankung angegeben und ob die Erkrankung prodromale/insidiale Merkmale aufweist oder sich abrupt manifestiert. Weitere Beschreibungen können einen episodischen oder persistierenden Verlauf sowie eine einzelne Episode oder einen wiederkehrenden episodischen Verlauf umfassen. Die Angaben in diesem Abschnitt können sich auf die Dauer der Symptome oder Episoden sowie auf das Fortschreiten des Schweregrads und die damit verbundenen funktionellen Auswirkungen beziehen; zudem wird hier die allgemeine Verlaufstendenz der Störung (z. B. stabil, Verschlechterung, Verbesserung) angegeben. Variationen der Entwicklung und des Verlaufs können sich auch auf Merkmale beziehen, die mit dem Entwicklungsstadium zusammenhängen (z. B. Säuglingsalter, Kindheit, Jugendalter, Erwachsenenalter, spätes Leben).

Risiko- und prognostische Faktoren erörtern die Faktoren von denen angenommen wird, dass sie zur Entwicklung einer Störung beitragen. Dieser Abschnitt ist in Unterabschnitte unterteilt, die sich mit Temperamentsfaktoren (z. B. Persönlichkeitsmerkmale), Umweltfaktoren (z. B. Kopftrauma, emotionales Trauma, Exposition gegenüber toxischen Substanzen, Substanzkonsum) und genetischen und physiologischen Faktoren (z. B. APOE4 für Demenz, andere bekannte familiäre genetische Risiken) befassen; dieser Unterabschnitt kann sowohl familiäre Muster (traditionell) als auch genetische und epigenetische Faktoren behandeln. Ein zusätzliches Unterkapitel für verlaufsbeeinflussende Faktoren beschreibt Merkmale, die einen ungünstigen Verlauf zur Folge haben können, und umgekehrt Faktoren, die eine günstige oder schützende Wirkung haben können.

Kulturelle Besonderheiten enthalten Informationen über Variationen in der Symptomausprägung, Zuschreibungen von Krankheitsursachen oder -auslösern, Faktoren, die mit einer unterschiedlichen Prävalenz in verschiedenen demografischen Gruppen in Verbindung gebracht werden, kulturelle Normen, die den Grad der wahrgenommenen Pathologie beeinflussen können, das Risiko von Fehldiagnosen bei der Beurteilung von Personen aus sozial unterdrückten ethnischen Gruppen und anderes Material, das für eine kulturell fundierte Diagnose relevant ist. Prävalenzraten für bestimmte kulturelle/ethnische Gruppen finden Sie im Abschnitt Prävalenz.

Geschlechtsspezifische Besonderheiten beschreiben Korrelate der Diagnose, die mit dem Geschlecht zusammenhängen, das Vorherrschen von Symptomen oder der Diagnose je nach Geschlecht und alle anderen geschlechtsspezifischen diagnostischen Implikationen der Diagnose, wie z. B. Unterschiede im klinischen Verlauf je nach Geschlecht. Prävalenzraten nach Geschlecht sind im Abschnitt Prävalenz zu finden.

Diagnostische Marker geben relevante objektive Maße an, die einen etablierten diagnostischen Wert haben. Dazu können Befunde der körperlichen Untersuchung (z. B. Anzeichen von Unterernährung bei vermeidenden/restriktiven Störungen der Nahrungsaufnahme), Laborbefunde (z. B. niedrige Hypocretin-1-Spiegel im Liquor bei Narkolepsie) oder bildgebende Befunde (z. B. regional hypometabolische FDG-PET-Bildgebung bei der Neurokognitiven Störungen aufgrund einer Alzheimer-Erkrankung) gehören.

Zusammenhang mit Suizidgedanken oder Suizidverhalten: Dieser Abschnitt liefert Informationen über die störungsspezifische Prävalenz von Suizidgedanken oder -verhalten sowie über Risikofaktoren für Suizid, die mit der Störung in Zusammenhang stehen können.

Funktionelle Folgen beschreiben wesentliche funktionelle Folgen im Zusammenhang mit einer Störung, die sich typischerweise auf das alltägliche Leben der Betroffenen auswirken; diese Folgen können die Fähigkeit beeinträchtigen, Aufgaben im Zusammenhang mit Ausbildung, Arbeit und der Aufrechterhaltung eines unabhängigen Lebens zu erfüllen. Diese Folgen können je nach Alter und über die gesamte Lebensspanne hinweg variieren.

Im Abschnitt **Differenzialdiagnose** wird erörtert, wie die Störung von anderen Störungen unterschieden werden kann, die einige ähnliche Merkmale aufweisen.

Komorbidität umfasst Beschreibungen psychischer Störungen und anderer medizinischer Krankheitsfaktoren (d.h. Zustände und Krankheiten, die außerhalb des Kapitels „Psychische und Verhaltensstörungen" in der ICD-10-CM klassifiziert sind), die möglicherweise mit der Diagnose zusammen auftreten.

Andere klinisch relevante Probleme und Störungen in Teil II

Zusätzlich zu den diagnostischen Kriterien und Texterläuterungen für die psychischen Störungen des DSM-5 enthält Teil II des Manuals auch zwei Kapitel für andere Probleme, die keine eigenständigen psychischen Störungen sind, mit denen aber Kliniker im Versorgungssystem dennoch konfrontiert sind. Diese Probleme können als Konsultationsgrund zusätzlich zu den diagnostizierten psychischen Störungen des Teils II oder anstelle derselben angegeben werden.

Das Kapitel **„Medikamenteninduzierte Bewegungsstörungen und andere unerwünschte Wirkungen von Medikamenten"** umfasst medikamenteninduzierten Parkinsonismus, das maligne neuroleptische Syndrom, medikamenteninduzierte akute Dystonie, medikamenteninduzierte akute Akathisie, tardive Dyskinesie, tardive Dystonie/tardive Akathisie, medikamenteninduzierten posturalen Tremor, das Syndrom des Absetzens von Antidepressiva und andere unerwünschte Wirkungen von Medikamenten. Diese Leiden wurden in Teil II aufgenommen, weil sie 1) bei der medikamentösen Behandlung psychischer Störungen oder anderer medizinischer Erkrankungen und 2) bei der Differenzialdiagnose zu psychischen Störungen (z.B. Angststörung vs. medikamenteninduzierte akute Akathisie) häufig von Bedeutung sind.

Das Kapitel „**Andere klinisch relevante Probleme**“ umfasst Umstände und psychosoziale oder umweltbedingte Probleme, die nicht als psychische Störungen gelten, sich jedoch auf die Diagnose, den Verlauf, die Prognose oder die Behandlung der psychischen Störung einer Person auswirken. Diese Zustände werden mit den entsprechenden ICD-10-CM-Codes (in der Regel Z-Codes) dargestellt. Eine Bedingung oder ein Problem in diesem Kapitel kann mit oder ohne begleitende Diagnose einer psychischen Störung codiert werden, 1) wenn sie/es ein Grund für den aktuellen Besuch ist; 2) wenn sie/es dazu beiträgt, die Notwendigkeit eines Tests, eines Verfahrens oder einer Behandlung zu erklären; 3) wenn sie/es eine Rolle bei der Auslösung oder Verschlimmerung einer psychischen Störung spielt; oder 4) wenn sie/es ein Problem darstellt, das im allgemeinen Behandlungsplan berücksichtigt werden sollte. Dazu gehören suizidales Verhalten und nichtsuizidale Selbstverletzung, Missbrauch, Misshandlung und Vernachlässigung, Beziehungsprobleme (z. B. Problem in der Beziehung zum [Ehe-]Partner), Probleme im Zusammenhang mit Schule und Ausbildung, Berufsprobleme, Probleme im Zusammenhang mit Wohnbedingungen, mit wirtschaftlichen Verhältnissen, mit der sozialen Umgebung, mit dem Rechtssystem, im Zusammenhang mit anderen psychosozialen, persönlichen und umweltbedingten Umständen (z. B. Probleme im Zusammenhang mit einer ungewollten Schwangerschaft, Opfer eines Verbrechens, Opfer von Terrorismus), im Zusammenhang mit dem Zugang zu medizinischer und anderer Gesundheitsversorgung, Umstände der persönlichen Vorgeschichte (z. B. persönliche Vorgeschichte eines psychologischen Traumas), Anderweitige Inanspruchnahme des Gesundheitswesens zur psychischen und medizinischen Beratung (z. B. Sexualberatung) sowie weitere Bedingungen oder Probleme, die im Fokus der klinischen Aufmerksamkeit stehen können (z. B. Umherirren in Verbindung mit einer psychischen Störung, unkomplizierter Trauerfall, Problem in einer Lebensphase).

Online-Erweiterungen

DSM-5-TR ist als Online-Abonnement auf PsychiatryOnline.org sowie als E-Book erhältlich, das der gedruckten Ausgabe entspricht. Die Online-Version bietet einen vollständigen Katalog von Belegzitaten und Referenzliteratur, die in der gedruckten Ausgabe und im E-Book nicht verfügbar sind; sie wird außerdem regelmäßig aktualisiert, um alle Änderungen widerzuspiegeln, die sich aus dem iterativen Überarbeitungsprozess des DSM-5 ergeben, der in der Einleitung beschrieben wird. Das DSM-5 wird online in einem archivierten Format auf PsychiatryOnline.org aufbewahrt und schließt sich damit früheren Versionen des DSM an.

Klinische Ratingskalen und Erhebungsinstrumente in der Druckausgabe und im E-Book (siehe Kapitel „Erhebungsinstrumente" in Teil III) sind online verfügbar, zusammen mit weiteren Erhebungsinstrumenten, die in den Feldstudien (www.psychiatry.org/dsm5) verwendet wurden und mit den entsprechenden Störungen zusammenhängen. Aus dem Kapitel „Diagnosen psychischer Störungen und kultureller Kontext" in Teil III sind das Cultural-Formulation-Interview, das Cultural-Formulation-Interview – Fremdbeurteilungsversion (beide in der gedruckten Ausgabe und im E-Book enthalten) sowie ergänzende Module zum Cultural-Formulation-Interview online verfügbar unter www.psychiatry.org/dsm5.

Warnhinweis für den forensischen Gebrauch des DSM-5

Obwohl die diagnostischen Kriterien und der Text im DSM-5 in erster Linie entwickelt wurden, um den Kliniker bei der Untersuchung, der Fallanalyse und der Behandlungsplanung zu unterstützen, wird das DSM-5 auch vor Gericht und von Juristen als Referenz eingesetzt, um die rechtlichen und forensischen Auswirkungen von psychischen Störungen einzuschätzen. Deshalb ist es wichtig, darauf hinzuweisen, dass die Definitionen der psychischen Störungen im DSM-5 vorrangig konzipiert wurden, um den Anforderungen von Klinikern, Mitarbeitern des öffentlichen Gesundheitswesens und Forschern gerecht zu werden, und weniger im Hinblick auf die spezifischen Erfordernisse von Gerichten und Angehörigen der juristischen Professionen. Ebenso wichtig ist der Hinweis, dass das DSM-5 keine Behandlungsleitlinien für psychische Störungen enthält.

Bei bestimmungsgemäßer Anwendung können die Diagnosen und die diagnosebezogenen Informationen juristische Beurteiler jedoch bei ihren Entscheidungen unterstützen. Wenn beispielsweise das Vorhandensein einer psychischen Störung eine Bedingung für eine rechtliche Maßnahme ist (z. B. zwangsweise zivilrechtliche Unterbringung), dann erhöht die Anwendung eines anerkannten Diagnosesystems die Sicherheit und Verlässlichkeit der Entscheidung. Da das DSM-5 eine Zusammenstellung des klinischen und wissenschaftlichen Kenntnisstandes darstellt, wird den rechtlichen Entscheidungsträgern ein besseres Verständnis der relevanten Merkmale psychischer Störungen ermöglicht. Auch lässt sich die Literatur zu den jeweiligen Diagnosen nutzen, um unbegründete Spekulationen über psychische Störungen im Allgemeinen und über die psychischen Funktionen einer bestimmten Person im Besonderen zu überprüfen. Schließlich können die Informationen über den Langzeitverlauf hilfreich sein, wenn über juristische Fragen hinsichtlich der psychischen Funktionen einer Person zu einem bestimmten Zeitpunkt in der Vergangenheit oder in der Zukunft zu entscheiden ist.

In jedem Fall aber sollte man sich, wenn man das DSM-5 in forensischen Kontexten einsetzt, der Risiken und Grenzen seiner Anwendung bewusst sein. Wenn man die Kategorien, die Kriterien und die Textbeschreibungen aus dem DSM-5 für forensische Zwecke heranzieht, besteht das Risiko, dass diagnostische Informationen missbraucht oder missverstanden werden. Diese Gefahr erwächst daraus, dass grundlegende Fragestellungen rechtlicher Art und Informationen, die in einer klinischen Diagnose enthalten sind, nicht vollständig übereinstimmen. Das Vorhandensein einer klinischen Diagnose einer psychischen Störung gemäß DSM-5 wie Intellektuelle Entwicklungsstörung (Intellektuelle Beeinträchtigung), Schizophrenie, Schwere Neurokognitive Störung, Störung durch Glücksspielen oder Pädophile Störung bedeutet nämlich nicht notwendigerweise, dass die betreffende Person auch die rechtlichen Kriterien für eine psychische Beeinträchtigung oder eine „psychische Krankheit“ im Sinne von Gesetzen oder für eine bestimmte Einschränkung im juristischen Sinne erfüllt (z. B. Geschäftsunfähigkeit, Schuldunfähigkeit oder Behinderung). Für Letzteres sind normalerweise Informationen erforderlich, die über den Inhalt einer DSM-5-Diagnose hinausgehen, etwa Informationen über die funktionellen Beeinträchtigungen einer Person und darüber, wie diese Beeinträchtigungen die relevanten Fähigkeiten dieser Person beeinflussen. Gerade weil Beeinträchtigungen, Fähigkeiten und Behinderungen innerhalb jeder diagnostischen Kategorie beträchtlich variieren, bedeutet die Vergabe einer bestimmten Diagnose noch nicht, dass auch ein spezifisches, rechtlich relevantes Ausmaß von Risiken bzw. von Beeinträchtigung oder Behinderung vorliegt.

Die Nutzung des DSM-5 zur Diagnosestellung von psychischen Störungen durch Personen, die weder klinisch, noch medizinisch oder in anderer Weise hinreichend ausgebildet sind, wird nicht empfohlen. Außerdem sind nichtklinische Entscheidungsträger darauf hinzuweisen, dass in der Diagnose keinerlei Informationen über Ätiologie oder Ursachenzuschreibung zu der psychischen Störung einer Person enthalten sind, auch wird nichts darüber ausgesagt, in welchem Maß die Person die Verhaltensweisen kontrollieren kann, die mit der diagnostizierten Störung einhergehen können. Selbst wenn eine verminderte Verhaltenskontrolle ein Merkmal der fraglichen Störung ist, so bedeutet das Vorliegen der Diagnose allein noch nicht, dass eine bestimmte Person unfähig ist oder war, ihr Verhalten zu einem bestimmten Zeitpunkt zu kontrollieren.

Teil II
Diagnostische Kriterien und Codierungen

Störungen der neuronalen und mentalen Entwicklung

Intellektuelle Entwicklungsstörungen

Intellektuelle Entwicklungsstörung (Intellektuelle Beeinträchtigung)

Eine Intellektuelle Entwicklungsstörung (Intellektuelle Beeinträchtigung) ist eine Störung, die während der frühen Entwicklungsphase beginnt und die sowohl intellektuelle als auch adaptive Funktionsdefizite in konzeptuellen, sozialen und alltagspraktischen Bereichen umfasst. Die folgenden drei Kriterien müssen erfüllt sein:

A. Defizite in intellektuellen Funktionen, wie Schlussfolgern, Problemlösen, Planen, abstraktem Denken, Urteilen, schulischem Lernen und Lernen aus Erfahrung, die durch eine klinische Beurteilung und durch individualisierte, standardisierte Intelligenzdiagnostik bestätigt werden.

B. Defizite in der Anpassungsfähigkeit, wodurch entwicklungsbezogene und soziokulturelle Standards von Selbstständigkeit und sozialer Kompetenz nicht erreicht werden. Ohne eine kontinuierliche Unterstützung schränken diese adaptiven Beeinträchtigungen das Funktionsniveau in einer oder mehreren Aktivitäten des täglichen Lebens ein, beispielsweise in der Kommunikation, in der sozialen Teilhabe und in einem unabhängigen Leben. Diese Einschränkungen erstrecken sich über mehrere Lebensbereiche, wie die Familie, Schule, Arbeit und das soziale Umfeld.

C. Beginn der intellektuellen und adaptiven Funktionsdefizite in der frühen Entwicklungsphase.

Beachte: Der Begriff *Intellektuelle Entwicklungsstörung* wird verwendet, um die Beziehung mit dem Klassifikationssystem der WHO, der ICD-11, zu verdeutlichen, das den Begriff *Störungen der*

Intelligenzentwicklung verwendet. Die äquivalente Bezeichnung *Intellektuelle Beeinträchtigung* wird zur weiteren Verwendung zusätzlich in Klammern angeführt. In der medizinischen und wissenschaftlichen Fachliteratur werden beide Begriffe verwendet, während „Intellektuelle Beeinträchtigung“ ein gängiger Begriff in pädagogischen und anderen Berufen, in Selbsthilfegruppen sowie in der Bevölkerung ist.

Bestimme den aktuellen Schweregrad (siehe Tabelle 1):
(F70) Leicht
(F71) Mittel
(F72) Schwer
(F73) Extrem

Allgemeine Entwicklungsverzögerung F88

Diese Diagnose wird nur bei Kindern *unter* 5 Jahren verwendet, wenn der klinische Schweregrad während der frühen Kindheit nicht zuverlässig untersucht werden kann. Diese Kategorie wird diagnostiziert, wenn ein Kind die erwarteten Meilensteine der Entwicklung in verschiedenen Bereichen der intellektuellen Leistungsfähigkeit nicht erreicht. Zudem wird sie zugewiesen, wenn Kinder einer systematischen Beurteilung der intellektuellen Leistungsfähigkeit nicht unterzogen werden können, eingeschlossen Kinder, die zu jung sind, um an einem standardisierten Testverfahren teilzunehmen. Diese Kategorie erfordert eine erneute Einschätzung nach einem gewissen Zeitraum.

Nicht Näher Bezeichnete Intellektuelle Entwicklungsstörung (Intellektuelle Beeinträchtigung) F79

Diese Kategorie wird bei Kindern *über* 5 Jahren verwendet, wenn die Einschätzung des Schweregrades der Intellektuellen Entwicklungsstörung (Intellektuellen) mittels verfügbarer Verfahren aufgrund von sensorischen oder körperlichen Beeinträchtigungen schwierig oder unmöglich ist, wie bei Blindheit oder prälingualer Gehörlosigkeit, einer Bewegungsbeeinträchtigung oder bei schweren Verhaltensproblemen oder komorbiden psychischen Störun-

Tabelle 1: Schweregrade der Intellektuellen Entwicklungsstörung (Intellektuellen Beeinträchtigung)

Schweregrad	Kognitiver Bereich	Sozialer Bereich	Alltagspraktischer Bereich
Leicht	Bei Vorschulkindern sind möglicherweise keine offensichtlichen kognitiven Schwierigkeiten vorhanden. Bei Schulkindern und Erwachsenen treten Schwierigkeiten beim Erlernen schulischer Fertigkeiten, wie Lesen, Schreiben, Rechnen, beim Umgang mit Zeit oder Geld auf, wobei Unterstützung in einem oder mehreren Bereichen zur Erreichung altersbezogener Erwartungen notwendig ist. Bei Erwachsenen sind abstraktes Denken, die exekutiven Funktionen (wie Planen, Entwicklung von Strategien, Prioritäten setzen und kognitive Flexibilität), das Kurzzeitgedächtnis sowie die funktionelle Verwendung von schulischen Fertigkeiten (wie Lesen, Umgang mit Geld) beeinträchtigt. Im Vergleich zu Gleichaltrigen lässt sich eine im Konkreten verhaftete Herangehensweise an Probleme und Lösungen erkennen.	Verglichen mit altersgemäß entwickelten Gleichaltrigen verhält sich die Person in sozialen Situationen unreif. Zum Beispiel hat sie Schwierigkeiten in der genauen Wahrnehmung von sozialen Hinweisreizen von Gleichaltrigen. Kommunikation, Konversation und Sprache sind konkreter und unreifer als für das Alter zu erwarten. Es können Schwierigkeiten bei der altersadäquaten Regulation von Emotionen und Verhalten auftreten. Diese Schwierigkeiten werden von Gleichaltrigen in sozialen Situationen bemerkt. Es gibt ein begrenztes Verstehen für Gefahren in sozialen Situationen. Das soziale Urteilen ist unreif für das Alter, und die Person kann leicht von anderen beeinflusst werden (Leichtgläubigkeit).	Die Person kann altersgerecht für sich selbst sorgen. Betroffene benötigen aber einige Unterstützung bei komplexen Alltagsaufgaben im Vergleich zu Gleichaltrigen. Im Erwachsenenalter umfasst die Unterstützung üblicherweise das Einkaufen im Lebensmittelgeschäft, die Beförderung, die Organisation von Haushalt und Kindererziehung, nährstoffreiche Speisenzubereitung, Bankgeschäfte und den Umgang mit Geld. Die Freizeitaktivitäten ähneln denen von Gleichaltrigen, obwohl die Beurteilung der Auswirkung der Aktivitäten auf das eigene Wohlbefinden und die Organisation solcher Aktivitäten der Unterstützung bedarf. Im Erwachsenenleben gehen die Personen häufig Arbeitstätigkeiten nach, die keine komplexen kognitiven Fertigkeiten erfordern. Im Allgemeinen benötigen die Personen Unterstützung, um gesundheitsbezogene und rechtliche Entscheidungen treffen und einen erlernten Beruf kompetent durchführen zu können. Bei der Bewältigung familiärer Aufgaben ist üblicherweise Unterstützung notwendig.

Tabelle 1: Fortsetzung

Schweregrad	Kognitiver Bereich	Sozialer Bereich	Alltagspraktischer Bereich
Mittel	Die gesamte Entwicklung hindurch bleiben die kognitiven Fähigkeiten deutlich hinter denen Gleichaltriger zurück. Im Vorschulalter entwickeln sich Sprach- und vorschulische Fähigkeiten langsam. Im Schulalter treten Fortschritte im Lesen, Schreiben, Rechnen und dem Verstehen von Zeit und Geld nur langsam über die Schuljahre hinweg auf und sind im Vergleich zu Gleichaltrigen deutlich begrenzt. Die schulische Bildung bei Erwachsenen befindet sich üblicherweise auf einem elementaren Niveau, und für die Anwendung schulischer Fertigkeiten bei der Arbeit und in der Freizeit ist Unterstützung erforderlich. Anhaltende tägliche Hilfeleistungen sind unerlässlich, um die kognitiven Aufgaben des täglichen Lebens erfüllen zu können. Andere übernehmen diese Verantwortlichkeiten mitunter vollständig für die Person.	Die Person zeigt im Vergleich zu Gleichaltrigen deutliche Unterschiede im sozialen und kommunikativen Verhalten über die gesamte Entwicklung hinweg. Die gesprochene Sprache ist üblicherweise das vorrangige Kommunikationsinstrument, ist aber weniger komplex ausgeprägt als bei Gleichaltrigen. Die Beziehungsfähigkeit zu Familie und Freunden ist vorhanden, und die Person kann Freundschaften lebenslang halten und manchmal auch eine Partnerschaft im Erwachsenenleben eingehen. Die Personen können jedoch soziale Hinweisreize nicht eindeutig wahrnehmen und interpretieren. Das soziale Urteilen und die Fähigkeit, Entscheidungen zu treffen, sind eingeschränkt. Betreuer müssen die Person bei Lebensentscheidungen unterstützen. Freundschaften zu altersgerecht entwickelten Gleich-	Die Person kann als Erwachsener persönliche Bedürfnisse einschließlich Essen, Ankleidung, Ausscheidung und Hygiene befriedigen, obwohl die Person eine längere Anlernzeit benötigt, um in diesen Bereichen eigenständig zu werden. Gedächtnishilfen können dabei notwendig sein. In ähnlicher Weise kann die Teilhabe an allen häuslichen Aufgaben im Erwachsenenalter erreicht werden, obwohl auch hier eine längere Anlernzeit erforderlich ist und die Person für eine dem Erwachsenenalter angemessene Aufgabenbewältigung anhaltend unterstützt werden muss. Bei Tätigkeiten, die nur begrenzte kognitive und kommunikative Fertigkeiten erfordern, kann die Person eigenständig arbeiten. Jedoch ist eine beachtliche Unterstützung durch Mitarbeiter, Betreuer und andere notwendig, um soziale Erwartungen und komplexere Arbeitsaufgaben zu erfüllen. Dies gilt auch für begleitende Verantwortungsbereichen, wie Terminplanung, Beförderung, Gesundheitsfragen und den Umgang mit Geld. Zahl-

		altrigen sind durch die kommunikativen und sozialen Defizite oft beeinträchtigt. Zur erfolgreichen Bewältigung von Arbeitsaufgaben ist eine Unterstützung im sozialen und kommunikativen Bereich unerlässlich.	reiche Freizeitaktivitäten können entwickelt werden, was jedoch zusätzliche Unterstützungen und Lernmöglichkeiten über eine längere Zeit erfordert. Schlecht angepasstes Verhalten wird von einer bedeutsamen Minderheit gezeigt, was soziale Probleme verursacht.
Schwer	Der Erwerb kognitiver Fertigkeiten ist begrenzt. Im Allgemeinen hat die Person ein geringes Verständnis für die Schriftsprache oder für Konzepte, die Zahlen, Mengen, Zeit und Geld beinhalten. Eine lebenslange intensive Betreuung bezüglich Problemlösungen ist notwendig.	Die gesprochene Sprache ist in Bezug auf das Vokabular und die Grammatik sehr begrenzt. Die Sprache kann aus einzelnen Wörtern und Sätzen bestehen und durch andere Formen der Kommunikation ergänzt werden. Das Sprechen und die Kommunikation beziehen sich auf das Hier und Jetzt im Rahmen von alltäglichen Ereignissen. Die Sprache wird eher zur direkten sprachlichen Kommunikation verwendet als für Erläuterungen. Die Personen verstehen eine einfache Sprache und nonverbale Kommunikation. Beziehungen zu Familienmitgliedern und anderen Vertrauten bilden eine Ressource.	Die Person benötigt für alle Anforderungen des täglichen Lebens Unterstützung, vor allem bei den Mahlzeiten, beim Ankleiden, Baden und bei der Ausscheidung. Zu jeder Zeit muss die Person beaufsichtigt werden. Sie kann keine verantwortungsvollen Entscheidungen für sich oder andere treffen. Im Erwachsenenalter benötigen sie bei der Teilhabe zu Hause, bei der Freizeit und bei der Arbeitstätigkeit anhaltende Unterstützung und Anleitung. Die Aneignung von Fertigkeiten in allen Bereichen beinhaltet lebenslanges Lernen und fortlaufende Unterstützung. Unangemessene Verhaltensweisen – einschließlich selbstverletzendem Verhalten – treten bei einer bedeutsamen Minderheit auf.

Tabelle 1: Fortsetzung

Schweregrad	Kognitiver Bereich	Sozialer Bereich	Alltagspraktischer Bereich
Extrem	Kognitive Fähigkeiten umfassen im Allgemeinen die physische Welt und keine symbolischen Prozesse. Die Personen verwenden Objekte in zielgerichteter Weise zur Selbstfürsorge, Arbeit und Erholung. Bestimmte räumlich-visuelle Fertigkeiten, die sich auf äußere Merkmale eines Objektes beziehen, wie Abgleichen und Sortieren, können erworben werden. Jedoch können gleichzeitig vorhandene motorische und sensorische Beeinträchtigungen den funktionellen Gebrauch von Objekten behindern.	Die Person besitzt ein nur sehr eingeschränktes Verständnis für symbolische Kommunikation durch Sprache und Gesten. Sie kann aber einige einfache Instruktionen oder Gesten verstehen. Die Person drückt ihre Wünsche und Bedürfnisse größtenteils in nonverbaler, anschaulicher Kommunikation aus. Die Person pflegt Beziehungen zu gut bekannten Familienmitgliedern, Betreuern und anderen Vertrauten und sie initiiert und antwortet in sozialen Interaktionen mit gestischen und emotionalen Hinweisreizen. Begleitende sensorische und körperliche Beeinträchtigungen können soziale Aktivitäten einschränken.	Die Person ist bei allen Anforderungen des täglichen Lebens, der Körperpflege, Gesundheit und Sicherheit abhängig von anderen, obwohl sie sich an einigen dieser Aktivitäten beteiligen kann. Personen ohne schwere körperliche Einschränkungen können bei einigen täglichen Arbeitsaufgaben zu Hause mithelfen, beispielsweise Teller zum Tisch tragen. Einfache Handlungen mit Objekten können bei anhaltender intensiver Betreuung zur Teilhabe an Arbeitstätigkeiten führen. Freizeitaktivitäten können sich bei entsprechender Unterstützung durch andere beispielsweise auf Freude beim Musikhören, beim Fernsehen, bei Spaziergängen oder Wasseraktivitäten beziehen. Begleitende körperliche und sensorische Beeinträchtigungen behindern häufig die Teilhabe zu Hause oder an Erholungs- und Freizeitaktivitäten. Schlecht angepasstes Verhalten wird von einer bedeutsamen Minderheit gezeigt.

gen. Diese Kategorie sollte nur in Ausnahmefällen verwendet werden und erfordert eine erneute Beurteilung nach einem gewissen Zeitraum.

Kommunikationsstörungen

Sprachstörung F80.2

A. Anhaltende Schwierigkeiten bei der Aneignung und dem Benutzen von Sprache über verschiedene Modalitäten hinweg (beispielsweise gesprochene, geschriebene, Zeichensprache oder andere Sprache) aufgrund von Defiziten im Sprachverständnis oder in der Sprachproduktion, die folgende Bereiche umfassen:
   1. Begrenzter Wortschatz (in Bezug auf die Kenntnis und Verwendung von Worten).
   2. Einschränkungen im Satzbau (in Bezug auf die Fähigkeit, Worte und Wortendungen auf der Grundlage von grammatischen und morphologischen Regeln zu Sätzen zusammenzusetzen).
   3. Beeinträchtigungen in der Gesprächsführung (in Bezug auf die Fähigkeit, den Wortschatz zu verwenden und Sätze zu verbinden, um ein Thema oder eine Abfolge von Ereignissen zu beschreiben oder eine Unterhaltung zu führen).

B. Die Sprachfertigkeiten liegen erheblich und quantifizierbar unter den altersgemäßen Fertigkeiten, was eine effektive Kommunikation, die soziale Teilhabe sowie die schulische oder berufliche Leistungsfähigkeit (einzeln oder in jeglicher Kombination) behindert.

C. Der Beginn der Symptome liegt in der frühen Entwicklungsphase.

D. Die Schwierigkeiten lassen sich nicht auf auditive oder andere sensorische Beeinträchtigungen, motorische Dysfunktionen oder andere medizinische oder neurologische Krankheitsfaktoren zurückführen und können nicht besser durch eine Intellektuelle Entwicklungsstörung (Intellektuelle Beeinträchtigung) oder eine Allgemeine Entwicklungsverzögerung erklärt werden.

Artikulationsstörung F80.0

A. Anhaltende Schwierigkeiten bei der Lautproduktion, welche die Verständlichkeit der Sprache beeinträchtigen oder einen verbalen Austausch von Mitteilungen verhindern.
B. Die Störung führt zu Beeinträchtigungen in der effektiven Kommunikation, bei der sozialen Teilhabe oder in der schulischen oder beruflichen Leistungsfähigkeit (einzeln oder in jeglicher Kombination).
C. Der Beginn liegt in der frühen Entwicklungsphase.
D. Die Schwierigkeiten sind nicht auf angeborene oder erworbene Krankheitsfaktoren zurückzuführen wie Zerebralparese, Gaumenspalte, Schwerhörigkeit oder Gehörverlust, Schädel-Hirn-Trauma oder andere medizinische oder neurologische Krankheitsfaktoren.

Redeflussstörung mit Beginn in der Kindheit (Stottern) F80.81

A. Eine dem Alter der Person und ihren sprachlichen Fertigkeiten unangemessene Störung des normalen Redeflusses und der zeitlichen Abfolge beim Sprechen, die über einen längeren Zeitraum hinweg andauert und durch häufiges und ausgeprägtes Auftreten von mindestens einem der folgenden Kriterien charakterisiert ist:
   1. Wiederholung von Lauten und Silben.
   2. Dehnungen von Konsonanten und Vokalen.
   3. Wortunterbrechungen (z. B. Pausen innerhalb eines Wortes).
   4. Hörbares oder stummes Blockieren (d. h. ausgefüllte oder unausgefüllte Sprechpausen).
   5. Umschreibungen (Wortsubstitutionen, um problematische Wörter zu umgehen).
   6. Unter starker physischer Anspannung herausgepresste Worte.
   7. Wiederholungen ganzer einsilbiger Wörter (z. B. „Ich ich ich ich sehe ihn.“).
B. Die Störung führt zu Sprechängsten oder Beeinträchtigungen in der effektiven Kommunikation, bei der sozialen Teilhabe oder in der schulischen oder beruflichen Leistungsfähigkeit (einzeln oder in jeglicher Kombination).

C. Der Beginn der Symptome liegt in der frühen Entwicklungsphase. (**Beachte:** Später beginnende Störungen sind unter F98.5 Redeflussstörung mit Beginn im Erwachsenenalter zu diagnostizieren).
D. Die Störung ist nicht auf sprechmotorische oder sensorische Defizite oder einen neurologischen Krankheitsfaktor (z.B. Schlaganfall, Tumor oder Trauma) oder andere medizinische Krankheitsfaktoren zurückzuführen und nicht besser durch eine andere psychische Störung zu erklären.

Soziale (Pragmatische) Kommunikationsstörung F80.82

A. Anhaltende Schwierigkeiten im sozialen Gebrauch verbaler und nonverbaler Kommunikation, die sich in allen folgenden Merkmalen zeigen:
   1. Defizite im Gebrauch von Kommunikation für soziale Zwecke, beispielsweise beim Grüßen oder beim Austauschen von Informationen in einer dem sozialen Kontext angemessenen Weise.
   2. Beeinträchtigung der Fähigkeit, den Kommunikationsstil an den Kontext oder die Bedürfnisse des Zuhörers anzupassen, beispielsweise in unterschiedlicher Weise im Klassenzimmer oder auf dem Spielplatz zu sprechen, anders mit einem Kind als mit einem Erwachsenen zu reden oder die Anwendung übermäßig formaler Sprache zu vermeiden.
   3. Schwierigkeiten, Regeln für Konversationen und beim Erzählen zu beachten, beispielsweise den Gesprächspartner bei Unterhaltungen auch zu Wort kommen zu lassen, bei Missverständnissen eine andere Formulierung zu wählen oder verbale und nonverbale Signale zur Regulation von Interaktionen einzusetzen.
   4. Schwierigkeiten im Verständnis von nichtexpliziten Botschaften (z.B. Schlussfolgerungen zu ziehen) und von nicht wörtlicher oder mehrdeutiger Sprache (z.B. bei Redewendungen, Humor, Metaphern, mehrdeutigen Begriffen, deren Bedeutung vom Kontext abhängt).

B. Diese Schwierigkeiten führen zu funktionellen Beeinträchtigungen in der effektiven Kommunikation, bei der sozialen Teilhabe, in sozialen Beziehungen, in der schulischen oder beruflichen Leistungsfähigkeit (einzeln oder in jeglicher Kombination).

C. Der Beginn der Störung liegt in der frühen Entwicklungsphase (Schwierigkeiten können sich aber erst voll manifestieren, wenn die Anforderungen an die soziale Kommunikation die begrenzten Fähigkeiten überschreiten).
D. Die Symptome können nicht auf einen anderen medizinischen oder neurologischen Krankheitsfaktor oder auf zu gering ausgeprägte Fähigkeiten in der Wortbildung und der Grammatik zurückgeführt werden. Sie können nicht besser durch eine Autismus-Spektrum-Störung, eine Intellektuelle Entwicklungsstörung (Intellektuelle Beeinträchtigung), eine Allgemeine Entwicklungsverzögerung oder eine andere psychische Störung erklärt werden.

Nicht Näher Bezeichnete Kommunikationsstörung F80.9

Diese Kategorie gilt für Erscheinungsbilder, bei denen charakteristische Symptome der Kommunikationsstörung vorherrschen, die in klinisch bedeutsamer Weise Leiden oder Beeinträchtigungen in sozialen, beruflichen oder anderen wichtigen Funktionsbereichen verursachen, bei denen die Kriterien einer Spezifischen Kommunikationsstörung oder einer anderen Störung der neuronalen und mentalen Entwicklung aber nicht vollständig erfüllt sind. Die Kategorie Nicht Näher Bezeichnete Kommunikationsstörung wird in Situationen vergeben, in denen der Kliniker den Grund *nicht* angeben möchte, warum die Kriterien für eine Kommunikationsstörung oder eine bestimmte andere Störung der neuronalen und mentalen Entwicklung nicht erfüllt sind. Sie beinhaltet auch Beschwerdebilder, für die nicht genügend Informationen vorliegen, um eine genauere Diagnose stellen zu können.

Autismus-Spektrum-Störung

Autismus-Spektrum-Störung F84.0

A. Anhaltende Defizite in der sozialen Kommunikation und sozialen Interaktion über verschiedene Kontexte hinweg. Diese manifestieren sich in allen folgenden aktuell oder in der Vergangenheit erfüllten Merkmalen (die Beispiele sind erläuternd, nicht vollständig):

1. Defizite in der sozial-emotionalen Gegenseitigkeit. Diese reichen z. B. von einer abnormen sozialen Kontaktaufnahme und dem Fehlen von normaler wechselseitiger Konversation sowie einem verminderten Austausch von Interessen, Gefühlen oder Affekten bis hin zum Unvermögen, auf soziale Interaktion zu reagieren bzw. diese zu initiieren.
2. Defizite im nonverbalen Kommunikationsverhalten, das in sozialen Interaktionen eingesetzt wird. Diese reichen z. B. von einer schlecht aufeinander abgestimmten verbalen und nonverbalen Kommunikation bis zu abnormem Blickkontakt und abnormer Körpersprache oder von Defiziten im Verständnis und Gebrauch von Gestik bis hin zu einem vollständigen Fehlen von Mimik und nonverbaler Kommunikation.
3. Defizite in der Aufnahme, Aufrechterhaltung und dem Verständnis von Beziehungen. Diese reichen z. B. von Schwierigkeiten, das eigene Verhalten an verschiedene soziale Kontexte anzupassen, über Schwierigkeiten, sich in Rollenspielen auszutauschen oder Freundschaften zu schließen, bis hin zum vollständigen Fehlen von Interesse an Gleichaltrigen.

B. Eingeschränkte, repetitive Verhaltensmuster, Interessen oder Aktivitäten, die sich in mindestens zwei der folgenden aktuell oder in der Vergangenheit erfüllten Merkmalen manifestieren (die Beispiele dienen der Erläuterung und sind nicht vollständig):

1. Stereotype oder repetitive motorische Bewegungsabläufe, stereotyper oder repetitiver Gebrauch von Objekten oder von Sprache (z. B. einfache motorische Stereotypien, Aufreihen von Spielzeug oder das Hin- und Herbewegen von Objekten, Echolalie, idiosynkratrischer Sprachgebrauch).
2. Festhalten an Gleichbleibendem, unflexibles Festhalten an Routinen oder an ritualisierten Mustern verbalen oder nonverbalen Verhaltens (z. B. extremes Unbehagen bei kleinen Veränderungen, Schwierigkeiten bei Übergängen, rigide Denkmuster oder Begrüßungsrituale, Bedürfnis, täglich den gleichen Weg zu gehen oder das gleiche Essen zu sich zu nehmen).
3. Hochgradig begrenzte, fixierte Interessen, die in ihrer Intensität oder ihrem Inhalt abnorm sind (z. B. starke Bindung an oder Beschäftigen mit ungewöhnlichen Objekten, extrem umschriebene oder perseverierende Interessen).

4. Hyper- oder Hyporeaktivität auf sensorische Reize oder ungewöhnliches Interesse an Umweltreizen (z.B. scheinbare Gleichgültigkeit gegenüber Schmerz/Temperatur, ablehnende Reaktion auf spezifische Geräusche, Strukturen oder Oberflächen, exzessives Beriechen oder Berühren von Objekten, visuelle Faszination für Licht oder Bewegungen).

C. Die Symptome müssen bereits in der frühen Entwicklungsphase vorliegen. (Sie manifestieren sich möglicherweise aber erst dann, wenn die sozialen Anforderungen die begrenzten Möglichkeiten überschreiten. In späteren Lebensphasen können sie auch durch erlernte Strategien überdeckt werden.)

D. Die Symptome verursachen in klinisch bedeutsamer Weise Leiden oder Beeinträchtigungen in sozialen, beruflichen oder anderen wichtigen Funktionsbereichen.

E. Diese Störungen können nicht besser durch eine Intellektuelle Entwicklungsstörung (Intellektuelle Beeinträchtigung) oder eine Allgemeine Entwicklungsverzögerung erklärt werden. Intellektuelle Entwicklungsstörung und Autismus-Spektrum-Störung treten häufig zusammen auf. Um die Diagnosen Autismus-Spektrum-Störung und Intellektuelle Entwicklungsstörung gemeinsam stellen zu können, sollte die soziale Kommunikationsfähigkeit unter dem aufgrund der allgemeinen Entwicklung erwarteten Niveau liegen.

Beachte: Bei Personen mit einer gesicherten DSM-IV-Diagnose einer Autistischen Störung, einer Asperger-Störung oder einer Nicht Näher Bezeichneten Tiefgreifenden Entwicklungsstörung sollte die Diagnose der Autismus-Spektrum-Störung gestellt werden. Bei Personen, die deutliche Defizite in der sozialen Kommunikation haben, deren Symptome jedoch ansonsten nicht die Kriterien der Autismus-Spektrum-Störung erfüllen, sollte die Diagnose Soziale (Pragmatische) Kommunikationsstörung erwogen werden.

Bestimme den aktuellen Schweregrad basierend auf Beeinträchtigungen der sozialen Kommunikation und eingeschränkten, repetitiven Verhaltensmustern (siehe Tabelle 2):

Sehr Umfangreiche Unterstützung Erforderlich
Umfangreiche Unterstützung Erforderlich
Unterstützung Erforderlich

Bestimme, ob:

Mit oder ohne Begleitende Intellektuelle Beeinträchtigung
Mit oder ohne Begleitende Sprachliche Beeinträchtigung

Bestimme, ob:

In Verbindung mit einem Bekannten Genetischen oder Anderen Medizinischen Krankheitsfaktor oder einem Umweltfaktor (**Codierhinweis:** Verwende eine zusätzliche Codierung, um den dazugehörigen genetischen oder anderen medizinischen Krankheitsfaktor zu kennzeichnen.)

In Verbindung mit einer Störung der Neuronalen und Mentalen Entwicklung oder einer Psychischen oder Verhaltensstörung

Bestimme, ob:

Mit Katatonie (für eine Definition siehe die Kriterien für Katatonie in Verbindung mit einer Anderen Psychischen Störung, S. 161) (**Codierhinweis:** Codiere zusätzlich F06.1 Katatonie in Verbindung mit Autismus-Spektrum-Störung, um das Vorhandensein einer komorbiden Katatonie anzuzeigen.)

Codierungs- und Aufzeichnungskonventionen

Es kann hilfreich sein, den Grad an Unterstützung für jeden der beiden in Tabelle 2 genannten psychopathologischen Bereiche zu vermerken (z. B. „benötigt sehr umfangreiche Unterstützung aufgrund der Defizite in der sozialen Kommunikation und umfangreiche Unterstützung aufgrund restriktiver, repetitiver Verhaltensweisen"). Die Angabe „mit Begleitender Intellektueller Beeinträchtigung" oder „ohne Begleitende Intellektuelle Beeinträchtigung" sollte als nächstes dokumentiert werden. Danach sollte die sprachliche Beeinträchtigung näher spezifiziert werden. Falls begleitende sprachliche Beeinträchtigungen vorliegen, sollte die derzeitige Ausprägung des verbalen Funktionsniveaus erfasst werden (z. B. „mit Begleitender Sprachlicher Beeinträchtigung – keine verständliche Sprache" oder „mit Begleitender Sprachlicher Beeinträchtigung – Sprache in Sätzen").

Im Falle einer Autismus-Spektrum-Störung, für die die Zusatzcodierung „in Verbindung mit einem Bekannten Genetischen oder Anderen Medizinischen Krankheitsfaktor oder einem Umweltfaktor" oder „in Verbindung mit einer Störung der neuronalen und mentalen Entwicklung oder einer psychischen oder Verhaltensstörung „ angemessen sind, sollte dies folgendermaßen erfasst werden: Autismus-Spektrum-Störung in Verbindung mit (Name der

Tabelle 2: Schweregrade bei Autismus-Spektrum-Störungen

Schweregrad	Soziale Kommunikation	Restriktive, repetitive Verhaltensweisen
Schweregrad 3 „Sehr Umfangreiche Unterstützung Erforderlich“	Starke Einschränkungen der verbalen und nonverbalen sozialen Kommunikationsfähigkeit verursachen schwerwiegende funktionelle Beeinträchtigungen, eine sehr begrenzte Initiierung sozialer Interaktionen und eine minimale Reaktion auf soziale Angebote von anderen. Eine Person mit Autismus-Spektrum-Störung verfügt z. B. über wenige Worte verständlicher Sprache, initiiert nur selten Interaktionen, und wenn sie dies tut, dann in ungewöhnlicher Form mit der Absicht, die eigenen Bedürfnissen zu erfüllen. Diese Person reagiert nur auf sehr direkte Kontaktaufnahme.	Unflexibilität des Verhaltens, extreme Schwierigkeiten im Umgang mit Veränderungen oder andere restriktive/repetitive Verhaltensweisen mit ausgeprägten Funktionsbeeinträchtigungen in allen Bereichen. Zeigt großes Unbehagen bzw. hat große Schwierigkeiten, den Fokus oder die Handlung zu verändern.
Schweregrad 2 „Umfangreiche Unterstützung Erforderlich“	Ausgeprägte Einschränkungen in der verbalen und nonverbalen sozialen Kommunikationsfähigkeit. Die sozialen Beeinträchtigungen sind auch mit Unterstützung deutlich erkennbar, reduzierte Initiierung von sozialen Interaktionen oder abnormale Reaktionen auf soziale Angebote von anderen. Eine Person spricht z. B. in einfachen Sätzen, sie verfügt über eine eigenartige nonverbale Kommunikation und die Interaktion beschränkt sich auf begrenzte Spezialinteressen.	Unflexibilität des Verhaltens, Schwierigkeiten im Umgang mit Veränderungen oder andere restriktive/repetitive Verhaltensweisen treten häufig genug auf, um auch für den ungeschulten Beobachter offensichtlich zu sein, und sie beeinträchtigen das Funktionsniveau in einer Vielzahl von Kontexten. Zeigt Unbehagen und/oder hat Schwierigkeiten, den Fokus oder die Handlung zu verändern.

Schweregrad 1 „Unterstützung Erforderlich“	Die Einschränkungen in der sozialen Kommunikation verursachen ohne Unterstützung bemerkbare Beeinträchtigungen. Schwierigkeiten bei der Initiierung sozialer Interaktionen sowie einzelne deutliche Beispiele von unüblichen oder erfolglosen Reaktionen auf soziale Kontaktangebote anderer. Scheinbar vermindertes Interesse an sozialen Interaktionen. Die Person ist z. B. in der Lage, in ganzen Sätzen zu sprechen und sich jemandem mitzuteilen, aber ihre Versuche zu wechselseitiger Konversation misslingen, ihre Bemühungen, Freundschaften zu schließen wirken merkwürdig und sind in der Regel erfolglos.	Unflexibilität des Verhaltens führt zu deutlichen Funktionsbeeinträchtigungen in einem oder mehreren Bereichen. Schwierigkeiten, zwischen Aktivitäten zu wechseln. Probleme in der Organisation und Planung beeinträchtigen die Selbstständigkeit.

Erkrankung, Störung oder des Faktors) (z. B. Autismus-Spektrum-Störung in Verbindung mit tuberösem Sklerosekomplex). Diese Zusatzcodierungen beziehen sich auf Erscheinungsbilder, bei denen der aufgeführte Krankheitsfaktor oder das aufgeführte Problem potenziell relevant für die klinische Versorgung der betroffenen Person ist. Sie zeigen nicht notwendigerweise an, dass der Krankheitsfaktor oder das Problem kausal mit der Autismus-Spektrum-Störung zusammenhängt. Wenn das entsprechende psychische Problem, Verhaltensproblem oder Problem der neuronalen oder mentalen Entwicklung die Kriterien für eine Störung der neuronalen und mentalen Entwicklung oder für eine andere psychische Störung erfüllt, sollten sowohl die Autismus-Spektrum-Störung als auch die andere Störung diagnostiziert werden.

Falls eine Katatonie vorhanden ist, sollte separat „Katatonie bei Autismus-Spektrum-Störung“ dokumentiert werden (siehe hierzu die Kriterien für „Katatonie in Verbindung mit einer Anderen Psychischen Störung“ im Kapitel „Schizophrenie-Spektrum und andere psychische Störungen“).

Aufmerksamkeitsdefizit-/ Hyperaktivitätsstörung

Aufmerksamkeitsdefizit-/Hyperaktivitätsstörung

A. Ein durchgehendes Muster von Unaufmerksamkeit und/oder Hyperaktivität-Impulsivität, wie in (1) und/oder (2) beschrieben, welches das Funktionsniveau oder die Entwicklung beeinträchtigt:
   1. **Unaufmerksamkeit:** Sechs (oder mehr) der folgenden Symptome sind während der letzten 6 Monate beständig in einem mit dem Entwicklungsstand nicht zu vereinbarenden Ausmaß aufgetreten und wirken sich direkt negativ auf soziale und schulische/berufliche Aktivitäten aus:
   Beachte: Die Symptome sind nicht ausschließlich ein Ausdruck von oppositionellem Verhalten, Trotz, Feindseligkeit oder der Unfähigkeit, Aufgaben oder Anweisungen zu ver-

stehen. Für ältere Jugendliche und Erwachsene (17 Jahre und älter) sind mindestens fünf Symptome erforderlich.

a. Beachtet häufig Einzelheiten nicht oder macht Flüchtigkeitsfehler bei den Schularbeiten, bei der Arbeit oder bei anderen Tätigkeiten (z.B.: übersieht Einzelheiten oder lässt sie aus; arbeitet ungenau).
b. Hat oft Schwierigkeiten, längere Zeit die Aufmerksamkeit bei Aufgaben oder beim Spielen aufrechtzuerhalten (z.B.: hat während Unterricht, Vorträgen, Unterhaltungen oder längerem Lesen Schwierigkeiten, konzentriert zu bleiben).
c. Scheint häufig nicht zuzuhören, wenn andere ihn bzw. sie ansprechen (z.B.: scheint mit den Gedanken anderswo zu sein, auch ohne ersichtliche Ablenkungen).
d. Führt häufig Anweisungen anderer nicht vollständig durch und bringt Schularbeiten, andere Arbeiten oder Pflichten am Arbeitsplatz nicht zu Ende (z.B.: beginnt mit Aufgaben, verliert jedoch schnell den Fokus und ist leicht abgelenkt).
e. Hat häufig Schwierigkeiten, Aufgaben und Aktivitäten zu organisieren (z.B.: hat Probleme, sequenziell aufeinander folgende Aufgaben zu bewältigen; Schwierigkeiten, Materialien und eigene Sachen in Ordnung zu halten; unordentliches, planlos-desorganisiertes Arbeiten; schlechtes Zeitmanagement; hält Termine und Fristen nicht ein).
f. Vermeidet häufig, hat eine Abneigung gegen oder beschäftigt sich nur widerwillig mit Aufgaben, die länger andauernde geistige Anstrengungen erfordern (z.B. Mitarbeit im Unterricht oder Hausaufgaben; bei älteren Jugendlichen und Erwachsenen: Ausarbeiten von Berichten, Ausfüllen von Formularen, Bearbeiten längerer Texte).
g. Verliert häufig Gegenstände, die für bestimmte Aufgaben oder Aktivitäten benötigt werden (z.B. Schulmaterialien, Stifte, Bücher, Werkzeug, Geldbörsen, Schlüssel, Arbeitspapiere, Brillen, Mobiltelefone).
h. Lässt sich oft durch äußere Reize leicht ablenken (bei älteren Jugendlichen und Erwachsenen können auch mit der aktuellen Situation nicht in Zusammenhang stehende Gedanken gemeint sein).
i. Ist bei Alltagstätigkeiten häufig vergesslich (z.B. bei der Erledigung von häuslichen Pflichten oder Besorgungen;

bei älteren Jugendlichen und Erwachsenen umfasst das Vergessen auch Telefonrückrufe zu tätigen, Rechnungen zu bezahlen, Verabredungen einzuhalten).

2. **Hyperaktivität und Impulsivität:** Sechs (oder mehr) der folgenden Symptome sind während der letzten 6 Monate beständig in einem mit dem Entwicklungsstand nicht zu vereinbarenden Ausmaß aufgetreten und wirken sich direkt negativ auf soziale und schulische/berufliche Aktivitäten aus:
   Beachte: Die Symptome sind nicht ausschließlich ein Ausdruck von oppositionellem Verhalten, Trotz, Feindseligkeit oder Unfähigkeit, Aufgaben oder Anweisungen zu verstehen. Für ältere Jugendliche und Erwachsene (17 Jahre und älter) sind mindestens fünf Symptome erforderlich.
   a. Zappelt häufig mit Händen und Füßen oder rutscht auf dem Stuhl herum.
   b. Steht oft in Situationen auf, in denen Sitzenbleiben erwartet wird (z.B.: verlässt eigenen Stuhl im Klassenraum, im Büro oder an anderem Arbeitsplatz oder in anderen Situationen, die erfordern, am Platz zu bleiben).
   c. Läuft häufig herum oder klettert exzessiv in Situationen, in denen dies unpassend ist. (**Beachte:** Bei älteren Jugendlichen und Erwachsenen kann dies auf ein subjektives Unruhegefühl beschränkt bleiben.)
   d. Hat häufig Schwierigkeiten, ruhig zu spielen oder sich mit Freizeitaktivitäten ruhig zu beschäftigen.
   e. Ist häufig „auf dem Sprung“ oder handelt oftmals, als wäre er bzw. sie „getrieben“ (z.B.: kann nicht über eine längere Zeit hinweg ruhig an einem Platz bleiben bzw. fühlt sich dabei sehr unwohl, z.B. in Restaurants, bei Besprechungen; dies kann von anderen als Ruhelosigkeit oder als Schwierigkeit erlebt werden, mit dem Betreffenden Schritt zu halten).
   f. Redet häufig übermäßig viel.
   g. Platzt häufig mit den Antworten heraus, bevor die Frage zu Ende gestellt ist (z.B.: beendet die Sätze anderer; kann in Unterhaltungen nicht abwarten bis er bzw. sie mit Reden an der Reihe ist).
   h. Kann häufig nur schwer warten, bis er bzw. sie an der Reihe ist (z.B. beim Warten in einer Schlange).
   i. Unterbricht oder stört andere häufig (z.B.: platzt in Gespräche, Spiele oder andere Aktivitäten hinein; benutzt

die Dinge anderer Personen ohne vorher zu fragen oder ohne Erlaubnis; bei älteren Jugendlichen und Erwachsenen: unterbricht oder übernimmt Aktivitäten anderer).

B. Mehrere Symptome der Unaufmerksamkeit oder der Hyperaktivität-Impulsivität treten bereits vor dem Alter von 12 Jahren auf.

C. Mehrere Symptome der Unaufmerksamkeit oder der Hyperaktivität-Impulsivität bestehen in zwei oder mehr verschiedenen Lebensbereichen (z. B. zu Hause, in der Schule oder bei der Arbeit; mit Freunden oder Verwandten; bei anderen Aktivitäten).

D. Es sind deutliche Hinweise dafür vorhanden, dass sich die Symptome störend auf die Qualität des sozialen, schulischen oder beruflichen Funktionsniveaus auswirken oder dieses reduzieren.

E. Die Symptome treten nicht ausschließlich im Verlauf einer Schizophrenie oder anderen psychotischen Störung auf und können auch nicht durch eine andere psychische Störung besser erklärt werden (z. B. affektive Störung, Angststörung, dissoziative Störung, Persönlichkeitsstörung, Substanzintoxikation oder -entzug).

Bestimme, ob:

F90.2 Gemischtes Erscheinungsbild: Sowohl Kriterium A1 (Unaufmerksamkeit) als auch Kriterium A2 (Hyperaktivität-Impulsivität) waren während der letzten 6 Monate erfüllt.

F90.0 Vorwiegend Unaufmerksames Erscheinungsbild: Kriterium A1 (Unaufmerksamkeit), aber nicht Kriterium A2 (Hyperaktivität-Impulsivität) war während der letzten 6 Monate erfüllt.

F90.1 Vorwiegend Hyperaktiv-Impulsives Erscheinungsbild: Kriterium A2 (Hyperaktivität-Impulsivität), aber nicht Kriterium A1 (Unaufmerksamkeit) war während der letzten 6 Monate erfüllt.

Bestimme, ob:

Teilremittiert: Wenn die Kriterien früher vollständig erfüllt worden sind, in den letzten 6 Monaten jedoch nicht alle notwendigen Kriterien erfüllt wurden und die Symptome immer noch eine Beeinträchtigung des sozialen, schulischen oder beruflichen Funktionsniveaus verursachen.

Bestimme den aktuellen Schweregrad:

Leicht: Es treten wenige oder keine Symptome zusätzlich zu denjenigen auf, die zur Diagnosestellung erforderlich sind, und die Symptome führen zu nicht mehr als geringfügigen Beeinträchtigungen in sozialen, schulischen oder beruflichen Funktionsbereichen.

Mittel: Die Ausprägung der Symptome und der funktionellen Beeinträchtigung liegt zwischen „leicht" und „schwer".

Schwer: Die Anzahl der Symptome übersteigt deutlich die zur Diagnosestellung erforderliche Anzahl oder mehrere Symptome sind besonders stark ausgeprägt oder die Symptome beeinträchtigen erheblich die soziale, schulische oder berufliche Funktionsfähigkeit.

Andere Näher Bezeichnete Aufmerksamkeitsdefizit-/Hyperaktivitätsstörung F90.8

Diese Kategorie gilt für Erscheinungsbilder, bei denen charakteristische Symptome der ADHS vorherrschen, die in klinisch bedeutsamer Weise Leiden oder Beeinträchtigungen in sozialen, beruflichen oder anderen wichtigen Funktionsbereichen verursachen, bei denen die Kriterien für eine ADHS oder eine andere Störung der neuronalen und mentalen Entwicklung aber nicht vollständig erfüllt sind. Die Kategorie Andere Näher Bezeichnete Aufmerksamkeitsdefizit-/Hyperaktivitätsstörung wird in Situationen vergeben, in denen der Kliniker den Grund angeben möchte, warum die Kriterien für eine ADHS oder eine bestimmte andere Störung der neuronalen und mentalen Entwicklung nicht erfüllt sind. In diesem Fall wird „Andere Näher Bezeichnete Aufmerksamkeitsdefizit-/Hyperaktivitätsstörung" codiert, gefolgt vom jeweiligen Grund (z.B. „mit nicht ausreichenden Symptomen von Unaufmerksamkeit").

Nicht Näher Bezeichnete Aufmerksamkeitsdefizit-/Hyperaktivitätsstörung F90.9

Diese Kategorie gilt für Erscheinungsbilder, bei denen charakteristische Symptome der ADHS vorherrschen, die in klinisch bedeutsamer Weise Leiden oder Beeinträchtigungen in sozialen, beruflichen oder anderen wichtigen Funktionsbereichen verursachen, bei denen die Kriterien für eine ADHS oder eine andere Störung der neuronalen und mentalen Entwicklung aber nicht vollständig erfüllt sind. Die Kategorie Nicht Näher Bezeichnete ADHS wird in Situationen vergeben, in denen der Kliniker den Grund *nicht* angeben möchte, warum die Kriterien für eine ADHS oder eine bestimmte andere Störung der neuronalen und mentalen Entwicklung nicht erfüllt sind. Sie beinhaltet auch Beschwerdebilder, für die nicht genügend Informationen vorliegen, um eine genauere Diagnose stellen zu können.

Spezifische Lernstörung

Spezifische Lernstörung

A. Schwierigkeiten beim Erlernen und in der Anwendung von schulischen Fertigkeiten, die dadurch erkennbar sind, dass mindestens eines der folgenden Symptome seit mindestens 6 Monaten vorliegt und trotz gezielter Intervention bestehen blieb:
1. Ungenaues oder langsames und mühsames Lesen von Wörtern (z. B. liest einzelne Wörter fehlerhaft oder langsam und zögerlich vor, rät häufig Wörter, hat Schwierigkeiten Wörter vorzulesen).
2. Schwierigkeiten, den Inhalt des Gelesenen zu verstehen (z. B. kann einen Text fehlerfrei lesen, aber versteht nicht die Aufeinanderfolge von Wörtern, die Satzstruktur, die Schlussfolgerungen oder die tieferen Bedeutungen des Gelesenen).
3. Schwierigkeiten bei der Rechtschreibung (z. B. fügt hinzu, lässt aus oder ersetzt Vokale oder Konsonanten).
4. Schwierigkeiten beim schriftlichen Ausdruck (z. B. macht mehrfach innerhalb eines Satzes Fehler in der Grammatik oder in der Zeichensetzung; hat Schwierigkeiten, Textabschnitte inhaltlich zu strukturieren; dem schriftlichen Ausdruck von Gedanken fehlt es an Klarheit).
5. Schwierigkeiten beim Verständnis von Zahlen, beim Einprägen arithmetischer Fakten oder beim Rechnen (z. B. hat ein

geringes Verständnis für Zahlen, deren Größe und deren Beziehungen zueinander; zählt bei einstelligen Additionsaufgaben das Ergebnis mit den Fingern ab, anstatt es – so wie Gleichaltrige – aus dem Gedächtnis abzurufen; verliert beim Rechnen den Faden und ändert die Rechenschritte).

6. Schwierigkeiten beim mathematischen Schlussfolgern (z. B. hat beim Lösen von quantitativen Rechenaufgaben große Schwierigkeiten in der Anwendung von mathematischen Konzepten, arithmetischem Faktenwissen oder Rechenschritten).

B. Die betroffenen schulischen Fertigkeiten liegen wesentlich und quantifizierbar unter dem Niveau, das aufgrund des chronologischen Alters der Person zu erwarten wäre, und führen zu einer deutlichen Beeinträchtigung der schulischen oder beruflichen Leistung oder von Aktivitäten des täglichen Lebens. Dies ist durch individuell durchgeführte standardisierte Leistungstests und eine eingehende klinische Untersuchung abgesichert. Bei Personen ab dem Alter von 17 Jahren kann eine dokumentierte Vorgeschichte von beeinträchtigenden Lernschwierigkeiten die standardisierte Untersuchung ersetzen.

C. Die Lernschwierigkeiten beginnen im Schulalter, aber es kommt vor, dass sie sich erst dann vollständig manifestieren, wenn die Anforderungen an die betroffenen schulischen Fertigkeiten die individuelle Leistungskapazität der Person überschreiten (wie z. B. bei zeitlich begrenzten Tests, beim Lesen oder Schreiben von langen und komplizierten Texten mit einem strikten Abgabetermin, unter extrem starker schulischer Belastung).

D. Die Lernschwierigkeiten können nicht besser durch Intellektuelle Beeinträchtigungen, unkorrigierte Seh- oder Hörminderungen, andere psychische oder neurologische Störungen, widrige psychosoziale Umstände, unzureichende Beherrschung der Unterrichtssprache, unzureichende Beschulung oder unangemessene Unterrichtung erklärt werden.

Beachte: Die Bewertung der vier diagnostischen Kriterien erfolgt auf der Grundlage einer klinischen Synthese aus individueller Vorgeschichte (Entwicklungs-, Kranken-, Familien- und Schulgeschichte), Schulzeugnissen und -berichten, psychologischer Untersuchung und Schulleistungsuntersuchung.

Codierhinweis: Bestimme alle schulischen Bereiche und alle Teilfertigkeiten, die beeinträchtigt sind. Wenn mehr als ein Bereich beeinträchtigt ist, sollte jeder Bereich anhand der folgenden Zusatzcodierungen einzeln vermerkt werden.

Bestimme, ob:

F81.0 Mit Beeinträchtigung beim Lesen:

Lesegenauigkeit

Lesegeschwindigkeit oder -flüssigkeit

Leseverständnis

Beachte: *Dyslexie* ist eine alternative Bezeichnung, die sich auf ein Muster von Lernschwierigkeiten hinsichtlich der genauen oder flüssigen Worterkennung, der Graphem-Phonem-Zuordnung und der Rechtschreibung, bezieht. Wenn Dyslexie genutzt wird, um dieses spezielle Störungsmuster zu bestimmen, ist es wichtig, alle ebenfalls vorhandenen Schwierigkeiten zusätzlich zu bestimmen, wie z. B. Schwierigkeiten beim Leseverständnis oder mathematischen Schlussfolgern.

F81.81 Mit Beeinträchtigung beim Schriftlichen Ausdruck:

Rechtschreibung

Genauigkeit der Grammatik und der Zeichensetzung

Klarheit oder Strukturierung des Schriftlichen Ausdrucks

F81.2 Mit Beeinträchtigung beim Rechnen:

Zahlenverständnis

Einprägen Arithmetischer Fakten

Genaues oder Flüssiges Rechnen

Genaues Mathematisches Schlussfolgern

Beachte: *Dyskalkulie* ist eine alternative Bezeichnung, die sich auf ein Muster von Schwierigkeiten bei der Verarbeitung numerischer Informationen, beim Erwerb arithmetischer Fakten und bei der schnellen und genauen Durchführung von Rechenaufgaben bezieht. Wenn Dyskalkulie genutzt wird, um dieses spezielle Muster von Rechenschwierigkeiten zu bestimmen, ist es wichtig, alle anderen ebenfalls vorhandenen Schwierigkeiten zusätzlich zu bestimmen, wie z. B. Schwierigkeiten beim mathematischen oder schriftsprachlichen Schlussfolgern.

Bestimme den aktuellen Schweregrad:

Leicht: Einzelne Schwierigkeiten beim Erwerb von Fertigkeiten in einem oder zwei Lernbereichen, deren Ausprägung so gering ist, dass die Person in der Lage ist, die Schwierigkeiten zu kompensieren oder gut damit zurechtzukommen, wenn Aufgabenstellungen angemessen modifiziert werden oder eine angemessene Unterstützung zur Verfügung gestellt wird, insbesondere während der Schuljahre.

Mittel: Deutliche Schwierigkeiten beim Erwerb von Fertigkeiten in einem oder mehreren Lernbereichen, sodass es unwahrscheinlich ist, dass die Person diese Fertigkeiten beherrschen wird ohne einige Phasen von intensiver und spezieller Förderung während der Schuljahre. Ein gewisses Maß an Aufgabenmodifikation oder Unterstützung am Arbeitsplatz oder zu Hause kann – mindestens für einen Teil des Schultages – notwendig sein, damit Aufgaben genau und effizient erledigt werden können.

Schwer: Stark ausgeprägte Schwierigkeiten beim Erlernen von Fertigkeiten in mehreren Lernbereichen, sodass es unwahrscheinlich ist, dass die Person diese Fertigkeiten erlernt ohne fortwährende intensive, individuelle und spezielle Förderung während eines Großteils der Schuljahre. Trotz angemessener Aufgabenmodifikation oder Unterstützungen zu Hause, in der Schule und am Arbeitsplatz gelingt es der Person nicht, alle täglichen Aufgaben effizient zu erledigen.

Codierungs- und Aufzeichnungskonventionen

Jeder beeinträchtigte Lernbereich und jede beeinträchtigte Teilfertigkeit der Spezifischen Lernstörung sollte dokumentiert werden. Aufgrund der Codierungsvorgabe der ICD müssen Beeinträchtigungen beim Lesen, Beeinträchtigungen beim schriftlichen Ausdruck und Beeinträchtigungen beim Rechnen jeweils mit den dazugehörigen Beeinträchtigungen in den Teilfertigkeiten separat codiert und aufgezeichnet werden. Zum Beispiel würden Beeinträchtigungen beim Lesen und Rechnen und in den Teilfertigkeiten Lesegeschwindigkeit und -flüssigkeit, Leseverständnis, genaues und flüssiges Rechnen und genaues mathematisches Schlussfolgern codiert und dokumentiert als F81.0 Spezifische Lernstörung mit Beeinträchtigungen beim Lesen, in der Lesegeschwindigkeit oder -flüssigkeit und im Leseverständnis; F81.2 Spezifische Lernstörung mit Beeinträchtigungen beim Rechnen, beim Genauen oder Flüssigen Rechnen und beim Genauen Mathematischen Schlussfolgern.

Motorische Störungen

Entwicklungsbezogene Koordinationsstörung F82

A. Der Erwerb und die Ausführung von koordinierten motorischen Bewegungsabläufen liegen wesentlich unter dem Niveau, das für das Lebensalter und die Lern- und Übungsmöglichkeiten der Person erwartet werden kann. Diese Schwierigkeiten manifestieren sich durch Ungeschicklichkeit (beispielsweise an Gegenstände stoßen) sowie durch verlangsamt ausgeführte und ungenau koordinierte Bewegungsabläufe (beispielsweise beim Fangen eines Objektes mit den Händen, Benutzen einer Schere oder von Besteck, Schreiben, Fahrrad fahren, bei sportlichen Aktivitäten).

B. Die unter A beschriebenen motorischen Schwierigkeiten behindern deutlich und überdauernd die Aktivitäten des täglichen Lebens, die für das Lebensalter angemessen wären (beispielsweise Selbstversorgung), und sie beeinträchtigen die schulische Leistungsfähigkeit, Ausbildungsaktivitäten, berufliche Tätigkeiten sowie das Freizeit- und Spielverhalten.

C. Der Beginn der Symptomatik liegt in einer frühen Entwicklungsphase.

D. Die motorischen Schwierigkeiten können nicht besser durch eine Intellektuelle Entwicklungsstörung (Intellektuelle Beeinträchtigung) oder Sehstörung erklärt werden, und sie können nicht auf neurologische Faktoren zurückgeführt werden, die mit Bewegungsabläufen in Verbindung stehen (z.B. Zerebralparese, Muskeldystrophie, degenerative Erkrankungen).

Stereotype Bewegungsstörung F98.4

A. Repetitive, scheinbar getriebene und keinem offensichtlichen Zweck dienende motorische Verhaltensweisen (z.B. Hände schütteln oder wedeln, wiegende Körperbewegungen, Kopfanschlagen, sich selbst beißen, sich selbst schlagen).

B. Die repetitiven motorischen Verhaltensweisen beeinträchtigen soziale, schulische oder andere Aktivitäten und können Selbstverletzungen zur Folge haben.

C. Der Beginn liegt in einer frühen Entwicklungsphase.
D. Die repetitiven motorischen Verhaltensweisen sind nicht Folge der physiologischen Wirkung einer Substanz oder eines neurologischen Krankheitsfaktors und können nicht besser durch eine andere Störung der neuronalen und mentalen Entwicklung oder eine andere psychische Störung (z.B. Trichotillomanie, Zwangsstörung) erklärt werden.

Bestimme, ob:

Mit Selbstverletzendem Verhalten (oder Verhalten, das ohne Anwendung von vorbeugenden Maßnahmen zu körperlichen Verletzungen führen würde)
Ohne Selbstverletzendes Verhalten

Bestimme, ob:

In Verbindung mit einem Bekannten Genetischen oder Anderen Medizinischen Krankheitsfaktor, einer Störung der Neuronalen und Mentalen Entwicklung oder einem Umweltfaktor (z.B. Lesch-Nyhan-Syndrom, Intellektueller Entwicklungsstörung [Intellektueller Beeinträchtigung], intrauteriner Alkoholexposition).
Codierhinweis: Verwende eine zusätzliche Codierung, um den dazugehörigen genetischen oder anderen medizinischen Krankheitsfaktor, eine Störung der neuronalen und mentalen Entwicklung oder den Umweltfaktor zu kennzeichnen.

Bestimme den aktuellen Schweregrad:

Leicht: Symptome können mithilfe sensorischer Stimuli oder Ablenkung leicht unterdrückt werden.
Mittel: Symptome erfordern deutliche Schutzmaßnahmen und Verhaltensänderungen.
Schwer: Kontinuierliche Beobachtung und Schutzmaßnahmen sind erforderlich, um ernsthafte Verletzungen zu verhindern.

Codierungs- und Aufzeichnungskonventionen

Wenn eine Stereotype Bewegungsstörung mit einem Bekannten Genetischen oder Medizinischen Krankheitsfaktor, einer Störungen der Neuronalen und Mentalen Entwicklung oder einem Umweltfaktor in Verbindung steht, wird Stereotype Bewegungsstörung in Verbindung mit (Name des Krankheitsfaktors, der Störung oder des Faktors) protokolliert (z. B. Stereotype Bewegungsstörung in Verbindung mit Lesch-Nyhan-Syndrom).

Tic-Störungen

Beachte: Tics sind plötzliche, schnelle, sich wiederholende, unrhythmische motorische Bewegungen oder Lautäußerungen.

Tourette-Störung F95.2

A. Multiple motorische Tics sowie mindestens ein vokaler Tic treten im Verlauf der Störung auf, jedoch nicht unbedingt gleichzeitig.
B. Die Tics können in ihrer Häufigkeit zu- oder abnehmen, sie bestehen jedoch seit Beginn des ersten Tics seit mehr als einem Jahr fort.
C. Der Beginn liegt vor dem Alter von 18 Jahren.
D. Die Störung ist nicht Folge der physiologischen Wirkung einer Substanz (z. B. Kokain) oder eines anderen medizinischen Krankheitsfaktors (z. B. Huntington-Erkrankung, postvirale Enzephalitis).

Persistierende (Chronische) Motorische oder Vokale Tic-Störung F95.1

A. Einzelne oder multiple, entweder motorische oder vokale Tics treten im Verlauf der Krankheit auf, jedoch nicht sowohl motorische als auch vokale Tics.
B. Die Tics können in ihrer Häufigkeit zu- und abnehmen, sie bestehen jedoch seit Beginn des ersten Tics seit mehr als einem Jahr fort.
C. Der Beginn liegt vor dem Alter von 18 Jahren.
D. Die Störung ist nicht Folge der physiologischen Wirkung einer Substanz (z. B. Kokain) oder eines anderen medizinischen Krankheitsfaktors (z. B. Huntington-Erkrankung, postvirale Enzephalitis).
E. Die Kriterien der Tourette-Störung waren zu keinem Zeitpunkt erfüllt.

Bestimme, ob:

Ausschließlich mit Motorischen Tics
Ausschließlich mit Vokalen Tics

Vorläufige Tic-Störung F95.0

A. Einzelne oder multiple motorische und/oder vokale Tics.
B. Die Tics treten seit Beginn des ersten Tics kürzer als ein Jahr auf.
C. Der Beginn liegt vor dem Alter von 18 Jahren.
D. Die Störung ist nicht Folge der physiologischen Wirkung einer Substanz (z. B. Kokain) oder eines anderen medizinischen Krankheitsfaktors (z. B. Huntington-Erkrankung, postvirale Enzephalitis).
E. Die Kriterien der Tourette-Störung oder der Persistierenden (Chronischen) Motorischen oder Vokalen Tic-Störung waren zu keinem Zeitpunkt erfüllt.

Andere Näher Bezeichnete Tic-Störung F95.8

Diese Kategorie gilt für Erscheinungsbilder, bei denen charakteristische Symptome der Tic-Störung vorherrschen, die in klinisch bedeutsamer Weise Leiden oder Beeinträchtigungen in sozialen, beruflichen oder anderen wichtigen Funktionsbereichen verursachen, bei denen die Kriterien für eine Tic-Störung oder eine andere Störung der neuronalen und mentalen Entwicklung aber nicht vollständig erfüllt sind. Die Kategorie Andere Näher Bezeichnete Tic-Störung wird in Situationen vergeben, in denen der Kliniker den Grund angeben möchte, warum die Kriterien für eine Tic-Störung oder eine bestimmte andere Störung der neuronalen und mentalen Entwicklung nicht erfüllt sind. In diesem Fall wird „Andere Näher Bezeichnete Tic-Störung" codiert, gefolgt vom jeweiligen Grund (z. B. „mit Beginn nach dem Alter von 18 Jahren").

Nicht Näher Bezeichnete Tic-Störung F95.9

Diese Kategorie gilt für Erscheinungsbilder, bei denen charakteristische Symptome der Tic-Störung vorherrschen, die in klinisch bedeutsamer Weise Leiden oder Beeinträchtigungen in sozialen, beruflichen oder anderen wichtigen Funktionsbereichen verursachen, bei denen die Kriterien für eine Tic-Störung oder eine andere Störung der neuronalen und mentalen Entwicklung aber nicht vollständig erfüllt sind. Die Kategorie Nicht Näher Bezeichnete Tic-Störung wird in Situationen vergeben, in denen der Kliniker den Grund *nicht* angeben möchte, warum die Kriterien für eine Tic-Störung oder für eine bestimmte andere Störung der neuronalen und mentalen Entwicklung *nicht* erfüllt sind. Sie beinhaltet auch Beschwerdebilder, für die nicht genügend Informationen vorliegen, um eine genauere Diagnose stellen zu können.

Andere Störungen der neuronalen und mentalen Entwicklung

Andere Näher Bezeichnete Störung der Neuronalen und Mentalen Entwicklung F88

Diese Kategorie gilt für Erscheinungsbilder, bei denen charakteristische Symptome einer Störung der neuronalen und mentalen Entwicklung vorherrschen, die in klinisch bedeutsamer Weise Leiden oder Beeinträchtigungen in sozialen, beruflichen oder anderen wichtigen Funktionsbereichen verursachen, bei denen die Kriterien für eine der beschriebenen Störungen der neuronalen und mentalen Entwicklung aber nicht vollständig erfüllt sind. Die Kategorie Andere Näher Bezeichnete Störung der Neuronalen und Mentalen Entwicklung wird in Situationen vergeben, in denen der Kliniker den Grund angeben möchte, warum die Kriterien für eine bestimmte Störung der neuronalen und mentalen Entwicklung nicht erfüllt sind. In diesem Fall wird „Andere Näher Bezeichnete Störung der Neuronalen und Mentalen Entwicklung“ codiert, gefolgt vom jeweiligen Grund (z.B. „Störung der neuronalen und mentalen Entwicklung bei pränataler Alkoholexposition“).

Ein Beispiel für ein Erscheinungsbild, das mithilfe der Kategorie „Andere Näher Bezeichnete Störung der Neuronalen und Mentalen Entwicklung“ beschrieben werden kann, ist:

Störung der neuronalen und mentalen Entwicklung bei pränataler Alkoholexposition: Eine Störung der neuronalen und mentalen Entwicklung bei pränataler Alkoholexposition ist durch eine große Bandbreite an Entwicklungsstörungen gekennzeichnet, die nach einer Alkoholexposition in utero auftreten können.

Nicht Näher Bezeichnete Störung der Neuronalen und Mentalen Entwicklung F89

Diese Kategorie gilt für Erscheinungsbilder, bei denen charakteristische Symptome einer Störung der neuronalen und mentalen Entwicklung vorherrschen, die in klinisch bedeutsamer Weise Leiden oder Beeinträchtigungen in sozialen, beruflichen oder anderen wichtigen Funktionsbereichen verursachen, bei denen die Kriterien für eine der beschriebenen Störungen der neuronalen und mentalen Entwicklung aber nicht vollständig erfüllt sind. Die Kategorie Nicht Näher Bezeichnete Störung der Neuronalen und Mentalen Entwicklung wird in Situationen vergeben, in denen der Kliniker den Grund *nicht* angeben möchte, warum die Kriterien für eine bestimmte Störung der neuronalen und mentalen Entwicklung nicht erfüllt sind. Sie beinhaltet auch Beschwerdebilder, für die nicht genügend Informationen vorliegen, um eine genauere Diagnose stellen zu können (z. B. bei Notaufnahmen).

Schizophrenie-Spektrum und andere psychotische Störungen

Schizotype (Persönlichkeits-)Störung

Die diagnostischen Kriterien und der Haupttext für die Schizotype Persönlichkeitsstörung finden sich im Kapitel „Persönlichkeitsstörungen". Da diese Störung jedoch dem Schizophrenie-Spektrum zuzurechnen und in der ICD-10 als „Schizotype Störung" benannt ist, wird sie in diesem Kapitel zumindest mit aufgeführt, jedoch im DSM-5-TR-Kapitel „Persönlichkeitsstörungen" ausführlich diskutiert.

Wahnhafte Störung F22

A. Vorhandensein von einem (oder mehreren) Wahnphänomen(en), die mindestens einen Monat lang anhalten.

B. Das Kriterium A einer Schizophrenie war niemals erfüllt.
Beachte: Sofern Halluzinationen vorhanden sind, so stehen diese nicht im Vordergrund und sind im Einklang mit dem Wahnthema (z. B. die Überzeugung des Befalls mit Insekten im Rahmen eines Dermatozoenwahns).

C. Abgesehen von den direkten Auswirkungen der Wahnphänomene ist das Funktionsniveau nicht wesentlich beeinträchtigt und das Verhalten ist weder offensichtlich ungewöhnlich noch bizarr.

D. Falls manische oder schwergradige depressive Episoden aufgetreten sind, war die Gesamtdauer dieser Episoden verglichen mit der Gesamtdauer der Wahnperioden relativ kurz.

E. Die Wahnphänomene sind nicht Folge der physiologischen Wirkung einer Substanz oder eines medizinischen Krankheitsfaktors und können nicht besser durch eine andere psychische Störung, wie eine Körperdysmorphe Störung oder eine Zwangsstörung, erklärt werden.

Bestimme, ob:

Typ mit Liebeswahn: Dieser Subtyp trifft zu, wenn das zentrale Wahnthema darin besteht, dass eine andere Person den Betroffenen liebt.

Typ mit Größenwahn: Dieser Subtyp trifft zu, wenn das zentrale Wahnthema in der Überzeugung besteht, über ein großes (aber unerkanntes) Talent oder entsprechende Erkenntnisse zu verfügen oder eine bedeutsame Entdeckung gemacht zu haben.

Typ mit Eifersuchtswahn: Dieser Subtyp trifft zu, wenn das zentrale Wahnthema einer Person darin besteht, dass ihr (Ehe-) Partner untreu ist.

Typ mit Verfolgungswahn: Dieser Subtyp trifft zu, wenn sich das zentrale Wahnthema einer Person auf die Überzeugung bezieht, man habe sich gegen sie verschworen, sie werde betrogen, ausspioniert, verfolgt, vergiftet oder unter Drogen gesetzt, bösartig verleumdet, belästigt oder am Erreichen langfristiger Ziele gehindert.

Typ mit Körperbezogenem Wahn: Dieser Subtyp trifft zu, wenn das zentrale Wahnthema sich auf körperliche Funktionen und Empfindungen bezieht.

Typ mit Gemischtem Wahn: Dieser Subtyp trifft zu, wenn kein einzelnes Wahnthema vorherrschend ist.

Nicht Näher Bezeichneter Typ: Dieser Subtyp trifft zu, wenn das vorherrschende Wahnthema nicht genau bestimmt werden kann oder in den vorgegebenen Typen nicht beschrieben ist (z. B. Beziehungswahn ohne ausgeprägte Verfolgungs- oder Größenideen).

Bestimme, ob:

Mit Bizarrem Inhalt: Wahnphänomene werden als bizarr eingestuft, wenn sie eindeutig unmöglich, nicht nachvollziehbar und nicht aus alltäglichen Erfahrungen herleitbar sind (z. B. die Überzeugung von Betroffenen, dass ein Fremder innere Organe der Betroffenen entfernt und durch die Organe einer anderen Person ersetzt hat, ohne Wunden oder Narben zu hinterlassen).

Bestimme, ob:

Die folgenden Zusatzcodierungen zum Verlauf sollen nur bei einer Erkrankungsdauer von einem Jahr verwendet werden:

Erste Episode, Gegenwärtig Akut: Erstmanifestation der Störung, bei der die bestimmenden diagnostischen Symptom-

und Zeitkriterien erfüllt sind. Eine *akute Episode* ist ein Zeitabschnitt, in dem die Symptomkriterien erfüllt sind.
Erste Episode, Gegenwärtig Teilremittiert: *Teilremission* beschreibt einen Zeitabschnitt, in dem eine Verbesserung nach einer vorangegangenen Episode aufrechterhalten wird und die Kriterien der Störung nur teilweise erfüllt sind.
Erste Episode, Gegenwärtig Vollremittiert: Eine *vollständige Remission* beschreibt einen Zeitabschnitt nach einer vorangegangenen Episode, in dem keine störungsspezifischen Symptome vorhanden sind.
Multiple Episoden, Gegenwärtig Akut
Multiple Episoden, Gegenwärtig Teilremittiert
Multiple Episoden, Gegenwärtig Vollremittiert
Kontinuierlich: Symptome, die die diagnostischen Symptomkriterien der Störung erfüllen, bleiben für den Großteil des Krankheitsverlaufs bestehen, wobei Zeiträume mit unterschwelligen Symptomausprägungen nur von sehr kurzer Dauer im Verhältnis zum Gesamtverlauf der Erkrankung sind.
Nicht Näher Bezeichnet

Bestimme den aktuellen Schweregrad:

Der Schweregrad wird mittels einer quantitativen Einschätzung der primären Symptome einer Psychose bestimmt, hierzu zählen Wahn, Halluzinationen, desorganisierte Sprechweise, ungewöhnliches psychomotorisches Verhalten und Negativsymptome. Der aktuelle Schweregrad (betrachtet wird der schwerste Ausprägungsgrad während der vergangenen 7 Tage) jedes dieser Symptome kann auf einer fünfstufigen Skala von 0 (nicht vorhanden) bis 4 (vorhanden und schwergradig) eingestuft werden. (Siehe „Klinische Beurteilung der Dimensionen psychotischer Symptomschwere“ im Kapitel „Erhebungsinstrumente“.)
Beachte: Die Diagnose einer Wahnhaften Störung kann auch ohne diese zusätzliche Schweregradcodierung gestellt werden.

Kurze Psychotische Störung F23

A. Vorhandensein eines (oder mehrerer) der folgenden Symptome. Mindestens eines davon muss (1), (2) oder (3) sein:
   1. Wahn.
   2. Halluzinationen.

3. Desorganisierte Sprechweise (z. B. häufiges Entgleisen oder Zerfahrenheit).
4. Grob desorganisiertes oder katatones Verhalten.

Beachte: Ein Symptom sollte nicht gewertet werden, wenn es sich um ein kulturell gebilligtes Reaktionsmuster handelt.

B. Die Dauer einer Episode beträgt mindestens einen Tag, aber weniger als einen Monat, mit möglicher Rückkehr zum prämorbiden Funktionsniveau.

C. Das Störungsbild kann nicht besser erklärt werden durch eine Major Depression oder eine bipolare Störung mit psychotischen Merkmalen oder eine andere psychotische Störung, wie eine Schizophrenie oder eine Katatonie, und ist nicht Folge der physiologischen Wirkung einer Substanz (z. B. eine Substanz mit Missbrauchspotenzial oder ein Medikament) oder eines medizinischen Krankheitsfaktors.

Bestimme ob:

Mit Deutlichen Belastungsfaktoren (kurze reaktive Psychose): Wenn die Symptome kurz nach und offensichtlich als Reaktion auf Ereignisse auftreten, die einzeln oder zusammengenommen für fast jede Person desselben Kulturkreises unter ähnlichen Umständen erheblich belastend wären.

Ohne Deutliche Belastungsfaktoren: Wenn die psychotischen Symptome nicht kurz nach oder offensichtlich als Reaktion auf Ereignisse auftreten, die einzeln oder zusammengenommen für fast jede Person desselben Kulturkreises unter ähnlichen Umständen erheblich belastend wären.

Mit Peripartalem Beginn: Bei Beginn während der Schwangerschaft oder innerhalb von 4 Wochen nach der Entbindung.

Bestimme, ob:

Mit Katatonie (für eine Definition siehe die Kriterien für Katatonie in Verbindung mit einer Anderen Psychischen Störung, S. 68–69).

Codierhinweis: Codiere zusätzlich F06.1 Katatonie in Verbindung mit einer Kurzen Psychotischen Störung, um das Vorhandensein einer komorbiden Katatonie anzuzeigen.

Bestimme den aktuellen Schweregrad:

Der Schweregrad wird mittels einer quantitativen Einschätzung der primären Symptome einer Psychose bestimmt, hierzu zählen Wahn, Halluzinationen, desorganisierte Sprechweise, un-

gewöhnliches psychomotorisches Verhalten und Negativsymptome. Der aktuelle Schweregrad (betrachtet wird der schwerste Ausprägungsgrad während der vergangenen 7 Tage) jedes dieser Symptome kann auf einer fünfstufigen Skala von 0 (nicht vorhanden) bis 4 (vorhanden und schwergradig) eingestuft werden. (Siehe „Klinische Beurteilung der Dimensionen psychotischer Symptomschwere" im Kapitel „Erhebungsinstrumente".)
Beachte: Die Diagnose einer Kurzen Psychotischen Störung kann auch ohne diese zusätzliche Schweregradcodierung gestellt werden.

Schizophreniforme Störung F20.81

A. Zwei (oder mehr) der folgenden Symptome, jedes bestehend für einen erheblichen Teil einer einmonatigen Zeitspanne (oder kürzer, wenn erfolgreich behandelt). Mindestens eines dieser Symptome muss (1), (2) oder (3) sein.
   1. Wahn.
   2. Halluzinationen.
   3. Desorganisierte Sprechweise (z.B. häufiges Entgleisen oder Zerfahrenheit).
   4. Grob desorganisiertes oder katatones Verhalten.
   5. Negativsymptome (z.B. verminderter emotionaler Ausdruck oder Avolition [reduzierte Willenskraft])

B. Eine Episode dauert mindestens einen Monat, aber weniger als 6 Monate. Wenn die Diagnose ohne Abwarten einer Gesundung gestellt werden muss, sollte sie als „vorläufig" gekennzeichnet werden.

C. Eine Schizoaffektive Störung und eine depressive oder bipolare Störung mit psychotischen Merkmalen wurden ausgeschlossen, da entweder 1) keine Episode einer Major Depression oder Manie gemeinsam mit den floriden Symptomen aufgetreten ist oder 2) falls affektive Episoden während der floriden Phase aufgetreten sind, ihre Gesamtdauer im Vergleich zur Dauer der floriden und residualen Perioden kurz war.

D. Das Störungsbild ist nicht Folge der physiologischen Wirkung einer Substanz (z.B. eine Substanz mit Missbrauchspotenzial oder ein Medikament) oder eines medizinischen Krankheitsfaktors.

Bestimme ob:

Mit Günstigen Prognostischen Merkmalen: Diese Zusatzcodierung setzt das Vorhandensein von mindestens zwei der folgenden Faktoren voraus: Auftreten von ausgeprägten psychotischen Symptomen innerhalb von 4 Wochen nach den ersten bemerkbaren Veränderungen des üblichen Verhaltens oder der Leistungsfähigkeit; Konfusion oder Ratlosigkeit; gute prämorbide soziale und berufliche Leistungsfähigkeit; keine affektive Abstumpfung oder Verflachung.

Ohne Günstige Prognostische Merkmale: Diese Zusatzcodierung ist zu verwenden, wenn zwei oder mehr der oben genannten Merkmale nicht vorliegen.

Bestimme, ob:

Mit Katatonie (für eine Definition siehe die Kriterien für Katatonie in Verbindung mit einer Anderen Psychischen Störung, S. 68–69).

Codierhinweis: Codiere zusätzlich F06.1 Katatonie in Verbindung mit einer Schizophreniformen Störung, um das Vorhandensein einer komorbiden Katatonie anzuzeigen.

Bestimme den aktuellen Schweregrad:

Der Schweregrad wird mittels einer quantitativen Einschätzung der primären Symptome einer Psychose bestimmt, hierzu zählen Wahn, Halluzinationen, desorganisierte Sprechweise, ungewöhnliches psychomotorisches Verhalten und Negativsymptome. Der aktuelle Schweregrad (betrachtet wird der schwerste Ausprägungsgrad während der vergangenen 7 Tage) jedes dieser Symptome kann auf einer fünfstufigen Skala von 0 (nicht vorhanden) bis 4 (vorhanden und schwergradig) eingestuft werden. (Siehe „Klinische Beurteilung der Dimensionen psychotischer Symptomschwere" im Kapitel „Erhebungsinstrumente".)

Beachte: Die Diagnose einer Schizophreniformen Störung kann auch ohne diese zusätzliche Schweregradcodierung gestellt werden.

Schizophrenie F20.9

A. Zwei (oder mehr) der folgenden Symptome, jedes bestehend für einen erheblichen Teil einer einmonatigen Zeitspanne (oder kürzer, wenn erfolgreich behandelt). Mindestens eines dieser Symptome muss (1), (2) oder (3) sein.

1. Wahn.
2. Halluzinationen.
3. Desorganisierte Sprechweise (z.B. häufiges Entgleisen oder Zerfahrenheit).
4. Grob desorganisiertes oder katatones Verhalten.
5. Negativsymptome (z.B. verminderter emotionaler Ausdruck oder Avolition [reduzierte Willenskraft]).

B. Für eine erhebliche Zeitspanne seit dem Beginn der Störung sind eine oder mehrere zentrale Funktionsbereiche wie Arbeit, zwischenmenschliche Beziehungen oder Selbstfürsorge deutlich unter dem Niveau, das vor dem Beginn erreicht wurde (oder, falls der Beginn in der Kindheit oder Adoleszenz liegt, wird das zu erwartende Niveau der zwischenmenschlichen, geistigen oder beruflichen Leistungen nicht erreicht).

C. Zeichen des Störungsbildes halten durchgehend für mindestens 6 Monate an. Diese 6-monatige Periode muss mindestens einen Monat mit Symptomen (oder weniger, falls erfolgreich behandelt) umfassen, die das Kriterium A (d.h. floride Symptome) erfüllen, und kann Perioden mit prodromalen oder residualen Symptomen einschließen. Während dieser prodromalen oder residualen Perioden können sich die Zeichen des Störungsbildes auch durch ausschließlich negative Symptome oder durch zwei oder mehr Symptome manifestieren, die im Kriterium A aufgelistet und in einer abgeschwächten Form vorhanden sind (z.B. seltsame Überzeugungen, ungewöhnliche Wahrnehmungserlebnisse).

D. Eine Schizoaffektive Störung und eine depressive oder bipolare Störung mit psychotischen Merkmalen wurden ausgeschlossen, da entweder 1) keine Episode einer Major Depression oder Manie gemeinsam mit den floriden Symptomen aufgetreten ist oder 2) falls affektive Episoden während der floriden Phase aufgetreten sind, ihre Gesamtdauer im Vergleich zur Dauer der floriden und residualen Perioden kurz war.

E. Das Störungsbild ist nicht Folge der physiologischen Wirkung einer Substanz (z.B. eine Substanz mit Missbrauchspotenzial oder ein Medikament) oder eines medizinischen Krankheitsfaktors.

F. Bei einer Vorgeschichte mit einer Autismus-Spektrum-Störung oder einer Kommunikationsstörung mit Beginn im Kindesalter wird die zusätzliche Diagnose einer Schizophrenie nur dann gestellt, wenn mindestens einen Monat lang (oder weniger, falls erfolgreich behandelt) zusätzlich zu den anderen erforderlichen Symptomen einer Schizophrenie auch ausgeprägte Wahnphänomene oder Halluzinationen vorhanden sind.

Bestimme, ob:
Die folgenden Verlaufscodierungen sollen nur bei einer Erkrankungsdauer von einem Jahr verwendet werden und wenn sie nicht im Widerspruch zu den diagnostischen Verlaufskriterien stehen.

Erste Episode, Gegenwärtig Akut: Erstmanifestation der Störung, bei der die bestimmenden diagnostischen Symptom- und Zeitkriterien erfüllt sind. Eine *akute Episode* ist ein Zeitabschnitt, in dem die Symptomkriterien erfüllt sind.

Erste Episode, Gegenwärtig Teilremittiert: *Teilremission* beschreibt einen Zeitabschnitt, in dem eine Verbesserung nach einer vorangegangenen Episode aufrechterhalten wird und die Kriterien der Störung nur teilweise erfüllt sind.

Erste Episode, Gegenwärtig Vollremittiert: Eine *vollständige Remission* beschreibt einen Zeitabschnitt nach einer vorangegangenen Episode, in dem keine störungsspezifischen Symptome vorhanden sind.

Multiple Episoden, Gegenwärtig Akut: Multiple Episoden können nach einem Minimum von zwei Episoden diagnostiziert werden (d.h. nach einer Erstmanifestation, einer Remission und mindestens einem Rezidiv).

Multiple Episoden, Gegenwärtig Teilremittiert

Multiple Episoden, Gegenwärtig Vollremittiert

Kontinuierlich: Symptome, die die diagnostischen Symptomkriterien der Störung erfüllen, bleiben für den Großteil des Krankheitsverlaufs bestehen, wobei Zeiträume mit unterschwelligen Symptomausprägungen nur von sehr kurzer Dauer im Verhältnis zum Gesamtverlauf der Erkrankung sind.

Nicht Näher Bezeichnet

Bestimme, ob:

Mit Katatonie (für eine Definition siehe die Kriterien für Katatonie in Verbindung mit einer Anderen Psychischen Störung, S. 68–69).

Codierhinweis: Codiere zusätzlich F06.1 Katatonie in Verbindung mit einer Schizophrenie, um das Vorhandensein einer komorbiden Katatonie anzuzeigen.

Bestimme den aktuellen Schweregrad:

Der Schweregrad wird mittels einer quantitativen Einschätzung der primären Symptome einer Psychose bestimmt, hierzu zählen Wahn, Halluzinationen, desorganisierte Sprechweise, ungewöhnliches psychomotorisches Verhalten und Negativsymptome. Der aktuelle Schweregrad (betrachtet wird der schwerste Ausprägungsgrad während der vergangenen 7 Tage) jedes dieser Symptome kann auf einer fünfstufigen Skala von 0 (nicht vorhanden) bis 4 (vorhanden und schwergradig) eingestuft werden. (Siehe „Klinische Beurteilung der Dimensionen psychotischer Symptomschwere" im Kapitel „Erhebungsinstrumente".)

Beachte: Die Diagnose einer Schizophrenie kann auch ohne diese zusätzliche Schweregradcodierung gestellt werden.

Schizoaffektive Störung

A. Ununterbrochene Krankheitsperiode, während der entweder eine Episode einer Major Depression oder eine manische Episode besteht, gleichzeitig mit Kriterium A der Schizophrenie.
Beachte: Die Episode der Major Depression muss das Kriterium A1, depressive Verstimmung, einschließen.

B. Wahnphänomene oder Halluzinationen für mindestens 2 Wochen bei gleichzeitiger Abwesenheit einer affektiven Episode (depressiv oder manisch) während der Lebenszeitdauer der Erkrankung.

C. Symptome, die die Kriterien einer affektiven Episode erfüllen, bestehen die meiste Zeit der Gesamtdauer der floriden und residualen Perioden der Erkrankung.

D. Das Störungsbild ist nicht Folge der physiologischen Wirkung einer Substanz (z.B. eine Substanz mit Missbrauchspotenzial oder ein Medikament) oder eines medizinischen Krankheitsfaktors.

Bestimme, ob:

F25.0 Bipolarer Typ: Dieser Subtyp liegt vor, wenn eine manische Episode Teil des Erscheinungsbildes ist. Episoden einer Major Depression können ebenfalls auftreten.

F25.1 Depressiver Typ: Dieser Subtyp liegt vor, wenn nur Episoden einer Major Depression Teil des Erscheinungsbildes sind.

Bestimme, ob:

Mit Katatonie (für eine Definition siehe die Kriterien für Katatonie in Verbindung mit einer Anderen Psychischen Störung, S. 68–69).

Codierhinweis: Codiere zusätzlich F06.1 Katatonie in Verbindung mit einer Schizoaffektiven Störung, um das Vorhandensein einer komorbiden Katatonie anzuzeigen.

Bestimme, ob:

Die folgenden Verlaufscodierungen sollen nur bei einer Erkrankungsdauer von 1 Jahr verwendet werden und wenn sie nicht im Widerspruch zu den diagnostischen Verlaufskriterien stehen.

Erste Episode, Gegenwärtig Akut: Erstmanifestation der Störung, bei der die bestimmenden diagnostischen Symptom- und Zeitkriterien erfüllt sind. Eine *akute Episode* ist ein Zeitabschnitt, in dem die Symptomkriterien erfüllt werden.

Erste Episode, Gegenwärtig Teilremittiert: *Teilremission* beschreibt einen Zeitabschnitt, in dem eine Verbesserung nach einer vorangegangenen Episode aufrechterhalten wird und die Kriterien der Störung nur teilweise erfüllt sind.

Erste Episode, Gegenwärtig Vollremittiert: Eine *vollständige Remission* beschreibt einen Zeitabschnitt nach einer vorangegangenen Episode, in dem keine störungsspezifischen Symptome vorhanden sind.

Multiple Episoden, Gegenwärtig Akut: Multiple Episoden können nach einem Minimum von zwei Episoden diagnostiziert werden (d.h. nach einer Erstmanifestation, einer Remission und mindestens einem Rezidiv).

Multiple Episoden, Gegenwärtig Teilremittiert

Multiple Episoden, Gegenwärtig Vollremittiert

Kontinuierlich: Symptome, die die diagnostischen Symptomkriterien der Störung erfüllen, bleiben für den Großteil des Krankheitsverlaufs bestehen, wobei Zeiträume mit unterschwelligen Symptomausprägungen nur von sehr kurzer Dauer im Verhältnis zum Gesamtverlauf der Erkrankung sind.

Nicht Näher Bezeichnet

Bestimme den aktuellen Schweregrad:

Der Schweregrad wird mittels einer quantitativen Einschätzung der primären Symptome einer Psychose bestimmt, hierzu zählen Wahn, Halluzinationen, desorganisierte Sprechweise, ungewöhnliches psychomotorisches Verhalten und Negativsymptome.

Der aktuelle Schweregrad (betrachtet wird der schwerste Ausprägungsgrad während der vergangenen 7 Tage) jedes dieser Symptome kann auf einer fünfstufigen Skala von 0 (nicht vorhanden) bis 4 (vorhanden und schwergradig) eingestuft werden. (Siehe „Klinische Beurteilung der Dimensionen psychotischer Symptomschwere“ im Kapitel „Erhebungsinstrumente“.)
Beachte: Die Diagnose einer Schizoaffektiven Störung kann auch ohne diese zusätzliche Schweregradcodierung gestellt werden.

Substanz-/Medikamenteninduzierte Psychotische Störung

A. Vorhandensein von einem oder beiden der folgenden Symptome:
   1. Wahn.
   2. Halluzinationen.

B. Es gibt Hinweise aus der Vorgeschichte, körperlichen Untersuchung oder Laboruntersuchungen auf sowohl (1) als auch (2):
   1. Die Symptome aus Kriterium A entwickelten sich während oder kurz nach einer Substanzintoxikation oder einem Substanzentzug oder nach Einnahme oder Absetzen eines Medikaments.
   2. Die betreffende Substanz/das Medikament ist in der Lage, die Symptome aus Kriterium A hervorzurufen.

C. Das Störungsbild kann nicht besser durch eine nicht substanz-/medikamenteninduzierte psychotische Störung erklärt werden. Hinweise auf eine eigenständige psychotische Störung können sein:
   Die Symptome waren vor Beginn der Substanz- oder Medikamenteneinnahme vorhanden; die Symptome halten über eine beträchtliche Zeitspanne (z. B. etwa 1 Monat) nach Beendigung des akuten Entzugs oder nach einer schweren Intoxikation an; oder es gibt andere Hinweise auf eine eigenständige, nicht substanz- oder medikamenteninduzierte psychotische Störung (z. B. wiederholt aufgetretene, nicht Substanz- oder Medikamenteninduzierte Episoden einer psychotischen Störung in der Vorgeschichte).

D. Das Störungsbild tritt nicht ausschließlich im Verlauf eines Delirs auf.

E. Das Störungsbild verursacht in klinisch bedeutsamer Weise Leiden oder Beeinträchtigungen in sozialen, beruflichen oder anderen wichtigen Funktionsbereichen.

Beachte: Diese Diagnose soll nur dann anstelle der Diagnose einer Substanzintoxikation oder eines Substanzentzugs gestellt werden, wenn die Symptome aus Kriterium A im Vordergrund des klinischen Beschwerdebildes stehen und schwer genug sind, um klinische Beachtung zu rechtfertigen.

Codierhinweis: Die ICD-10-CM-Codes für die [Spezifische Substanz-/Medikamenten-]induzierten Psychotischen Störungen sind in der untenstehenden Tabelle angegeben. Zu beachten ist, dass die ICD-10-CM-Codierung davon abhängt, ob eine komorbide Substanzkonsumstörung für die gleiche Substanzklasse vorliegt. In jedem Fall wird keine zusätzliche separate Diagnose einer Substanzkonsumstörung vergeben. Wenn eine leichtgradige Substanzkonsumstörung komorbid mit der Substanzinduzierten Psychotischen Störung besteht, wird die 4. Stelle mit einer „1" codiert, und der Kliniker sollte eine „Leichtgradige [Substanz-]konsumstörung" vor der Substanzinduzierten Psychotischen Störung angeben (z.B. „Leichtgradige Kokainkonsumstörung mit Kokaininduzierter Psychotischer Störung"). Wenn eine mittelgradige oder schwergradige Substanzkonsumstörung komorbid mit der Substanzinduzierten Psychotischen Störung besteht, wird die 4. Stelle mit einer „2" codiert, und der Kliniker sollte eine „Mittelgradige [Substanz-]konsumstörung" oder eine „Schwergradige [Substanz-]konsumstörung", je nach Schweregrad der komorbiden Substanzkonsumstörung, angeben. Wenn keine komorbide Substanzkonsumstörung vorliegt (z.B. nach einem einmaligen, massiven Konsum der Substanz), dann wird die 4. Stelle mit einer „9" codiert, und der Kliniker sollte nur die Substanzinduzierte Psychotische Störung angeben.

Bestimme, ob (siehe Tabelle 1 im Kapitel „Störungen im Zusammenhang mit psychotropen Substanzen und abhängigen Verhaltensweisen", welche angibt, ob „mit Beginn während der Intoxikation" und/oder „mit Beginn während des Entzugs" für die angegebene Substanzklasse gilt; oder *bestimme, ob* „mit Beginn nach Medikamenteneinnahme"):

Mit Beginn während der Intoxikation: Wenn die Kriterien für eine Substanzintoxikation erfüllt sind und die Symptome während der Intoxikation auftreten.

	ICD-10-CM		
	Mit Leichtgradiger Substanzkonsumstörung	Mit Mittelgradiger oder Schwergradiger Substanzkonsumstörung	Ohne Substanzkonsumstörung
Alkohol	F10.159	F10.259	F10.959
Cannabis	F12.159	F12.259	F12.959
Phencyclidin	F16.159	F16.259	F16.959
Andere Halluzinogene	F16.159	F16.259	F16.959
Inhalanzien	F18.159	F18.259	F18.959
Sedativa, Hypnotika oder Anxiolytika	F13.159	F13.259	F13.959
Substanzen des Amphetamin-Typs (oder andere Stimulanzien)	F15.159	F15.259	F15.959
Kokain	F14.159	F14.259	F14.959
Andere (oder unbekannte) Substanzen	F19.159	F19.259	F19.959

Mit Beginn während des Entzugs: Wenn die Kriterien für einen Substanzentzug erfüllt sind und die Symptome während oder kurz nach dem Entzug auftreten.

Mit Beginn nach Medikamenteneinnahme: Wenn Symptome entweder zu Beginn der Medikamenteneinnahme, mit einer Umstellung der Medikamenteneinnahme oder beim Absetzen des Medikaments auftreten.

Bestimme den aktuellen Schweregrad:

Der Schweregrad wird mittels einer quantitativen Einschätzung der primären Symptome einer Psychose bestimmt, hierzu zählen Wahn, Halluzinationen, desorganisierte Sprechweise, ungewöhnliches psychomotorisches Verhalten und Negativsymptome. Der aktuelle Schweregrad (betrachtet wird der schwerste Ausprägungsgrad während der vergangenen 7 Tage) jedes dieser Symptome kann auf einer fünfstufigen Skala von 0 (nicht vorhanden) bis 4 (vorhanden und schwergradig) eingestuft werden. (Siehe „Klinische Beurteilung der Dimensionen psychotischer Symptomschwere“ im Kapitel „Erhebungsinstrumente“.)

Beachte: Die Diagnose einer Substanz-/Medikamenteninduzierten Psychotischen Störung kann auch ohne diese zusätzliche Schweregradcodierung gestellt werden.

Codierungs- und Aufzeichnungskonventionen

Die Bezeichnung der Substanz-/Medikamenteninduzierten Psychotischen Störung beginnt mit der spezifischen Substanz (z. B. Kokain, Dexamethason), die vermutlich die Wahnphänomene oder Halluzinationen verursacht. Der diagnostische Code wird aus der Tabelle ausgewählt, die dem Kriterienkatalog beigefügt ist, und die auf den Substanzklassen und dem Vorhandensein oder Fehlen einer komorbiden Substanzkonsumstörung basiert. Für Substanzen, die keiner der aufgeführten Klassen zugeordnet werden können (z. B. Dexamethason), sollte die Codierung für „andere (oder unbekannte) Substanzen“ benutzt werden; und in Fällen, in denen eine Substanz als ätiologischer Faktor angesehen wird, die spezifische Substanzklasse aber unbekannt ist, sollte ebenfalls diese Codierung benutzt werden.

Bei der Aufzeichnung der Störung wird die komorbide Substanzkonsumstörung (ggf.) zuerst aufgeführt, gefolgt von dem Wort „mit“, gefolgt von dem Namen der Substanzinduzierten Psychotischen Störung, gefolgt von der Spezifikation des Beginns (z. B. mit Beginn während der Intoxikation, mit Beginn während des Entzugs). Zum Beispiel lautet im Fall von Wahnphänomenen, die bei einer Person mit einer Schwergradigen Kokainkonsumstörung während einer Intoxikation auftreten, die Diagnose F14.259 Schwergradige Kokainkonsumstörung mit einer Kokaininduzierten Psychotischen Störung mit Beginn während der Intoxikation. Eine eigenständige Diagnose der komorbiden Schwergradigen Kokainkonsumstörung wird nicht vergeben. Wenn die Substanzinduzierte Psychotische Störung ohne eine komorbide Substanzkonsumstörung auftritt (z.B. nach einem einmaligen, massiven Konsum der Substanz), wird keine komorbide Substanzkonsumstörung vermerkt (z.B. F16.959 Phencyclidininduzierte Psychotische Störung mit Beginn während der Intoxikation). Wenn festgestellt wird, dass mehrere Substanzen eine bedeutsame Rolle für die Entwicklung der psychotischen Symptome spielen, sollte jede Substanz einzeln aufgeführt werden (z.B. F12.259 Schwergradige Cannabiskonsumstörung mit einer Cannabisinduzierten Psychotischen Störung mit Beginn während der Intoxikation; F16.159 Leichtgradige Phencyclidinkonsumstörung mit einer Phencyclidininduzierten Psychotischen Störung mit Beginn während der Intoxikation).

Psychotische Störung aufgrund eines Anderen Medizinischen Krankheitsfaktors

A. Ausgeprägte Halluzinationen oder Wahnphänomene.
B. Es gibt Hinweise aus der Vorgeschichte, körperlichen Untersuchung oder Laboruntersuchungen, die zeigen, dass das Störungsbild eine direkte pathophysiologische Folge eines anderen medizinischen Krankheitsfaktors ist.
C. Das Störungsbild kann nicht besser durch eine andere psychische Störung erklärt werden.
D. Das Störungsbild tritt nicht ausschließlich im Verlauf eines Delirs auf.
E. Das Störungsbild verursacht in klinisch bedeutsamer Weise Leiden oder Beeinträchtigungen in sozialen, beruflichen oder anderen wichtigen Funktionsbereichen.

Bestimme, ob:
Codiere auf der Basis des vorherrschenden Symptoms:

F06.2 Mit Wahn: Wenn Wahnphänomene das vorherrschende Symptom sind.

F06.0 Mit Halluzinationen: Wenn Halluzinationen das vorherrschende Symptom sind.

Codierhinweis: Notiere den Namen des medizinischen Krankheitsfaktors in der Bezeichnung der psychischen Störung (z.B. F06.2 Psychotische Störung aufgrund eines Malignen Lungentumors, mit Wahn). Der medizinische Krankheitsfaktor sollte separat direkt vor der Psychotischen Störung aufgrund eines Anderen Medizinischen Krankheitsfaktors codiert und gelistet werden (z. B. C34.90 Maligner Lungentumor; F06.2 Psychotische Störung aufgrund eines Malignen Lungentumors, mit Wahn).

Bestimme den aktuellen Schweregrad:

Der Schweregrad wird mittels einer quantitativen Einschätzung der primären Symptome einer Psychose bestimmt, hierzu zählen Wahn, Halluzinationen, desorganisierte Sprechweise, ungewöhnliches psychomotorisches Verhalten und Negativsymptome. Der aktuelle Schweregrad (betrachtet wird der schwerste Ausprägungsgrad während der vergangenen 7 Tage) jedes dieser Symptome kann auf einer fünfstufigen Skala von 0 (nicht vorhanden) bis 4 (vorhanden und schwergradig) eingestuft werden. (Siehe „Klinische Beurteilung der Dimensionen psychotischer Symptomschwere“ im Kapitel „Erhebungsinstrumente“.)

Beachte: Die Diagnose Psychotische Störung aufgrund eines Anderen Medizinischen Krankheitsfaktors kann auch ohne diese zusätzliche Schweregradcodierung gestellt werden.

Katatonie

Katatonie in Verbindung mit einer Anderen Psychischen Störung (Zusatzcodierung Katatonie) F06.1

A. Das klinische Bild wird von drei (oder mehr) der folgenden Symptome gekennzeichnet:
   1. Stupor (d. h. keine psychomotorische Aktivität, kein aktiver Austausch mit der Umgebung).
   2. Katalepsie (d. h. passive Einnahme einer Körperhaltung, die gegen die Schwerkraft gehalten wird).
   3. Wächserne Flexibilität (flexibilitas cerea, d. h. leichter, gleichmäßiger Widerstand gegenüber einer Veränderung der Körper- oder Extremitätenhaltung des Betroffenen durch den Untersucher).
   4. Mutismus (d. h. keine oder nur geringe verbale Antwort. [**Ausschlusskriterium:** bekannte Aphasie]).

5. Negativismus (d.h. widerständliche oder keine Befolgung von Anweisungen oder bei anderen äußeren Reizen).
6. Verharren (d.h. spontanes und aktives Aufrechterhalten einer einmal eingenommenen Körperhaltung gegen die Schwerkraft).
7. Manierismen (d.h. eigentümliche, umständliche Karikatur normaler Handlungen).
8. Stereotypien (d.h. repetitive, abnorm häufige, nicht zielgerichtete Bewegungen).
9. Agitation, nicht durch äußere Reize beeinflusst.
10. Grimassieren.
11. Echolalie (d.h. Nachahmen der Sprache eines anderen).
12. Echopraxie (d.h. Nachahmen der Bewegungen eines anderen).

Codierhinweis: Notiere den Namen der assoziierten psychischen Störung bei der Erfassung der Erkrankung (z.B. F06.1 Katatonie in Verbindung mit einer Major Depression). Codiere zuerst die assoziierte psychische Störung (z.B. Störung der neuronalen und mentalen Entwicklung, Kurze Psychotische Störung, Schizophreniforme Störung, Schizophrenie, Schizoaffektive Störung, bipolare Störung, Major Depression oder andere psychische Störung) (z.B. F25.1 Schizoaffektive Störung, Depressiver Typ; F06.1 Katatonie in Verbindung mit einer Schizoaffektiven Störung).

Katatonie aufgrund eines Anderen Medizinischen Krankheitsfaktors F06.1

A. Das klinische Bild wird von drei (oder mehr) der der folgenden Symptome gekennzeichnet:
   1. Stupor (d.h. keine psychomotorische Aktivität, kein aktiver Austausch mit der Umgebung).
   2. Katalepsie (d.h. passive Einnahme einer Körperhaltung, die gegen die Schwerkraft gehalten wird).
   3. Wächserne Flexibilität (flexibilitas cerea, d.h. leichter, gleichmäßiger Widerstand gegenüber einer Veränderung der Körper- oder Extremitätenhaltung der Betroffenen durch den Untersucher).
   4. Mutismus (d.h. keine oder nur geringe verbale Antwort. [**Ausschlusskriterium:** bekannte Aphasie]).

5. Negativismus (d.h. widerständliche oder keine Befolgung von Anweisungen oder bei anderen äußeren Reizen).
6. Verharren (d.h. spontane und aktive Aufrechterhalten einer einmal eingenommenen Haltung oder Stellung gegen die Schwerkraft).
7. Manierismen (d.h. eigentümliche, umständliche Karikatur normaler Handlungen).
8. Stereotypien (d.h. repetitive, abnorm häufige, nicht zielgerichtete Bewegungen).
9. Agitation, nicht durch äußere Reize beeinflusst.
10. Grimassieren.
11. Echolalie (d.h. Nachahmen der Sprache eines anderen).
12. Echopraxie (d.h. Nachahmen der Bewegungen eines anderen).

B. Es gibt Hinweise aus der Vorgeschichte, körperlichen Untersuchung oder Laboruntersuchungen, die zeigen, dass das Störungsbild eine direkte pathophysiologische Folge eines anderen medizinischen Krankheitsfaktors ist.
C. Das Störungsbild wird nicht besser durch eine andere psychische Störung (z.B. manische Episode) erklärt.
D. Das Störungsbild tritt nicht ausschließlich im Verlauf eines Delirs auf.
E. Das Störungsbild verursacht in klinisch bedeutsamer Weise Leiden oder Beeinträchtigungen in sozialen, beruflichen oder anderen wichtigen Funktionsbereichen.

Codierhinweis: Notiere den Namen des medizinischen Krankheitsfaktors in der Bezeichnung der psychischen Störung (z.B. F06.1 Katatonie aufgrund Hepatischer Enzephalopathie). Der medizinische Krankheitsfaktor sollte separat direkt vor der Katatonie aufgrund eines Anderen Medizinischen Krankheitsfaktors codiert und gelistet werden (z.B. K76.82 Hepatische Enzephalopathie; F06.1 Katatonie aufgrund einer Hepatischen Enzephalopathie).

Nicht Näher Bezeichnete Katatonie

Diese Kategorie gilt für Erscheinungsbilder, bei denen katatone Symptome in klinisch bedeutsamer Weise Leiden oder Beeinträchtigungen in sozialen, beruflichen oder anderen wichtigen Funktionsbereichen verursachen, aber entweder die Ursache der zugrunde liegenden psychischen Störung oder eines anderen medizinischen Krankheitsfaktors unklar ist, die Kriterien einer Katatonie nicht vollständig erfüllt sind oder nicht genügend Informationen vorliegen, um eine genauere Diagnose stellen zu können (z. B. bei Notaufnahmen).

Codierhinweis: Codiere zuerst **R29.818** Sonstige Symptome, die das Nervensystem betreffen, gefolgt von **F06.1** Nicht Näher Bezeichnete Katatonie.

Andere Näher Bezeichnete Störung aus dem Schizophrenie-Spektrum und Andere Psychotische Störungen F28

Diese Kategorie gilt für Erscheinungsbilder, bei denen charakteristische Symptome einer Störung aus dem Schizophrenie-Spektrum oder einer anderen psychotischen Störung vorherrschen, die in klinisch bedeutsamer Weise Leiden oder Beeinträchtigungen in sozialen, beruflichen oder anderen wichtigen Funktionsbereichen verursachen, bei denen die Kriterien für eine Störung aus dem Schizophrenie-Spektrum oder einer anderen psychotischen Störung aber nicht vollständig erfüllt sind. Die Kategorie Andere Näher Bezeichnete Störung aus dem Schizophrenie-Spektrum und Andere Psychotische Störungen wird in Situationen vergeben, in denen der Kliniker den Grund angeben möchte, warum die Kriterien für eine bestimmte Störung aus dem Schizophrenie-Spektrum oder einer anderen psychotischen Störung nicht erfüllt sind. In diesem Fall wird „Andere Näher Bezeichnete Störung aus dem Schizophrenie-Spektrum und Andere Psychotische Störungen" codiert, gefolgt vom jeweiligen Grund (z. B. „persistierende akustische Halluzinationen").

Beispielhaft folgen Beschwerdebilder, die mithilfe der Kategorie „Andere Näher Bezeichnete Störung aus dem Schizophrenie-Spektrum und Andere Psychotische Störungen" beschrieben werden können:

1. **Persistierende akustische Halluzinationen**, die ohne andere zusätzliche Merkmale auftreten.
2. **Wahnphänomene, die signifikant mit Episoden affektiver Störungen überlappen:** Dies beinhaltet persistierende Wahn-

phänomene, die mit episodischen Stimmungsveränderungen überlappen, die während einer bedeutenden Zeitdauer der Wahnhaften Störung vorhanden sind (in einer Weise, dass das Kriterium, das kurze affektive Störungen bei einer Wahnhaften Störung kennzeichnet, nicht erfüllt wird).

3. **Attenuiertes Psychose-Syndrom:** Dieses Syndrom wird durch psychoseähnliche Symptome gekennzeichnet, die unterhalb der Schwelle einer voll ausgeprägten Psychose liegen (z. B. sind die Symptome weniger schwer ausgeprägt und eher vorübergehend, wobei die Einsichtsfähigkeit und Korrigierbarkeit weitgehend erhalten bleiben.)
4. **Wahnhafte Symptome im Kontext einer Beziehung zu einer Person mit vorstehendem Wa**hn: Im Rahmen von Beziehungen können wahnhafte Überzeugungen von der Person mit psychotischer Störung Inhalte für denselben Wahn des jeweilig anderen Partners liefern, der ansonsten möglicherweise keine Symptome aufweist, die die Kriterien für eine psychotische Störung erfüllen.

Nicht Näher Bezeichnete Störung aus dem Schizophrenie-Spektrum und Andere Psychotische Störungen F29

Diese Kategorie gilt für Erscheinungsbilder, bei denen charakteristische Symptome einer Störung aus dem Schizophrenie-Spektrum oder einer anderen psychotischen Störung vorherrschen, die in klinisch bedeutsamer Weise Leiden oder Beeinträchtigungen in sozialen, beruflichen oder anderen wichtigen Funktionsbereichen verursachen, bei denen die Kriterien für eine Störung aus dem Schizophrenie-Spektrum oder eine andere psychotische Störung aber nicht vollständig erfüllt sind. Die Kategorie Nicht Näher Bezeichnete Störung aus dem Schizophrenie-Spektrum und Andere Psychotische Störungen wird in Situationen vergeben, in denen der Kliniker den Grund *nicht* angeben möchte, warum die Kriterien für eine bestimmte Störung aus dem Schizophrenie-Spektrum oder eine andere psychotische Störung nicht erfüllt sind. Sie beinhaltet auch Beschwerdebilder, für die nicht genügend Informationen vorliegen, um eine genauere Diagnose stellen zu können (z. B. bei Notaufnahmen).

Bipolare und verwandte Störungen

Bipolar-I-Störung

Für die Diagnosestellung einer Bipolar-I-Störung ist es notwendig, dass die folgenden Kriterien einer manischen Episode erfüllt sind. Hypomane oder depressive Episoden können dabei der manischen Episode vorausgegangen sein oder ihr folgen.

Manische Episode

A. Eine abgegrenzte Periode von abnorm und anhaltend gehobener, expansiver oder reizbarer Stimmung und abnorm und anhaltend gesteigerter Aktivität oder Energie von mindestens 1 Woche Dauer (bei Hospitalisierung auch kürzer), welche die meiste Zeit des Tages an fast allen Tagen vorhanden sind.

B. Während der Periode der Stimmungsveränderung und gesteigerten Energie oder Aktivität bestehen mindestens drei (bei nur reizbarer Verstimmung mindestens vier) der folgenden Symptome in einem deutlichen Ausmaß und stellen eine deutliche Veränderung des üblichen Verhaltens dar:

   1. Übersteigertes Selbstwertgefühl oder Größenideen.
   2. Vermindertes Schlafbedürfnis (z.B. fühlt sich nach nur 3 Stunden Schlaf ausgeruht).
   3. Vermehrte Gesprächigkeit oder Rededrang.
   4. Ideenflucht oder subjektives Gefühl des Gedankenrasens.
   5. Erhöhte Ablenkbarkeit (z.B. Aufmerksamkeit wird zu leicht auf unwichtige oder irrelevante äußere Reize gelenkt) wird berichtet oder beobachtet.
   6. Zunahme zielgerichteter Aktivität (im sozialen, beruflichen/schulischen oder sexuellen Bereich) oder psychomotorische Unruhe (z.B. planlose, nicht zielgerichtete Aktivität).
   7. Übermäßige Beschäftigung mit Aktivitäten, die mit hoher Wahrscheinlichkeit unangenehme Konsequenzen nach sich ziehen (z.B. ungezügeltes Einkaufen, sexuelle Abenteuer oder törichte geschäftliche Investitionen).

C. Die affektive Störung ist schwer genug, um deutliche soziale oder berufliche Funktionsbeeinträchtigungen zu verursachen oder eine Hospitalisierung zur Abwendung einer Selbst- oder Fremdgefährdung erforderlich zu machen oder es sind psychotische Symptome vorhanden.

D. Die Episode ist nicht Folge der physiologischen Wirkung einer Substanz (z.B. Substanz mit Missbrauchspotenzial, Medikament, andere Behandlung) oder eines medizinischen Krankheitsfaktors.

   Beachte: Eine vollausgeprägte manische Episode, die während einer antidepressiven Behandlung (z.B. Medikamente, Elektrokrampftherapie) auftritt, aber über die physiologische Wirkung der Behandlung hinaus auf einem vollausgeprägten syndromalen Level fortbesteht, ist ein ausreichendes Indiz für das Vorliegen einer manischen Episode und somit für die Diagnose einer Bipolar-I-Störung.

Beachte: Für eine manische Episode müssen die Kriterien A bis D erfüllt sein. Mindestens eine manische Episode während des Lebens ist für die Diagnose einer Bipolar-I-Störung erforderlich.

Hypomane Episode

A. Eine abgegrenzte Periode von abnorm und anhaltend gehobener, expansiver oder reizbarer Stimmung und abnorm und anhaltend gesteigerter Aktivität oder Energie an mindestens 4 aufeinanderfolgenden Tagen, welche die meiste Zeit des Tages an fast allen Tagen vorhanden sind.

B. Während der Periode der Stimmungsveränderung und gesteigerten Energie oder Aktivität bestehen mindestens drei (bei nur reizbarer Verstimmung mindestens vier) der folgenden Symptome in einem deutlichen Ausmaß und stellen eine deutliche Veränderung des üblichen Verhaltens dar:
   1. Übersteigertes Selbstwertgefühl oder Größenideen.
   2. Vermindertes Schlafbedürfnis (z.B. fühlt sich nach nur 3 Stunden Schlaf ausgeruht).
   3. Vermehrte Gesprächigkeit oder Rededrang.
   4. Ideenflucht oder subjektives Gefühl des Gedankenrasens.
   5. Erhöhte Ablenkbarkeit (z.B. Aufmerksamkeit wird zu leicht auf unwichtige oder irrelevante Außenreize gelenkt) wird berichtet oder beobachtet.
   6. Zunahme zielgerichteter Aktivität (im sozialen, beruflichen/schulischen oder sexuellen Bereich) oder psychomotorische Unruhe.

7. Übermäßige Beschäftigung mit Aktivitäten, die mit hoher Wahrscheinlichkeit unangenehme Konsequenzen nach sich ziehen (z. B. ungezügeltes Einkaufen, sexuelle Abenteuer oder törichte geschäftliche Investitionen).

C. Die Episode geht mit einer eindeutigen und für die betroffene Person untypischen Veränderung des Funktionsniveaus im Vergleich zu symptomfreien Zeiten einher.

D. Die Stimmungsveränderung und Veränderung im Funktionsniveau sind für andere beobachtbar.

E. Die Episode ist nicht schwer genug, um deutliche soziale oder berufliche Funktionsbeeinträchtigungen zu verursachen oder eine Hospitalisierung erforderlich zu machen. Treten psychotische Merkmale auf, wird die Episode, per definitionem, als manisch klassifiziert.

F. Die Episode ist nicht Folge der physiologischen Wirkung einer Substanz (z. B. Substanz mit Missbrauchspotenzial, Medikament, andere Behandlung) oder eines medizinischen Krankheitsfaktors.

Beachte: Eine vollausgeprägte hypomane Episode, die während einer antidepressiven Behandlung (z. B. Medikamente, Elektrokrampftherapie) auftritt, aber über die physiologische Wirkung der Behandlung hinaus auf einem vollausgeprägten syndromalen Level fortbesteht, ist ein ausreichendes Indiz für die Diagnose einer hypomanen Episode. Jedoch sollte beachtet werden, dass das Vorliegen von ein oder zwei Symptomen (vor allem erhöhte Reizbarkeit, Nervosität oder Unruhe nach Antidepressiva-Gabe) weder ausreichend für die Diagnose einer hypomanen Episode noch für das Vorliegen einer bipolaren Störung ist.

Beachte: Für eine hypomane Episode müssen die Kriterien A bis F erfüllt sein. Hypomane Episoden treten häufig bei einer Bipolar-I-Störung auf, sind für die Diagnose jedoch nicht erforderlich.

Episode einer Major Depression

A. Mindestens fünf der folgenden Symptome bestehen während derselben 2-Wochen-Periode und stellen eine Änderung gegenüber dem vorher bestehenden Funktionsniveau dar; mindestens eines der Symptome ist entweder (1) depressive Verstimmung oder (2) Verlust an Interesse oder Freude.

Beachte: Auszuschließen sind Symptome, die eindeutig durch einen medizinischen Krankheitsfaktor bedingt sind.

1. Depressive Verstimmung für die meiste Zeit des Tages an fast allen Tagen, von der betroffenen Person selbst berichtet (z. B. fühlt sich traurig, leer oder hoffnungslos) oder von anderen beobachtet (z. B. erscheint den Tränen nahe). (**Beachte:** Kann bei Kindern und Jugendlichen auch reizbare Stimmung sein.)
2. Deutlich vermindertes Interesse oder Freude an allen oder fast allen Aktivitäten, an fast allen Tagen, für die meiste Zeit des Tages (entweder nach subjektivem Bericht oder von anderen beobachtet).
3. Deutlicher Gewichtsverlust ohne Diät oder Gewichtszunahme (z. B. mehr als 5% des Körpergewichts in einem Monat) oder verminderter oder gesteigerter Appetit an fast allen Tagen. (**Beachte:** Bei Kindern ist das Ausbleiben der zu erwartenden Gewichtzunahme zu berücksichtigen.)
4. Insomnie oder Hypersomnie an fast allen Tagen.
5. Psychomotorische Unruhe oder Verlangsamung an fast allen Tagen (durch andere beobachtbar, nicht nur das subjektive Gefühl von Rastlosigkeit oder Verlangsamung).
6. Müdigkeit oder Energieverlust an fast allen Tagen.
7. Gefühle von Wertlosigkeit oder übermäßige oder unangemessene Schuldgefühle (die auch wahnhaftes Ausmaß annehmen können) an fast allen Tagen (nicht nur Selbstvorwürfe oder Schuldgefühle wegen des Krankseins).
8. Verminderte Fähigkeit zu denken oder sich zu konzentrieren oder verringerte Entscheidungsfähigkeit an fast allen Tagen (entweder nach subjektivem Bericht oder von anderen beobachtet).
9. Wiederkehrende Gedanken an den Tod (nicht nur Angst vor dem Sterben), wiederkehrende Suizidvorstellungen ohne genauen Plan, genaue Planung eines Suizids oder tatsächlicher Suizidversuch.

B. Die Symptome verursachen in klinisch bedeutsamer Weise Leiden oder Beeinträchtigungen in sozialen, beruflichen oder anderen wichtigen Funktionsbereichen.

C. Die Episode ist nicht Folge der physiologischen Wirkung einer Substanz oder eines medizinischen Krankheitsfaktors.

Beachte: Die Kriterien A bis C müssen für eine Episode einer Major Depression erfüllt sein. Episoden einer Major Depression treten häufig bei der Bipolar-I-Störung auf, sind für die Diagnose jedoch nicht erforderlich.

Beachte: Reaktionen auf erhebliche Verlustereignisse (z. B. Trauerfall, finanzieller Ruin, materielle Verluste bei Naturkatastrophen, schwerwiegende Erkrankungen oder Behinderungen) können Gefühle intensiver Traurigkeit, Grübeln über den Verlust, Schlaflosigkeit, verminderten Appetit und Gewichtsverlust – wie in Kriterium A – zur Folge haben, die einer depressiven Episode ähneln. Auch wenn diese Symptome nachvollziehbar und bezogen auf den Verlust angemessen erscheinen, sollte sorgfältig geprüft werden, ob nicht dennoch eine Episode einer Major Depression diagnostiziert werden sollte. Diese Entscheidung erfordert einen einzelfallbezogenen klinischen Bewertungsprozess auf Grundlage der Anamnese und die Berücksichtigung kultureller Normen bezüglich des Ausdrucks von psychischer Belastung im Zusammenhang mit Verlusterfahrungen.[1]

1 Bei der Unterscheidung von Trauer und Major Depression ist es hilfreich zu berücksichtigen, dass bei Trauer die vorherrschenden Affekte Gefühle von Leere und Verlust sind, während bei der Episode einer Major Depression eine durchgehende depressive Verstimmung und die Unfähigkeit, Glück und Freude wahrzunehmen, im Vordergrund stehen. Die dysphorische Stimmungslage bei Trauer nimmt in der Regel über Tage bis Wochen an Intensität ab und tritt in Wellen von Trauerschmerz auf. Diese Wellen sind häufig mit Gedanken oder Erinnerungen an die verstorbene Person verbunden. Die depressive Stimmungslage bei einer Episode der Major Depression besteht hingegen eher durchgehend und ist nicht an spezifische Gedanken oder Sorgen geknüpft. Der Schmerz im Rahmen einer Trauer kann von positiven Emotionen und Humor begleitet sein, was nicht für die allgegenwärtigen Gefühle des Unglücklichseins und des Kummers charakteristisch ist, welche Episoden der Major Depression auszeichnen. Bei den gedanklichen Inhalten, die mit Trauer verbunden sind, stehen die Beschäftigung mit Gedanken oder Erinnerungen an die verstorbene Person im Vordergrund und weniger die selbstkritischen oder pessimistischen, grüblerischen Gedanken bei der Episode einer Major Depression. Bei Trauer ist das Selbstwertgefühl in der Regel erhalten, während bei der Episode einer Major Depression Gefühle der Wertlosigkeit und des Selbsthasses häufig sind. Wenn Selbstvorwürfe bei Trauer vorhanden sind, beziehen sich diese typischerweise auf empfundene Versäumnisse gegenüber der verstorbenen Person (z. B. sie nicht häufig genug besucht zu haben, ihr nicht gesagt zu haben, wie sehr man sie geliebt hat). Wenn die hinterbliebene Person über Tod oder Sterben nachdenkt, sind solche Gedanken eher auf die verstorbene Person bezogen und auf den Wunsch mit der verstorbenen Person wieder „im Tod vereint" zu sein. Bei Episoden der Major Depression richten sich die Gedanken eher auf die Beendigung des eigenen Lebens, da man wertlos sei, das Leben nicht verdiene oder die quälenden depressiven Gefühle nicht mehr ertragen kann.

Bipolar-I-Störung

A. Die Kriterien für mindestens eine manische Episode wurden erfüllt (siehe Kriterien A bis D unter „manische Episode“ weiter oben).

B. Zumindest eine manische Episode kann nicht besser durch eine Schizoaffektive Störung erklärt werden und überlagert nicht eine Schizophrenie, Schizophreniforme, Wahnhafte oder Andere Näher Bezeichnete oder Nicht Näher Bezeichnete Störung aus dem Schizophrenie-Spektrum und Andere Psychotische Störungen.

Codierungs- und Aufzeichnungskonventionen

Der diagnostische Code für die Bipolar-I-Störung basiert auf dem Typ der aktuellen oder letzten Episode und dem Status mit Hinblick auf den aktuellen Schweregrad, dem Vorhandensein psychotischer Merkmale und dem Status der Remission. Der aktuelle Schweregrad und das Vorhandensein psychotischer Merkmale werden nur codiert, wenn die Kriterien für eine manische oder depressive Episode erfüllt sind. Die Remissionszusatzcodierungen werden nur verwendet, wenn die Kriterien für eine manische, hypomane oder depressive Episode aktuell nicht erfüllt sind. Es wird wie folgt codiert:

Bei der Diagnosevergabe sollten die Begriffe in der folgenden Reihenfolge aufgeführt werden: Bipolar-I-Störung, Typ der aktuellen Episode (oder der letzten Episode, wenn die Bipolar-I-Störung in Teil- oder Vollremission ist), Zusatzcodierungen für den Schweregrad, psychotische Merkmale oder Remission, gefolgt von allen anderen Spezifikationen ohne Code, die auf die aktuelle Episode (oder die letzte Episode, wenn die Bipolar-I-Störung in Teil- oder Vollremission ist) zutreffen. **Beachte:** Die Zusatzcodierungen „mit Rapid Cycling“ und „mit saisonalem Muster“ beschreiben den Verlauf der affektiven Stimmungsepisoden.

Bestimme, ob:

Mit Angst (S. 94)
Mit Gemischten Merkmalen (S. 95–97)
Mit Rapid Cycling (S. 97)
Mit Melancholischen Merkmalen (S. 97)
Mit Atypischen Merkmalen (S. 99)

Bipolar-I-Störung	Aktuelle oder Letzte Episode Manisch	Aktuelle oder Letzte Episode Hypoman*	Aktuelle oder Letzte Episode Depressiv	Aktuelle oder Letzte Episode Nicht Näher Bezeichnet**
Leichtgradig (S. 105)	F31.11	nicht zutreffend	F31.31	nicht zutreffend
Mittelgradig (S. 105)	F31.12	nicht zutreffend	F31.32	nicht zutreffend
Schwergradig (S. 105)	F31.13	nicht zutreffend	F31.4	nicht zutreffend
Mit Psychotischen Merkmalen*** (S. 100)	F31.2	nicht zutreffend	F31.5	nicht zutreffend
Teilremittiert (S. 104)	F31.73	F31.71	F31.75	nicht zutreffend
Vollremittiert (S. 105)	F31.74	F31.72	F31.76	nicht zutreffend
Nicht Näher Bezeichnet	F31.9	F31.9	F31.9	nicht zutreffend

* Zusatzcodierungen für Schweregrad und psychotische Merkmale sind nicht anzuwenden, codiere F31.0 für Fälle, die nicht remittiert sind.
** Zusatzcodierungen für Schweregrad, psychotische Merkmale und Remission können nicht angewendet werden. Codiere F31.9.
*** Falls psychotische Merkmale vorhanden sind, codiere mit der Zusatzcodierung „mit Psychotischen Merkmalen“ unabhängig vom Schweregrad der Episode.

Mit Stimmungskongruenten Psychotischen Merkmalen (S. 100–101; bei manischer Episode und/oder Episode einer Major Depression)
Mit Stimmungsinkongruenten Psychotischen Merkmalen (S. 100–101; bei manischer Episode und/oder Episode einer Major Depression)
Mit Katatonie (S. 101). **Codierhinweis:** Codiere zusätzlich F06.1.
Mit Peripartalem Beginn (S. 101)
Mit Saisonalem Muster (S. 103)

Bipolar-II-Störung F31.81

Für die Diagnosestellung einer Bipolar-II-Störung ist es notwendig, dass die folgenden Kriterien für eine aktuelle oder frühere hypomane Episode *und* die folgenden Kriterien für eine aktuelle oder frühere Episode einer Major Depression erfüllt sind.

Hypomane Episode

A. Eine abgegrenzte Periode von abnorm und anhaltend gehobener, expansiver oder reizbarer Stimmung und abnorm und anhaltend gesteigerter Aktivität oder Energie an mindestens 4 aufeinanderfolgenden Tagen, welche die meiste Zeit des Tages an fast allen Tagen vorhanden sind.
B. Während der Periode der Stimmungsveränderung und gesteigerten Energie oder Aktivität bestehen mindestens drei (bei nur reizbarer Verstimmung mindestens vier) der folgenden Symptome in einem deutlichen Ausmaß und stellen eine deutliche Veränderung des üblichen Verhaltens dar:
   1. Übersteigertes Selbstwertgefühl oder Größenideen.
   2. Vermindertes Schlafbedürfnis (z. B. fühlt sich nach nur 3 Stunden Schlaf schon ausgeruht).
   3. Vermehrte Gesprächigkeit oder Rededrang.
   4. Ideenflucht oder subjektives Gefühl des Gedankenrasens.
   5. Erhöhte Ablenkbarkeit (z. B. Aufmerksamkeit wird zu leicht auf unwichtige oder irrelevante Außenreize gelenkt) wird berichtet oder beobachtet.
   6. Zunahme zielgerichteter Aktivität (im sozialen, beruflichen/schulischen oder sexuellen Bereich) oder psychomotorische Unruhe.

7. Übermäßige Beschäftigung mit Aktivitäten, die mit hoher Wahrscheinlichkeit unangenehme Konsequenzen nach sich ziehen (z. B. ungezügeltes Einkaufen, sexuelle Abenteuer oder törichte geschäftliche Investitionen).

C. Die Episode geht mit einer eindeutigen und für die betroffene Person untypischen Veränderung des Funktionsniveaus im Vergleich zu symptomfreien Zeiten einher.

D. Die Stimmungsveränderung und Veränderung im Funktionsniveau sind für andere beobachtbar.

E. Die Episode ist nicht schwer genug, um deutliche soziale oder berufliche Funktionsbeeinträchtigungen zu verursachen oder eine Hospitalisierung erforderlich zu machen. Treten psychotische Merkmale auf, wird die Episode, per definitionem, als manisch klassifiziert.

F. Die Episode ist nicht Folge der physiologischen Wirkung einer Substanz (z. B. Substanz mit Missbrauchspotenzial, Medikament, andere Behandlung) oder eines medizinischen Krankheitsfaktors.

Beachte: Eine vollausgeprägte hypomane Episode, die während einer antidepressiven Behandlung (z. B. Medikamente, Elektrokrampftherapie) auftritt, aber über die physiologische Wirkung der Behandlung hinaus auf einem vollausgeprägten syndromalen Level fortbesteht, ist ein ausreichendes Indiz für die Diagnose einer hypomanen Episode. Jedoch sollte beachtet werden, dass das Vorliegen von einem oder zwei Symptomen (vor allem erhöhte Reizbarkeit, Nervosität oder Unruhe nach Antidepressiva-Gabe) weder ausreichend für die Diagnose einer hypomanen Episode noch für das Vorliegen einer bipolaren Störung ist.

Episode einer Major Depression

A. Mindestens fünf der folgenden Symptome bestehen während derselben Zwei-Wochen-Periode und stellen eine Änderung gegenüber dem vorher bestehenden Funktionsniveau dar; mindestens eines der Symptome ist entweder (1) depressive Verstimmung oder (2) Verlust an Interesse oder Freude.

Beachte: Auszuschließen sind Symptome, die eindeutig durch einen medizinischen Krankheitsfaktor bedingt sind.

1. Depressive Verstimmung für die meiste Zeit des Tages an fast allen Tagen, von der betroffenen Person selbst berichtet (z. B. fühlt sich traurig, leer oder hoffnungslos) oder von anderen beobachtet (z. B. erscheint den Tränen nahe).

(**Beachte:** Kann bei Kindern und Jugendlichen auch reizbare Stimmung sein.)

2. Deutlich vermindertes Interesse oder Freude an allen oder fast allen Aktivitäten, an fast allen Tagen, für die meiste Zeit des Tages (entweder nach subjektivem Bericht oder von anderen beobachtet).
3. Deutlicher Gewichtsverlust ohne Diät oder Gewichtszunahme (z.B. mehr als 5% des Körpergewichts in einem Monat); oder verminderter oder gesteigerter Appetit an fast allen Tagen. (**Beachte:** Bei Kindern ist das Ausbleiben der zu erwartenden Gewichtzunahme zu berücksichtigen.)
4. Insomnie oder Hypersomnie an fast allen Tagen.
5. Psychomotorische Unruhe oder Verlangsamung an fast allen Tagen (durch andere beobachtbar, nicht nur das subjektive Gefühl von Rastlosigkeit oder Verlangsamung).
6. Müdigkeit oder Energieverlust an fast allen Tagen.
7. Gefühle von Wertlosigkeit oder übermäßige oder unangemessene Schuldgefühle (die auch wahnhaftes Ausmaß annehmen können) an fast allen Tagen (nicht nur Selbstvorwürfe oder Schuldgefühle wegen des Krankseins).
8. Verminderte Fähigkeit zu denken oder sich zu konzentrieren oder verringerte Entscheidungsfähigkeit an fast allen Tagen (entweder nach subjektivem Bericht oder von anderen beobachtet).
9. Wiederkehrende Gedanken an den Tod (nicht nur Angst vor dem Sterben), wiederkehrende Suizidvorstellungen ohne genauen Plan, genaue Planung eines Suizids oder tatsächlicher Suizidversuch.

B. Die Symptome verursachen in klinisch bedeutsamer Weise Leiden oder Beeinträchtigungen in sozialen, beruflichen oder anderen wichtigen Funktionsbereichen.

C. Die Episode ist nicht Folge der physiologischen Wirkung einer Substanz oder eines medizinischen Krankheitsfaktors.

Beachte: Die Kriterien A bis C müssen für eine Episode einer Major Depression erfüllt sein.

Beachte: Reaktionen auf erhebliche Verlustereignisse (z.B. Trauerfall, finanzieller Ruin, materielle Verluste bei Naturkatastrophen, schwerwiegende Erkrankungen oder Behinderungen) können Gefühle intensiver Traurigkeit, Grübeln über den Verlust, Schlaflosigkeit, verminderten Appetit und Gewichtsverlust – wie in Kriterium A – zur Folge haben, die einer depressiven Episode ähneln. Auch wenn diese Symptome nachvollziehbar und bezogen auf den Verlust angemessen erscheinen, sollte sorgfältig geprüft werden, ob nicht dennoch eine Episode einer Major Depression diagnostiziert werden sollte. Diese Entscheidung erfordert einen einzelfallbezogenen klinischen Bewertungsprozess auf Grundlage der Anamnese und die Berücksichtigung kultureller Normen bezüglich des Ausdrucks von psychischer Belastung im Zusammenhang mit Verlusterfahrungen.[2]

Bipolar-II-Störung

A. Die Kriterien für mindestens eine hypomane Episode (siehe Kriterien A bis F unter „hypomane Episode" weiter oben) und mindestens eine Episode einer Major Depression (siehe Kriterien A bis C unter „Episode einer Major Depression" weiter oben) wurden erfüllt.

---

2 Bei der Unterscheidung von Trauer und Major Depression ist es hilfreich zu berücksichtigen, dass bei Trauer die vorherrschenden Affekte Gefühle von Leere und Verlust sind, während bei der Episode einer Major Depression eine durchgehende depressive Verstimmung und die Unfähigkeit, Glück und Freude wahrzunehmen, im Vordergrund stehen. Die dysphorische Stimmungslage bei Trauer nimmt in der Regel über Tage bis Wochen an Intensität ab und tritt in Wellen von Trauerschmerz auf. Diese Wellen sind häufig mit Gedanken oder Erinnerungen an die verstorbene Person verbunden. Die depressive Stimmungslage bei einer Episode der Major Depression besteht hingegen eher durchgehend und ist nicht an spezifische Gedanken oder Sorgen geknüpft. Der Schmerz im Rahmen einer Trauer kann von positiven Emotionen und Humor begleitet sein, was nicht für die allgegenwärtigen Gefühle des Unglücklichseins und des Kummers charakteristisch ist, welche Episoden der Major Depression auszeichnen. Bei den gedanklichen Inhalten, die mit Trauer verbunden sind, stehen die Beschäftigung mit Gedanken oder Erinnerungen an die verstorbene Person im Vordergrund und weniger die selbstkritischen oder pessimistischen, grüblerischen Gedanken bei der Episode einer Major Depression. Bei Trauer ist das Selbstwertgefühl in der Regel erhalten, während bei der Episode einer Major Depression Gefühle der Wertlosigkeit und des Selbsthasses häufig sind. Wenn Selbstvorwürfe bei Trauer vorhanden sind, beziehen sich diese typischerweise auf empfundene Versäumnisse gegenüber der verstorbenen Person (z. B. sie nicht häufig genug besucht zu haben, ihr nicht gesagt zu haben, wie sehr man sie geliebt hat). Wenn die hinterbliebene Person über Tod oder Sterben nachdenkt, sind solche Gedanken eher auf die verstorbene Person bezogen und auf den Wunsch mit der verstorbenen Person wieder „im Tod vereint" zu sein. Bei Episoden der Major Depression richten sich die Gedanken eher auf die Beendigung des eigenen Lebens, da man wertlos sei, das Leben nicht verdiene oder die quälenden depressiven Gefühle nicht mehr ertragen kann.

B. Keine manische Episode in der Vorgeschichte.
C. Zumindest das Auftreten einer hypomanen und einer Episode einer Major Depression kann nicht besser durch eine Schizoaffektive Störung erklärt werden und ist nicht durch eine Schizophrenie, Schizophreniforme Störung, Wahnhafte Störung oder Andere Nähere Bezeichnete oder Nicht Näher Bezeichnete Störung aus dem Schizophrenie-Spektrum und Andere Psychotische Störungen überlagert.
D. Die Symptome der Depression oder die Unvorhersehbarkeit durch häufige Wechsel zwischen Phasen von Depression und Hypomanie verursachen in klinisch bedeutsamer Weise Leiden oder Beeinträchtigungen in sozialen, beruflichen oder anderen wichtigen Funktionsbereichen.

Codierungs- und Aufzeichnungskonventionen

Der diagnostische Code für die Bipolar-II-Störung ist F31.81. Der Status mit Hinblick auf den aktuellen Schweregrad, das Vorhandensein von psychotischen Merkmalen, den Verlauf und andere Spezifikationen kann nicht codiert werden, sondern sollte als Freitext beschrieben werden (z.B. F31.81 Bipolar-II-Störung, aktuell depressive Episode, mittlerer Schweregrad mit Gemischten Merkmalen; F31.81 Bipolar-II-Störung, jüngste Episode depressiv, teilremittiert).

Bestimme die aktuelle oder letzte Episode:

Hypoman
Depressiv

Wenn die aktuelle Episode **hypoman** ist (oder die letzte Episode der Bipolar-II-Störung in Voll- oder Teilremission ist):

Bei der Diagnosecodierung sollten die Begriffe in der folgenden Reihenfolge aufgeführt werden: Bipolar-II-Störung, aktuelle oder letzte Episode hypoman, in Teil- oder Vollremission (S. 104) (wenn die Kriterien für die hypomane Episode aktuell nicht mehr erfüllt sind) sowie zusätzlich die folgenden anwendbaren Zusatzcodierungen. **Beachte:** Die Zusatzcodierungen „mit Rapid Cycling“ und „mit saisonalem Muster“ beschreiben den Verlauf der affektiven Stimmungsepisoden.

Bestimme, ob:

Mit Angst (S. 94)
Mit Gemischten Merkmalen (S. 95–97)

Mit Rapid Cycling (S. 97)
Mit Peripartalem Beginn (S. 101)
Mit Saisonalem Muster (S. 103)

Wenn die aktuelle Episode **depressiv** ist (oder die letzte Episode der Bipolar-II-Störung in Voll- oder Teilremission ist):

Bei der Diagnosecodierung sollten die Begriffe in der folgenden Reihenfolge aufgeführt werden: Bipolar-II-Störung, aktuelle oder letzte Episode depressiv, leicht-, mittel- oder schwergradig (wenn die Kriterien für eine Episode einer Major Depression aktuell voll erfüllt sind), in Teil- oder Vollremission (S. 104f.), (wenn die Kriterien für eine Episode einer Major Depression aktuell nicht voll erfüllt sind) sowie zusätzlich die folgenden anwendbaren Zusatzcodierungen für eine Episode einer Major Depression. **Beachte:** Die Zusatzcodierungen „mit Rapid Cycling" und „mit saisonalem Muster" beschreiben den Verlauf der affektiven Stimmungsepisoden.

Bestimme, ob:

Mit Angst (S. 94)
Mit Gemischten Merkmalen (S. 95–97)
Mit Rapid Cycling (S. 97)
Mit Melancholischen Merkmalen (S. 97)
Mit Atypischen Merkmalen (S. 99)
Mit Stimmungskongruenten Psychotischen Merkmalen (S. 101)
Mit Stimmungsinkongruenten Psychotischen Merkmalen (S. 101)
Mit Katatonie (S. 101). **Codierhinweis:** Codiere zusätzlich F06.1.
Mit Peripartalem Beginn (S. 101)
Mit Saisonalem Muster (S. 103)

Bestimme den Verlauf, falls die Kriterien für eine affektive Episode aktuell nicht voll erfüllt sind:

Teilremittiert (S. 104)
Vollremittiert (S. 105)

Bestimme den Schweregrad, falls die Kriterien für eine Episode einer Major Depression aktuell erfüllt sind:

Leicht (S. 105)
Mittel (S. 105)
Schwer (S. 105)

Zyklothyme Störung F34.0

A. Für die Dauer von mindestens 2 Jahren (mindestens 1 Jahr bei Kindern und Jugendlichen) bestehen zahlreiche Perioden mit hypomanen Symptomen, welche nicht die Kriterien für eine hypomane Episode erfüllen, und zahlreiche Perioden mit depressiven Symptomen, die nicht die Kriterien einer Episode einer Major Depression erfüllen.
B. Während dieser 2-Jahres-Periode (1 Jahr bei Kindern und Jugendlichen) waren die Symptome aus Kriterium A für mindestens die Hälfte der Zeit vorhanden, und die Person war nicht länger als 2 aufeinanderfolgende Monate symptomfrei.
C. Die Kriterien für eine depressive, manische oder hypomane Episode waren nie erfüllt.
D. Die Symptome aus Kriterium A können nicht besser durch eine Schizoaffektive Störung, Schizophrenie, Schizophreniforme Störung, Wahnhafte Störung oder Andere Näher Bezeichnete oder Nicht Näher Bezeichnete Störung aus dem Schizophrenie-Spektrum und Andere Psychotische Störungen erklärt werden.
E. Die Symptome sind nicht Folge der physiologischen Wirkung einer Substanz (z.B. Substanz mit Missbrauchspotenzial, Medikament) oder eines medizinischen Krankheitsfaktors (z.B. Hyperthyreose).
F. Die Symptome verursachen in klinisch bedeutsamer Weise Leiden oder Beeinträchtigungen in sozialen, beruflichen oder anderen wichtigen Funktionsbereichen.

Bestimme, ob:

Mit Angst (siehe S. 94)

Substanz-/Medikamenteninduzierte Bipolare und Verwandte Störungen

A. Eine ausgeprägte und anhaltende Stimmungsveränderung, die das klinische Erscheinungsbild beherrscht und durch abnorm gehobene, expansive oder reizbare Stimmung, und abnorm gesteigerte Aktivität und Energie gekennzeichnet ist.
B. Es gibt Hinweise aus der Vorgeschichte, körperlichen Untersuchung oder Laboruntersuchungen auf sowohl (1) als auch (2):

1. Die Symptome aus Kriterium A entwickelten sich während oder kurz nach einer Substanzintoxikation, einem Substanzentzug oder nach Einnahme oder Absetzen eines Medikaments.
2. Die betreffende Substanz/das Medikament ist in der Lage, die Symptome aus Kriterium A hervorzurufen.

C. Das Störungsbild kann nicht besser durch eine nicht substanz-/medikamenteninduzierte bipolare oder verwandte Störung erklärt werden. Hinweise auf eine eigenständige bipolare oder verwandte Störung können sein:
Die Symptome waren vor Beginn der Substanz- oder Medikamenteneinnahme vorhanden; die Symptome halten über eine beträchtliche Zeitspanne (z.B. etwa 1 Monat) nach Beendigung des akuten Entzugs oder nach einer schweren Intoxikation an; oder es gibt andere Hinweise auf eine eigenständige, nicht substanz- oder medikamenteninduzierte bipolare oder verwandte Störung.

D. Das Störungsbild tritt nicht ausschließlich im Verlauf eines Delirs auf.

E. Das Störungsbild verursacht in klinisch bedeutsamer Weise Leiden oder Beeinträchtigungen in sozialen, beruflichen oder anderen wichtigen Funktionsbereichen.

Beachte: Diese Diagnose sollte nur dann anstelle der Diagnose einer Substanzintoxikation oder eines Substanzentzugs gestellt werden, wenn die Symptome nach Kriterium A überwiegen, und wenn sie so schwerwiegend sind, dass sie klinische Aufmerksamkeit erfordern.

Codierhinweis: Die ICD-10-CM-Codes für die [Spezifische Substanz-/Medikamenten-]induzierten Bipolaren und Verwandten Störungen sind in der untenstehenden Tabelle angegeben. Zu beachten ist, dass die ICD-10-CM-Codierung davon abhängt, ob eine komorbide Substanzkonsumstörung für die gleiche Substanzklasse vorliegt. In jedem Fall wird keine zusätzliche separate Diagnose einer Substanzkonsumstörung vergeben. Wenn eine leichtgradige Substanzkonsumstörung komorbid mit Substanzinduzierten Bipolaren und Verwandten Störungen besteht, wird die 4. Stelle mit einer „1" codiert, und der Kliniker sollte eine „Leichtgradige [Substanz-]konsumstörung" vor den Substanzinduzierten Bipolaren und Verwandten Störungen angeben (z.B. „Leichtgradige Kokainkonsumstörung mit Kokaininduzierten Bipolaren und

Verwandten Störungen“). Wenn eine mittelgradige oder schwergradige Substanzkonsumstörung komorbid mit Substanzinduzierten Bipolaren und Verwandten Störungen besteht, wird die 4. Stelle mit einer „2“ codiert, und der Kliniker sollte eine „Mittelgradige [Substanz-]konsumstörung“ oder eine „Schwergradige [Substanz-]konsumstörung“, je nach Schweregrad der komorbiden Substanzkonsumstörung, angeben. Wenn keine komorbide Substanzkonsumstörung vorliegt (z.B. nach einem einmaligen, massiven Konsum der Substanz), dann wird die 4. Stelle mit einer „9“ codiert, und der Kliniker sollte nur Substanzinduzierte Bipolare und Verwandte Störungen angeben.

	ICD-10-CM		
	Mit Leichtgradiger Substanzkonsumstörung	**Mit Mittelgradiger oder Schwergradiger Substanzkonsumstörung**	**Ohne Substanzkonsumstörung**
Alkohol	F10.14	F10.24	F10.94
Phencyclidin	F16.14	F16.24	F16.94
Andere Halluzinogene	F16.14	F16.24	F16.94
Sedativa, Hypnotika oder Anxiolytika	F13.14	F13.24	F13.94
Substanzen des Amphetamin-Typs (oder andere Stimulanzien)	F15.14	F15.24	F15.94
Kokain	F14.14	F14.24	F14.94
Andere (oder unbekannte) Substanzen	F19.14	F19.24	F19.94

Bestimme, ob (siehe Tabelle 1 im Kapitel „Störungen im Zusammenhang mit psychotropen Substanzen und abhängigen Verhaltensweisen", welche angibt, ob „mit Beginn während der Intoxikation" und/oder „mit Beginn während des Entzugs" für die angegebene Substanzklasse gilt; oder *bestimme, ob* „mit Beginn nach Medikamenteneinnahme"):

Mit Beginn während der Intoxikation: Wenn die Kriterien für eine Substanzintoxikation erfüllt sind und die Symptome während der Intoxikation auftreten.

Mit Beginn während des Entzugs: Wenn die Kriterien für einen Substanzentzug erfüllt sind und die Symptome während oder kurz nach dem Entzug auftreten.

Mit Beginn nach Medikamenteneinnahme: Wenn Symptome entweder zu Beginn der Medikamenteneinnahme, mit einer Umstellung der Medikamenteneinnahme oder beim Absetzen des Medikaments auftreten.

Codierungs- und Aufzeichnungskonventionen

Die Bezeichnung der Substanz-/Medikamenteninduzierten Bipolaren und Verwandten Störungen beginnt mit der spezifischen Substanz (z. B. Kokain, Dexamethason), die vermutlich die bipolaren Stimmungssymptome verursacht. Der diagnostische Code wird aus der Tabelle ausgewählt, die dem Kriterienkatalog beigefügt ist, und die auf den Substanzklassen basiert und dem Vorhandensein oder Fehlen einer komorbiden Substanzkonsumstörung basiert. Für Substanzen, die keiner der aufgeführten Klassen zugeordnet werden können (z. B. Dexamethason), sollte die Codierung für „andere (oder unbekannte) Substanzen" benutzt werden; und in Fällen, in denen eine Substanz als ätiologischer Faktor angesehen wird, die spezifische Substanzklasse aber unbekannt ist, sollte ebenfalls diese Codierung benutzt werden.

Bei der Aufzeichnung des Namens der Störung wird die komorbide Substanzkonsumstörung (ggf.) zuerst aufgeführt, gefolgt von dem Wort „mit", gefolgt von dem Namen der Substanzinduzierten Bipolaren und Verwandten Störungen, gefolgt von der Spezifikation des Beginns (z. B. mit Beginn während der Intoxikation, mit Beginn während des Entzugs). Zum Beispiel lautet im Fall von Symptomen von Reizbarkeit, die bei einer Person mit einer Schwergradigen Kokainkonsumstörung während eines Entzugs auftreten, die Diagnose F14.24 Schwergradige Kokainkonsumstörung mit Kokaininduzierten Bipolaren und Verwandten Störungen mit Beginn während der Intoxikation. Eine eigenständige Diagnose der komorbiden Schwergradigen Kokainkonsumstörung wird nicht vergeben. Wenn Substanzinduzierte Bipolare und Verwandte Störungen ohne eine komorbide Substanzkonsumstörung auftreten (z.B. nach einem einmaligen, massiven Konsum der Substanz), wird keine komorbide Substanzkonsumstörung vermerkt (z.B. F15.94 Amphetamininduzierte Bipolare und Verwandte Störungen mit Beginn während der Intoxikation). Wenn festgestellt wird, dass mehrere Substanzen eine bedeutsame Rolle für die Entwicklung der bipolaren Stimmungssymptome spielen, sollte jede Substanz einzeln aufgeführt werden (z.B. F15.24 Schwergradige Methylphenidatkonsumstörung mit Methylphenidatinduzierten Bipolaren und Verwandten Störungen mit Beginn während der Intoxikation; F19.94 Dexamethasoninduzierte Bipolare und Verwandte Störungen mit Beginn während der Intoxikation).

Bipolare und Verwandte Störungen aufgrund eines Anderen Medizinischen Krankheitsfaktors

A. Eine ausgeprägte und anhaltende Stimmungsveränderung, die das klinische Erscheinungsbild beherrscht und durch abnorm gehobene, expansive oder reizbare Stimmung, und abnorm gesteigerte Aktivität und Energie gekennzeichnet ist.

B. Es gibt Hinweise aus der Vorgeschichte, körperlichen Untersuchung oder Laboruntersuchungen, die zeigen, dass das Störungsbild eine direkte pathophysiologische Folge eines anderen medizinischen Krankheitsfaktors ist.

C. Das Störungsbild wird nicht besser durch eine andere psychische Störung erklärt.

D. Das Störungsbild tritt nicht ausschließlich im Verlauf eines Delirs auf.

E. Das Störungsbild verursacht in klinisch bedeutsamer Weise Leiden oder Beeinträchtigungen in sozialen, beruflichen oder anderen wichtigen Funktionsbereichen bzw. macht eine Hospitalisierung zur Abwendung einer Selbst- oder Fremdgefährdung erforderlich oder es sind psychotische Symptome vorhanden.

Codierhinweis: Der ICD-10-CM-Code basiert auf der Zusatzcodierung (siehe unten).

Bestimme, ob:

F06.33 Mit Manischen Merkmalen: Die Kriterien für eine manische oder hypomane Episode sind nicht vollständig erfüllt.

F06.33 Mit Manie- oder Hypomanie-Ähnlichen Episoden: Die Kriterien sind vollständig erfüllt mit Ausnahme von Kriterium D für eine manische Episode bzw. Kriterium F für eine hypomane Episode.

F06.34 Mit Gemischten Merkmalen: Depressive Symptome liegen ebenfalls vor, beherrschen aber nicht das Krankheitsbild.

Codierhinweis: Notiere den Namen des anderen medizinischen Krankheitsfaktors in der Bezeichnung der psychischen Störung (z. B. F06.33 Bipolare Störung aufgrund von Hyperthyreose mit Manischen Merkmalen). Der andere medizinische Krankheitsfaktor sollte separat direkt vor Bipolaren und Verwandten Störungen aufgrund eines Anderen Medizinischen Krankheitsfaktors codiert und gelistet werden (z. B. D35.00 E05.90 Hyperthyreose; F06.33 Bipolare Störung aufgrund von Hyperthyreose mit Manischen Merkmalen).

Andere Näher Bezeichnete Bipolare und Verwandte Störungen F31.89

Diese Kategorie gilt für Erscheinungsbilder, bei denen charakteristische Symptome einer bipolaren und verwandten Störung vorherrschen, die in klinisch bedeutsamer Weise Leiden oder Beeinträchtigungen in sozialen, beruflichen oder anderen wichtigen Funktionsbereichen verursachen, bei denen die Kriterien für eine der bipolaren und verwandten Störungen aber nicht vollständig erfüllt sind. Die Kategorie Andere Näher Bezeichnete Bipolare und Verwandte Störungen wird in Situationen vergeben, in denen der Kliniker den Grund angeben möchte, warum die Kriterien für eine bestimmte bipolare oder verwandte Störung nicht erfüllt sind. In diesem Fall wird „Andere Näher Bezeichnete Bipolare und Verwandte Störungen“ codiert, gefolgt vom jeweiligen Grund (z. B. „Zyklothymie von kurzer Dauer“).

Beispielhaft folgen Beschwerdebilder, die mithilfe der Kategorie „Andere Näher Bezeichnete Bipolare und Verwandte Störungen" beschrieben werden können:

1. **Hypomane Episoden von kurzer Dauer (2 bis 3 Tage) und Episoden einer Major Depression:** Eine Vorgeschichte von einer oder mehreren Episoden einer Major Depression bei Personen, die zu keinem Zeitpunkt die Kriterien für eine manische bzw. hypomane Episode vollständig erfüllt haben, die aber zwei oder mehrere Episoden von kurz andauernder Hypomanie erlebt haben, welche die vollständigen symptomatischen Kriterien für eine hypomane Episode erfüllten, aber nur 2 bis 3 Tage andauerten. Die Episoden von hypomanen Symptomen überschneiden sich nicht zeitlich mit den Episoden einer Major Depression, sodass das Störungsbild die Kriterien für eine Episode einer Major Depression mit Gemischten Merkmalen nicht erfüllt.
2. **Hypomane Episoden mit unzureichenden Symptomen und Episoden einer Major Depression:** Eine Vorgeschichte einer oder mehrerer Episoden einer Major Depression bei Personen, die zu keinem Zeitpunkt die Kriterien für eine manische bzw. hypomane Episode vollständig erfüllt haben, die aber eine oder mehrere Episoden von Hypomanie erlebt haben, welche die vollständigen symptomatischen Kriterien nicht erfüllten (in extenso, mindestens 4 aufeinanderfolgende Tage gehobener Stimmung und ein oder zwei der anderen Symptomen einer hypomanen Episode oder gereizte Stimmung und zwei oder drei der anderen Symptome einer hypomanen Episode). Die Episoden von hypomanen Symptomen überschneiden sich nicht zeitlich mit den Episoden einer Major Depression, sodass das Störungsbild die Kriterien für eine Episode einer Major Depression mit Gemischten Merkmalen nicht erfüllt.
3. **Hypomane Episode ohne vorausgegangene Episode einer Major Depression:** Eine oder mehrere hypomane Episoden bei einer Person, welche zu keinem Zeitpunkt die Kriterien für eine Episode einer Major Depression oder eine manische Episode vollständig erfüllt hat.
4. **Zyklothymie von kurzer Dauer (weniger als 24 Monate):** Multiple Episoden hypomaner Symptome, die nicht die Kriterien für eine hypomane Episode erfüllen, und multiple Episoden depressiver Symptome, die nicht die Kriterien für eine Episode einer Major Depression erfüllen, die über einen Zeitraum von weniger als 24 Monaten persistieren (weniger als 12 Monate

bei Kindern oder Jugendlichen), bei einer Person, welche zu keinem Zeitpunkt die Kriterien für eine Episode einer Major Depression, einer manischen oder hypomanen Episode vollständig erfüllt hat, und die nicht die Kriterien für eine psychotische Störung erfüllt. Im Verlauf der Störung liegen die hypomanen oder depressiven Symptome an der Mehrzahl der Tage vor, die Person war nicht länger als 2 aufeinanderfolgende Monate symptomfrei, und die Symptome verursachen in klinisch bedeutsamer Weise Leiden oder Beeinträchtigungen.

5. **Manische Episode,** die eine Schizophrenie, Schizophreniforme Störung, Wahnhafte Störung oder eine Andere Näher Bezeichnete oder Nicht Näher Bezeichnete Störung aus dem Schizophrenie-Spektrum und Andere Psychotische Störungen überlagert. **Beachte:** Manische Episoden, die Teil einer schizoaffektiven Störung sind, sollen nicht die zusätzliche Diagnose „Andere Näher Bezeichnete Bipolare und Verwandte Störungen" erhalten.

Nicht Näher Bezeichnete Bipolare und Verwandte Störungen F31.9

Diese Kategorie gilt für Erscheinungsbilder, bei denen charakteristische Symptome einer bipolaren oder verwandten Störung vorherrschen, die in klinisch bedeutsamer Weise Leiden oder Beeinträchtigungen in sozialen, beruflichen oder anderen wichtigen Funktionsbereichen verursachen, bei denen die Kriterien für eine der bipolaren und verwandten Störungen aber nicht vollständig erfüllt sind. Die Kategorie Nicht Näher Bezeichnete Bipolare und Verwandte Störungen wird in Situationen vergeben, in denen der Kliniker den Grund *nicht* angeben möchte, warum die Kriterien für eine bestimmte bipolare oder verwandte Störung nicht erfüllt sind. Sie beinhaltet auch Beschwerdebilder, für die nicht genügend Informationen vorliegen, um eine genauere Diagnose stellen zu können (z.B. bei Notaufnahmen).

Nicht Näher Bezeichnete Affektive Störung F39

Diese Kategorie gilt für Erscheinungsbilder, bei denen charakteristische Symptome einer Stimmungsstörung im Vordergrund stehen, die in klinisch bedeutsamer Weise Leiden oder Beeinträchtigungen in sozialen, beruflichen oder anderen wichtigen Funktionsbereichen verursachen, bei denen die Kriterien zum Zeitpunkt der klinischen Beurteilung aber weder für eine der bipolaren und verwandten Störungen noch für eine der depressiven Störungen vollständig erfüllt sind, und bei denen es schwierig ist, zwischen Nicht Näher Bezeichneten Bipolaren und Verwandten Störungen und Nicht Näher Bezeichneter Depressiver Störung zu unterscheiden (z. B. akute Unruhe).

Zusatzcodierungen für bipolare und verwandte Störungen

Bestimme, ob:

Mit Angst: Vorliegen von mindestens zwei der folgenden Symptome während der Mehrzahl der Tage der aktuellen manischen, hypomanen oder depressiven Episode einer Bipolar-I-Störung (bzw. der letzten Episode, falls die Bipolar-I-Störung in Teil- oder Vollremission ist); oder der aktuellen hypomanen oder depressiven Episode bei einer Bipolar-II-Störung (bzw. der letzten Episode, falls die Bipolar-II-Störung in Teil- oder Vollremission ist); oder während der Mehrzahl der symptomatischen Tage bei einer Zyklothymen Störung:

1. Gefühl der Überreiztheit oder Anspannung.
2. Gefühl ungewöhnlicher Ruhelosigkeit.
3. Konzentrationsschwierigkeiten aufgrund von Sorgen.
4. Befürchtung, dass etwas Furchtbares passieren könnte.
5. Gefühl, dass die Person die Kontrolle über sich verlieren könnte.

Bestimme den aktuellen Schweregrad:

Leicht: Zwei Symptome.
Mittel: Drei Symptome.
Mittel bis Schwer: Vier oder fünf Symptome.
Schwer: Vier oder fünf Symptome inklusive motorischer Erregung.

Beachte: Angstsymptome sind als ein prominentes Merkmal sowohl der bipolaren Störungen als auch der Major Depression im Hausarzt- und spezialisierten psychiatrischen Setting bekannt. Starkes Angsterleben wurde mit einem erhöhten Suizidrisiko, einer längeren Erkrankungsdauer und einer höheren Wahrscheinlichkeit für Nichtansprechen auf die Behandlung assoziiert. Daher ist es klinisch sinnvoll, das Vorhandensein und den Schweregrad ängstlichen Unbehagens für die Behandlungsplanung und das Monitoring des Therapieansprechens akkurat zu spezifizieren.

Mit Gemischten Merkmalen: Die Zusatzcodierung „mit Gemischten Merkmalen" kann für die aktuelle manische, hypomane oder depressive Episode einer Bipolar-I-Störung (bzw. die letzte Episode, falls die Bipolar-I-Störung in Teil- oder Vollremission ist); oder die aktuelle hypomane oder depressive Episode einer Bipolar-II-Störung (bzw. die letzte Episode, falls die Bipolar-II-Störung in Teil- oder Vollremission ist) verwendet werden.

Manische oder Hypomane Episode mit Gemischten Merkmalen:

A. Die Kriterien für eine manische oder hypomane Episode sind vollständig erfüllt. Zusätzlich liegen mindestens drei der folgenden Symptome während der Mehrzahl der Tage der aktuellen oder letzten manischen oder hypomanen Episode vor:
   1. Ausgeprägte Dysphorie oder depressive Verstimmung, von der betroffenen Person selbst berichtet (z.B. fühlt sich traurig oder leer) oder von anderen beobachtet (z.B. erscheint den Tränen nahe).
   2. Vermindertes Interesse oder Freude an allen oder fast allen Aktivitäten (entweder nach subjektivem Bericht oder von anderen beobachtet).
   3. Psychomotorische Verlangsamung an fast allen Tagen (durch andere beobachtbar, nicht nur das subjektive Gefühl der Verlangsamung).
   4. Müdigkeit oder Energieverlust.
   5. Gefühle von Wertlosigkeit oder übermäßige oder unangemessene Schuldgefühle (nicht nur Selbstvorwürfe oder Schuldgefühle wegen des Krankseins).
   6. Wiederkehrende Gedanken an den Tod (nicht nur Angst vor dem Sterben), wiederkehrende Suizidvorstellungen ohne genauen Plan, genaue Planung eines Suizids oder tatsächlicher Suizidversuch.

B. Gemischte Symptome sind durch andere beobachtbar und stellen eine Veränderung des üblichen Verhaltens der Person dar.

C. Bei Personen, deren Symptome die Kriterien einer manischen und depressiven Episode gleichzeitig vollständig erfüllen, sollte aufgrund der erheblichen Beeinträchtigung und klinischen Schwere der Manie die Diagnose Manische Episode mit Gemischten Merkmalen vergeben werden.
D. Die gemischten Symptome sind nicht Folge der physiologischen Wirkung einer Substanz (z.B. Substanz mit Missbrauchspotenzial, Medikament, andere Behandlung).

Depressive Episode mit Gemischten Merkmalen:
A. Die Kriterien für eine Episode einer Major Depression sind vollständig erfüllt. Zusätzlich liegen mindestens drei der folgenden manischen/hypomanen Symptome während der Mehrzahl der Tage der aktuellen oder letzten depressiven Episode vor:
 1. Gehobene, expansive Stimmung.
 2. Übersteigertes Selbstwertgefühl oder Größenideen.
 3. Vermehrte Gesprächigkeit oder Rededrang.
 4. Ideenflucht oder subjektives Gefühl des Gedankenrasens.
 5. Gesteigerte Energie oder zielgerichtete Aktivität (im sozialen, beruflichen, schulischen oder sexuellen Bereich).
 6. Vermehrte oder übermäßige Beschäftigung mit Aktivitäten, die mit hoher Wahrscheinlichkeit unangenehme Konsequenzen nach sich ziehen (z.B. ungezügeltes Einkaufen, sexuelle Abenteuer oder törichte geschäftliche Investitionen).
 7. Vermindertes Schlafbedürfnis (Gefühl des Erholtseins trotz einer reduzierten Schlafmenge; im Unterschied zur Insomnie).
B. Gemischte Symptome sind durch andere beobachtbar und stellen eine Veränderung des üblichen Verhaltens der Person dar.
C. Bei Personen, deren Symptome die Kriterien einer manischen und depressiven Episode gleichzeitig vollständig erfüllen, sollte die Diagnose Manische Episode mit Gemischten Merkmalen vergeben werden.
D. Die gemischten Symptome sind nicht Folge der physiologischen Wirkungen einer Substanz (z.B. Substanz mit Missbrauchspotenzial, Medikament, andere Behandlung).

Beachte: Gemischte Merkmale in Verbindung mit einer Episode einer Major Depression sind ein signifikanter Risikofaktor für die Entwicklung einer Bipolar-I- oder Bipolar-II-Störung. Daher ist es klinisch sinnvoll, diese Zusatzcodierung zur Planung der Behandlung und Kontrolle des Therapieerfolgs festzuhalten.

Mit Rapid Cycling: Vorhandensein von mindestens vier Episoden veränderter Stimmung in den letzten 12 Monaten, welche die Kriterien für eine manische, hypomane Episode oder Episode einer Major Depression bei einer Bipolar-I-Störung oder die Kriterien für eine hypomane oder depressive Episode bei einer Bipolar-II-Störung erfüllen.

Beachte: Die Episoden sind durch entweder partielle oder vollständige Remission für mindestens 2 Monate oder ein Kippen („switch") in eine Episode entgegengesetzter Polarität (z. B. von einer Episode einer Major Depression in einer manischen Episode) getrennt.

Beachte: Zentrales Merkmal einer bipolaren Störung mit Rapid Cycling ist das Auftreten von mindestens vier Episoden veränderter Stimmung in den letzten 12 Monaten. Diese Episoden können in allen Kombinationen und Abfolgen auftreten. Die Episoden müssen sowohl die Kriterien der Dauer als auch die Anzahl an Symptomen betreffend für eine Episode einer Major Depression, manische oder hypomane Episode erfüllen. Und sie müssen durch eine Periode entweder partieller oder vollständiger Remission oder ein Kippen („switch") in eine Episode entgegengesetzter Polarität getrennt gewesen sein. Manische und hypomane Episoden werden als zur gleichen Polarität gehörend angesehen. Abgesehen von der Tatsache, dass sie häufiger auftreten, unterscheiden sich die Episoden beim Rapid-Cycling-Verlauf nicht von denen beim Verlauf ohne Rapid Cycling. Episoden pathologisch veränderter Stimmung, die für die Definition des Rapid-Cycling-Verlaufs zählen, schließen Episoden aus, die direkt durch eine Substanz (z. B. Kokain, Kortikosteroide) oder einen anderen medizinischen Krankheitsfaktor verursacht wurden.

Mit Melancholischen Merkmalen:

A. Mindestens eines der folgenden Merkmale liegt während des Höhepunkts der aktuellen Episode einer Major Depression (bzw. der letzten Episode einer Major Depression, wenn die Bipolar I- oder Bipolar-II Störung in Teil- oder Vollremission ist) vor:

1. Verlust der Freude an allen oder nahezu allen Aktivitäten.
2. Verlust der affektiven Reagibilität auf normalerweise angenehme Stimuli (fühlt sich – auch nicht vorübergehend – besser, wenn sich etwas Erfreuliches ereignet).

B. Drei (oder mehr) der folgenden Symptome:
1. Eine besondere Qualität der depressiven Verstimmung, die durch eine tiefe Mutlosigkeit, Verzweiflung, und/oder Verdrießlichkeit oder das sogenannte Gefühl der Gefühllosigkeit gekennzeichnet ist.
2. Die Depression ist regelhaft morgens stärker ausgeprägt (Morgentief).
3. Morgendliches Früherwachen (mindestens 2 Stunden vor der gewohnten Aufwachzeit).
4. Deutliche psychomotorische Unruhe oder Verlangsamung.
5. Deutliche Appetitlosigkeit oder Gewichtsverlust.
6. Übermäßige oder unangemessene Schuldgefühle.

Beachte: Die Zusatzcodierung „mit Melancholischen Merkmalen" wird vergeben, wenn diese Merkmale auf dem Höhepunkt der Episode vorhanden sind. Die Fähigkeit zur Freude ist nicht nur reduziert, sondern nahezu vollständig aufgehoben. Eine Faustregel, um die Abwesenheit affektiver Reagibilität zu beurteilen, ist, dass selbst hocherwünschte positive Ereignisse nicht mit einer spürbaren Aufhellung der Stimmung einhergehen. Entweder gibt es gar keine oder nur eine partielle Stimmungsaufhellung (z.B. bis zu 20% bis 40% der gewöhnlichen Aufhellung jeweils nur für wenige Minuten). Die besondere Qualität der Stimmungslage, die für das klinische Erscheinungsbild „mit Melancholischen Merkmalen" charakteristisch ist, wird als qualitativ verschieden von der Stimmungslage bei einer nichtmelancholischen depressiven Episode erlebt. Eine depressive Stimmungslage, die lediglich als schwerer, länger andauernd oder grundlos vorhanden beschrieben wird, wird nicht als qualitativ besonders gewertet. Psychomotorische Veränderungen sind nahezu immer vorhanden und von anderen beobachtbar.

Melancholische Merkmale zeigen nur eine mäßig ausgeprägte Tendenz, sich bei derselben Person über mehrere Episoden hinweg zu wiederholen. Sie kommen häufiger bei stationären als bei ambulanten Patienten vor, treten seltener bei leichteren als bei schwereren Episoden einer Major Depression auf und sind wahrscheinlicher bei Episoden mit psychotischen Merkmalen.

Mit Atypischen Merkmalen: Diese Zusatzcodierung wird vergeben, wenn folgende Merkmale während der Mehrzahl der Tage der aktuellen Episode einer Major Depression (bzw. der letzten Episode einer Major Depression, falls die Bipolar I- oder Bipolar-II-Störung in Teil- oder Vollremission ist) vorherrschen:

A. Erhaltene affektive Reagibilität (d.h. Stimmungsaufhellung als Reaktion auf tatsächliche oder erwartete positive Ereignisse).
B. Zwei (oder mehr) der folgenden Merkmale:
   1. Deutliche Gewichtszunahme oder gesteigerter Appetit.
   2. Hypersomnie.
   3. Bleierne Schwere (d.h. Gefühl der bleiernen Schwere in Armen und Beinen).
   4. Ein seit Langem bestehendes Muster von gesteigerter Empfindlichkeit gegenüber zwischenmenschlicher Zurückweisung (nicht begrenzt auf Episoden der affektiven Störung), die zu einer bedeutsamen sozialen oder beruflichen Funktionsbeeinträchtigung führt.
C. Die Kriterien der Zusatzcodierung „mit Melancholischen Merkmalen" oder „mit Katatonie" sind während derselben Episode nicht erfüllt.

Beachte: Dem Begriff „atypische Depression" kommt eine historische Bedeutung zu (d.h. atypisch in Abgrenzung zu eher klassischen agitierten „endogenen" Bildern einer Depression. Letztere entsprachen der Norm, als Depressionen selten bei ambulanten und so gut wie nie bei Jugendlichen und jungen Erwachsenen diagnostiziert wurden.) Heute ist die Bezeichnung „atypisch" nicht mehr mit einem seltenen und ungewöhnlichen klinischen Zustandsbild konnotiert, wie der Begriff nahelegen könnte.

Affektive Reagibilität ist die Fähigkeit, aufgeheitert zu werden, wenn positive Ereignisse eintreten (z.B. der Besuch der Kinder, Komplimente von anderen). Die Stimmung kann sogar für einen verlängerten Zeitraum euthym (nicht niedergeschlagen) werden, wenn die äußeren Umstände günstig bleiben. Gesteigerter Appetit kann sich durch eine tatsächliche vermehrte Nahrungsaufnahme oder Gewichtszunahme zeigen. Hypersomnie kann entweder einen verlängerten Zeitraum von Nachtschlaf oder Tagesnickerchen von mindestens 10 Stunden Gesamtschlafdauer (oder mindestens 2 Stunden mehr als im depressiven Zustand) beinhalten. Bleierne Schwere ist definiert als ein Gefühl der Schwere, Bleiernheit oder wie mit Gewichten beschwert zu sein, gewöhnlich in Armen und Beinen. Dieses Gefühl tritt in der Regel für die Dauer von mindestens 1 Stunde auf, dauert jedoch oft mehrere Stunden an. Im Gegensatz zu den anderen atypischen Symptomen ist pathologische Empfindlichkeit gegenüber wahrgenommenen zwischenmenschlichen Zurückweisungen eine Eigenschaft mit frühem Beginn und besteht während der meisten Zeit des Erwachsenenalters weiter. Überempfindlichkeit gegenüber Zurückweisung tritt unabhängig von depressiver Stimmung auf, kann jedoch während depressiver Episoden exazerbieren.

Mit Psychotischen Merkmalen: Wahnvorstellungen oder Halluzinationen sind irgendwann im Verlauf einer aktuellen manischen oder depressiven Episode einer Bipolar-I-Störung (bzw. der letzten manischen oder depressiven Episode, falls die Bipolar-I-Störung in Teil- oder Vollremission ist) oder der aktuellen depressiven Episode einer Bipolar-II-Störung (bzw. der letzten depressiven Episode, falls die Bipolar-II-Störung in Teil- oder Vollremission ist) vorhanden. Wenn psychotische Symptome vorhanden sind, bestimme, ob stimmungskongruent oder stimmungsinkongruent:

Wenn eine aktuelle oder letzte manische Episode (einer Bipolar-I-Störung) beurteilt wird:

Mit Stimmungskongruenten Psychotischen Merkmalen: Während manischer Episoden ist der Inhalt aller Wahnvorstellungen und Halluzinationen mit den typischen Maniethemen Größenideen, Unverletzbarkeit etc. übereinstimmend, kann aber auch Themen von Misstrauen oder Paranoia, insbesondere in Verbindung mit den Zweifeln anderer an den Leistungen und Fähigkeiten der Person usw. beinhalten.

Mit Stimmungsinkongruenten Psychotischen Merkmalen: Der Inhalt der Wahnvorstellungen oder Halluzinationen stimmt mit den oben beschriebenen für Manie oder Depression typischen affektiven Themen nicht überein, oder der Inhalt ist eine Mischung aus stimmungsinkongruenten und stimmungskongruenten Themen.

Wenn eine aktuelle oder letzte depressive Episode (einer Bipolar-I-Störung) beurteilt wird:

Mit Stimmungskongruenten Psychotischen Merkmalen: Der Inhalt aller Wahnvorstellungen und Halluzinationen entspricht den typischen depressiven Themen wie persönliche Unzulänglichkeit, Schuld, Krankheit, Tod, Nihilismus oder verdiente Strafe.

Mit Stimmungsinkongruenten Psychotischen Merkmalen: Der Inhalt der Wahnvorstellungen und Halluzinationen beinhaltet keine typischen depressiven Themen wie persönliche Unzulänglichkeit, Schuld, Krankheit, Tod, Nihilismus oder verdiente Strafe, oder der Inhalt ist eine Mischung aus stimmungsinkongruenten und stimmungskongruenten Themen.

Mit Katatonie: Diese Zusatzcodierung wird für die aktuelle manische oder depressive Episode einer Bipolar-I-Störung (bzw. die letzte manische oder depressive Episode, falls die Bipolar-I-Störung in Teil- oder Vollremission ist) oder die aktuelle depressiven Episode einer Bipolar-II-Störung (bzw. die letzte depressive Episode, falls die Bipolar-II-Störung in Teil- oder Vollremission ist) verwendet, wenn katatone Merkmale während der meisten Zeit der Episode vorhanden sind (siehe die Kriterien für Katatonie bei psychischen Störungen im Kapitel „Schizophrenie-Spektrum und andere psychotische Störungen").

Mit Peripartalem Beginn: Diese Zusatzcodierung wird vergeben, wenn die Stimmungsveränderung in der Schwangerschaft oder in den ersten 4 Wochen nach der Entbindung begann; und zwar für die aktuelle manische, hypomane oder depressive Episode bei einer Bipolar-I-Störung (bzw. die letzte manische, hypomane oder depressive Episode, falls die Bipolar-I-Störung in Teil- oder Vollremission ist) oder für die aktuelle hypomane oder depressive Episode einer Bipolar-II-Störung (bzw. die letzte hypomane oder depressive Episode, falls die Bipolar-II-Störung in Teil- oder Vollremission ist).

Beachte: Affektive Episoden können während der Schwangerschaft oder postpartal beginnen. Ungefähr 50 % der „postpartalen" Episoden einer Major Depression beginnen eigentlich schon vor der Entbindung. Somit werden die Episoden insgesamt als peripartal bezeichnet.

Zwischen Empfängnis und Geburt erleben etwa 9 % der Frauen eine Episode einer Major Depression. Die beste Schätzung für die Prävalenz einer Episode einer Major Depression zwischen der Geburt und 12 Monaten nach der Geburt liegt bei knapp unter 7%.

Peripartal beginnende affektive Episoden können mit oder ohne psychotische Merkmale auftreten. In den meisten (seltenen) Fällen von Kindstötung bestehen postpartale psychotische Episoden mit imperativ-akustischen Halluzinationen, in denen die Kindstötung „befohlen" wird, oder mit der Wahnvorstellung, dass das Kind besessen sei. Aber auch bei schweren postpartalen affektiven Episoden ohne derartige Wahnvorstellungen oder Halluzinationen kann es zur Kindstötung kommen. Die Häufigkeit postpartaler affektiver Episoden (depressiv oder manisch) mit psychotischen Merkmalen wird mit 1 zu 500 bis 1 zu 1 000 angegeben und ist möglicherweise höher bei Erstgebärenden. Das Risiko für postpartale Episoden mit psychotischen Merkmalen ist bei Frauen mit früheren postpartalen affektiven Episoden deutlich erhöht, aber auch bei Frauen mit einer affektiven Störung in der Vorgeschichte (insbesondere bei Bipolar-I-Störung). Es gibt auch Anhaltspunkte für ein erhöhtes Risiko bei Frauen, die selbst keine affektive Störung in der Vorgeschichte haben, in deren Familie aber bipolare Störungen vorkommen.

Nach dem erstmaligen Auftreten einer postpartalen Episode mit psychotischen Merkmalen steigt das Rezidivrisiko bei nachfolgenden Entbindungen auf 30 % bis 50 %. Postpartale Episoden müssen abgegrenzt werden von deliranten Zuständen im Wochenbett, die durch reduzierte Vigilanz und Aufmerksamkeit gekennzeichnet sind.

Peripartal beginnende depressive Störungen müssen vom weitaus häufigeren „Mutterschaftsblues" oder dem, was in der Laiensprache als „Babyblues" bekannt ist, unterschieden werden. Mutterschaftsblues gilt nicht als psychische Störung und ist durch plötzliche Stimmungsschwankungen gekennzeichnet (z. B. das plötzliche Einsetzen von Tränen in Abwesenheit einer Depression), die keine Funktionsbeeinträchtigung verursachen und wahrscheinlich durch physiologische Veränderungen nach der Entbindung verursacht werden. Er ist vorübergehend und selbstlimitierend und bessert sich normalerweise schnell (innerhalb einer Woche), ohne dass eine Behandlung erforderlich ist. Weitere Symptome des Mutterschaftsblues sind Schlafstörungen und sogar Verwirrung, die kurz nach der Entbindung auftreten können.

Bei perinatalen Frauen besteht möglicherweise ein höheres Risiko für depressive Störungen aufgrund von Schilddrüsenanomalien sowie anderen Erkrankungen, die depressive Symptome verursachen können. Wenn davon ausgegangen wird, dass die depressiven Symptome auf eine andere Erkrankung im Zusammenhang mit der Perinatalperiode zurückzuführen sind, sollte anstelle einer depressiven Episode mit peripartalem Beginn eine Depressive Störung aufgrund eines Anderen Medizinischen Krankheitsfaktors diagnostiziert werden.

Mit Saisonalem Muster: Diese Zusatzcodierung wird für das Lebenszeitmuster affektiver Episoden verwendet. Das zentrale Merkmal ist das regelmäßige saisonale Muster zumindest einer Episodenart (d.h. Manie, Hypomanie oder Depression). Die jeweils anderen Episodenarten müssen dem Muster nicht folgen. Zum Beispiel kann eine Person saisonale Manien haben, ihre Depressionen treten jedoch nicht während einer speziellen Jahreszeit auf.

A. Es besteht ein regelmäßiger zeitlicher Zusammenhang zwischen dem Auftreten von manischen, hypomanen Episoden oder Episoden einer Major Depression bei Bipolar-I- oder Bipolar-II-Störung und einer bestimmten Jahreszeit (z.B. im Herbst oder im Winter).

   Beachte: Fälle mit offensichtlichem Einfluss von saisonal bedingten psychosozialen Belastungsfaktoren werden nicht gewertet (z.B. regelmäßige Arbeitslosigkeit im Winter).

B. Vollständige Remissionen (oder ein Wechsel von Major Depression zu Manie oder Hypomanie oder umgekehrt) treten ebenfalls zu einer bestimmten Jahreszeit auf (z.B. die Depression remittiert im Frühling).

C. In den vergangenen 2 Jahren haben die manischen, hypomanen Episoden oder Episoden einer Major Depression der Person den oben definierten saisonalen Bezug gezeigt; in diesem Zeitraum traten keine nichtsaisonal gebundenen Episoden der gleichen Polarität auf.

D. Saisonale Manien, Hypomanien oder Depressionen (wie oben beschrieben) übertreffen deutlich die Anzahl nichtsaisonaler Manien, Hypomanien oder Depressionen, die im Lebenszeitverlauf aufgetreten sind.

   Beachte: Die Zusatzcodierung „mit Saisonalem Muster“ kann bei Episodenmustern einer Major Depression bei Bipolar-I- und II-Störung, bei Mustern von manischen und hypomanen Episoden bei Bipolar-II-Störung sowie bei Mustern hypomaner Episoden bei Bipolar-II-Störung verwendet werden. Das zentrale Merkmal dieses Erscheinungsbildes ist, dass die depressiven, manischen und hypomanen Episoden zu bestimmten Jahreszeiten auftreten und remittieren. In den meisten Fällen beginnen die depressiven Episoden im Herbst oder Winter und remittieren im Frühling. Seltener treten rezidivierende depressive Episoden im Sommer auf. Dieses Muster von jahreszeitlichem Episodenbeginn und -ende muss sich in den letzten 2 Jahren gezeigt haben. In diesem Zeitraum dürfen keine Episoden ohne jahreszeitlichen Bezug aufgetreten sein. Darüber hinaus muss die Gesamtzahl saisonaler depressiver, manischer oder hypomaner Episoden deutlich über die Gesamtzahl nichtsaisonaler depressiver, manischer oder hypomaner Episoden im Langzeitverlauf hinausgehen.

Die Zusatzcodierung wird nicht angewendet, wenn sich das jahreszeitliche Muster besser durch saisonal bedingte psychosoziale Belastungsfaktoren erklären lässt (z. B. saisonbedingte Arbeitslosigkeit oder Schuljahresrhythmus). Ob ein saisonales Muster von Episoden einer Major Depression häufiger bei Rezidivierender Major Depression oder bei bipolaren Störungen auftritt, ist nicht geklärt. Möglicherweise ist die saisonale Abhängigkeit der Episoden einer Major Depression bei der Bipolar-II-Störung häufiger als bei der Bipolar-I-Störung. In manchen Fällen kann auch das Auftreten manischer oder hypomaner Episoden mit einer bestimmten Jahreszeit (höhere Wahrscheinlichkeit im Frühjahr und Sommer) verknüpft sein.

Die Prävalenz eines saisonalen Musters vom Wintertyp scheint vom Breitengrad, Alter und Geschlecht abzuhängen. Höhere Breitengrade gehen mit höherer Prävalenz einher. Das Alter ist ebenfalls ein starker Prädiktor für saisonale Abhängigkeit, wobei jüngere Menschen ein erhöhtes Risiko für Episoden von Winterdepressionen haben.

Bestimme, ob:

Teilremittiert: Symptome der unmittelbar letzten manischen, hypomanen oder depressiven Episode sind vorhanden, die Kriterien werden jedoch nicht vollständig erfüllt oder es gab nach Ende der Episode nur eine Periode von unter 2 Monaten Dauer ohne bedeutsame Symptome einer manischen, hypomanen oder depressiven Episode.

Vollremittiert: Während der vergangenen 2 Monate waren keine bedeutsamen Krankheitszeichen oder Symptome der Störung vorhanden.

Bestimme den aktuellen Schweregrad der manischen Episode:

Der Schweregrad basiert auf der Anzahl der Kriteriensymptome, der Schwere dieser Symptome und dem Grad der funktionellen Beeinträchtigung.

Leicht: Die minimal erforderliche Anzahl der Kriterien für eine manische Episode ist erfüllt.

Mittel: Sehr bedeutsame Zunahme der Aktivität oder Beeinträchtigung des Urteilsvermögens.

Schwer: Es ist fast durchgehende Beobachtung notwendig, um eine Selbst- oder Fremdgefährdung zu vermeiden.

Bestimme den aktuellen Schweregrad der Episode einer Major Depression:

Der Schweregrad basiert auf der Anzahl der Kriteriensymptome, der Schwere dieser Symptome und dem Grad der funktionellen Beeinträchtigung.

Leicht: Es treten wenige oder keine Symptome zusätzlich zu den Symptomen auf, die zur Vergabe der Diagnose erforderlich sind; die Intensität der Symptome ist belastend, aber beherrschbar; und die Symptome führen zu geringfügigen Beeinträchtigungen in sozialen oder beruflichen Funktionsbereichen.

Mittel: Die Anzahl und Intensität der Symptome und/oder funktionellen Beeinträchtigungen liegen zwischen denen, die als „leichtgradig“ und „schwergradig“ bezeichnet werden.

Schwer: Die Anzahl der Symptome geht deutlich über die Symptome hinaus, die zur Vergabe der Diagnose erforderlich sind; die Intensität der Symptome ist äußerst belastend und nicht zu bewältigen; und die Symptome beeinträchtigen deutlich das soziale und berufliche Funktionsniveau.

Disruptive Affektregulationsstörung F34.81

A. Schwere wiederkehrende Wutausbrüche, die sich verbal (z. B. verbales Toben) und/oder im Verhalten (z. B. physische Aggression gegenüber Personen oder Gegenständen) manifestieren und die in ihrer Intensität und Dauer in Bezug auf die Situation und den Anlass völlig unangemessen sind.
B. Die Wutausbrüche sind dem jeweiligen Entwicklungsstand unangemessen.
C. Die Ausbrüche ereignen sich durchschnittlich dreimal pro Woche oder öfter.
D. Die Stimmung zwischen den Ausbrüchen ist an beinahe jedem Tag über die meiste Zeit des Tages anhaltend reizbar oder ärgerlich und kann von anderen wahrgenommen werden (z. B. Eltern, Lehrer, Gleichaltrige).
E. Die Kriterien A bis D sind über einen Zeitraum von 12 oder mehr Monaten vorhanden. Während dieses Zeitraums gab es keine Episode von 3 oder mehr aufeinanderfolgenden Monaten, in der die Kriterien A bis D nicht voll erfüllt waren.
F. Die Kriterien A bis D sind in mindestens zwei von drei Lebensbereichen vorhanden (z. B. im häuslichen Umfeld, in der Schule, unter Gleichaltrigen) und dabei in mindestens einer dieser Umgebungen schwergradig ausgeprägt.
G. Die Diagnose sollte nicht erstmalig vor dem Alter von 6 Jahren und nicht nach dem Alter von 18 Jahren gestellt werden.
H. Das Alter der Erstmanifestation (Krankengeschichte oder Beobachtung) der Kriterien A bis E liegt vor dem Alter von 10 Jahren.
I. Es gab nie eine abgegrenzte Zeitspanne von mehr als 1 Tag, in der – mit Ausnahme des Zeitkriteriums – alle Symptomkriterien einer manischen oder hypomanen Episode erfüllt waren.
   Beachte: Eine dem Entwicklungsstand angemessene gehobene Stimmung, z. B. im Zusammenhang mit dem Auftreten oder der Erwartung eines hochgradig positiven Ereignisses, sollte nicht als manisches oder hypomanes Symptom gewertet werden.

J. Die genannten Verhaltensweisen treten nicht ausschließlich während einer Episode einer Major Depression auf und können nicht besser durch eine andere psychische Störung erklärt werden (z.B. Autismus-Spektrum-Störung, Posttraumatische Belastungsstörung, Störung mit Trennungsangst, Persistierende Depressive Störung).
Beachte: Die Diagnose kann nicht zusammen mit folgenden Diagnosen vergeben werden: Störung mit Oppositionellem Trotzverhalten, Intermittierend Explosible Störung, bipolare Störung. Möglich ist hingegen die gleichzeitige Vergabe der Diagnose mit folgenden anderen Störungen: z.B. Major Depression, Aufmerksamkeitsdefizit-/Hyperaktivitätsstörung, Störung des Sozialverhaltens, Substanzkonsumstörungen. Personen, welche sowohl die Kriterien für die Disruptive Affektregulationsstörung als auch die für die Störung mit Oppositionellem Trotzverhalten erfüllen, sollten nur die Diagnose der Disruptiven Affektregulationsstörung erhalten. Sofern die Person jemals eine manische oder hypomane Episode erlebt hat, sollte die Diagnose der Disruptiven Affektregulationsstörung nicht vergeben werden.
Die Symptome sind nicht Folge der physiologischen Wirkung einer Substanz oder eines medizinischen oder neurologischen Krankheitsfaktors.

Major Depression

A. Mindestens fünf der folgenden Symptome bestehen während derselben 2-Wochen-Periode und stellen eine Änderung gegenüber dem vorher bestehenden Funktionsniveau dar; mindestens eines der Symptome ist entweder (1) depressive Verstimmung oder (2) Verlust an Interesse oder Freude.
Beachte: Auszuschließen sind Symptome, die eindeutig durch einen medizinischen Krankheitsfaktor bedingt sind.
1. Depressive Verstimmung für die meiste Zeit des Tages an fast allen Tagen, von der betroffenen Person selbst berichtet (z.B. fühlt sich traurig, leer oder hoffnungslos) oder von anderen beobachtet (z.B. erscheint den Tränen nahe). (**Beachte:** Kann bei Kindern und Jugendlichen auch reizbare Stimmung sein.)
2. Deutlich vermindertes Interesse oder Freude an allen oder fast allen Aktivitäten, an fast allen Tagen, für die meiste Zeit

des Tages (entweder nach subjektivem Bericht oder von anderen beobachtet).

3. Deutlicher Gewichtsverlust ohne Diät oder Gewichtszunahme (z.B. mehr als 5% des Körpergewichts in einem Monat) oder verminderter oder gesteigerter Appetit an fast allen Tagen. (**Beachte:** Bei Kindern ist das Ausbleiben der zu erwartenden Gewichtszunahme zu berücksichtigen.)
4. Insomnie oder Hypersomnie an fast allen Tagen.
5. Psychomotorische Unruhe oder Verlangsamung an fast allen Tagen (durch andere beobachtbar, nicht nur das subjektive Gefühl von Rastlosigkeit oder Verlangsamung).
6. Müdigkeit oder Energieverlust an fast allen Tagen.
7. Gefühle von Wertlosigkeit oder übermäßige oder unangemessene Schuldgefühle (die auch ein wahnhaftes Ausmaß annehmen können) an fast allen Tagen (nicht nur Selbstvorwürfe oder Schuldgefühle wegen des Krankseins).
8. Verminderte Fähigkeit zu denken oder sich zu konzentrieren oder verringerte Entscheidungsfähigkeit an fast allen Tagen (entweder nach subjektivem Bericht oder von anderen beobachtet).
9. Wiederkehrende Gedanken an den Tod (nicht nur Angst vor dem Sterben), wiederkehrende Suizidvorstellungen ohne genauen Plan, genaue Planung eines Suizids oder tatsächlicher Suizidversuch.

B. Die Symptome verursachen in klinisch bedeutsamer Weise Leiden oder Beeinträchtigungen in sozialen, beruflichen oder anderen wichtigen Funktionsbereichen.

C. Die Symptome sind nicht Folge der physiologischen Wirkung einer Substanz oder eines medizinischen Krankheitsfaktors.

Beachte: Die Kriterien A bis C definieren die depressive Episode einer Major Depression.

Beachte: Reaktionen auf erhebliche Verlustereignisse (z.B. Trauerfall, finanzieller Ruin, materielle Verluste bei Naturkatastrophen, schwerwiegende Erkrankungen oder Behinderungen) können Gefühle intensiver Traurigkeit, Grübeln über den Verlust, Schlaflosigkeit, verminderten Appetit und Gewichtsverlust – wie in Kriterium A – zur Folge haben, die einer depressiven Episode ähneln. Auch wenn diese Symptome nachvollziehbar und bezogen auf den Verlust angemessen erscheinen, sollte sorgfältig geprüft werden, ob nicht dennoch eine Episode einer Major Depression diagnostiziert werden sollte. Diese Entscheidung erfordert einen einzelfallbezogenen klinischen Bewertungsprozess auf Grundlage der Vorgeschichte und die Berücksichtigung kultureller Normen bezüglich des Ausdrucks von psychischer Belastung im Zusammenhang mit Verlusterfahrungen.[1]

D. Das Auftreten mindestens einer Episode einer Major Depression kann nicht besser durch eine Schizoaffektive Störung erklärt werden und ist nicht durch eine Schizophrenie, Schizophreniforme Störung, Wahnhafte Störung oder Andere Näher Bezeichnete oder Nicht Näher Bezeichnete Störung aus dem Schizophrenie-Spektrum und Andere Psychotische Störungen überlagert.

E. Es bestand niemals eine manische oder eine hypomane Episode. **Beachte:** Dieses Ausschlusskriterium trifft nicht zu, wenn alle Manie- oder Hypomanieähnlichen Episoden substanzinduziert

---

1 Bei der Unterscheidung von Trauer und Major Depression ist es hilfreich zu berücksichtigen, dass bei Trauer die vorherrschenden Affekte Gefühle von Leere und Verlust sind, während bei der Episode einer Major Depression eine durchgehende depressive Verstimmung und die Unfähigkeit, Glück und Freude wahrzunehmen, im Vordergrund stehen. Die dysphorische Stimmungslage bei Trauer nimmt in der Regel über Tage bis Wochen an Intensität ab und tritt in Wellen von Trauerschmerz auf. Diese Wellen sind häufig mit Gedanken oder Erinnerungen an die verstorbene Person verbunden. Die depressive Stimmungslage bei einer Episode der Major Depression besteht hingegen eher durchgehend und ist nicht an spezifische Gedanken oder Sorgen geknüpft. Der Schmerz im Rahmen einer Trauer kann von positiven Emotionen und Humor begleitet sein, was nicht für die allgegenwärtigen Gefühle des Unglücklichseins und des Kummers charakteristisch ist, welche Episoden der Major Depression auszeichnen. Bei den gedanklichen Inhalten, die mit Trauer verbunden sind, stehen die Beschäftigung mit Gedanken oder Erinnerungen an die verstorbene Person im Vordergrund und weniger die selbstkritischen oder pessimistischen, grüblerischen Gedanken bei der Episode einer Major Depression. Bei Trauer ist das Selbstwertgefühl in der Regel erhalten, während bei der Episode einer Major Depression Gefühle der Wertlosigkeit und des Selbsthasses häufig sind. Wenn Selbstvorwürfe bei Trauer vorhanden sind, beziehen sich diese typischerweise auf empfundene Versäumnisse gegenüber der verstorbenen Person (z.B. sie nicht häufig genug besucht zu haben, ihr nicht gesagt zu haben, wie sehr man sie geliebt hat). Wenn die hinterbliebene Person über Tod oder Sterben nachdenkt, sind solche Gedanken eher auf die verstorbene Person bezogen und auf den Wunsch mit der verstorbenen Person wieder „im Tod vereint" zu sein. Bei Episoden der Major Depression richten sich die Gedanken eher auf die Beendigung des eigenen Lebens, da man wertlos sei, das Leben nicht verdiene oder die quälenden depressiven Gefühle nicht mehr ertragen kann.

oder Folge der physiologischen Wirkung einer Substanz oder eines medizinischen Krankheitsfaktors sind.

Codierungs- und Aufzeichnungskonventionen

Der diagnostische Code für die Major Depression hängt davon ab, ob es sich um eine einzelne oder eine rezidivierende Episode handelt sowie vom aktuellen Schweregrad, dem Vorhandensein psychotischer Merkmale und dem Status der Remission.

Der aktuelle Schweregrad und das Vorhandensein psychotischer Merkmale werden nur codiert, wenn die Kriterien für die Episode einer Major Depression erfüllt sind. Die Remissionszusatzcodierungen werden nur verwendet, wenn die Kriterien für eine Episode einer Major Depression aktuell nicht erfüllt sind. Es wird wie folgt codiert:

Schweregrad/ Verlaufszusatzcodierung	Einzelne Episode	Rezidivierend*
Leichtgradig (S. 131)	F32.0	F33.0
Mittelgradig (S. 131)	F32.1	F33.1
Schwergradig (S. 131)	F32.2	F33.2
Mit Psychotischen Merkmalen** (S. 127)	F32.3	F33.3
Teilremittiert (S. 130)	F32.4	F33.41
Vollremittiert (S. 131)	F32.5	F33.42
Nicht Näher bezeichnet	F32.9	F33.9

* Damit eine Episode als rezidivierend eingeordnet werden kann, müssen mindestens 2 aufeinanderfolgende Monate zwischen den einzelnen Episoden liegen, in denen die Kriterien für die Episode einer Major Depression nicht erfüllt waren. Die Definitionen der Zusatzcodierungen sind auf den angegebenen Seiten zu finden.

** Wenn psychotische Merkmale vorliegen, soll die Zusatzcodierung „mit Psychotischen Merkmalen" unabhängig vom Schweregrad der Episode gewählt werden.

Bei der Diagnosevergabe sollten die Begriffe in der folgenden Reihenfolge aufgeführt werden: Major Depression, einzelne oder rezidivierende Episode, Zusatzcodierungen für den Schweregrad, psychotische Merkmale oder Remission, gefolgt von allen anderen Spezifikationen ohne Code, die auf die aktuelle Episode (oder letzte Episode, wenn die Major Depression teilweise oder vollständig in Remission ist) zutreffen. **Beachte:** Die Zusatzcodierung „mit Saisonalem Muster“ beschreibt die Verlaufsform von rezidivierenden Episoden der Major Depression).

Bestimme, ob:

Mit Angst (S. 123)
Mit Gemischten Merkmalen (S. 124)
Mit Melancholischen Merkmalen (S. 124–126)
Mit Atypischen Merkmalen (S. 126–127)
Mit Stimmungskongruenten Psychotischen Merkmalen (S. 127)
Mit Stimmungsinkongruenten Psychotischen Merkmalen (S. 127)
Mit Katatonie (S. 127) **Codierhinweis:** Codiere zusätzlich F06.1.
Mit Peripartalem Beginn (S. 128–129)
Mit Saisonalem Muster (ausschließlich bei rezidivierender Verlaufsform der Major Depression) (S. 129–131)

Persistierende Depressive Störung F34.1

Diese Störungskategorie fasst die DSM-IV-Diagnosen der „Chronischen Major Depression“ und der „Dysthymen Störung“ zusammen.

A. Depressive Verstimmung für die meiste Zeit des Tages an der Mehrzahl der Tage über einen mindestens 2-jährigen Zeitraum, von der betroffenen Person selbst berichtet oder von anderen beobachtet.
   Beachte: Bei Kindern und Jugendlichen kann die Stimmung auch reizbar sein und die Dauer muss mindestens 1 Jahr betragen.
B. Während der depressiven Verstimmung bestehen mindestens zwei der folgenden Symptome:
   1. Schlechter Appetit oder Überessen.
   2. Insomnie oder Hypersomnie.
   3. Geringe Energie oder Erschöpfungsgefühle.

4. Geringes Selbstbewusstsein.
5. Konzentrationsschwierigkeiten oder Schwierigkeiten beim Treffen von Entscheidungen.
6. Gefühle der Hoffnungslosigkeit.

C. Während des 2-Jahres-Zeitraums (1 Jahr bei Kindern und Jugendlichen) gab es keinen symptomfreien Zeitraum von mehr als 2 Monaten ohne die Symptome aus Kriterium A und B.

D. Die Kriterien der Major Depression können in dem 2-Jahres-Zeitraum durchgängig erfüllt sein.

E. Zu keinem Zeitpunkt ist eine manische oder hypomane Episode aufgetreten.

F. Das Störungsbild kann nicht besser erklärt werden durch eine lang andauernde Schizoaffektive Störung, Schizophrenie, Wahnhafte Störung oder Andere Näher Bezeichnete oder Nicht Näher Bezeichnete Störung aus dem Schizophrenie-Spektrum und Andere Psychotische Störungen.

G. Die Symptome sind nicht Folge der physiologischen Wirkung einer Substanz (z.B. Substanz mit Missbrauchspotenzial, Medikament) oder eines medizinischen Krankheitsfaktors (z.B. Hypothyreose).

H. Die Symptome verursachen in klinisch bedeutsamer Weise Leiden oder Beeinträchtigungen in sozialen, beruflichen oder anderen wichtigen Funktionsbereichen.

Beachte: Wenn die Kriterien für die Diagnose der Major Depression zu einem Zeitpunkt während der 2-jährigen depressiven Stimmung ausreichend erfüllt sind, sollte eine separate Diagnose einer Major Depression, neben der Diagnose einer Persistierenden Depressiven Störung, mit der entsprechenden Zusatzcodierung (z.B. mit Intermittierenden Episoden einer Major Depression, mit Aktueller Episode) gestellt werden.

Bestimme, ob:

Mit Angst (S. 123)
Mit Atypischen Merkmalen (S. 126–127)

Bestimme, ob:

Teilremittiert (S. 130)
Vollremittiert (S. 131)

Bestimme, ob:

Früher Beginn: Beginn vor dem Alter von 21 Jahren.
Später Beginn: Beginn im Alter von 21 Jahren oder später.

Bestimme, ob (für die letzten 2 Jahre der Persistierenden Depressiven Störung):

Mit Reinem Dysthymen Syndrom: Die Kriterien für die Episode einer Major Depression wurden in den letzten 2 Jahren nicht erfüllt.

Mit Persistierender Episode einer Major Depression: Die Kriterien für die Episode einer Major Depression wurden während der letzten 2 Jahre durchgängig erfüllt.

Mit Intermittierenden Episoden einer Major Depression, mit Aktueller Episode: Aktuell werden die Kriterien einer Episode einer Major Depression vollständig erfüllt, aber es gab in den letzten 2 Jahren Zeiträume von mindestens 8 Wochen, in denen die Kriterien der Major Depression nicht erfüllt waren.

Mit Intermittierenden Episoden einer Major Depression, ohne Aktuelle Episode: Aktuell werden die Kriterien einer Episode einer Major Depression nicht vollständig erfüllt, aber es gab eine oder mehrere Episoden einer Major Depression in den letzten 2 Jahren.

Bestimme den aktuellen Schweregrad:

Leicht (S. 105)
Mittel (S. 105)
Schwer (S. 105)

Prämenstruelle Dysphorische Störung F32.81

A. Während der Mehrzahl der Menstruationszyklen treten in der letzten Woche vor Beginn der Menses (letzte Woche der Lutealphase) mindestens fünf Symptome (aus B und C) auf, die sich innerhalb weniger Tage nach Beginn der Menses (Follikelphase) *bessern* und in der Woche nach der Menses nahezu oder gänzlich remittieren.

B. Eines (oder mehrere) der folgenden Symptome sind vorhanden:
1. Deutliche Affektlabilität (z. B. Stimmungsschwankungen, sich plötzlich traurig fühlen, weinen, gesteigerte Empfindlichkeit gegenüber Zurückweisung).
2. Deutliche Reizbarkeit oder Wut oder vermehrte zwischenmenschliche Konflikte.
3. Deutliche depressive Verstimmung, Gefühle der Hoffnungslosigkeit oder selbstherabsetzende Gedanken.

4. Deutliche Angst, Anspannung und/oder Gefühle der Gereiztheit und Nervosität.

C. Zusätzlich sind eines (oder mehrere) der folgenden Symptome vorhanden. In Kombination mit Symptomen aus Kriterium B müssen insgesamt *fünf* Symptome vorliegen.
   1. Verringertes Interesse an üblichen Aktivitäten (z. B. Arbeit, Schule, Freunde, Hobbys).
   2. Gefühl, sich nicht konzentrieren zu können.
   3. Lethargie, leichte Ermüdbarkeit oder deutlicher Energieverlust.
   4. Deutliche Veränderungen des Appetits, Überessen oder ein Verlangen nach bestimmten Lebensmitteln.
   5. Insomnie oder Hypersomnie.
   6. Gefühl des Überwältigtseins oder von Kontrollverlust.
   7. Körperliche Symptome wie Brustempfindlichkeit oder -schwellung, Gelenk- oder Muskelschmerzen, sich „aufgedunsen" fühlen, Gewichtszunahme.

Beachte: Die Symptome der Kriterien A bis C müssen während der meisten Menstruationszyklen des vorangegangenen Jahres aufgetreten sein.

D. Die Symptome erzeugen in klinisch bedeutsamer Weise Leiden oder Beeinträchtigung der Arbeits- oder Schulleistung oder gewöhnlichen sozialen Aktivitäten und Beziehungen zu anderen (z. B. Vermeidung sozialer Aktivitäten, herabgesetzte Produktivität und Effektivität bei der Arbeit, in der Schule oder zu Hause).

E. Das Störungsbild stellt nicht nur eine Exazerbation der Symptome einer anderen Störung dar, wie z. B. einer Major Depression, Panikstörung, Persistierender Depressiver Störung oder einer Persönlichkeitsstörung (obwohl es mit jeder der genannten Störungen gleichzeitig auftreten kann).

F. Kriterium A muss durch prospektive tägliche Einschätzungen während mindestens zwei symptomatischer Zyklen bestätigt werden. (**Beachte:** Die Diagnose kann als vorläufige Verdachtsdiagnose vor Bestätigung durch die Aufzeichnungen gestellt werden.)

G. Die Symptome sind nicht Folge der physiologischen Wirkung einer Substanz (z. B. Substanz mit Missbrauchspotenzial, Medikament, andere Behandlung) oder eines medizinischen Krankheitsfaktors (z. B. Hyperthyreose).

Codierungs- und Aufzeichnungskonventionen

Wenn die Symptome nicht durch prospektive tägliche Einschätzungen während mindestens zwei symptomatischer Zyklen bestätigt wurden, sollte „vorläufig" vermerkt werden (d.h. Prämenstruelle Dysphorische Störung, vorläufig).

Substanz-/Medikamenteninduzierte Depressive Störung

A. Eine ausgeprägte und anhaltende Stimmungsveränderung steht im Vordergrund des klinischen Beschwerdebildes und äußert sich in depressiver Verstimmung oder deutlich vermindertem Interesse oder Freude an allen oder fast allen Aktivitäten.
B. Es gibt Hinweise aus der Vorgeschichte, körperlichen Untersuchung oder Laboruntersuchungen auf sowohl (1) als auch (2):
   1. Die Symptome aus Kriterium A entwickelten sich während oder kurz nach einer Substanzintoxikation, einem Substanzentzug oder nach Einnahme oder Absetzen eines Medikaments.
   2. Die betreffende Substanz/das Medikament ist in der Lage, die Symptome aus Kriterium A hervorzurufen.
C. Das Störungsbild kann nicht besser durch eine nicht substanz-/medikamenteninduzierte depressive Störung erklärt werden. Hinweise auf eine eigenständige depressive Störung können sein: Die Symptome waren vor Beginn der Substanz- oder Medikamenteneinnahme vorhanden; die Symptome halten über eine beträchtliche Zeitspanne (z.B. etwa 1 Monat) nach Beendigung des akuten Entzugs oder nach einer schweren Intoxikation an; oder es gibt andere Hinweise auf eine eigenständige, nicht substanz- oder medikamenteninduzierte depressive Störung (z.B. rezidivierende nicht substanz- oder medikamenteninduzierte Episoden einer Major Depression in der Vorgeschichte).
D. Das Störungsbild tritt nicht ausschließlich im Verlauf eines Delirs auf.
E. Das Störungsbild verursacht in klinisch bedeutsamer Weise Leiden oder Beeinträchtigungen in sozialen, beruflichen oder anderen wichtigen Funktionsbereichen.

Beachte: Diese Diagnose soll nur dann anstelle der Diagnose einer Substanzintoxikation oder eines Substanzentzugs gestellt werden, wenn die Symptome aus Kriterium A im Vordergrund des klinischen Beschwerdebildes stehen und schwer genug sind, um klinische Beachtung zu rechtfertigen.

Codierhinweis: Die ICD-10-CM-Codes für die [Spezifische Substanz-/Medikamenten-]induzierten Angststörungen sind in der untenstehenden Tabelle angegeben. Zu beachten ist, dass die ICD-10-CM-Codierung davon abhängt, ob eine komorbide Substanzkonsumstörung für die gleiche Substanzklasse vorliegt. In jedem Fall wird keine zusätzliche separate Diagnose einer Substanzkonsumstörung vergeben. Wenn eine leichtgradige Substanzkonsumstörung komorbid mit der Substanzinduzierten Depressiven Störung besteht, wird die 4. Stelle mit einer „1" codiert, und der Kliniker sollte eine „Leichtgradige [Substanz-]konsumstörung" vor der Substanzinduzierten Depressiven Störung angeben (z. B. „Leichtgradige Kokainkonsumstörung mit Kokaininduzierter Depressiver Störung"). Wenn eine mittelgradige oder schwergradige [Substanz-]konsumstörung komorbid mit der Substanzinduzierten Depressiven Störung besteht, wird die 4. Stelle mit einer „2" codiert, und der Kliniker sollte eine „Mittelgradige Substanzkonsumstörung" oder eine „Schwergradige [Substanz-]konsumstörung", je nach Schweregrad der komorbiden Substanzkonsumstörung, angeben. Wenn keine komorbide Substanzkonsumstörung vorliegt (z. B. nach einem einmaligen, massiven Konsum der Substanz), dann wird die 4. Stelle mit einer „9" codiert, und der Kliniker sollte nur die Substanzinduzierte Depressive Störung angeben.

	ICD-10-CM		
	Mit Leichtgradiger Substanzkonsumstörung	**Mit Mittelgradiger oder Schwergradiger Substanzkonsumstörung**	**Ohne Substanzkonsumstörung**
Alkohol	F10.14	F10.24	F10.94
Phencyclidin	F16.14	F16.24	F16.94
Andere Halluzinogene	F16.14	F16.24	F16.94
Inhalanzien	F18.14	F18.24	F18.94
Opioide	F11.14	F11.24	F11.94

	ICD-10-CM		
	Mit Leichtgradiger Substanzkonsumstörung	Mit Mittelgradiger oder Schwergradiger Substanzkonsumstörung	Ohne Substanzkonsumstörung
Sedativa, Hypnotika, oder Anxiolytika	F13.14	F13.24	F13.94
Substanzen des Amphetamin-Typs (oder andere Stimulanzien)	F15.14	F15.24	F15.94
Kokain	F14.14	F14.24	F14.94
Andere (oder unbekannte) Substanzen	F19.14	F19.24	F19.94

Bestimme, ob (siehe Tabelle 1 im Kapitel „Störungen im Zusammenhang mit psychotropen Substanzen und abhängigen Verhaltensweisen", welche angibt, ob „mit Beginn während der Intoxikation" und/oder „mit Beginn während des Entzugs" für die angegebene Substanzklasse gilt; oder *bestimme, ob* „mit Beginn nach Medikamenteneinnahme"):

Mit Beginn während der Intoxikation: Wenn die Kriterien für eine Substanzintoxikation erfüllt sind und die Symptome während der Intoxikation auftreten.

Mit Beginn während des Entzugs: Wenn die Kriterien für einen Substanzentzug erfüllt sind und die Symptome während oder kurz nach dem Entzug auftreten.

Mit Beginn nach Medikamenteneinnahme: Wenn Symptome entweder zu Beginn der Medikamenteneinnahme, mit einer Umstellung der Medikamenteneinnahme oder beim Absetzen des Medikaments auftreten.

Codierungs- und Aufzeichnungskonventionen

Die Bezeichnung der Substanz-/Medikamenteninduzierten Depressiven Störung beginnt mit der spezifischen Substanz (z. B. Kokain, Dexamethason), die vermutlich die depressiven Symptome verursacht. Der diagnostische Code wird aus der Tabelle ausgewählt, die dem Kriterienkatalog beigefügt ist, und die auf den Substanzklassen und dem Vorhandensein oder Fehlen einer komorbiden Substanzkonsumstörung basiert. Für Substanzen, die keiner der aufgeführten Klassen zugeordnet werden können (z. B. Dexamethason), sollte die Codierung für „andere (oder unbekannte) Substanzen" benutzt werden; und in Fällen, in denen eine Substanz als ätiologischer Faktor angesehen wird, die spezifische Substanzklasse aber unbekannt ist, sollte ebenfalls diese Codierung benutzt werden.

Bei der Aufzeichnung der Störung wird die komorbide Substanzkonsumstörung (ggf.) zuerst aufgeführt, gefolgt von dem Wort „mit", gefolgt von dem Namen der Substanzinduzierten Depressiven Störung, gefolgt von der Spezifikation des Beginns (z. B. mit Beginn während der Intoxikation, mit Beginn während des Entzugs). Zum Beispiel lautet im Fall von depressiven Symptomen, die bei einer Person mit einer Schwergradigen Kokainkonsumstörung während eines Entzugs auftreten, die Diagnose F14.24 Schwergradige Kokainkonsumstörung mit Kokaininduzierter Depressiver Störung mit Beginn während des Entzugs. Eine eigenständige Diagnose der komorbiden Schwergradigen Kokainkonsumstörung wird nicht vergeben. Wenn die Substanzinduzierte Depressive Störung ohne eine komorbide Substanzkonsumstörung auftritt (z. B. nach einem einmaligen, massiven Konsum der Substanz), wird keine komorbide Substanzkonsumstörung vermerkt (z. B. F16.94 Phencyclidininduzierte Depressive Störung mit Beginn während der Intoxikation). Wenn festgestellt wird, dass mehrere Substanzen eine bedeutsame Rolle für die Entwicklung der depressiven Symptome spielen, sollte jede Substanz einzeln aufgeführt werden (z. B. F15.24 Schwergradige Methylphenidatkonsumstörung mit Methylphenidatinduzierter Depressiver Störung mit Beginn während des Entzugs; F19.94 Dexamethasoninduzierte Depressive Störung mit Beginn während der Intoxikation).

Depressive Störung aufgrund eines Anderen Medizinischen Krankheitsfaktors

A. Das klinische Erscheinungsbild wird bestimmt durch eine ausgeprägte und anhaltende affektive Störung, die im klinischen Bild vorherrscht und durch depressive Verstimmung oder deutlich vermindertes Interesse oder Freude an allen oder fast allen Aktivitäten geprägt ist.
B. Es gibt Hinweise aus der Vorgeschichte, körperlichen Untersuchung oder Laboruntersuchungen, die zeigen, dass das Störungsbild eine direkte pathophysiologische Folge eines anderen medizinischen Krankheitsfaktors ist.
C. Das Störungsbild kann nicht besser durch eine andere psychische Störung erklärt werden (z.B. Anpassungsstörung mit Depressiver Stimmung, bei der eine schwere somatische Erkrankung den Auslöser darstellt).
D. Das Störungsbild tritt nicht ausschließlich im Verlauf eines Delirs auf.
E. Das Störungsbild verursacht in klinisch bedeutsamer Weise Leiden oder Beeinträchtigungen in sozialen, beruflichen oder anderen wichtigen Funktionsbereichen.

Codierhinweis: Der ICD-10-CM-Code basiert auf der Zusatzcodierung (siehe unten).

Bestimme, ob:

F06.31 Mit Depressiven Merkmalen: Die Kriterien einer Episode einer Major Depression sind nicht vollständig erfüllt.
F06.32 Mit Major-Depression-Ähnlicher Episode: Die Kriterien einer Episode einer Major Depression sind vollständig erfüllt (außer Kriterium C).
F06.34 Mit Gemischten Merkmalen: Manische oder hypomane Symptome sind ebenfalls vorhanden, aber bestimmen nicht das klinische Bild.

Codierhinweis: Notiere den Namen des anderen medizinischen Krankheitsfaktors in der Bezeichnung der psychischen Störung (z.B. F06.31 Depressive Störung aufgrund von Hypothyreose mit Depressiven Merkmalen). Der andere medizinische Krankheitsfaktor sollte separat direkt vor der Depressiven Störung aufgrund eines Anderen Medizinischen Krankheitsfaktors codiert und gelistet werden (z.B. E03.9 Hypothyreose; F06.31 Depressive Störung aufgrund von Hypothyreose mit Depressiven Merkmalen).

Andere Näher Bezeichnete Depressive Störung F32.89

Diese Kategorie gilt für Erscheinungsbilder, bei denen charakteristische Symptome einer depressiven Störung vorherrschen, die in klinisch bedeutsamer Weise Leiden oder Beeinträchtigungen in sozialen, beruflichen oder anderen wichtigen Funktionsbereichen verursachen, bei denen aber die Kriterien für eine der depressiven Störungen, für eine Anpassungsstörung mit Depressiver Stimmung oder für eine Anpassungsstörung mit Angst und Depressiver Stimmung, Gemischt, nicht vollständig erfüllt sind. Die Kategorie Andere Näher Bezeichnete Depressive Störung wird in Situationen vergeben, in denen der Kliniker den Grund angeben möchte, warum die Kriterien für eine bestimmte depressive Störung nicht erfüllt sind. In diesem Fall wird „Andere Näher Bezeichnete Depressive Störung" codiert, gefolgt vom jeweiligen Grund (z.B. „kurzzeitige depressive Episode").

Beispielhaft folgen Beschwerdebilder, die mithilfe der Kategorie „Andere Näher Bezeichnete Depressive Störung" beschrieben werden können:

1. **Rezidivierende kurze depressive Störung:** Gleichzeitiges Vorkommen von wiederkehrender kurzzeitiger (2 bis 13 Tage mindestens einmal pro Monat, kein Zusammenhang mit dem Menstruationszyklus) depressiver Verstimmung und mindestens vier anderen Symptomen einer depressiven Störung über mindestens 12 aufeinanderfolgende Monate. Dieses Erscheinungsbild sollte nur bei Betroffenen verwendet werden, die niemals die Kriterien für eine andere depressive oder bipolare Störung erfüllt haben oder aktuell nicht die Kriterien für eine psychotische Störung erfüllen.
2. **Kurzzeitige depressive Episode (4 bis 13 Tage):** Depressiver Affekt und mindestens vier der anderen acht Symptome einer Major Depression in Verbindung mit klinisch bedeutsamem Leiden oder Funktionsbeeinträchtigungen, die für mehr als vier, aber weniger als 14 Tage anhalten. Dieses Erscheinungsbild sollte nur bei Betroffenen verwendet werden, die niemals die Kriterien für eine andere depressive oder bipolare Störung erfüllt haben, die aktuell nicht die Kriterien für eine psychotische Störung und die rezidivierende kurze depressive Störung erfüllen.
3. **Depressive Episode mit unzureichenden Symptomen:** Depressiver Affekt und mindestens ein weiteres der anderen acht

Symptome einer Major Depression in Verbindung mit klinisch bedeutsamem Leiden oder Funktionsbeeinträchtigungen, die mindestens 2 Wochen anhalten. Dieses Erscheinungsbild sollte nur bei Betroffenen verwendet werden, die niemals die Kriterien einer anderen depressiven oder bipolaren Störung erfüllt haben und aktuell nicht die Kriterien einer psychotischen Störung oder einer Störung mit Angst und depressiver Stimmung erfüllen.
4. **Episode einer Major Depression überlagert von** Schizophrenie, Schizophreniformer Störung, Wahnhafter Störung oder Anderer Näher Bezeichneter oder Nicht Näher Bezeichneter Störung aus dem Schizophrenie-Spektrum oder Anderer Psychotischer Störung. **Beachte:** Episoden einer Major Depression, die Teil einer Schizoaffektiven Störung sind, verdienen keine zusätzliche Diagnose einer Anderen Näher Bezeichneten Depressiven Störung.

Nicht Näher Bezeichnete Depressive Störung F32.A

Diese Kategorie gilt für Erscheinungsbilder, bei denen charakteristische Symptome einer depressiven Störung vorherrschen, die in klinisch bedeutsamer Weise Leiden oder Beeinträchtigungen in sozialen, beruflichen oder anderen wichtigen Funktionsbereichen verursachen, bei denen aber die Kriterien für eine der depressiven Störungen, für eine Anpassungsstörung mit Depressiver Stimmung oder für eine Anpassungsstörung mit Angst und Depressiver Stimmung, Gemischt, nicht vollständig erfüllt sind. Die Kategorie Nicht Näher Bezeichnete Depressive Störung wird in Situationen vergeben, in denen der Kliniker den Grund *nicht* angeben möchte, warum die Kriterien für eine bestimmte depressive Störung nicht erfüllt sind. Sie beinhaltet auch Beschwerdebilder, für die nicht genügend Informationen vorliegen, um eine genauere Diagnose stellen zu können (z. B. bei Notaufnahmen).

Nicht Näher Bezeichnete Affektive Störung F39

Diese Kategorie gilt für Erscheinungsbilder, bei denen charakteristische Symptome einer Stimmungsstörung im Vordergrund stehen, die in klinisch bedeutsamer Weise Leiden oder Beeinträchtigungen in sozialen, beruflichen oder anderen wichtigen Funktionsbereichen verursachen, bei denen die Kriterien zum Zeitpunkt der klinischen Beurteilung aber weder für eine der bipolaren und verwandten Störungen noch für eine der depressiven Störungen vollständig erfüllt sind, und bei denen es schwierig ist, zwischen Nicht Näher Bezeichneten Bipolaren und Verwandten Störungen und Nicht Näher Bezeichneter Depressiver Störung zu unterscheiden (z. B. akute Unruhe).

Zusatzcodierungen für depressive Störungen

Bestimme ob:

Mit Angst: Angst wird definiert als die Anwesenheit von mindestens zwei der folgenden Symptome während der Mehrzahl der Tage der aktuellen Episode einer Major Depression (bzw. der letzten Episode einer Major Depression, falls die Major Depression in Teil- oder Vollremission ist) oder einer aktuellen Persistierenden Depressiven Störung:

1. Gefühl der Überreiztheit oder Anspannung.
2. Gefühl ungewöhnlicher Ruhelosigkeit.
3. Konzentrationsschwierigkeiten aufgrund von Sorgen.
4. Befürchtung, dass etwas Furchtbares passieren könnte.
5. Gefühl, dass die Person die Kontrolle über sich verlieren könnte.

Bestimme den aktuellen Schweregrad:

Leicht: Zwei Symptome.
Mittel: Drei Symptome.
Mittel bis Schwer: Vier oder fünf Symptome.
Schwer: Vier oder fünf Symptome inklusive motorischer Erregung.

Beachte: Angstsymptome sind als ein prominentes Merkmal sowohl der bipolaren Störungen als auch der Major Depression im Hausarzt- und spezialisierten psychiatrischen Setting bekannt. Starkes Angsterleben wurde mit einem erhöhten Suizidrisiko, einer längeren Erkrankungsdauer und einer höheren Wahrscheinlichkeit für Nichtansprechen auf die Behandlung assoziiert. Daher ist es klinisch sinnvoll, das Vorhandensein und den Schweregrad ängstlichen Unbehagens für die Behandlungsplanung und das Monitoring des Therapieansprechens akkurat zu spezifizieren.

Mit Gemischten Merkmalen:

A. Mindestens drei der folgenden manischen/hypomanen Symptome sind während der Mehrzahl der Tage der aktuellen Episode einer Major Depression (bzw. der letzten Episode einer Major Depression, falls die Major Depression in Teil- oder Vollremission ist) vorhanden:
   1. Gehobene, expansive Stimmung.
   2. Übersteigertes Selbstwertgefühl oder Größenideen.
   3. Vermehrte Gesprächigkeit oder Rededrang.
   4. Ideenflucht oder subjektives Gefühl des Gedankenrasens.
   5. Gesteigerte Energie oder zielgerichtete Aktivität (im sozialen, beruflichen, schulischen oder sexuellen Bereich).
   6. Vermehrte oder übermäßige Beschäftigung mit Aktivitäten, die mit hoher Wahrscheinlichkeit unangenehme Konsequenzen nach sich ziehen (z. B. ungezügeltes Einkaufen, sexuelle Abenteuer oder törichte geschäftliche Investitionen).
   7. Vermindertes Schlafbedürfnis (Gefühl des Erholtseins trotz einer reduzierten Schlafmenge; im Unterschied zur Insomnie).

B. Gemischte Symptome sind durch andere beobachtbar und stellen eine Veränderung des üblichen Verhaltens der Person dar.

C. Bei Personen, deren Symptome die Kriterien einer Manie oder Hypomanie vollständig erfüllen, sollte die Diagnose einer Bipolar-I- oder Bipolar-II-Störung gestellt werden.

D. Die gemischten Symptome sind nicht Folge der physiologischen Wirkungen einer Substanz (z. B. Substanz mit Missbrauchspotenzial, Medikament, andere Behandlung).

   Beachte: Gemischte Merkmale in Verbindung mit einer Episode einer Major Depression sind ein signifikanter Risikofaktor für die Entwicklung einer Bipolar-I- oder Bipolar-II-Störung. Daher ist es klinisch sinnvoll, diese Zusatzcodierung zur Planung der Behandlung und Kontrolle des Therapieerfolgs festzuhalten.

Mit Melancholischen Merkmalen:

A. Mindestens eines der folgenden Merkmale liegt während des Höhepunkts der aktuellen Episode einer Major Depression (bzw. der letzten Episode einer Major Depression, wenn die Major Depression in Teil- oder Vollremission ist) vor:

1. Verlust der Freude an allen oder nahezu allen Aktivitäten.
2. Verlust der affektiven Reagibilität auf normalerweise angenehme Stimuli (fühlt sich – auch nicht vorübergehend – besser, wenn sich etwas Erfreuliches ereignet).

B. Drei (oder mehr) der folgenden Symptome:
1. Eine besondere Qualität der depressiven Verstimmung, die durch eine tiefe Mutlosigkeit, Verzweiflung, und/oder Verdrießlichkeit oder das sogenannte Gefühl der Gefühllosigkeit gekennzeichnet ist.
2. Die Depression ist regelhaft morgens stärker ausgeprägt (Morgentief).
3. Morgendliches Früherwachen (d.h. mindestens 2 Stunden vor der gewohnten Aufwachzeit).
4. Deutliche psychomotorische Unruhe oder Verlangsamung.
5. Deutliche Appetitlosigkeit oder Gewichtsverlust.
6. Übermäßige oder unangemessene Schuldgefühle.

Beachte: Die Zusatzcodierung „mit Melancholischen Merkmalen" wird vergeben, wenn diese Merkmale auf dem Höhepunkt der Episode vorhanden sind. Die Fähigkeit zur Freude ist nicht nur reduziert, sondern nahezu vollständig aufgehoben. Eine Faustregel, um die Abwesenheit affektiver Reagibilität zu beurteilen, ist, dass selbst hocherwünschte positive Ereignisse nicht mit einer spürbaren Aufhellung der Stimmung einhergehen. Entweder gibt es gar keine oder nur eine partielle Stimmungsaufhellung (z.B. bis zu 20 % bis 40 % der gewöhnlichen Aufhellung jeweils nur für wenige Minuten). Die besondere Qualität der Stimmungslage, die für das klinische Erscheinungsbild „mit Melancholischen Merkmalen" charakteristisch ist, wird als qualitativ verschieden von der Stimmungslage bei einer nichtmelancholischen depressiven Episode erlebt. Eine depressive Stimmungslage, die lediglich als schwerer, länger andauernd oder grundlos vorhanden beschrieben wird, wird nicht als qualitativ besonders gewertet. Psychomotorische Veränderungen sind nahezu immer vorhanden und von anderen beobachtbar.

Melancholische Merkmale zeigen nur eine mäßig ausgeprägte Tendenz, sich bei derselben Person über mehrere Episoden hinweg zu wiederholen. Sie kommen häufiger bei stationären als bei ambulanten Patienten vor, treten seltener bei leichteren als bei schwereren Episoden einer Major Depression auf und sind wahrscheinlicher bei Episoden mit psychotischen Merkmalen.

Mit Atypischen Merkmalen: Diese Zusatzcodierung wird vergeben, wenn folgende Merkmale während der Mehrzahl der Tage der aktuellen Episode einer Major Depression (bzw. der letzten Episode einer Major Depression, falls die Major Depression in Teil- oder Vollremission ist) bzw. der Persistierenden Depressiven Störung vorherrschen:

A. Erhaltene affektive Reagibilität (d.h. Stimmungsaufhellung als Reaktion auf tatsächliche oder erwartete positive Ereignisse).
B. Zwei (oder mehr) der folgenden Merkmale:
   1. Deutliche Gewichtszunahme oder gesteigerter Appetit.
   2. Hypersomnie.
   3. Bleierne Schwere (d.h. Gefühl der bleiernen Schwere in Armen und Beinen).
   4. Ein seit Langem bestehendes Muster von gesteigerter Empfindlichkeit gegenüber zwischenmenschlicher Zurückweisung (nicht begrenzt auf Episoden der affektiven Störung), die zu einer bedeutsamen sozialen oder beruflichen Funktionsbeeinträchtigung führt.
C. Die Kriterien der Zusatzcodierung „mit Melancholischen Merkmalen" oder „mit Katatonie" sind während derselben Episode nicht erfüllt.

Beachte: Dem Begriff „atypische Depression" kommt eine historische Bedeutung zu (d.h. atypisch in Abgrenzung zu eher klassischen agitierten „endogenen" Bildern einer Depression. Letztere entsprachen der Norm, als Depressionen selten bei ambulanten und so gut wie nie bei Jugendlichen und jungen Erwachsenen diagnostiziert wurden.) Heute ist die Bezeichnung „atypisch" nicht mehr mit einem seltenen und ungewöhnlichen klinischen Zustandsbild konnotiert, wie der Begriff nahelegen könnte.

Affektive Reagibilität ist die Fähigkeit, aufgeheitert zu werden, wenn positive Ereignisse eintreten (z.B. der Besuch der Kinder, Komplimente von anderen). Die Stimmung kann sogar für einen verlängerten Zeitraum euthym (nicht niedergeschlagen) werden, wenn die äußeren Umstände günstig bleiben. Gesteigerter Appetit kann sich durch eine tatsächliche vermehrte Nahrungsaufnahme oder Gewichtszunahme zeigen. Hypersomnie kann entweder einen verlängerten Zeitraum von Nachtschlaf oder Tagesnickerchen von mindestens 10 Stunden Gesamtschlafdauer (oder mindestens 2 Stunden mehr als im depressiven Zustand) beinhalten. Bleierne Schwere ist definiert als ein Gefühl der Schwere, Bleiernheit oder wie mit Gewichten beschwert zu sein, gewöhnlich in Armen und Beinen. Dieses Gefühl tritt in der Regel für die Dauer von mindestens 1 Stunde auf, dauert jedoch oft mehrere Stunden an. Im Gegensatz zu den anderen atypischen Symptomen ist pathologische Empfindlichkeit gegenüber wahrgenommenen zwischenmenschlichen Zurückweisungen eine Eigenschaft mit frühem Beginn und besteht während der meisten Zeit des Erwachsenenalters weiter. Überempfindlichkeit gegenüber Zurückweisung tritt unabhängig von depressiver Stimmung auf, kann jedoch während depressiver Episoden exazerbieren.

Mit Psychotischen Merkmalen: Wahnvorstellungen oder Halluzinationen sind irgendwann im Verlauf einer aktuellen Episode einer Major Depression (bzw. der letzten Episode einer Major Depression, falls die Major Depression in Teil- oder Vollremission ist) vorhanden. Wenn psychotische Merkmale vorhanden sind, bestimme ob stimmungskongruent oder stimmungsinkongruent:

Mit Stimmungskongruenten Psychotischen Merkmalen: Der Inhalt aller Wahnvorstellungen und Halluzinationen steht im Einklang mit den typischen depressiven Themen der persönlichen Unzulänglichkeit, Schuld, Krankheit, Tod, Nihilismus oder verdiente Bestrafung.

Mit Stimmungsinkongruenten Psychotischen Merkmalen: Der Inhalt der Wahnvorstellungen und Halluzinationen beinhaltet nicht die typischen depressiven Themen der persönlichen Unzulänglichkeit, Schuld, Krankheit, Tod, Nihilismus oder verdiente Bestrafung oder der Inhalt ist eine Mischung aus stimmungsinkongruenten und stimmungskongruenten Themen.

Mit Katatonie: Diese Zusatzcodierung wird für die aktuelle Episode einer Major Depression vergeben (bzw. die letzte Episode einer Major Depression, falls die Major Depression in Teil- oder Vollremission ist), wenn katatone Merkmale während der meisten Zeit der Episode vorhanden sind. Siehe die Kriterien für Katatonie bei psychischen Störungen im Kapitel „Schizophrenie-Spektrum und andere psychotische Störungen".

Mit Peripartalem Beginn: Diese Zusatzcodierung wird für die aktuelle Episode einer Major Depression (bzw. die letzte Episode einer Major Depression, falls die Major Depression in Teil- oder Vollremission ist) vergeben, wenn die Stimmungsveränderung in der Schwangerschaft oder in den ersten 4 Wochen nach der Entbindung begann.

Beachte: Affektive Episoden können während der Schwangerschaft oder postpartal beginnen. Ungefähr 50 % der „postpartalen" Episoden einer Major Depression beginnen eigentlich schon vor der Entbindung. Somit werden die Episoden insgesamt als peripartal bezeichnet.

Zwischen Empfängnis und Geburt erleben etwa 9 % der Frauen eine Episode einer Major Depression. Die beste Schätzung für die Prävalenz einer Episode einer Major Depression zwischen der Geburt und 12 Monaten nach der Geburt liegt bei knapp unter 7 %.

Peripartal beginnende affektive Episoden können mit oder ohne psychotische Merkmale auftreten. In den meisten (seltenen) Fällen von Kindstötung bestehen postpartale psychotische Episoden mit imperativ-akustischen Halluzinationen, in denen die Kindstötung „befohlen" wird, oder mit der Wahnvorstellung, dass das Kind besessen sei. Aber auch bei schweren postpartalen affektiven Episoden ohne derartige Wahnvorstellungen oder Halluzinationen kann es zur Kindstötung kommen. Die Häufigkeit postpartaler affektiver Episoden (depressiv oder manisch) mit psychotischen Merkmalen wird mit 1 zu 500 bis 1 zu 1 000 angegeben und ist möglicherweise höher bei Erstgebärenden. Das Risiko für postpartale Episoden mit psychotischen Merkmalen ist bei Frauen mit früheren postpartalen affektiven Episoden deutlich erhöht, aber auch bei Frauen mit einer affektiven Störung in der Vorgeschichte (insbesondere bei Bipolar-I-Störung). Es gibt auch Anhaltspunkte für ein erhöhtes Risiko bei Frauen, die selbst keine affektive Störung in der Vorgeschichte haben, in deren Familie aber bipolare Störungen vorkommen.

Nach dem erstmaligen Auftreten einer postpartalen Episode mit psychotischen Merkmalen steigt das Rezidivrisiko bei nachfolgenden Entbindungen auf 30 % bis 50 %. Postpartale

Episoden müssen abgegrenzt werden von deliranten Zuständen im Wochenbett, die durch reduzierte Vigilanz und Aufmerksamkeit gekennzeichnet sind.
Peripartal beginnende depressive Störungen müssen vom weitaus häufigeren „Mutterschaftsblues" oder dem, was in der Laiensprache als „Babyblues" bekannt ist, unterschieden werden. Mutterschaftsblues gilt nicht als psychische Störung und ist durch plötzliche Stimmungsschwankungen gekennzeichnet (z. B. das plötzliche Einsetzen von Tränen in Abwesenheit einer Depression), die keine Funktionsbeeinträchtigung verursachen und wahrscheinlich durch physiologische Veränderungen nach der Entbindung verursacht werden. Er ist vorübergehend und selbstlimitierend und bessert sich normalerweise schnell (innerhalb einer Woche), ohne dass eine Behandlung erforderlich ist. Weitere Symptome des Mutterschaftsblues sind Schlafstörungen und sogar Verwirrung, die kurz nach der Entbindung auftreten können. Bei perinatalen Frauen besteht möglicherweise ein höheres Risiko für depressive Störungen aufgrund von Schilddrüsenanomalien sowie anderen Erkrankungen, die depressive Symptome verursachen können. Wenn davon ausgegangen wird, dass die depressiven Symptome auf eine andere Erkrankung im Zusammenhang mit der Perinatalperiode zurückzuführen sind, sollte anstelle einer depressiven Episode mit peripartalem Beginn eine Depressive Störung aufgrund eines Anderen Medizinischen Krankheitsfaktors diagnostiziert werden.

Mit Saisonalem Muster: Diese Zusatzcodierung wird bei der rezidivierenden Major Depression angewendet, wenn folgende Kriterien erfüllt sind:

A. Es besteht ein regelmäßiger zeitlicher Zusammenhang zwischen dem Auftreten der Episoden der Major Depression und einer bestimmten Jahreszeit (z. B. Herbst oder Winter).
   Beachte: Fälle mit offensichtlichem Einfluss von saisonal bedingten psychosozialen Belastungsfaktoren werden nicht gewertet (z. B. regelmäßige Arbeitslosigkeit im Winter).
B. Vollständige Remissionen treten ebenfalls zu einer bestimmten Jahreszeit auf (z. B. die Depression remittiert im Frühling).
C. Während der letzten 2 Jahre kam es zu zwei Episoden einer Major Depression, die den oben definierten saisonalen Bezug

gezeigt haben; in diesem Zeitraum traten keine nichtsaisonal gebundenen Episoden einer Major Depression auf.

D. Saisonale Episoden (wie oben beschrieben) übertreffen deutlich die Anzahl nichtsaisonaler Episoden einer Major Depression, die im Lebenszeitverlauf aufgetreten sind.

Beachte: Die Zusatzcodierung „mit Saisonalem Muster" kann auf Episoden einer Major Depression bei Bipolar-I-Störung, Bipolar-II-Störung oder Rezidivierender Major Depression angewandt werden. Das zentrale Merkmal dieses Erscheinungsbildes ist, dass die Episoden einer Major Depression zu bestimmten Jahreszeiten auftreten und remittieren. In den meisten Fällen beginnen die Episoden im Herbst oder Winter und remittieren im Frühling. Seltener treten rezidivierende depressive Episoden im Sommer auf. Dieses Muster von jahreszeitlichem Episodenbeginn und -ende muss sich in den letzten 2 Jahren gezeigt haben. In diesem Zeitraum dürfen keine Episoden ohne jahreszeitlichen Bezug aufgetreten sein. Darüber hinaus muss die Gesamtzahl saisonaler depressiver Episoden deutlich über die Gesamtzahl nichtsaisonaler depressiver Episoden im Langzeitverlauf hinausgehen.

Die Zusatzcodierung wird nicht angewendet, wenn sich das jahreszeitliche Muster besser durch saisonal bedingte psychosoziale Belastungsfaktoren erklären lässt (z. B. saisonbedingte Arbeitslosigkeit oder Schuljahresrhythmus). Episoden einer Major Depression mit Saisonalem Muster sind oft gekennzeichnet durch Energieverlust, vermehrten Schlaf, vermehrtes Essen, Gewichtszunahme und Heißhunger auf Kohlenhydrate.

Die Prävalenz eines saisonalen Musters vom Wintertyp scheint vom Breitengrad, Alter und Geschlecht abzuhängen. Höhere Breitengrade gehen mit höherer Prävalenz einher. Das Alter ist ebenfalls ein starker Prädiktor für saisonale Abhängigkeit, wobei jüngere Menschen ein erhöhtes Risiko für Episoden von Winterdepressionen haben.

Bestimme, ob:

Teilremittiert: Symptome der unmittelbar letzten depressiven Episode sind vorhanden, die Kriterien werden jedoch nicht vollständig erfüllt oder es gab nach Ende der Episode nur eine Periode von unter 2 Monaten Dauer ohne bedeutsame Symptome einer depressiven Episode.

Vollremittiert: Während der vergangenen 2 Monate waren keine bedeutsamen Krankheitszeichen oder Symptome der Störung vorhanden.

Bestimme den aktuellen Schweregrad:

Der Schweregrad basiert auf der Anzahl der Kriteriensymptome, der Schwere dieser Symptome und dem Grad der funktionellen Beeinträchtigung.

Leicht: Es treten wenige oder keine Symptome zusätzlich zu den Symptomen auf, die zur Vergabe der Diagnose erforderlich sind; die Intensität der Symptome ist belastend, aber beherrschbar; und die Symptome führen zu geringfügigen Beeinträchtigungen in sozialen oder beruflichen Funktionsbereichen.

Mittel: Die Anzahl und Intensität der Symptome und/oder funktionellen Beeinträchtigungen liegen zwischen denen, die als „leichtgradig" und „schwergradig" bezeichnet werden.

Schwer: Die Anzahl der Symptome geht deutlich über die Symptome hinaus, die zur Vergabe der Diagnose erforderlich sind; die Intensität der Symptome ist äußerst belastend und nicht zu bewältigen; und die Symptome beeinträchtigen deutlich das soziale und berufliche Funktionsniveau.

Angststörungen

Störung mit Trennungsangst F93.0

A. Eine dem Entwicklungsstand unangemessene und übermäßige Furcht oder Angst vor der Trennung von Bezugspersonen, wobei mindestens drei der folgenden Kriterien erfüllt sein müssen:
   1. Wiederholtes übermäßiges Leiden, wenn eine Trennung von zu Hause oder von wichtigen Bezugspersonen erwartet oder erfahren wird.
   2. Andauernde und übermäßige Besorgnis über den Verlust von Bezugspersonen oder darüber, dass diesen etwas zustoßen könnte, etwa Krankheit, Verletzung, Unheil oder Tod.
   3. Andauernde und übermäßige Besorgnis, dass ein Unglück passieren könnte (z.B. verloren gehen, entführt werden, einen Unfall haben, erkranken), welches die Trennung von einer wichtigen Bezugsperson zur Folge hat.
   4. Andauernder Widerwillen oder Weigerung, aus Angst vor der Trennung auszugehen, von zu Hause weg, in die Schule, zur Arbeit oder an einen anderen Ort zu gehen.
   5. Andauernde und übermäßige Furcht oder Widerwillen, allein oder ohne wichtige Bezugspersonen zu Hause oder in einem anderen Umfeld zu bleiben.
   6. Andauernder Widerwillen oder Weigerung, auswärts zu übernachten oder ohne die Nähe einer wichtigen Bezugsperson schlafen zu gehen.
   7. Wiederholt auftretende Alpträume von Trennungen.
   8. Wiederholte Klagen über körperliche Beschwerden (z.B. Kopfschmerzen, Bauchschmerzen, Übelkeit, Erbrechen), wenn die Trennung von einer wichtigen Bezugsperson bevorsteht oder stattfindet.

B. Die Furcht, Angst oder Vermeidung ist anhaltend, bei Kindern und Jugendlichen mindestens über 4 Wochen und bei Erwachsenen typischerweise über 6 Monate oder länger.

C. Das Störungsbild verursacht in klinisch bedeutsamer Weise Leiden oder Beeinträchtigungen in sozialen, schulischen, beruflichen oder anderen wichtigen Funktionsbereichen.

D. Das Störungsbild kann nicht besser durch eine andere psychische Störung erklärt werden, beispielsweise durch die Weigerung, das Haus zu verlassen aufgrund übermäßigen Widerstands gegenüber Veränderungen (wie bei der Autismus-Spektrum-Störung); Wahn oder Halluzinationen bezüglich Trennungen (wie bei psychotischen Störungen); Weigerung, ohne eine Vertrauensperson außer Haus zu gehen (wie bei Agoraphobie); Sorgen über Gesundheitsprobleme oder anderes Unheil bei wichtigen Bezugspersonen (wie bei der Generalisierten Angststörung); oder Befürchtungen, an einer ernsthaften Erkrankung zu leiden (wie bei einer Krankheitsangststörung).

Selektiver Mutismus F94.0

A. Andauernde Unfähigkeit, in bestimmten Situationen zu sprechen, in denen das Sprechen erwartet wird (z.B. in der Schule), wobei in anderen Situationen gesprochen wird.
B. Das Störungsbild beeinträchtigt die schulischen oder beruflichen Leistungen oder die soziale Kommunikation.
C. Die Störung dauert mindestens einen Monat (und ist nicht auf den ersten Monat nach Schulbeginn beschränkt).
D. Die Unfähigkeit zu sprechen ist nicht durch fehlende Kenntnisse der in der sozialen Situation erforderlichen gesprochenen Sprache bedingt oder dadurch, dass die betroffene Person sich in dieser Sprache nicht wohlfühlt.
E. Das Störungsbild kann nicht besser durch eine Kommunikationsstörung (z.B. Redeflussstörung mit Beginn in der Kindheit) erklärt werden und tritt nicht ausschließlich im Verlauf einer Autismus-Spektrum-Störung, einer Schizophrenie oder einer anderen psychotischen Störung auf.

Spezifische Phobie

A. Ausgeprägte Furcht oder Angst vor einem spezifischen Objekt oder einer spezifischen Situation (z.B. Fliegen, Höhen, Tiere, eine Spritze bekommen, Blut sehen).
Beachte: Bei Kindern kann sich die Furcht oder Angst durch Weinen, Wutanfälle, Erstarren oder Anklammern ausdrücken.

B. Das phobische Objekt oder die phobische Situation ruft fast immer eine unmittelbare Furcht oder Angstreaktion hervor.
C. Das phobische Objekt oder die phobische Situation wird aktiv vermieden bzw. nur unter starker Furcht oder Angst ertragen.
D. Die Furcht oder Angst geht über das Ausmaß der tatsächlichen Gefahr durch das spezifische Objekt oder die spezifische Situation hinaus und ist im soziokulturellen Kontext unverhältnismäßig.
E. Die Furcht, Angst oder Vermeidung ist anhaltend, typischerweise über 6 Monate oder länger.
F. Die Furcht, Angst oder Vermeidung verursacht in klinisch bedeutsamer Weise Leiden oder Beeinträchtigungen in sozialen, beruflichen oder anderen wichtigen Funktionsbereichen.
G. Das Störungsbild kann nicht besser durch die Symptome einer anderen psychischen Störung erklärt werden. Dies umfasst Furcht, Angst und Vermeidung von Situationen, die mit panikartigen Symptomen oder anderen bedrohlich erscheinenden beeinträchtigenden Symptomen assoziiert sind (wie bei Agoraphobie); Objekten oder Situationen, die mit Zwangsinhalten verbunden sind (wie bei Zwangsstörung); Erinnerungen an traumatische Ereignisse (wie bei Posttraumatischer Belastungsstörung); Trennungen von zu Hause oder Bezugspersonen (wie bei Störung mit Trennungsangst); oder sozialen Situationen (wie bei Sozialer Angststörung).

Bestimme, ob:

Codierung entsprechend dem phobischen Stimulus:

F40.218 Tier-Typ (z.B. Spinnen, Insekten, Hunde).

F40.228 Umwelt-Typ (z.B. Höhen, Stürme, Wasser).

F40.23x Blut-Spritzen-Verletzungs-Typ (z.B. Injektionsnadeln, invasive medizinische Verfahren).

Codierhinweis: Wähle die spezifische ICD-10-CM-Codierung wie folgt: **F40.230** Furcht vor Blut; **F40.231** Furcht vor Spritzen und Transfusionen; **F40.232** Furcht vor Anderen Medizinischen Behandlungen; oder **F40.233** Furcht vor Verletzungen.

F40.248 Situativer Typ (z.B. Flugzeuge, Fahrstühle, enge, geschlossene Räume).

F40.298 Anderer Typ (z.B. Situationen, die zu Ersticken oder Erbrechen führen könnten; bei Kindern z.B. laute Geräusche oder kostümierte Figuren).

Codierhinweis: Wenn mehr als ein phobischer Stimulus vorliegt, codiere alle ICD-10-Codierungen, die zutreffen (z. B. für die Furcht vor Schlangen und dem Fliegen, F40.218 Spezifische Phobie, Tier-Typ, und F40.248 Spezifische Phobie, Situativer Typ).

Soziale Angststörung F40.10

A. Ausgeprägte Furcht oder Angst vor einer oder mehreren sozialen Situationen, in denen die Person von anderen Personen beurteilt werden könnte. Beispiele hierfür sind soziale Interaktionen (z. B. Gespräche mit anderen, Treffen mit unbekannten Personen), beobachtet zu werden (z. B. beim Essen oder Trinken) und vor anderen Leistungen zu erbringen (z. B. eine Rede halten).
Beachte: Bei Kindern muss die Angst gegenüber Gleichaltrigen und nicht nur in der Interaktion mit Erwachsenen auftreten.
B. Betroffene befürchten, dass sie sich in einer Weise verhalten könnten oder Symptome der Angst offenbaren, die von anderen negativ bewertet werden (d. h. die beschämend oder peinlich sind, zu Zurückweisung führen oder andere Personen kränken).
C. Die sozialen Situationen rufen fast immer eine Furcht- oder Angstreaktion hervor.
Beachte: Bei Kindern kann sich die Furcht oder Angst durch Weinen, Wutanfälle, Erstarren, Anklammern, Zurückweichen oder die Unfähigkeit, in sozialen Situationen zu sprechen, ausdrücken.
D. Die sozialen Situationen werden vermieden oder unter intensiver Furcht oder Angst ertragen.
E. Die Furcht oder Angst geht über das Ausmaß der tatsächlichen Bedrohung durch die soziale Situation hinaus und ist im soziokulturellen Kontext unverhältnismäßig.
F. Die Furcht, Angst oder Vermeidung ist andauernd; typischerweise über 6 Monate oder länger.
G. Die Furcht, Angst oder Vermeidung verursacht in klinisch bedeutsamer Weise Leiden oder Beeinträchtigungen in sozialen, beruflichen oder anderen wichtigen Funktionsbereichen.
H. Die Furcht, Angst oder Vermeidung ist nicht Folge der physiologischen Wirkung einer Substanz (z. B. Substanz mit Missbrauchspotenzial, medikamentöse Wirkstoffe) oder eines medizinischen Krankheitsfaktors.

I. Die Furcht, Angst oder Vermeidung kann nicht besser durch die Symptome einer anderen psychischen Störung erklärt werden, wie z. B. Panikstörung, Körperdysmorphe Störung oder Autismus-Spektrum-Störung.

J. Falls ein medizinischer Krankheitsfaktor (z. B. Morbus Parkinson, Adipositas, eine Entstellung durch Verbrennung oder Verletzung) vorliegt, so steht die Furcht, Angst oder Vermeidung nicht damit im Zusammenhang oder geht deutlich darüber hinaus.

Bestimme, ob:

„Nur in Leistungssituationen": Zu verwenden, wenn die Soziale Angststörung ausschließlich auf das Sprechen vor anderen bzw. das Erbringen von Leistungen vor anderen (oder in der Öffentlichkeit) beschränkt ist.

Panikstörung F41.0

A. Wiederholte unerwartete Panikattacken. Eine Panikattacke ist eine plötzliche Anflutung intensiver Angst oder intensiven Unbehagens, die innerhalb von Minuten einen Höhepunkt erreicht, wobei in dieser Zeit vier (oder mehr) der folgenden Symptome auftreten:

Beachte: Die plötzliche Anflutung kann aus einem Ruhezustand oder einem ängstlichen Zustand heraus eintreten.

1. Palpitationen, Herzklopfen oder beschleunigter Herzschlag.
2. Schwitzen.
3. Zittern oder Beben.
4. Gefühl der Kurzatmigkeit oder Atemnot.
5. Erstickungsgefühle.
6. Schmerzen oder Beklemmungsgefühle in der Brust.
7. Übelkeit oder Magen-Darm-Beschwerden.
8. Schwindelgefühle, Unsicherheit, Benommenheit oder Gefühl, der Ohnmacht nahe sein.
9. Kälteschauer oder Hitzegefühle.
10. Parästhesien (Taubheit oder Kribbelgefühle).
11. Derealisation (Gefühl der Unwirklichkeit) oder Depersonalisation (sich von der eigenen Person losgelöst fühlen).
12. Angst die Kontrolle zu verlieren oder „verrückt zu werden".
13. Angst zu sterben.

Beachte: Kulturspezifische Symptome (z. B. Tinnitus, Nackenschmerz, Kopfschmerz, unkontrollierbares Schreien oder Weinen) können beobachtet werden. Solche Symptome sollten aber nicht als eines der vier erforderlichen Symptome gezählt werden.

B. Bei mindestens einer der Attacken folgte ein Monat (oder länger) mit mindestens einem der nachfolgenden Symptome:
   1. Anhaltende Besorgnis oder Sorgen über das Auftreten weiterer Panikattacken oder ihre Konsequenzen (z. B. die Kontrolle zu verlieren, einen Herzinfarkt zu erleiden, „verrückt" zu werden).
   2. Eine deutlich fehlangepasste Verhaltensänderung infolge der Attacken (z. B. Verhaltensweisen, um Panikattacken zu vermeiden, wie die Vermeidung körperlicher Betätigung oder unbekannter Situationen).

C. Das Störungsbild ist nicht Folge der physiologischen Wirkung einer Substanz (z. B. Substanz mit Missbrauchspotenzial, medikamentöse Wirkstoffe) oder eines medizinischen Krankheitsfaktors (z. B. Hyperthyreose, kardiopulmonale Erkrankungen).

D. Das Störungsbild kann nicht besser durch eine andere psychische Störung erklärt werden (z. B. Panikattacken treten nicht nur in Reaktion auf gefürchtete soziale Situationen auf, wie bei der Sozialen Angststörung; in Reaktion auf umschriebene phobische Objekte oder Situationen, wie bei der Spezifischen Phobie; in Reaktion auf Zwangsgedanken, wie bei der Zwangsstörung; in Reaktion auf Erinnerungen an traumatische Ereignisse, wie bei der Posttraumatischen Belastungsstörung; oder in Reaktion auf die Trennung von Bezugspersonen, wie bei der Störung mit Trennungsangst).

Zusatzcodierung Panikattacke

Beachte: Die Symptome werden hier mit dem Ziel aufgeführt, eine Panikattacke zu definieren; jedoch ist eine Panikattacke keine psychische Störung und kann nicht als Diagnose verschlüsselt werden. Panikattacken können im Kontext aller Angststörungen sowie im Zusammenhang mit anderen psychischen Störungen (z. B. depressive Störungen, Posttraumatische Belastungsstörung, Substanzkonsumstörungen) und einigen medizinischen Krankheitsfaktoren (z. B. kardial, respiratorisch, vestibulär, gastrointestinal) auftreten.

Wenn das Auftreten von Panikattacken gesichert ist, sollte dies zusätzlich vermerkt werden (z. B. „Posttraumatische Belastungsstörung mit Panikattacken"). Für die Panikstörung ist das Vorliegen von Panikattacken in den Kriterien für die Störung enthalten und wird nicht gesondert vermerkt.

Eine plötzliche Anflutung intensiver Angst oder intensiven Unbehagens, die innerhalb von Minuten einen Höhepunkt erreicht, wobei in dieser Zeit vier (oder mehr) der folgenden Symptome auftreten:

Beachte: Die plötzliche Anflutung kann aus einem Ruhezustand oder einem ängstlichen Zustand heraus eintreten.

1. Palpitationen, Herzklopfen oder beschleunigter Herzschlag.
2. Schwitzen.
3. Zittern oder Beben.
4. Gefühl der Kurzatmigkeit oder Atemnot.
5. Erstickungsgefühle.
6. Schmerzen oder Beklemmungsgefühle in der Brust.
7. Übelkeit oder Magen-Darm-Beschwerden.
8. Schwindelgefühle, Unsicherheit, Benommenheit oder Gefühl, der Ohnmacht nahe sein.
9. Kälteschauer oder Hitzegefühle.
10. Parästhesien (Taubheit oder Kribbelgefühle).
11. Derealisation (Gefühl der Unwirklichkeit) oder Depersonalisation (sich von der eigenen Person losgelöst fühlen).
12. Angst die Kontrolle zu verlieren oder „verrückt zu werden".
13. Angst zu sterben.

Beachte: Kulturspezifische Symptome (z. B. Tinnitus, Nackenschmerz, Kopfschmerz, unkontrollierbares Schreien oder Weinen) können beobachtet werden. Solche Symptome sollten nicht als eines der vier erforderlichen Symptome gezählt werden.

Agoraphobie F40.00

A. Ausgeprägte Furcht oder Angst vor zwei (oder mehr) der folgenden fünf Situationen:

1. Benutzen öffentlicher Verkehrsmittel (z. B. Autos, Busse, Züge, Schiffe, Flugzeuge).
2. Auf offenen Plätzen sein (z. B. Parkplätze, Marktplätze, Brücken).

3. In geschlossenen öffentlichen Räumen sein (z. B. Geschäfte, Theater, Kino).
4. Schlange stehen oder in einer Menschenmenge sein.
5. Allein außer Haus sein.

B. Diese Situationen werden gefürchtet oder vermieden, weil eine Flucht schwierig sein könnte, oder weil im Falle panikartiger Symptome oder anderer stark beeinträchtigender oder peinlicher Symptome (z. B. Furcht vor dem Fallen bei älteren Menschen; Furcht vor Inkontinenz) Hilfe nicht erreichbar sein könnte.

C. Die agoraphobischen Situationen rufen fast immer eine Furcht- oder Angstreaktion hervor.

D. Die agoraphobischen Situationen werden aktiv vermieden, können nur in Begleitung aufgesucht werden oder werden unter intensiver Furcht oder Angst durchgestanden.

E. Die Furcht oder Angst geht über das Ausmaß der tatsächlichen Gefahr durch die agoraphobischen Situationen hinaus und ist im soziokulturellen Kontext unverhältnismäßig.

F. Die Furcht, Angst oder Vermeidung ist andauernd, typischerweise über 6 Monate oder länger.

G. Die Furcht, Angst oder Vermeidung verursacht in klinisch bedeutsamer Weise Leiden oder Beeinträchtigungen in sozialen, beruflichen oder anderen wichtigen Funktionsbereichen.

H. Falls ein anderer medizinischer Krankheitsfaktor vorliegt (z. B. Colitis Ulcerosa, Morbus Crohn, Morbus Parkinson), so ist die Furcht, Angst oder Vermeidung deutlich ausgeprägter, als dies normalerweise bei diesem medizinischen Krankheitsfaktor zu erwarten wäre.

I. Die Furcht, Angst oder Vermeidung kann nicht besser durch die Symptome einer anderen psychischen Störung erklärt werden. Zum Beispiel sind die Symptome nicht auf eine Spezifische Phobie vom Situativen Typ beschränkt. Das Symptommuster tritt nicht nur in sozialen Situationen auf (wie bei Sozialer Angststörung) und steht nicht ausschließlich im Zusammenhang mit Zwängen (wie bei Zwangsstörung), subjektiv wahrgenommenen Mängeln oder Makeln in der körperlichen Erscheinung (wie bei Körperdysmorpher Störung), Erinnerungen an traumatische Ereignisse (wie bei Posttraumatischer Belastungsstörung) oder Furcht vor Trennungen (wie bei Störung mit Trennungsangst).

Beachte: Agoraphobie wird ungeachtet des Vorhandenseins einer Panikstörung diagnostiziert. Wenn eine Person die Kriterien für

Panikstörung und Agoraphobie erfüllt, sollten beide Diagnosen vergeben werden.

Generalisierte Angststörung F41.1

A. Übermäßige Angst und Sorge (furchtsame Erwartung) bezüglich mehrerer Ereignisse oder Tätigkeiten (wie etwa Arbeit oder Schulleistungen), die während mindestens 6 Monaten an der Mehrzahl der Tage auftraten.

B. Die Person hat Schwierigkeiten, die Sorgen zu kontrollieren.

C. Die Angst und Sorge sind mit drei oder mehr der folgenden sechs Symptome verbunden (wobei mindestens einige der Symptome in den vergangenen 6 Monaten an der Mehrzahl der Tage vorlagen):
   Beachte: Bei Kindern genügt ein Symptom.
   1. Ruhelosigkeit oder ständiges „Auf-dem-Sprung-Sein".
   2. Leichte Ermüdbarkeit.
   3. Konzentrationsschwierigkeiten oder Leere im Kopf.
   4. Reizbarkeit.
   5. Muskelspannung.
   6. Schlafstörungen (Ein- oder Durchschlafschwierigkeiten oder unruhiger, nichterholsamer Schlaf).

D. Die Angst, Sorge oder körperlichen Symptome verursachen in klinisch bedeutsamer Weise Leiden oder Beeinträchtigungen in sozialen, beruflichen oder anderen wichtigen Funktionsbereichen.

E. Das Störungsbild ist nicht Folge der physiologischen Wirkung einer Substanz (z.B. Substanz mit Missbrauchspotenzial, Medikament) oder eines medizinischen Krankheitsfaktors (z.B. Schilddrüsenüberfunktion).

F. Das Störungsbild kann nicht besser durch eine andere psychische Störung erklärt werden (z.B. die Angst oder Sorgen über Panikattacken bei Panikstörung, negative Bewertung bei Sozialer Angststörung, Verunreinigung oder andere Zwangsinhalte bei Zwangsstörung, Trennung von Bezugspersonen bei Störung mit Trennungsangst, Erinnerungen an traumatische Ereignisse bei Posttraumatischer Belastungsstörung, Gewichtszunahme bei Anorexia Nervosa, körperliche Beschwerden bei Somatischer Belastungsstörung, wahrgenommene Mängel im

Erscheinungsbild bei Körperdysmorpher Störung, das Vorliegen einer schweren Erkrankung bei Krankheitsangststörung oder der Inhalt wahnhafter Überzeugungen bei Schizophrenie oder Wahnhafter Störung).

Substanz-/Medikamenteninduzierte Angststörung

A. Panikattacken oder Angst stehen im Vordergrund des klinischen Beschwerdebildes.
B. Es gibt Hinweise aus der Vorgeschichte, körperlichen Untersuchung oder Laboruntersuchungen auf sowohl (1) als auch (2):
   1. Die Symptome aus Kriterium A entwickelten sich während oder kurz nach einer Substanzintoxikation, einem Substanzentzug oder nach Einnahme oder Absetzen eines Medikaments.
   2. Die betreffende Substanz/das Medikament ist in der Lage, die Symptome aus Kriterium A hervorzurufen.
C. Das Störungsbild kann nicht besser durch eine nicht substanz-/medikamenteninduzierte Angststörung erklärt werden. Hinweise auf eine eigenständige Angststörung können sein:
   Die Symptome waren vor Beginn der Substanz- oder Medikamenteneinnahme vorhanden; die Symptome halten über eine beträchtliche Zeitspanne (z.B. etwa 1 Monat) nach Beendigung des akuten Entzugs oder nach einer schweren Intoxikation an oder es gibt andere Hinweise auf eine eigenständige, nicht substanz- oder medikamenteninduzierte Angststörung).
D. Das Störungsbild tritt nicht ausschließlich im Verlauf eines Delirs auf.
E. Das Störungsbild verursacht in klinisch bedeutsamer Weise Leiden oder Beeinträchtigungen in sozialen, beruflichen oder anderen wichtigen Funktionsbereichen.

Beachte: Diese Diagnose soll nur dann anstelle der Diagnose einer Substanzintoxikation oder eines Substanzentzugs gestellt werden, wenn die Symptome aus Kriterium A im Vordergrund des klinischen Beschwerdebildes stehen und schwer genug sind, um klinische Beachtung zu rechtfertigen.

Codierhinweis: Die ICD-10-CM-Codes für die [Spezifische Substanz-/Medikamenten-]induzierten Angststörungen sind in der untenstehenden Tabelle angegeben. Zu beachten ist, dass die ICD-

10-CM-Codierung davon abhängt, ob eine komorbide Substanzkonsumstörung für die gleiche Substanzklasse vorliegt. In jedem Fall wird keine zusätzliche separate Diagnose einer Substanzkonsumstörung vergeben. Wenn eine leichtgradige Substanzkonsumstörung komorbid mit der Substanzinduzierten Angststörung besteht, wird die 4. Stelle mit einer „1" codiert, und der Kliniker sollte eine „Leichtgradige [Substanz-]konsumstörung" vor der Substanzinduzierten Angststörung angeben (z. B. „Leichtgradige Kokainkonsumstörung mit Kokaininduzierter Angststörung"). Wenn eine mittelgradige oder schwergradige Substanzkonsumstörung komor-

	ICD-10-CM		
	Mit Leichtgradiger Substanzkonsumstörung	Mit Mittelgradiger oder Schwergradiger Substanzkonsumstörung	Ohne Substanzkonsumstörung
Alkohol	F10.180	F10.280	F10.980
Koffein	NA	NA	F15.980
Cannabis	F12.180	F12.280	F12.980
Phencyclidin	F16.180	F16.280	F16.980
Andere Halluzinogene	F16.180	F16.280	F16.980
Inhalanzien	F18.180	F18.280	F18.980
Opioide	F11.188	F11.288	F11.988
Sedativa, Hypnotika oder Anxiolytika	F13.180	F13.280	F13.980
Substanzen des Amphetamin-Typs (oder andere Stimulanzien)	F15.180	F15.280	F15.980
Kokain	F14.180	F14.280	F14.980
Andere (oder unbekannte) Substanzen	F19.180	F19.280	F19.980

bid mit der Substanzinduzierten Angststörung besteht, wird die 4. Stelle mit einer „2“ codiert, und der Kliniker sollte eine „Mittelgradige [Substanz-]konsumstörung“ oder eine „Schwergradige [Substanz-]konsumstörung“, je nach Schweregrad der komorbiden Substanzkonsumstörung, angeben. Wenn keine komorbide Substanzkonsumstörung vorliegt (z. B. nach einem einmaligen, massiven Konsum der Substanz), dann wird die 4. Stelle mit einer „9“ codiert, und der Kliniker sollte nur die Substanzinduzierte Angststörung angeben.

Bestimme, ob (siehe Tabelle 1 im Kapitel „Störungen im Zusammenhang mit psychotropen Substanzen und abhängigen Verhaltensweisen“, welche angibt, ob „mit Beginn während der Intoxikation“ und/oder „mit Beginn während des Entzugs“ für die angegebene Substanzklasse gilt; oder *bestimme, ob* „mit Beginn nach Medikamenteneinnahme“):

Mit Beginn während der Intoxikation: Wenn die Kriterien für eine Substanzintoxikation erfüllt sind und die Symptome während der Intoxikation auftreten.

Mit Beginn während des Entzugs: Wenn die Kriterien für einen Substanzentzug erfüllt sind und die Symptome während oder kurz nach dem Entzug auftreten.

Mit Beginn nach Medikamenteneinnahme: Wenn Symptome entweder zu Beginn der Medikamenteneinnahme, mit einer Umstellung der Medikamenteneinnahme oder beim Absetzen des Medikaments auftreten.

Codierungs- und Aufzeichnungskonventionen

Die Bezeichnung der Substanz-/Medikamenteninduzierten Angststörung beginnt mit der spezifischen Substanz (z. B. Kokain, Salbutamol), die vermutlich die Angstsymptome verursacht. Der diagnostische Code wird aus der Tabelle ausgewählt, die dem Kriterienkatalog beigefügt ist, und die auf den Substanzklassen und dem Vorhandensein oder Fehlen einer komorbiden Substanzkonsumstörung basiert. Für Substanzen, die keiner der aufgeführten Klassen zugeordnet werden können (z. B. Salbutamol), sollte die Codierung für „andere (oder unbekannte) Substanzen“ benutzt werden; und in Fällen, in denen eine Substanz als ätiologischer Faktor angesehen wird, die spezifische Substanzklasse aber unbekannt ist, sollte ebenfalls diese Codierung benutzt werden.

Bei der Aufzeichnung der Störung wird die komorbide Substanzkonsumstörung (ggf.) zuerst aufgeführt, gefolgt von „mit Substanz-/Medikamenteninduzierter Angststörung" (einschließlich des Namens der spezifischen ätiologischen Substanz/Medikamente), gefolgt von der Spezifikation des Beginns (z. B. mit Beginn während der Intoxikation, mit Beginn während des Entzugs, mit Beginn nach Medikamenteneinnahme). Zum Beispiel lautet im Fall von Angstsymptomen, die bei einer Person mit einer Schwergradigen Lorazepamkonsumstörung während eines Entzugs auftreten, die Diagnose F13.280 Schwergradige Lorazepamkonsumstörung mit Lorazepaminduzierter Angststörung mit Beginn während des Entzugs. Eine eigenständige Diagnose der komorbiden Schwergradigen Lorazepamkonsumstörung wird nicht vergeben. Wenn die Substanzinduzierte Angststörung ohne eine komorbide Substanzkonsumstörung auftritt (z. B. nach einem einmaligen, massiven Konsum der Substanz), wird keine komorbide Substanzkonsumstörung vermerkt (z. B. F16.980 Psilocybininduzierte Angststörung mit Beginn nach Medikamenteneinnahme). Wenn festgestellt wird, dass mehrere Substanzen eine bedeutsame Rolle für die Entwicklung der Angstsymptome spielen, sollte jede Substanz einzeln aufgeführt werden (z. B. F15.280 Schwergradige Methylphenidatkonsumstörung mit Methylphenidatinduzierter Angststörung mit Beginn während der Intoxikation; F19.980 Salbutamolinduzierte Angststörung mit Beginn nach Medikamenteneinnahme).

Angststörung aufgrund eines Anderen Medizinischen Krankheitsfaktors F06.4

A. Panikattacken oder Angst stehen im Vordergrund des klinischen Beschwerdebildes.
B. Es gibt Hinweise aus der Vorgeschichte, körperlichen Untersuchung oder Laboruntersuchungen, die zeigen, dass das Störungsbild eine direkte pathophysiologische Folge eines anderen medizinischen Krankheitsfaktors ist.
C. Das Störungsbild kann nicht besser durch eine andere psychische Störung erklärt werden.
D. Das Störungsbild tritt nicht ausschließlich im Verlauf eines Delirs auf.

E. Das Störungsbild verursacht in klinisch bedeutsamer Weise Leiden oder Beeinträchtigungen in sozialen, beruflichen oder anderen wichtigen Funktionsbereichen.

Codierhinweis: Notiere den Namen des anderen medizinischen Krankheitsfaktors in der Bezeichnung der psychischen Störung (z.B. F06.4 Angststörung aufgrund von Phäochromozytom). Der andere medizinische Krankheitsfaktor sollte separat direkt vor der Angststörung aufgrund eines Anderen Medizinischen Krankheitsfaktors codiert und gelistet werden (z.B. D35.00 Phäochromozytom; F06.4 Angststörung aufgrund von Phäochromozytom).

Andere Näher Bezeichnete Angststörung F41.8

Diese Kategorie gilt für Erscheinungsbilder, bei denen charakteristische Symptome einer Angststörung vorherrschen, die in klinisch bedeutsamer Weise Leiden oder Beeinträchtigungen in sozialen, beruflichen oder anderen wichtigen Funktionsbereichen verursachen, bei denen die Kriterien für eine der Angststörungen aber nicht vollständig erfüllt sind und bei denen die Kriterien für eine Anpassungsstörung mit Angst oder eine Anpassungsstörung mit Angst und Depressiver Stimmung, Gemischt, nicht vollständig erfüllt sind. Die Kategorie Andere Näher Bezeichnete Angststörung wird in Situationen vergeben, in denen der Kliniker den Grund angeben möchte, warum die Kriterien für eine bestimmte Angststörung nicht erfüllt sind. In diesem Fall wird „Andere Näher Bezeichnete Angststörung" codiert, gefolgt vom jeweiligen Grund (z.B. „generalisierte Angst seltener als an der Mehrzahl der Tage").

Beispielhaft folgen Beschwerdebilder, die mithilfe der Kategorie „Andere Näher Bezeichnete Angststörung" beschrieben werden können:

1. **Attacken mit unvollständiger Symptomatik.**
2. **Generalisierte Angst seltener als „an der Mehrzahl der Tage".**
3. ***Khyâl cap* (Windattacken):** Siehe Kapitel „Diagnosen psychischer Störungen und kultureller Kontext" in Teil III.
4. ***Ataque de nervios* (Nervenattacken):** Siehe Kapitel „Diagnosen psychischer Störungen und kultureller Kontext" in Teil III.

Nicht Näher Bezeichnete Angststörung F41.9

Diese Kategorie gilt für Erscheinungsbilder, bei denen charakteristische Symptome einer Angststörung vorherrschen, die in klinisch bedeutsamer Weise Leiden oder Beeinträchtigungen in sozialen, beruflichen oder anderen wichtigen Funktionsbereichen verursachen, bei denen die Kriterien für eine der Angststörungen aber nicht vollständig erfüllt sind und bei denen die Kriterien für eine Anpassungsstörung mit Angst oder eine Anpassungsstörung mit Angst und Depressiver Stimmung, Gemischt, nicht vollständig erfüllt sind. Die Kategorie Nicht Näher Bezeichnete Angststörung wird in Situationen vergeben, in denen der Kliniker den Grund *nicht* angeben möchte, warum die Kriterien für eine bestimmte Angststörung nicht erfüllt sind. Sie beinhaltet auch Beschwerdebilder, für die nicht genügend Informationen vorliegen, um eine genauere Diagnose stellen zu können (z. B. bei Notaufnahmen).

Zwangsstörung und verwandte Störungen

Zwangsstörung F42.2

A. Entweder Zwangsgedanken, Zwangshandlungen oder beides:

Zwangsgedanken sind durch (1) und (2) definiert:

1. Immer wiederkehrende und anhaltende Gedanken, Impulse oder Vorstellungen, die im Krankheitsverlauf mindestens zeitweilig als aufdringlich und ungewollt empfunden werden, und die meist ausgeprägte Angst und großes Unbehagen hervorrufen.
2. Die Person versucht, diese Gedanken, Impulse oder Vorstellungen zu ignorieren oder zu unterdrücken oder sie mithilfe anderer Gedanken oder Tätigkeiten zu neutralisieren (z.B. durch die Ausführung einer Zwangshandlung).

Zwangshandlungen sind durch (1) und (2) definiert:

1. Wiederholte Verhaltensweisen (z.B. Händewaschen, Ordnen, Kontrollieren) oder mentale Handlungen (z.B. Beten, Zählen, Wörter lautlos wiederholen), zu denen sich die Person als Reaktion auf einen Zwangsgedanken oder aufgrund von streng zu befolgenden Regeln gezwungen fühlt.
2. Die Verhaltensweisen oder die mentalen Handlungen dienen dazu, Angst oder Unbehagen zu verhindern oder zu reduzieren oder gefürchteten Ereignissen oder Situationen vorzubeugen; diese Verhaltensweisen oder mentalen Handlungen stehen jedoch in keinem realistischen Bezug zu dem, was sie zu neutralisieren oder zu verhindern versuchen, oder sie sind deutlich übertrieben.

   Beachte: Kleine Kinder könnten nicht in der Lage sein, den Zweck dieser Verhaltensweisen oder mentalen Handlungen auszudrücken.

B. Die Zwangsgedanken oder Zwangshandlungen sind zeitintensiv (sie beanspruchen z.B. mehr als 1 Stunde pro Tag) oder verursachen in klinisch bedeutsamer Weise Leiden oder Beeinträchtigungen in sozialen, beruflichen oder anderen wichtigen Funktionsbereichen.

C. Die Symptome der Zwangsstörungen sind nicht Folge der physiologischen Wirkung einer Substanz (z.B. Substanz mit Missbrauchspotenzial, Medikament) oder eines medizinischen Krankheitsfaktors.

D. Das Störungsbild kann nicht besser durch das Vorliegen einer anderen psychischen Störung erklärt werden (z.B. exzessive Sorgen, wie bei der Generalisierten Angststörung; übermäßige Beschäftigung mit dem äußeren Erscheinungsbild, wie bei der Körperdysmorphen Störung; Schwierigkeiten, Gegenstände auszusondern oder sich von diesen zu trennen, wie beim Pathologischen Horten; Haareausreißen, wie bei der Trichotillomanie [Pathologisches Haareausreißen]; Hautzupfen/-quetschen, wie bei der Dermatillomanie [Pathologisches Hautzupfen/-quetschen]; Stereotypien, wie bei der Stereotypen Bewegungsstörung; ritualisiertes Essverhalten, wie bei Essstörungen; übermäßige Beschäftigung mit Substanzen oder Glücksspielen, wie bei den Störungen im Zusammenhang mit psychotropen Substanzen und abhängigen Verhaltensweisen; übermäßige Beschäftigung, eine Krankheit zu haben, wie bei der Krankheitsangststörung; sexuell dranghafte Bedürfnisse oder Fantasien, wie bei der Paraphilie; Impulsdurchbrüche, wie bei den disruptiven, Impulskontroll- und Sozialverhaltensstörungen; Grübeln über Schuld, wie bei einer Major Depression; Gedankeneingebung oder Wahn, wie bei einer Störung aus dem Schizophrenie-Spektrum oder anderen psychotischen Störungen; oder stereotyp wiederholten Verhaltensmustern, wie bei der Autismus-Spektrum-Störung).

Bestimme, ob:

Mit Guter oder Angemessener Einsicht: Die Person erkennt, dass die zwangsbezogenen Überzeugungen definitiv nicht, wahrscheinlich nicht oder möglicherweise nicht zutreffen.

Mit Wenig Einsicht: Die Person denkt, dass die zwangsbezogenen Überzeugungen wahrscheinlich zutreffen.

Mit Fehlender Einsicht/Wahnhaften Überzeugungen: Die Person ist vollkommen davon überzeugt, dass die zwangsbezogenen Überzeugungen zutreffen.

Bestimme, ob:

Tic-Bezogen: Die Person weist gegenwärtig oder in der Vorgeschichte eine Tic-Störung auf.

Körperdysmorphe Störung F45.22

A. Übermäßige Beschäftigung mit einem oder mehreren wahrgenommenen Mängeln oder Defekten im äußeren Erscheinungsbild, die für andere nicht erkennbar sind oder geringfügig erscheinen.
B. Im Verlauf der Störung hat die Person in Reaktion auf die Befürchtungen bezüglich des Aussehens sich wiederholende Verhaltensweisen (z. B. Überprüfung im Spiegel, übermäßige Körperpflege, Hautzupfen/-quetschen, Rückversicherungsverhalten) oder mentale Handlungen (z. B. Vergleich des Aussehens mit dem von anderen) ausgeführt.
C. Die übermäßige Beschäftigung verursacht in klinisch bedeutsamer Weise Leiden oder Beeinträchtigungen in sozialen, beruflichen oder anderen wichtigen Funktionsbereichen.
D. Die übermäßige Beschäftigung mit dem äußeren Erscheinungsbild kann nicht besser durch Befürchtungen in Bezug auf Körperfett oder -gewicht erklärt werden, wie sie bei Personen auftreten, deren Symptomatik die diagnostischen Kriterien für eine Essstörung erfüllt.

Bestimme, ob:

Mit Muskeldysmorphie: Die Person ist übermäßig beschäftigt mit der Vorstellung, dass ihr Körper zu klein oder nicht ausreichend muskulös gebaut ist. Diese Zusatzcodierung kann auch genutzt werden, wenn die Person sich übermäßig mit anderen Körperbereichen beschäftigt, was häufig der Fall ist.

Bestimme, ob:

Gebe das Ausmaß der Einsicht in Bezug auf die mit der Körperdysmorphen Störung verbundenen Annahmen (z. B. „Ich sehe hässlich aus“ oder „Ich sehe entstellt aus“) an.

Mit Guter oder Angemessener Einsicht: Die Person erkennt, dass die mit der Körperdysmorphen Störung verbundenen Überzeugungen definitiv nicht, wahrscheinlich nicht oder möglicherweise nicht der Realität entsprechen.

Mit Wenig Einsicht: Die Person denkt, dass die mit der Körperdysmorphen Störung verbundenen Überzeugungen wahrscheinlich der Realität entsprechen.

Mit Fehlender Einsicht/Wahnhaften Überzeugungen: Die Person ist vollkommen davon überzeugt, dass die mit der Körperdysmorphen Störung verbundenen Überzeugungen der Realität entsprechen.

Pathologisches Horten F42.3

A. Anhaltende Schwierigkeit, Gegenstände wegzuwerfen oder sich von ihnen zu trennen, unabhängig von deren tatsächlichem Wert.
B. Diese Schwierigkeit ist zurückzuführen auf das empfundene Bedürfnis, die Gegenstände aufheben zu müssen, und auf ein mit dem Wegwerfen verbundenes Unbehagen.
C. Die Schwierigkeit, Gegenstände auszusondern, führt zu einer Anhäufung von Dingen, die aktive Wohnbereiche überfüllen und vermüllen und deren eigentliche, zweckgemäße Nutzung erheblich beeinträchtigen. Falls einzelne Wohnbereiche in ordentlichem Zustand sind, ist dies meist auf das Einwirken Dritter (z. B. Familienmitglieder, Reinigungskräfte, Autoritäten) zurückzuführen.
D. Das Horten verursacht in klinisch bedeutsamer Weise Leiden oder Beeinträchtigungen in sozialen, beruflichen oder anderen wichtigen Funktionsbereichen (inklusive der Aufrechterhaltung eines für sich und andere sicheren Umfelds).
E. Das Horten ist nicht auf eine andere medizinische Erkrankung zurückzuführen (z. B. Gehirnverletzungen, zerebrovaskuläre Erkrankungen, Prader-Willi-Syndrom).
F. Das Horten kann nicht besser durch die Symptome einer anderen psychischen Erkrankung erklärt werden (z. B. Zwangsgedanken im Rahmen einer Zwangsstörung, verminderter Antrieb einer Major Depression, Wahnvorstellungen einer Schizophrenie oder einer anderen psychotischen Störung, kognitive Defizite einer neurokognitiven Störung, eingeschränkte Interessen einer Autismus-Spektrum-Störung).

Bestimme, ob:

Mit Exzessiver Beschaffung: Falls die Schwierigkeit, Gegenstände wegzuwerfen, mit exzessivem Beschaffen von Dingen einhergeht, die nicht gebraucht werden oder für die kein Platz vorhanden ist.

Bestimme, ob:

Mit Guter oder Angemessener Einsicht: Die Person erkennt, dass die mit dem Horten verbundenen Überzeugungen und Verhaltensweisen (in Bezug auf die Schwierigkeit etwas auszusondern, das Vermüllen oder das exzessive Beschaffen) problematisch sind.

Mit Wenig Einsicht: Die Person ist größtenteils davon überzeugt, dass die mit dem Horten verbundenen Überzeugungen und Verhaltensweisen (in Bezug auf die Schwierigkeit etwas wegzuwerfen, das Vermüllen oder das exzessive Beschaffen) trotz Gegenbeweisen nicht problematisch sind.

Mit Fehlender Einsicht/Wahnhaften Überzeugungen: Die Person ist vollkommen davon überzeugt, dass die mit dem Horten verbundenen Überzeugungen und Verhaltensweisen (in Bezug auf die Schwierigkeit, etwas wegzuwerfen, das Vermüllen oder das exzessive Beschaffen) trotz Gegenbeweisen nicht problematisch sind.

Trichotillomanie (Pathologisches Haareausreißen) F63.3

A. Wiederkehrendes Ausreißen der eigenen Haare, was zu Haarausfall führt.
B. Wiederholte Versuche, das Haareausreißen einzuschränken oder zu unterlassen.
C. Das Haareausreißen verursacht in klinisch bedeutsamer Weise Leiden oder Beeinträchtigungen in sozialen, beruflichen oder anderen wichtigen Funktionsbereichen.
D. Das Haareausreißen oder der Haarverlust sind nicht Folge eines medizinischen Krankheitsfaktors (z. B. einer dermatologischen Erkrankung).
E. Das Haareausreißen kann nicht besser durch die Symptome einer anderen psychischen Störung erklärt werden (z. B. die Versuche bei der Körperdysmorphen Störung, einen wahrgenommenen Mangel oder Defekt im Erscheinungsbild zu verbessern).

Dermatillomanie (Pathologisches Hautzupfen/-quetschen) F42.4

A. Wiederkehrendes Zupfen oder Quetschen der Haut, was Hautverletzungen zur Folge hat.
B. Wiederholte Versuche, das Hautzupfen/-quetschen einzuschränken oder zu unterlassen.

C. Das Hautzupfen/-quetschen verursacht in klinisch bedeutsamer Weise Leiden oder Beeinträchtigungen in sozialen, beruflichen oder anderen wichtigen Funktionsbereichen.
D. Das Hautzupfen/-quetschen ist nicht Folge der physiologischen Wirkung einer Substanz (z. B. Kokain) oder eines medizinischen Krankheitsfaktors (z. B. Skabies).
E. Das Hautzupfen/-quetschen kann nicht besser durch eine andere psychische Störung (z. B. Wahnvorstellungen oder taktile Halluzinationen im Rahmen einer psychotischen Störung, Versuche, im Rahmen der Körperdysmorphen Störung einen wahrgenommen Defekt oder Mangel der äußeren Erscheinung zu verbessern, Stereotypien im Rahmen der Stereotypen Bewegungsstörung oder Verletzungsabsicht im Rahmen einer nichtsuizidalen Selbstverletzung) erklärt werden.

Substanz-/Medikamenteninduzierte Zwangsstörung und Verwandte Störungen

A. Zwangsgedanken, Zwangshandlungen, Hautzupfen/-quetschen, Haareausreißen und andere körperbezogene Wiederholungszwänge oder sonstige charakteristische Symptome der ZWAV stehen im Vordergrund des klinischen Beschwerdebildes.
B. Es gibt Hinweise aus der Vorgeschichte, körperlichen Untersuchung oder Laboruntersuchungen auf sowohl (1) als auch (2):
   1. Die Symptome aus Kriterium A entwickelten sich während oder kurz nach einer Substanzintoxikation, einem Substanzentzug oder nach Einnahme oder Absetzen eines Medikaments.
   2. Die betreffende Substanz/das Medikament ist in der Lage, die Symptome aus Kriterium A hervorzurufen.
C. Das Störungsbild kann nicht besser durch eine nicht substanz-/medikamenteninduzierte ZWAV erklärt werden. Hinweise auf eine eigenständige ZWAV können sein:
   Die Symptome waren vor Beginn der Substanz- oder Medikamenteneinnahme vorhanden; die Symptome halten über eine beträchtliche Zeitspanne (z. B. etwa 1 Monat) nach Beendigung des akuten Entzugs oder nach einer schweren Intoxikation an; oder es gibt andere Hinweise auf eine eigenständige, nicht substanz- oder medikamenteninduzierte ZWAV.
D. Das Störungsbild tritt nicht ausschließlich im Verlauf eines Delirs auf.

E. Das Störungsbild verursacht in klinisch bedeutsamer Weise Leiden oder Beeinträchtigungen in sozialen, beruflichen oder anderen wichtigen Funktionsbereichen.

Beachte: Diese Diagnose soll nur dann anstelle der Diagnose einer Substanzintoxikation oder eines Substanzentzugs gestellt werden, wenn die Symptome aus Kriterium A im Vordergrund des klinischen Beschwerdebildes stehen und schwer genug sind, um klinische Beachtung zu rechtfertigen.

Codierhinweis: Die ICD-10-CM-Codes für die [Spezifische Substanz-/Medikamenten-]induzierten ZWAV sind in der untenstehenden Tabelle angegeben. Zu beachten ist, dass die ICD-10-CM-Codierung davon abhängt, ob eine komorbide Substanzkonsumstörung für die gleiche Substanzklasse vorliegt. In jedem Fall wird keine zusätzliche separate Diagnose einer Substanzkonsumstörung vergeben. Wenn eine leichtgradige Substanzkonsumstörung komorbid mit der Substanzinduzierten ZWAV besteht, wird die 4. Stelle mit einer „1" codiert, und der Kliniker sollte eine „Leichtgradige [Substanz-]konsumstörung" vor der Substanzinduzierten ZWAV angeben (z. B. „Leichtgradige Kokainkonsumstörung mit Kokaininduzierter Zwangsstörung und Verwandten Störungen").

Wenn eine mittelgradige oder schwergradige Substanzkonsumstörung komorbid mit der Substanzinduzierten ZWAV besteht, wird die 4. Stelle mit einer „2" codiert, und der Kliniker sollte eine „Mittelgradige [Substanz-]konsumstörung" oder eine „Schwergradige [Substanz-]konsumstörung", je nach Schweregrad der komorbiden Substanzkonsumstörung, angeben. Wenn keine komorbide Substanzkonsumstörung vorliegt (z. B. nach einem einmaligen, massiven Konsum der Substanz), dann wird die 4. Stelle mit einer „9" codiert, und der Kliniker sollte nur die Substanzinduzierte ZWAV angeben.

	ICD-10-CM		
	Mit Leichtgradiger Substanzkonsumstörung	**Mit Mittelgradiger oder Schwergradiger Substanzkonsumstörung**	**Ohne Substanzkonsumstörung**
Substanzen des Amphetamin-Typs (oder andere Stimulanzien)	F15.188	F15.288	F15.988
Kokain	F14.188	F14.288	F14.988
Andere (oder unbekannte) Substanzen	F19.188	F19.288	F19.988

Bestimme, ob (siehe Tabelle 1 im Kapitel „Störungen im Zusammenhang mit psychotropen Substanzen und abhängigen Verhaltensweisen", welche angibt, ob „mit Beginn während der Intoxikation" und/oder „mit Beginn während des Entzugs" für die angegebene Substanzklasse gilt; oder *bestimme, ob* „mit Beginn nach Medikamenteneinnahme"):

Mit Beginn während der Intoxikation: Wenn die Kriterien für eine Substanzintoxikation erfüllt sind und die Symptome während der Intoxikation auftreten.

Mit Beginn während des Entzugs: Wenn die Kriterien für einen Substanzentzug erfüllt sind und die Symptome während oder kurz nach dem Entzug auftreten.

Mit Beginn nach Medikamenteneinnahme: Wenn Symptome entweder zu Beginn der Medikamenteneinnahme, mit einer Umstellung der Medikamenteneinnahme oder beim Absetzen des Medikaments auftreten.

Codierungs- und Aufzeichnungskonventionen

Die Bezeichnung der Substanz-/Medikamenteninduzierten ZWAV beginnt mit der spezifischen Substanz (z. B. Kokain), die vermutlich die Symptome der ZWAV verursacht. Der diagnostische Code wird aus der Tabelle ausgewählt, die dem Kriterienkatalog beigefügt ist, und die auf den Substanzklassen und dem Vorhandensein oder Fehlen einer komorbiden Substanzkonsumstörung basiert. Für Substanzen, die keiner der aufgeführten Klassen zugeordnet werden können (z.B. Ropinirol), sollte die Codierung für „andere (oder unbekannte) Substanzen“ benutzt werden; und in Fällen, in denen eine Substanz als ätiologischer Faktor angesehen wird, die spezifische Substanzklasse aber unbekannt ist, sollte ebenfalls diese Codierung benutzt werden.

Bei der Aufzeichnung der Störung wird die komorbide Substanzkonsumstörung (ggf.) zuerst aufgeführt, gefolgt von „mit Substanz-/Medikamenteninduzierter ZWAV“ (einschließlich des Namens der spezifischen ätiologischen Substanz/Medikamente), gefolgt von der Spezifikation des Beginns (z.B. mit Beginn während der Intoxikation, mit Beginn während des Entzugs, mit Beginn nach Medikamenteneinnahme). Zum Beispiel lautet im Fall von Symptomen einer ZWAV, die bei einer Person mit einer Schwergradigen Kokainkonsumstörung während einer Intoxikation auftreten, die Diagnose F14.288 Schwergradige Kokainkonsumstörung mit Kokaininduzierter Zwangsstörung und Verwandten Störungen mit Beginn während der Intoxikation. Eine eigenständige Diagnose der komorbiden Schwergradigen Kokainkonsumstörung wird nicht vergeben. Wenn die Substanzinduzierte ZWAV ohne eine komorbide Substanzkonsumstörung auftritt (z.B. nach einem einmaligen, massiven Konsum der Substanz), wird keine komorbide Substanzkonsumstörung vermerkt (z.B. F15.988 Amphetamininduzierte Zwangsstörung und Verwandte Störungen mit Beginn während der Intoxikation). Wenn festgestellt wird, dass mehrere Substanzen eine bedeutsame Rolle für die Entwicklung der Symptome der ZWAV spielen, sollte jede Substanz einzeln aufgeführt werden.

Zwangsstörung und Verwandte Störungen aufgrund eines Anderen Medizinischen Krankheitsfaktors F06.8

A. Zwangsgedanken, Zwangshandlungen, übermäßige Beschäftigung mit dem äußeren Erscheinungsbild, Hautzupfen/-quetschen, Haareausreißen und andere körperbezogene Wiederholungszwänge oder sonstige charakteristische Symptome der ZWAV stehen im Vordergrund des klinischen Beschwerdebildes.

B. Es gibt Hinweise aus der Vorgeschichte, körperlichen Untersuchung oder Laboruntersuchungen, die zeigen, dass das Störungsbild eine direkte pathophysiologische Folge eines anderen medizinischen Krankheitsfaktors ist.

C. Das Störungsbild kann nicht besser durch eine andere psychische Störung erklärt werden.
D. Das Störungsbild tritt nicht ausschließlich im Verlauf eines Delirs auf.
E. Das Störungsbild verursacht in klinisch bedeutsamer Weise Leiden oder Beeinträchtigungen in sozialen, beruflichen oder anderen wichtigen Funktionsbereichen.

Bestimme, ob:

Mit Zwangsstörungsähnlichen Symptomen: Wenn zwangsstörungsähnliche Symptome im Vordergrund des klinischen Erscheinungsbildes stehen.

Übermäßige Beschäftigung mit dem äußeren Erscheinungsbild: Wenn die übermäßige Beschäftigung mit dem wahrgenommenen äußeren Erscheinungsbild, wahrgenommenen Mängeln oder Defekten im Vordergrund des klinischen Erscheinungsbildes steht.

Mit Symptomen des Pathologischen Hortens: Wenn Pathologisches Horten im Vordergrund des klinischen Erscheinungsbildes steht.

Mit Symptomen der Trichotillomanie: Wenn Haareausreißen im Vordergrund des klinischen Erscheinungsbildes steht.

Mit Symptomen der Dermatillomanie: Wenn Hautzupfen/-quetschen im Vordergrund des klinischen Beschwerdebildes steht.

Codierhinweis: Notiere den Namen des medizinischen Krankheitsfaktors in der Bezeichnung der psychischen Störung (z.B. F06.8 Zwangsstörung und Verwandte Störungen aufgrund eines zerebralen Infarktes). Der andere Krankheitsfaktor sollte separat direkt vor der ZWAV aufgrund eines Anderen Medizinischen Krankheitsfaktors codiert und gelistet werden (z.B. I69.398 zerebraler Infarkt; F06.8 Zwangsstörung und Verwandte Störungen aufgrund eines zerebralen Infarktes).

Andere Näher Bezeichnete Zwangsstörung und Verwandte Störungen F42.8

Diese Kategorie gilt für Erscheinungsbilder, bei denen charakteristische Symptome einer ZWAV vorherrschen, die in klinisch bedeutsamer Weise Leiden oder Beeinträchtigungen in sozialen, beruflichen oder anderen wichtigen Funktionsbereichen verursachen, bei denen die Kriterien für eine ZWAV aber nicht vollständig erfüllt sind. Die Kategorie Andere Näher Bezeichnete Zwangsstörung und Verwandte Störungen wird in Situationen vergeben, in denen der Kliniker den Grund angeben möchte, warum die Kriterien für eine bestimmte ZWAV nicht erfüllt sind. In diesem Fall wird „Andere Näher Bezeichnete Zwangsstörung und Verwandte Störungen" codiert, gefolgt vom jeweiligen Grund (z. B. „Zwanghafte Eifersucht").

Beispielhaft folgen Beschwerdebilder, die mithilfe der Kategorie „Andere Näher Bezeichnete Zwangsstörung und Verwandte Störungen" beschrieben werden können:

1. **Körperdysmorph-ähnliche Störung mit tatsächlichen körperlichen Mängeln:** Dieses Symptombild ähnelt dem der Körperdysmorphen Störung, außer dass die Defekte und Mängel im äußeren Erscheinungsbild klar (auch) von anderen wahrgenommen werden können. In diesen Fällen ist die Beschäftigung mit diesen Mängeln deutlich exzessiv und erzeugt in klinisch bedeutsamer Weise Beeinträchtigungen oder Leiden.
2. **Körperdysmorph-ähnliche Störung ohne wiederholende Verhaltensweisen:** Erscheinungsbilder, die dem Bild der Körperdysmorphen Störung entsprechen, außer dass der Betroffene nie sich wiederholende Verhaltensweisen oder mentale Handlungen in Reaktion auf die Befürchtungen bezüglich des Aussehens durchführt.
3. **Andere körperbezogene Wiederholungszwänge:** Präsentationen, welche wiederholt auftretende, auf den Körper bezogene, repetitive Verhaltensweisen außer Haareausreißen und Hautzupfen/-quetschen (z. B. Nagelbeißen, Lippenbeißen, Wangenkauen) beinhalten, die begleitet werden von wiederholten Versuchen, diese Verhaltensweisen einzuschränken oder zu unterlassen, und die in klinisch bedeutsamer Weise Leiden oder Beeinträchtigungen in sozialen, beruflichen oder anderen wichtigen Funktionsbereichen verursachen.
4. **Zwanghafte Eifersucht:** Diese ist gekennzeichnet durch die nichtwahnhafte übermäßige Beschäftigung mit einer vermeintlichen Untreue des Partners. Diese Beschäftigung kann, als Reaktion auf die Befürchtungen hinsichtlich einer Untreue des Partners, zu sich wiederholenden Verhaltensweisen oder mentalen Handlungen führen. Diese erzeugen in klinisch bedeutsa-

mer Weise Leiden oder Beeinträchtigungen in sozialen, beruflichen oder anderen wichtigen Funktionsbereichen und können nicht besser durch eine andere psychische Störung erklärt werden, wie z.B. eine Wahnhafte Störung, Typ mit Eifersuchtswahn, oder eine Paranoide Persönlichkeitsstörung.

5. **Olfaktorische Referenzstörung (Olfaktorisches Referenzsyndrom):** Diese Störung ist charakterisiert durch die anhaltende Beschäftigung mit dem Glauben, dass die betroffene Person einen fauligen oder unangenehmen Körpergeruch ausstößt, der für andere nicht oder nur leicht wahrnehmbar ist; als Reaktion beschäftigen sich Betroffene oft mit repetitiven und exzessiven Verhaltensweisen, wie wiederholtes Überprüfen des Körpergeruches, übermäßiges Duschen oder Suche nach Bestätigung, sowie exzessiven Versuche, den wahrgenommenen Geruch zu tarnen. Diese Symptome verursachen in klinisch bedeutsamer Weise Leiden oder Beeinträchtigungen in sozialen, beruflichen oder anderen wichtigen Funktionsbereichen. In der traditionellen japanischen Psychiatrie ist diese Störung auch als *Jikoshu-kyofu* bekannt, eine Variante der *taijin kyofusho* (siehe Kapitel „Diagnosen psychischer Störungen und kultureller Kontext" in Teil III).
6. ***Shubo-kyofu:*** Eine Variante der *taijin kyofusho* (siehe Kapitel „Diagnosen psychischer Störungen und kultureller Kontext" in Teil III), die der Körperdysmorphen Störung ähnelt und die durch eine exzessive Sorge, an einer Körpermissbildung zu leiden, gekennzeichnet ist.
7. ***Koro:*** Verwandt mit dem *Dhat*-Syndrom (siehe Kapitel „Diagnosen psychischer Störungen und kultureller Kontext" in Teil III), eine Episode von plötzlicher und intensiver Angst, dass der Penis bei Männern (oder die Vulva und die Brustwarzen bei Frauen) plötzlich in den Körper zurücktreten wird, was möglicherweise zum Tod führen könnte.

Nicht Näher Bezeichnete Zwangsstörung und Verwandte Störungen F42.9

Diese Kategorie gilt für Erscheinungsbilder, bei denen charakteristische Symptome einer ZWAV vorherrschen, die in klinisch bedeutsamer Weise Leiden oder Beeinträchtigungen in sozialen, beruflichen oder anderen wichtigen Funktionsbereichen verursachen, bei denen die Kriterien für eine ZWAV aber nicht vollständig erfüllt sind. Die Kategorie Nicht Näher Bezeichnete Zwangsstörung und Verwandte Störungen wird in Situationen vergeben, in denen der Kliniker den Grund *nicht* angeben möchte, warum die Kriterien für eine bestimmte ZWAV nicht erfüllt sind. Sie beinhaltet auch Beschwerdebilder, für die nicht genügend Informationen vorliegen, um eine genauere Diagnose stellen zu können (z. B. bei Notaufnahmen).

Trauma- und belastungsbezogene Störungen

Reaktive Bindungsstörung F94.1

A. Ein durchgehendes Muster von gehemmtem, emotional zurückgezogenem Verhalten gegenüber erwachsenen Bezugspersonen, das sich durch die beiden folgenden Merkmale äußert:
   1. Das Kind sucht selten oder nur geringfügig Trost, wenn es bedrückt ist.
   2. Das Kind reagiert selten oder nur geringfügig auf Trost, wenn es bedrückt ist.

B. Eine andauernde soziale und emotionale Störung, die durch mindestens zwei der folgenden Merkmale gekennzeichnet ist:
   1. Minimale soziale und emotionale Ansprechbarkeit auf andere.
   2. Eingeschränkter positiver Affekt.
   3. Episoden unerklärlicher Reizbarkeit, Traurigkeit oder Furcht, die sogar bei nichtbedrohlichen Interaktionen mit erwachsenen Bezugspersonen vorhanden ist.

C. Das Kind hat ein Muster von extrem unzureichender Fürsorge erfahren, das durch mindestens eines der folgenden Merkmale gekennzeichnet ist:
   1. Soziale Vernachlässigung oder Deprivation in Form einer andauernden Missachtung der grundlegenden emotionalen Bedürfnisse des Kindes nach Geborgenheit, Anregung und Zuneigung durch die betreuenden Erwachsenen.
   2. Wiederholter Wechsel der primären Bezugspersonen, der die Möglichkeit begrenzt, stabile Bindungen zu entwickeln (z.B. häufiger Wechsel der Pflegefamilien).
   3. Aufwachsen in einem ungewöhnlichen Umfeld, das die Möglichkeit stark einschränkt, individuelle Bindungen einzugehen (z.B. Institutionen mit einem hohen Kinder-Betreuer-Verhältnis).

D. Die in Kriterium C genannten Fürsorgemerkmale sind vermutlich für das gestörte Verhalten verantwortlich, das in Kriterium A beschrieben wird (d.h. die Störungen aus Kriterium A begannen im Anschluss an die mangelhafte Fürsorge aus Kriterium C).

E. Die Kriterien einer Autismus-Spektrum-Störung werden nicht erfüllt.
F. Die Störung ist vor dem Alter von 5 Jahren aufgetreten.
G. Das Kind hat ein Entwicklungsalter von mindestens 9 Monaten.

Bestimme, ob:

Andauernd: Die Störung liegt seit mehr als 12 Monaten vor.

Bestimme den aktuellen Schweregrad:

Die Reaktive Bindungsstörung wird als **schwergradig** bezeichnet, wenn das Kind alle Symptome der Störung zeigt und jedes dieser Symptome relativ stark ausgeprägt ist.

Beziehungsstörung mit Enthemmung F94.2

A. Ein Verhaltensmuster, bei dem das Kind aktiv zu unbekannten Erwachsenen Kontakt aufnimmt und mit ihnen interagiert und dabei mindestens zwei der folgenden Verhaltensweisen zeigt:
   1. Verminderte oder fehlende Zurückhaltung bei der Kontaktaufnahme und Interaktion mit unbekannten Erwachsenen.
   2. Übermäßig vertrautes verbales oder körperliches Verhalten (das die kulturell angemessenen und altersentsprechenden sozialen Grenzen überschreitet).
   3. Verminderte oder fehlende Rückversicherung beim Entfernen von der erwachsenen Bezugsperson während eines gewagten Unterfangens selbst in unbekannter Umgebung.
   4. Bereitschaft, ohne zu zögern oder mit geringem Zögern mit einem unbekannten Erwachsenen wegzugehen.
B. Die Verhaltensweisen in Kriterium A sind nicht allein auf Impulsivität zurückzuführen (wie bei der Aufmerksamkeitsdefizit-/Hyperaktivitätsstörung), sondern schließen sozial enthemmtes Verhalten mit ein.
C. Das Kind hat ein Muster von extrem unzureichender Fürsorge erfahren, das durch mindestens eines der folgenden Merkmale gekennzeichnet ist:
   1. Soziale Vernachlässigung oder Deprivation in Form einer andauernden Missachtung der grundlegenden emotionalen Bedürfnisse des Kindes nach Geborgenheit, Anregung und Zuneigung durch die betreuenden Erwachsenen.

2. Wiederholter Wechsel der primären Bezugspersonen, der die Möglichkeit begrenzt, stabile Bindungen zu entwickeln (z.B. häufiger Wechsel von Pflegefamilien).
3. Aufwachsen in einem ungewöhnlichen Umfeld, das die Möglichkeit stark einschränkt, individuelle Bindungen einzugehen (z.B. Institutionen mit einem hohen Kinder-Betreuer-Verhältnis).

D. Die in Kriterium C genannten Fürsorgemerkmale sind vermutlich für das gestörte Verhalten, das in Kriterium A beschrieben wird, verantwortlich (d.h. die Störungen aus Kriterium A begannen im Anschluss an die mangelhafte Fürsorge aus Kriterium C).
E. Das Kind hat ein Entwicklungsalter von mindestens 9 Monaten.

Bestimme, ob:

Andauernd: Die Störung liegt seit mehr als 12 Monaten vor.

Bestimme den aktuellen Schweregrad:

Die Beziehungsstörung mit Enthemmung wird als **schwergradig** bezeichnet, wenn das Kind alle Symptome der Störung zeigt und jedes dieser Symptome relativ stark ausgeprägt ist.

Posttraumatische Belastungsstörung F43.10

Posttraumatische Belastungsstörung bei Personen im Alter von über 6 Jahren

Beachte: Die folgenden Kriterien gelten für Erwachsene, Jugendliche und Kinder, die älter als 6 Jahre sind. Für 6-jährige oder jüngere Kinder gelten die entsprechenden weiter unten aufgeführten Kriterien.

A. Konfrontation mit tatsächlichem oder drohendem Tod, ernsthafter Verletzung oder sexueller Gewalt auf eine (oder mehrere) der folgenden Arten:
   1. Direktes Erleben eines oder mehrerer traumatischer Ereignisse.
   2. Persönliches Erleben eines oder mehrerer solcher traumatischer Ereignisse bei anderen Personen.
   3. Erfahren, dass einem nahen Familienmitglied oder einem engen Freund ein oder mehrere traumatische Ereignisse zugestoßen sind. Im Falle von tatsächlichem oder drohendem Tod des Familienmitgliedes oder Freundes muss das Ereig-

nis bzw. müssen die Ereignisse durch Gewalt oder einen Unfall bedingt sein.

4. Die Erfahrung wiederholter oder extremer Konfrontation mit aversiven Details von einem oder mehreren derartigen traumatischen Ereignissen (z. B. Ersthelfer, die menschliche Leichenteile aufsammeln, oder Polizisten, die wiederholt mit schockierenden Details von Kindesmissbrauch konfrontiert werden).
   Beachte: Eine Konfrontation durch elektronische Medien, Fernsehen, Spielfilme oder Bilder erfüllt das Kriterium A4 nicht, es sei denn, diese Konfrontation ist berufsbedingt.

B. Vorhandensein eines (oder mehrerer) der folgenden Symptome des Wiedererlebens (Intrusionen), die auf das oder die traumatischen Ereignisse bezogen sind und die nach dem oder den traumatischen Ereignissen aufgetreten sind:
   1. Wiederkehrende, unwillkürlich sich aufdrängende belastende Erinnerungen (Intrusionen) an das oder die traumatischen Ereignisse.
      Beachte: Bei Kindern, die älter als 6 Jahre sind, können traumabezogene Themen oder Aspekte des oder der traumatischen Ereignisse wiederholt im Spielverhalten zum Ausdruck kommen.
   2. Wiederkehrende, belastende Träume, deren Inhalte und/oder Affekte sich auf das oder die traumatischen Ereignisse beziehen.
      Beachte: Bei Kindern können stark beängstigende Träume ohne wiedererkennbaren Inhalt auftreten.
   3. Dissoziative Reaktionen (z. B. Flashbacks), bei denen die Person fühlt oder handelt, als ob sich das oder die traumatischen Ereignisse wieder ereignen würden.
      (Diese Reaktionen können in einem Kontinuum auftreten, bei dem der völlige Wahrnehmungsverlust der Umgebung die extremste Ausdrucksform darstellt.)
      Beachte: Bei Kindern können Aspekte des Traumas im Spiel nachgestellt werden.
   4. Intensive oder anhaltende psychische Belastung bei der Konfrontation mit inneren oder äußeren Hinweisreizen, die einen Aspekt des oder der traumatischen Ereignisse symbolisieren oder an Aspekte desselben bzw. derselben erinnern.
   5. Deutliche körperliche Reaktionen bei der Konfrontation mit inneren oder äußeren Hinweisreizen, die einen Aspekt des

oder der traumatischen Ereignisse symbolisieren oder an Aspekte desselben bzw. derselben erinnern.

C. Anhaltende Vermeidung von Reizen, die mit dem oder den traumatischen Ereignissen verbunden sind, und die nach dem oder den traumatischen Ereignissen begannen. Dies ist durch eines (oder beide) der folgenden Symptome gekennzeichnet:
   1. Vermeidung oder Bemühungen, belastende Erinnerungen, Gedanken oder Gefühle zu vermeiden, die sich auf das oder die Ereignisse beziehen oder eng mit diesem/diesen verbunden sind.
   2. Vermeidung oder Bemühungen, Dinge in der Umwelt (Personen, Orte, Gespräche, Aktivitäten, Gegenstände, Situationen) zu vermeiden, die belastende Erinnerungen, Gedanken oder Gefühle hervorrufen, die sich auf das oder die Ereignisse beziehen oder eng mit diesem bzw. diesen verbunden sind.

D. Negative Veränderungen von Kognitionen und der Stimmung im Zusammenhang mit dem oder den traumatischen Ereignissen. Die Veränderungen haben nach dem oder den traumatischen Ereignissen begonnen oder sich verschlimmert und sind durch zwei (oder mehr) der folgenden Symptome gekennzeichnet:
   1. Unfähigkeit, sich an einen wichtigen Aspekt des oder der traumatischen Ereignisse zu erinnern (typischerweise durch Dissoziative Amnesie und nicht durch andere Faktoren wie Kopfverletzungen, Alkohol oder Drogen bedingt).
   2. Anhaltende und übertriebene negative Überzeugungen oder Erwartungen, die sich auf die eigene Person, andere Personen oder die Welt beziehen (z. B. „Ich bin schlecht", „Man kann niemandem trauen", „Die ganze Welt ist gefährlich", „Mein Nervensystem ist dauerhaft ruiniert").
   3. Anhaltende verzerrte Kognitionen hinsichtlich der Ursache und Folgen des oder der traumatischen Ereignisse, die dazu führen, dass die Person sich oder anderen die Schuld zuschreibt.
   4. Andauernder negativer emotionaler Zustand (z. B. Furcht, Entsetzen, Wut, Schuld oder Scham).
   5. Deutlich vermindertes Interesse oder verminderte Teilnahme an wichtigen Aktivitäten.
   6. Gefühle der Abgetrenntheit oder Entfremdung von anderen.
   7. Anhaltende Unfähigkeit, positive Gefühle zu empfinden (z. B. Glück, Zufriedenheit, Gefühle der Zuneigung).

E. Deutliche Veränderungen des Erregungsniveaus und der Reaktivität im Zusammenhang mit dem oder den traumatischen Ereignissen. Die Veränderungen haben nach dem oder den traumatischen Ereignissen begonnen oder sich verschlimmert und sind durch zwei (oder mehr) der folgenden Symptome gekennzeichnet:
   1. Reizbarkeit und Wutausbrüche (ohne oder aus geringfügigem Anlass), welche typischerweise durch verbale oder körperliche Aggression gegenüber Personen oder Gegenständen ausgedrückt werden.
   2. Riskantes oder selbstzerstörerisches Verhalten.
   3. Übermäßige Wachsamkeit (Hypervigilanz).
   4. Übertriebene Schreckreaktionen.
   5. Konzentrationsschwierigkeiten.
   6. Schlafstörungen (z. B. Ein- oder Durchschlafschwierigkeiten oder unruhiger Schlaf).

F. Das Störungsbild (Kriterien B, C, D und E) dauert länger als 1 Monat.

G. Das Störungsbild verursacht in klinisch bedeutsamer Weise Leiden oder Beeinträchtigungen in sozialen, beruflichen oder anderen wichtigen Funktionsbereichen.

H. Das Störungsbild ist nicht Folge der physiologischen Wirkung einer Substanz (z. B. Medikament, Alkohol) oder eines medizinischen Krankheitsfaktors.

Bestimme, ob:

Mit Dissoziativen Symptomen: Die bei der betroffenen Person auftretenden Symptome erfüllen die Kriterien für eine Posttraumatische Belastungsstörung. Zusätzlich erlebt die betroffene Person als Reaktion auf das auslösende Ereignis dauerhaft oder wiederkehrend eines der beiden folgenden Symptome:

1. **Depersonalisation:** Anhaltende oder wiederkehrende Erfahrung des Losgelöstseins und das Gefühl, die eigenen Gedanken und Körperempfindungen von außen zu beobachten (z. B. Gefühl, als sei man in einem Traum; Gefühl der Unwirklichkeit des Selbst oder des Körpers oder alles wie in Zeitlupe zu erleben).
2. **Derealisation:** Anhaltende oder wiederkehrende Erfahrungen der Unwirklichkeit der Umgebung (z. B. die Umgebung wird als unwirklich, wie im Traum, entfernt oder verzerrt wahrgenommen).

Beachte: Um diesen Subtyp zu vergeben, dürfen die dissoziativen Symptome nicht auf die physiologische Wirkung einer Substanz (z.B. Erinnerungsverlust, Verhalten während einer Alkoholintoxikation) oder einen medizinischen Krankheitsfaktor (z.B. komplex fokale Anfälle) zurückgehen.

Bestimme, ob:

Mit Verzögertem Beginn: Wenn das Auftreten und das Beschreiben einzelner Symptome zwar initial erfolgt, aber erst mindestens 6 Monate nach dem Ereignis alle diagnostischen Kriterien erfüllt sind.

Posttraumatische Belastungsstörung bei Kindern bis zum Alter von 6 Jahren

A. Das 6-jährige oder jüngere Kind war tatsächlichem oder drohendem Tod, ernsthafter Verletzung oder sexueller Gewalt auf eine (oder mehrere) der folgenden Arten ausgesetzt:
  1. Direktes Erleben eines oder mehrerer traumatischer Ereignisse.
  2. Persönliches Erleben eines oder mehrerer solcher traumatischer Ereignisse bei anderen Personen, insbesondere bei primären Bezugspersonen.
  3. Erfahren, dass einem nahen Familienmitglied oder einem engen Freund ein oder mehrere traumatische Ereignisse zugestoßen sind.

B. Vorhandensein eines (oder mehrerer) der folgenden Symptome des Wiedererlebens (Intrusionen), die auf das oder die traumatischen Ereignisse bezogen sind und die nach dem oder den traumatischen Ereignissen aufgetreten sind:
  1. Wiederkehrende, unwillkürlich sich aufdrängende belastende Erinnerungen (Intrusionen) an das oder die traumatischen Ereignisse.
     Beachte: Spontane und intrusive Gedanken müssen nicht notwendigerweise belastend wirken, sondern können auch spielerisch reinszeniert werden.
  2. Wiederkehrende, belastende Träume, deren Inhalte und/oder Affekte sich auf das oder die traumatischen Ereignisse beziehen.
     Beachte: Es kann möglicherweise nicht gesichert werden, dass der beängstigende Inhalt der Träume mit dem belastenden Ereignis zusammenhängt.

3. Dissoziative Reaktionen (z. B. Flashbacks), bei denen das Kind fühlt oder handelt, als ob das oder die traumatischen Ereignisse sich wieder ereignen würden. (Diese Reaktionen können in einem Kontinuum auftreten, bei dem der völlige Wahrnehmungsverlust der Umgebung die extremste Ausdrucksform darstellt.) Aspekte des Traumas können im Spiel nachgestellt werden.
4. Intensive oder anhaltende psychische Belastung bei der Konfrontation mit inneren oder äußeren Hinweisreizen, die einen Aspekt des oder der traumatischen Ereignisse symbolisieren oder an Aspekte desselben bzw. derselben erinnern.
5. Deutliche körperliche Reaktionen bei der Konfrontation mit inneren oder äußeren Hinweisreizen, die einen Aspekt des oder der traumatischen Ereignisse symbolisieren oder an Aspekte desselben bzw. derselben erinnern.

C. Vorhandensein eines (oder mehrerer) der folgenden Symptome, welche entweder anhaltende Vermeidung von Reizen, die mit dem oder den traumatischen Ereignissen verbunden sind, oder negative kognitive oder affektive Veränderungen im Zusammenhang mit dem oder den traumatischen Ereignissen beinhalten. Diese Veränderungen traten erstmalig nach dem oder den Ereignissen auf oder haben sich danach verschlimmert:

Anhaltende Vermeidung von Reizen

1. Vermeidung oder Bemühungen, Aktivitäten, Orte oder Gegenstände zu vermeiden, die an das oder die traumatischen Ereignisse erinnern.
2. Vermeidung oder Bemühungen, Personen, Gespräche oder zwischenmenschliche Situationen zu vermeiden, die Erinnerungen an das oder die traumatischen Ereignisse hervorrufen.

Negative kognitive Veränderungen

1. Deutlich häufiger auftretende negative emotionale Zustände (z. B. Furcht, Schuld, Traurigkeit, Scham oder Verwirrung).
2. Deutlich vermindertes Interesse oder verminderte Teilnahme an wichtigen Aktivitäten, darunter eingeschränktes Spielen.
3. Soziales Rückzugsverhalten.
4. Dauerhaft verminderter Ausdruck positiver Emotionen.

D. Veränderungen des Erregungsniveaus und der Reaktivität im Zusammenhang mit dem oder den traumatischen Ereignissen. Die Veränderungen haben nach dem oder den traumatischen Ereignissen begonnen oder sich verschlimmert und sind durch zwei (oder mehr) der folgenden Symptome gekennzeichnet:

1. Reizbarkeit und Wutausbrüche (ohne oder aus geringfügigem Anlass), welche typischerweise durch verbale oder körperliche Aggression gegenüber Personen oder Gegenständen ausgedrückt werden (einschließlich extremer Wutanfälle).
2. Übermäßige Wachsamkeit (Hypervigilanz).
3. Übertriebene Schreckreaktionen.
4. Konzentrationsschwierigkeiten.
5. Schlafstörungen (z. B. Ein- oder Durchschlafschwierigkeiten oder unruhiger Schlaf).

E. Das Störungsbild dauert länger als 1 Monat.

F. Das Störungsbild verursacht in klinisch bedeutsamer Weise Leiden oder Beeinträchtigungen in Beziehungen mit Eltern, Geschwistern, Gleichaltrigen oder anderen Bezugspersonen oder im schulischen Verhalten.

G. Das Störungsbild ist nicht Folge der physiologischen Wirkung einer Substanz (z. B. Medikament, Alkohol) oder eines medizinischen Krankheitsfaktors.

Bestimme, ob:

Mit Dissoziativen Symptomen: Die beim Kind auftretenden Symptome erfüllen die Kriterien für eine Posttraumatische Belastungsstörung. Zusätzlich erlebt das Kind dauerhaft oder wiederkehrend eines der beiden folgenden Symptome:

1. **Depersonalisation:** Anhaltende oder wiederkehrende Erfahrung des Losgelöstseins und das Gefühl, die eigenen Gedanken und Körperempfindungen von außen zu beobachten (z. B. Gefühl, als sei man in einem Traum; Gefühl der Unwirklichkeit des Selbst oder des Körpers oder alles wie in Zeitlupe zu erleben).
2. **Derealisation:** Anhaltende oder wiederkehrende Erfahrungen der Unwirklichkeit der Umgebung (z. B. die Umgebung wird als unwirklich, wie im Traum, entfernt oder verzerrt wahrgenommen).

Beachte: Um diesen Subtyp zu vergeben, dürfen die dissoziativen Symptome nicht auf die physiologische Wirkung einer Substanz (z. B. Erinnerungsverlust) oder einen medizinischen Krankheitsfaktor (z. B. komplex fokale Anfälle) zurückgehen.

Bestimme, ob:

Mit Verzögertem Beginn: Wenn das Auftreten und das Beschreiben einzelner Symptome zwar initial erfolgt, aber erst mindestens 6 Monate nach dem Ereignis alle diagnostischen Kriterien erfüllt sind.

Akute Belastungsstörung F43.0

A. Konfrontation mit tatsächlichem oder drohendem Tod, ernsthafter Verletzung oder sexueller Gewalt auf eine (oder mehrere) der folgenden Arten:
   1. Direktes Erleben eines oder mehrerer traumatischer Ereignisse.
   2. Persönliches Erleben eines oder mehrerer solcher traumatischer Ereignisse bei anderen Personen.
   3. Erfahren, dass einem nahen Familienmitglied oder einem engen Freund eines oder mehrere traumatische Ereignisse zugestoßen sind. **Beachte:** Im Falle von tatsächlichem oder drohendem Tod des Familienmitgliedes oder Freundes muss das Ereignis/müssen die Ereignisse durch Gewalt oder einen Unfall bedingt sein.
   4. Die Erfahrung wiederholter oder extremer Konfrontation mit aversiven Details von einem oder mehreren derartigen traumatischen Ereignissen (z. B. Ersthelfer, die menschliche Leichenteile aufsammeln, oder Polizisten, die wiederholt mit schockierenden Details von Kindesmissbrauch konfrontiert werden).

      Beachte: Eine Konfrontation durch elektronische Medien, Fernsehen, Spielfilme oder Bilder erfüllt dieses Kriterium nicht, es sei denn, diese Konfrontation ist berufsbedingt.

B. Das Vorhandensein von neun (oder mehr) Symptomen aus den folgenden fünf Kategorien: Wiedererleben, negative Stimmung, Dissoziation, Vermeidung und Arousal. Die Symptome beginnen oder verschlechtern sich nach dem traumatischen Ereignis:

   Wiedererleben

   1. Wiederkehrende, unwillkürlich sich aufdrängende belastende Erinnerungen (Intrusionen) an das oder die traumatischen Ereignisse. **Beachte:** Bei Kindern können traumabezogene Themen oder Aspekte des oder der traumatischen

Ereignisse wiederholt im Spielverhalten zum Ausdruck kommen.

2. Wiederkehrende, belastende Träume, deren Inhalte und/oder Affekte sich auf das oder die traumatischen Ereignisse beziehen. **Beachte:** Bei Kindern können stark beängstigende Träume ohne wiedererkennbaren Inhalt auftreten.
3. Dissoziative Reaktionen (z.B. Flashbacks), bei denen die Person fühlt oder handelt, als ob das oder die traumatischen Ereignisse sich wieder ereignen würden. (Diese Reaktionen können in einem Kontinuum auftreten, bei dem der völlige Wahrnehmungsverlust der Umgebung die extremste Ausdrucksform darstellt.) **Beachte:** Bei Kindern können Aspekte des Traumas im Spiel nachgestellt werden.
4. Intensive oder anhaltende psychische Belastung bei der Konfrontation mit inneren oder äußeren Hinweisreizen, die einen Aspekt des oder der traumatischen Ereignisse symbolisieren oder an Aspekte desselben/derselben erinnern.

Negative Affektivität

5. Anhaltende Unfähigkeit, positive Gefühle zu empfinden (z.B. Glück, Zufriedenheit, Gefühle der Zuneigung).

Dissoziative Symptome

6. Veränderte Wahrnehmung der Umwelt oder der eigenen Person als Realität (z.B. die Person sieht sich aus der Perspektive eines anderen, fühlt sich wie betäubt, nimmt alles in Zeitlupe wahr).
7. Unfähigkeit, sich an einen wichtigen Aspekt des oder der traumatischen Ereignisse zu erinnern (typischerweise durch Dissoziative Amnesie und nicht durch andere Faktoren wie Kopfverletzungen, Alkohol oder Drogen bedingt).

Vermeidung

8. Bemühungen, belastende Erinnerungen, Gedanken oder Gefühle, die sich auf das oder die Ereignisse beziehen oder eng mit diesem/diesen verbunden sind, zu vermeiden.
9. Bemühung, Dinge in der Umwelt (Personen, Orte, Gespräche, Aktivitäten, Gegenstände, Situationen) zu vermeiden, die belastende Erinnerungen, Gedanken oder Gefühle hervorrufen, die sich auf das oder die Ereignisse beziehen oder eng mit diesem bzw. diesen verbunden sind.

Erhöhtes Arousal

10. Schlafstörungen (z. B. Ein- und Durchschlafstörungen, unruhiger Schlaf).
11. Reizbarkeit und Wutausbrüche (ohne oder mit geringfügigem Anlass, welche typischerweise durch verbale oder körperliche Aggression gegenüber Personen oder Gegenständen ausgedrückt werden.
12. Übermäßige Wachsamkeit (Hypervigilanz).
13. Konzentrationsschwierigkeiten.
14. Übertriebene Schreckreaktionen.

C. Die Dauer des Störungsbildes (der Symptome in Kriterium B) beträgt 3 Tage bis 1 Monat nach dem traumatischen Ereignis.
Beachte: Die Symptome beginnen meist direkt nach dem Trauma, müssen aber mindestens 3 Tage und höchstens 1 Monat andauern, um das Kriterium zu erfüllen.

D. Die Störung verursacht in klinisch bedeutsamer Weise Leiden oder Beeinträchtigungen in sozialen, beruflichen oder anderen wichtigen Funktionsbereichen.

E. Die Störung ist nicht Folge der physiologischen Wirkung einer Substanz (z. B. Medikament, Alkohol) oder eines medizinischen Krankheitsfaktors (z. B. leichtes Schädel-Hirn-Trauma) und kann nicht besser durch eine Kurze Psychotische Störung erklärt werden.

Anpassungsstörungen

A. Die Entwicklung von emotionalen oder behavioralen Symptomen als Reaktion auf einen identifizierbaren Belastungsfaktor, die innerhalb von 3 Monaten nach Beginn der Belastung auftreten.

B. Diese Symptome oder Verhaltensweisen sind insofern klinisch bedeutsam, als sie eines oder beide der folgenden Kriterien erfüllen:
   1. Deutliches Leiden, welches unverhältnismäßig zum Schweregrad und zur Intensität des Belastungsfaktors ist, nach Berücksichtigung des externen Umfelds und kultureller Faktoren, die den Schweregrad und das Beschwerdebild der Symptome beeinflussen können.
   2. Bedeutsame Beeinträchtigungen in sozialen, beruflichen oder anderen wichtigen Funktionsbereichen.

C. Das belastungsabhängige Störungsbild erfüllt nicht die Kriterien für eine andere psychische Störung und stellt nicht nur eine Verschlechterung einer vorbestehenden psychischen Störung dar.
D. Die Symptome sind nicht Ausdruck einer gewöhnlichen Trauerreaktion und können nicht besser durch eine Anhaltende Trauerstörung erklärt werden.
E. Wenn die Belastung oder deren Folgen beendet sind, dauern die Symptome nicht länger als weitere 6 Monate an.

Bestimme, ob:

F43.21 Mit Depressiver Stimmung: Depressive Symptome (z.B. gedrückte Stimmung, Weinerlichkeit oder Gefühle der Hoffnungslosigkeit) stehen im Vordergrund.

F43.22 Mit Angst: Symptome der Angst (z.B. Nervosität, Sorgen, Überspanntheit oder Trennungsangst) stehen im Vordergrund.

F43.23 Mit Angst und Depressiver Stimmung, Gemischt: Eine Kombination aus depressiven Symptomen und Symptomen der Angst steht im Vordergrund.

F43.24 Mit Störung des Sozialverhaltens: Verhaltenssymptome, die zu einer Verletzung von Rechten anderer oder von wichtigen altersentsprechenden gesellschaftlichen Normen oder Regeln führen (z.B. Schulschwänzen, Vandalismus, rücksichtsloses Fahren, Schlägereien, Nichteinhaltung gesetzlicher Verpflichtungen), stehen im Vordergrund.

F43.25 Mit Störung der Emotionen und des Sozialverhaltens, Gemischt: Sowohl emotionale Symptome (z.B. depressive Verstimmung, Angst) als auch eine *Störung des Sozialverhaltens* stehen im Vordergrund.

F43.20 Nicht Näher Bezeichnet: Für unangepasste Reaktionen, die sich nicht als eine der spezifischen Subtypen der *Anpassungsstörung* klassifizieren lassen.

Bestimme, ob:

Akut: Wenn das Störungsbild weniger als 6 Monate anhält.

Andauernd (Chronisch): Wenn das Störungsbild 6 Monate oder länger anhält. Definitionsgemäß können die Symptome nicht länger als 6 Monate nach Beendigung des Stressors oder seiner Folgen andauern. Die Zusatzcodierung „Andauernd (Chronisch)" gilt daher, wenn die Störung länger als 6 Monate in Reaktion auf einen chronischen Stressor oder auf einen Stressor mit dauerhaften Folgen anhält.

Anhaltende Trauerstörung F43.81

A. Der Tod einer Person, die dem Hinterbliebenen nahestand, vor mindestens 12 Monaten (bei Kindern und Jugendlichen vor mindestens 6 Monaten).

B. Seit dem Todesfall Entwicklung einer anhaltenden Trauerreaktion, gekennzeichnet durch eines oder beide der folgenden Symptome, die an den meisten Tagen in klinisch bedeutsamem Ausmaß vorhanden waren. Darüber hinaus trat das Symptom/traten die Symptome mindestens im letzten Monat fast täglich auf:
   1. Intensive Sehnsucht/Verlangen nach der verstorbenen Person.
   2. Übermäßige Beschäftigung mit Gedanken oder Erinnerungen an die verstorbene Person (bei Kindern und Jugendlichen kann sich die übermäßige Beschäftigung auf die Umstände des Todes konzentrieren).

C. Seit dem Todesfall waren an den meisten Tagen mindestens drei der folgenden Symptome in klinisch bedeutsamem Ausmaß vorhanden. Darüber hinaus traten die Symptome mindestens im letzten Monat fast täglich auf:
   1. Zerrüttung der Identität seit dem Todesfall (z. B. Gefühl, als sei ein Teil von sich selbst gestorben).
   2. Ausgeprägtes Gefühl des Unglaubens über den Todesfall.
   3. Vermeidung von Erinnerungen daran, dass die Person tot ist (kann bei Kindern und Jugendlichen durch Bemühungen gekennzeichnet sein, Hinweise auf Erinnerungen zu vermeiden).
   4. Intensiver emotionaler Schmerz (z. B. Wut, Verbitterung, Bedauern) im Zusammenhang mit dem Todesfall.
   5. Schwierigkeiten bei der Wiederaufnahme der eigenen Beziehungen und Aktivitäten nach dem Todesfall (z. B. Probleme, sich mit Freunden zu beschäftigen, Interessen zu verfolgen oder die Zukunft zu planen).
   6. Affektive Taubheit (Fehlen oder deutliche Verringerung des affektiven Erlebens) als Folge des Todesfalls.
   7. Das Gefühl, dass das Leben als Folge des Todesfalls bedeutungslos ist.
   8. Intensive Einsamkeit als Folge des Todesfalls.

D. Die Störung verursacht in klinisch bedeutsamer Weise Leiden oder Beeinträchtigungen in sozialen, beruflichen oder anderen wichtigen Funktionsbereichen.

E. Die Dauer und Schwere der Trauerreaktion übersteigt deutlich die erwarteten sozialen, kulturellen oder religiösen Normen für die Kultur und das Umfeld der Person.
F. Die Symptome lassen sich nicht besser durch eine andere psychische Störung, wie z. B. eine Major Depression oder eine Posttraumatische Belastungsstörung, erklären und sind nicht auf die physiologische Wirkung einer Substanz (z. B. Medikamente, Alkohol) oder einen anderen medizinischen Krankheitsfaktor zurückzuführen.

Andere Näher Bezeichnete Trauma- und Belastungsbezogene Störungen F43.89

Diese Kategorie gilt für Erscheinungsbilder, bei denen charakteristische Symptome einer Trauma- und belastungsbezogenen Störung vorherrschen, die in klinisch bedeutsamer Weise Leiden oder Beeinträchtigungen in sozialen, beruflichen oder anderen wichtigen Funktionsbereichen verursachen, bei denen die Kriterien für eine der Trauma- und belastungsbezogenen Störungen aber nicht vollständig erfüllt sind. Die Kategorie Andere Näher Bezeichnete Trauma- und Belastungsbezogene Störungen wird in Situationen vergeben, in denen der Kliniker den Grund angeben möchte, warum die Kriterien für eine bestimmte Trauma- oder belastungsbezogene Störung nicht erfüllt sind. In diesem Fall wird „Andere Näher Bezeichnete Trauma- und Belastungsbezogene Störungen" codiert, gefolgt vom jeweiligen Grund (z. B. „Persistierende Traumareaktion mit PTSD-artigen Symptomen").

Beispielhaft folgen einige Beschwerdebilder, die mithilfe der Kategorie „Andere Näher Bezeichnete Trauma- und Belastungsbezoge Störungen" beschrieben werden können:

1. **Eine der Anpassungsstörung ähnliche Störung mit verzögertem Beginn, deren Symptome nach mehr als 3 Monaten nach dem traumatischen Ereignis auftreten.**
2. **Eine der Anpassungsstörung ähnliche Störung mit verlängerter Dauer, deren Symptome länger als 6 Monate bei Fehlen eines anhaltenden Belastungsfaktors anhalten.**
3. **Persistierende Traumareaktion mit PTSD-artigen Symptomen** (d. h. Symptome, die als Reaktion auf ein traumatisches Ereignis auftreten, die jedoch unterhalb der diagnostischen

Schwelle für PTSD liegen und länger als 6 Monate andauern, manchmal auch als „unterschwellige/partielle PTSD“ bezeichnet).

4. ***Ataque de nervios:*** Siehe Kapitel „Diagnosen psychischer Störungen und kultureller Kontext“ in Teil III.
5. **Andere kulturabhängige Syndrome:** Siehe Kapitel „Diagnosen psychischer Störungen und kultureller Kontext“ in Teil III.

Nicht Näher Bezeichnete Trauma- und Belastungsbezogene Störungen F43.9

Diese Kategorie gilt für Erscheinungsbilder, bei denen charakteristische Symptome einer Trauma- und belastungsbezogenen Störung vorherrschen, die in klinisch bedeutsamer Weise Leiden oder Beeinträchtigungen in sozialen, beruflichen oder anderen wichtigen Funktionsbereichen verursachen, bei denen die Kriterien für eine der Trauma- und belastungsbezogenen Störungen aber nicht vollständig erfüllt sind. Die Kategorie „Nicht Näher Bezeichnete Trauma- und Belastungsbezogene Störungen“ wird in Situationen vergeben, in denen der Kliniker den Grund *nicht* angeben möchte, warum die Kriterien für eine bestimmte Trauma- und belastungsbezogene Störung nicht erfüllt sind. Sie beinhaltet auch Beschwerdebilder, für die nicht genügend Informationen vorliegen, um eine genauere Diagnose stellen zu können (z.B. bei Notaufnahmen).

Dissoziative Störungen

Dissoziative Identitätsstörung F44.81

A. Störung der Identität, die durch zwei oder mehr unterscheidbare Persönlichkeitszustände gekennzeichnet ist und die in einigen Kulturen auch als das Erleben von Besessenheit beschrieben wird. Die Störung der Identität umfasst eine deutliche Diskontinuität des Bewusstseins des eigenen Selbst und des Bewusstseins des eigenen Handelns, begleitet von damit verbundenen Veränderungen des Affekts, des Verhaltens, des Bewusstseins, des Gedächtnisses, der Wahrnehmung, des Denkens und/oder sensorisch-motorischer Funktionen. Diese Merkmale und Symptome können von anderen beobachtet oder von der Person selbst berichtet werden.

B. Wiederkehrende Lücken bei der Erinnerung alltäglicher Ereignisse, wichtiger persönlicher Informationen und/oder traumatischer Ereignisse, die nicht als gewöhnliche Vergesslichkeit zu werten sind.

C. Die Symptome verursachen in klinisch bedeutsamer Weise Leiden oder Beeinträchtigungen in sozialen, beruflichen oder anderen wichtigen Funktionsbereichen.

D. Das Störungsbild ist nicht normaler Bestandteil breit akzeptierter kultureller oder religiöser Praktiken.
Beachte: Bei Kindern können die Symptome nicht besser durch imaginierte Spielkameraden oder andere Fantasiespiele erklärt werden.

E. Die Symptome sind nicht Folge der physiologischen Wirkung einer Substanz (z. B. Blackout oder ungeordnetes Verhalten während einer Alkoholintoxikation) oder eines medizinischen Krankheitsfaktors (z. B. komplex-partielle Anfälle).

Dissoziative Amnesie F44.0

A. Eine Unfähigkeit, sich an wichtige autobiografische Informationen zu erinnern, die in der Regel traumatischer oder belastender Natur sind, und die nicht als gewöhnliche Vergesslichkeit zu werten ist.

Beachte: Die Dissoziative Amnesie besteht meistens aus einer Lokalen oder Selektiven Amnesie für ein spezifisches Ereignis oder mehrere Ereignisse oder einer Generalisierten Amnesie für die eigene Identität und die Lebensgeschichte.

B. Die Symptome verursachen in klinisch bedeutsamer Weise Leiden oder Beeinträchtigungen in sozialen, beruflichen oder anderen wichtigen Funktionsbereichen.

C. Das Störungsbild ist nicht Folge der physiologischen Wirkung einer Substanz (z.B. Alkohol oder andere Substanz mit Missbrauchspotenzial, Medikament) oder eines neurologischen oder anderen medizinischen Krankheitsfaktors (z.B. komplex-partielle Anfälle, transiente globale Amnesie, Folgen einer geschlossenen Kopfverletzung/eines Schädel-Hirn-Traumas oder einer anderen neurologischen Erkrankung).

D. Das Störungsbild kann nicht besser durch eine Dissoziative Identitätsstörung, Posttraumatische Belastungsstörung, Akute Belastungsstörung, Somatische Belastungsstörung oder Leichte oder Schwere Neurokognitive Störung erklärt werden.

Codierhinweis: Der Code für die Dissoziative Amnesie ohne Dissoziative Fugue ist **F44.0**. Der Code für die Dissoziative Amnesie mit Dissoziativer Fugue ist **F44.1**.

Bestimme, ob:

F44.1 Mit Dissoziativer Fugue: Eine offensichtlich absichtliche Reise oder zielloses Umherirren verbunden mit einer Amnesie für die eigene Identität oder für andere wichtige autobiografische Informationen.

Depersonalisations-/Derealisationsstörung F48.1

A. Das Vorliegen andauernder oder wiederkehrender Erfahrungen der Depersonalisation, Derealisation oder von beidem:

1. **Depersonalisation:** Erfahrungen der Unwirklichkeit, des Losgelöstseins oder des Sich-Erlebens als außenstehender Beobachter bezüglich eigener Gedanken, Gefühle, Wahrnehmungen, des Körpers oder Handlungen (z.B. Wahrnehmungsveränderungen, gestörtes Zeitempfinden, un-

wirkliches oder abwesendes Selbst, emotionales und/oder körperliches Abgestumpftsein).
2. **Derealisation:** Erfahrungen der Unwirklichkeit oder des Losgelöstseins bezüglich der Umgebung (z. B. Personen oder Gegenstände werden als unreal, wie im Traum, wie im Nebel, leblos oder optisch verzerrt erlebt).

B. Während der Depersonalisations-/Derealisationserfahrung bleibt die Realitätsprüfung intakt.

C. Die Symptome verursachen in klinisch bedeutsamer Weise Leiden oder Beeinträchtigungen in sozialen, beruflichen oder anderen wichtigen Funktionsbereichen.

D. Das Störungsbild ist nicht Folge der physiologischen Wirkung einer Substanz (z. B. Substanz mit Missbrauchspotenzial, Medikament) oder eines medizinischen Krankheitsfaktors (z. B. Krampfanfall).

E. Das Störungsbild kann nicht besser durch eine andere psychische Störung wie Schizophrenie, Panikstörung, Major Depression, Akute Belastungsstörung, Posttraumatische Belastungsstörung oder eine andere dissoziative Störung erklärt werden.

Andere Näher Bezeichnete Dissoziative Störung F44.89

Diese Kategorie gilt für Erscheinungsbilder, bei denen charakteristische Symptome einer dissoziativen Störung vorherrschen, die in klinisch bedeutsamer Weise Leiden oder Beeinträchtigungen in sozialen, beruflichen oder anderen wichtigen Funktionsbereichen verursachen, bei denen die Kriterien für eine der dissoziativen Störungen aber nicht vollständig erfüllt sind. Die Kategorie Andere Näher Bezeichnete Dissoziative Störung wird in Situationen vergeben, in denen der Kliniker den Grund angeben möchte, warum die Kriterien für eine bestimmte dissoziative Störung nicht erfüllt sind. In diesem Fall wird „Andere Näher Bezeichnete Dissoziative Störung“ codiert, gefolgt vom jeweiligen Grund (z. B. „dissoziative Trance“).

Beispielhaft folgen Beschwerdebilder, die mithilfe der Kategorie „Andere Näher Bezeichnete Dissoziative Störung“ beschrieben werden können:

1. **Chronische und wiederkehrende Syndrome gemischter dissoziativer Symptome:** Diese Kategorie umfasst Identitätsstö-

rungen, die mit weniger ausgeprägten Diskontinuitäten des Bewusstseins des eigenen Selbst und des eigenen Handelns assoziiert sind, oder Veränderungen der Identität oder Episoden von Besessenheit bei Personen, die keine Dissoziative Amnesie berichten.

2. **Identitätsstörungen infolge anhaltender und intensiver Manipulation unter Zwangsbedingungen:** Personen, die einem intensiven Prozess der Manipulation unter Zwangsbedingungen unterworfen waren (z. B. durch „Gehirnwäsche", Gedankenbeeinflussung, Indoktrination während Gefangenschaft, Folter, lang andauernde politische Gefangenschaft, Rekrutierung durch Sekten/Kulte oder terroristische Organisationen), können anhaltende Veränderungen oder bewusstes Infragestellen ihrer Identität aufweisen.
3. **Akute dissoziative Reaktionen auf belastende Ereignisse:** Diese Kategorie ist vorgesehen für akute, vorübergehende Bedingungen, die typischerweise weniger als einen Monat andauern, manchmal auch nur wenige Stunden oder Tage. Die Symptomatik ist charakterisiert durch Einschränkungen des Bewusstseins, Depersonalisation, Derealisation, Wahrnehmungsstörungen (z. B. Verlangsamung des Zeitempfindens, Makropsie), Mikro-Amnesien, vorübergehenden Stupor und/oder Änderungen in der sensomotorischen Funktion (z. B. Analgesie, Paralyse).
4. **Dissoziative Trance:** Die Symptomatik ist charakterisiert durch eine akute Einengung oder den kompletten Verlust des Bewusstseins für die unmittelbare Umgebung, was sich als tiefgreifende Unempfänglichkeit oder Unempfindlichkeit gegenüber Umweltreizen manifestiert. Die Unempfänglichkeit kann begleitet sein von geringfügigen stereotypen Verhaltensweisen (z. B. Fingerbewegungen), denen sich die Person nicht bewusst ist und/oder die sie nicht kontrollieren kann, sowie einer vorübergehenden Paralyse oder dem Verlust des Bewusstseins. Die dissoziative Trance ist kein typischer Bestandteil von breit akzeptierten kollektiven kulturellen oder religiösen Praktiken.

Nicht Näher Bezeichnete Dissoziative Störung F44.9

Diese Kategorie gilt für Erscheinungsbilder, bei denen charakteristische Symptome einer dissoziativen Störung vorherrschen, die in klinisch bedeutsamer Weise Leiden oder Beeinträchtigungen in sozialen, beruflichen oder anderen wichtigen Funktionsbereichen verursachen, bei denen die Kriterien für eine der dissoziativen Störungen aber nicht vollständig erfüllt sind. Die Kategorie Nicht Näher Bezeichnete Dissoziative Störung wird in Situationen vergeben, in denen der Kliniker den Grund *nicht* angeben möchte, warum die Kriterien für eine bestimmte dissoziative Störung nicht erfüllt sind. Sie beinhaltet auch Beschwerdebilder, für die nicht genügend Informationen vorliegen, um eine genauere Diagnose stellen zu können (z. B. bei Notaufnahmen).

Somatische Belastungsstörung und verwandte Störungen

Somatische Belastungsstörung F45.1

A. Eines oder mehrere somatische Symptome, die belastend sind oder zu erheblichen Einschränkungen in der alltäglichen Lebensführung führen.

B. Exzessive Gedanken, Gefühle oder Verhaltensweisen bezüglich der somatischen Symptome oder damit einhergehender Gesundheitssorgen, die sich in mindestens einem der folgenden Merkmale ausdrücken:
   1. Unangemessene und andauernde Gedanken bezüglich der Ernsthaftigkeit der vorliegenden Symptome.
   2. Anhaltende stark ausgeprägte Ängste in Bezug auf die Gesundheit oder die Symptome.
   3. Exzessiver Aufwand an Zeit und Energie, die für die Symptome oder Gesundheitssorgen aufgebracht werden.

C. Obwohl keines der einzelnen somatischen Symptome durchgängig vorhanden sein muss, ist der Zustand der Symptombelastung persistierend (typischerweise länger als 6 Monate).

Bestimme, ob:

Mit Überwiegendem Schmerz (früher: „Schmerzstörung"): Diese Spezifikation ist für Personen bestimmt, bei denen die hauptsächlichen somatischen Symptome Schmerzen sind.

Bestimme, ob:

Andauernd: Ein chronischer Verlauf ist gekennzeichnet durch schwergradige Symptome, deutliche Beeinträchtigungen und eine lange Dauer (länger als 6 Monate).

Bestimme den aktuellen Schweregrad:

Leicht: Nur eines der unter Kriterium B bezeichneten Symptome trifft zu.

Mittel: Zwei oder mehr der unter Kriterium B bezeichneten Symptome treffen zu.

Schwer: Zwei oder mehr der unter Kriterium B bezeichneten Symptome treffen zu; zusätzlich bestehen multiple somatische

Beschwerden (oder ein sehr schwer ausgeprägtes somatisches Symptom).

Krankheitsangststörung F45.21

A. Übermäßige Beschäftigung damit, eine ernsthafte Krankheit zu haben oder zu bekommen.
B. Körperliche Symptome liegen nicht oder nur in geringer Intensität vor. Besteht eine andere Erkrankung oder ein hohes Risiko, eine solche zu entwickeln (z. B. bei Vorliegen einer ausgeprägten Familienanamnese), so ist die übermäßige Beschäftigung eindeutig übertrieben oder unverhältnismäßig.
C. Es bestehen stark ausgeprägte Ängste hinsichtlich der Gesundheit, und die Person ist leicht bezüglich des eigenen Gesundheitszustands zu beunruhigen.
D. Die Person führt übertriebene gesundheitsbezogene Verhaltensweisen aus (z. B. wiederholtes Kontrollieren ihres eigenen Körpers nach Krankheitszeichen) oder zeigt maladaptives Vermeidungsverhalten (z. B. vermeidet Arztbesuche und Krankenhäuser).
E. Die übermäßige Beschäftigung mit Krankheit besteht seit mindestens 6 Monaten, wobei sich die spezifische Krankheit, die befürchtet wird, in diesem Zeitraum ändern kann.
F. Die übermäßige Beschäftigung mit Krankheit kann nicht besser durch eine andere psychische Störung erklärt werden, wie z. B. eine Somatische Belastungsstörung, Panikstörung, Generalisierte Angststörung, Körperdysmorphe Störung, Zwangsstörung oder eine Wahnhafte Störung, Typ mit Körperbezogenem Wahn.

Bestimme, ob:

Hilfesuchender Typ: Medizinische Hilfe, einschließlich Arztbesuchen oder der Durchführung medizinischer Tests und Maßnahmen, wird häufig in Anspruch genommen.

Hilfemeidender Typ: Medizinische Hilfe wird selten in Anspruch genommen.

Störung mit Funktionellen Neurologischen Symptomen (Konversionsstörung)

A. Eines oder mehrere Symptome veränderter willkürmotorischer oder sensorischer Funktionen.

B. Klinische Befunde belegen, dass die Symptomatik nicht mit bekannten neurologischen oder körperlichen Störungen in Einklang steht.
C. Das Symptom oder Defizit kann nicht besser durch eine andere körperliche Krankheit oder psychische Störung erklärt werden.
D. Das Symptom oder Defizit verursacht in klinisch bedeutsamer Weise Leiden oder Beeinträchtigungen in sozialen, beruflichen oder anderen wichtigen Funktionsbereichen oder erfordert eine medizinische Abklärung.

Codierhinweis: Der ICD-10-CM-Code basiert auf dem Symptomtyp (siehe unten).

Bestimme den Symptomtyp:

F44.4 Mit Schwäche/Lähmung
F44.4 Mit Motorischen Symptomen (z. B. Tremor, Dystonie, Myoklonie, Gangstörung)
F44.4 Mit Schluckstörungen
F44.4 Mit Auffälligkeiten der Sprache (z. B. Dysphonie, verwaschene Sprache)
F44.5 Mit Krämpfen oder Anfällen
F44.6 Mit Taubheit oder Sensorischen Ausfällen
F44.6 Mit Speziellen Sensorischen Symptomen (z. B. visuelle, olfaktorische oder Hörstörungen)
F44.7 Mit Gemischtem Erscheinungsbild

Bestimme, ob:

Akute Episode: Die Symptome liegen seit weniger als 6 Monaten vor.

Andauernd: Die Symptome treten seit 6 Monaten oder länger auf.

Bestimme, ob:

Mit Psychologischem Stressor (bestimme den Stressor)
Ohne Psychologischen Stressor

Psychologische Faktoren, die eine Körperliche Krankheit Beeinflussen F54

A. Es liegt ein körperliches Symptom oder eine körperliche Krankheit vor (psychische Störungen werden hier nicht dazu gezählt).
B. Psychologische oder Verhaltensfaktoren beeinflussen die körperliche Krankheit auf eine der folgenden Arten nachteilig:

1. Die Faktoren haben den Verlauf der körperlichen Krankheit beeinflusst, was sich durch einen engen zeitlichen Zusammenhang zwischen den psychologischen Faktoren und der Entwicklung, Exazerbation oder verzögerten Remission der körperlichen Krankheit zeigt.
2. Die Faktoren beeinträchtigen die Behandlung der körperlichen Krankheit (z. B. geringe Adhärenz).
3. Die Faktoren stellen zusätzliche anerkannte Gesundheitsrisiken für die Person dar.
4. Die Faktoren beeinflussen die zugrunde liegende Pathophysiologie, lösen Symptome aus oder verstärken sie oder erfordern medizinische Beachtung.

C. Die psychologischen und Verhaltensfaktoren aus Kriterium B werden nicht besser durch eine andere psychische Störung (z. B. Panikstörung, Major Depression, Posttraumatische Belastungsstörung) erklärt.

Bestimme den aktuellen Schweregrad:

Leicht: Erhöht das medizinische Risiko (z. B. inkonsequente Adhärenz bei der Einnahme blutdrucksenkender Medikamente).
Mittel: Verschlimmert die zugrunde liegende körperliche Krankheit (z. B. Angst verstärkt Asthma).
Schwer: Führt zu medizinischer Krankenhaus- oder Notfallbehandlung.
Extrem: Führt zu schwerem, lebensbedrohlichem Risiko (z. B. werden Symptome einer Herzattacke ignoriert).

Vorgetäuschte Störung

Vorgetäuschte Störung, Sich Selbst Zugefügt F68.10

A. Vortäuschen körperlicher oder psychischer Merkmale oder Symptome oder Erzeugen einer Verletzung oder Krankheit in Verbindung mit identifiziertem Täuschungsverhalten.
B. Die Person stellt sich anderen gegenüber als krank, behindert oder verletzt dar.
C. Das Täuschungsverhalten ist offensichtlich, auch wenn keine offensichtlichen äußeren Anreize für das Verhalten vorliegen.
D. Das Verhalten kann nicht besser durch eine andere psychische Störung erklärt werden, wie eine Wahnhafte Störung oder eine andere psychotische Störung.

Bestimme, ob:

Einzelne Episode

Rezidivierend (die Vortäuschung von Krankheit und/oder das Erzeugen einer Verletzung tritt zweimal oder häufiger auf)

Vorgetäuschte Störung, Anderen Zugefügt (vorher Vorgetäuschte Störung „by proxy") F68.A

A. Vortäuschen körperlicher oder psychischer Merkmale oder Symptome oder Erzeugen einer Verletzung oder Krankheit bei einer anderen Person in Verbindung mit identifiziertem Täuschungsverhalten.

B. Die Person stellt eine andere Person (Opfer) Dritten gegenüber als krank, behindert oder verletzt dar.

C. Das Täuschungsverhalten ist offensichtlich, auch wenn keine offensichtlichen äußeren Anreize für das Verhalten vorliegen.

D. Das Verhalten kann nicht besser durch eine andere psychische Störung erklärt werden, wie eine Wahnhafte Störung oder eine andere psychotische Störung.

Beachte: Der Täter, nicht das Opfer, erhält die Diagnose.

Bestimme, ob:

Einzelne Episode

Rezidivierend (die Vortäuschung von Krankheit und/oder das Erzeugen einer Verletzung tritt zweimal oder häufiger auf)

Codierungs- und Aufzeichnungskonventionen

Wenn eine Person eine Krankheit bei anderen vortäuscht (z. B. Kinder, Erwachsene, Haustiere) lautet die Diagnose Vorgetäuschte Störung, Anderen Zugefügt. Der Täter, nicht das Opfer, erhält die Diagnose. Dem Opfer kann eine Missbrauchsdiagnose gegeben werden (z. B. T74.12X; siehe Kapitel „Andere klinisch relevante Probleme"). Wenn eine Person mit Vorgetäuschter Störung, Anderen Zugefügt, auch ihre eigene Krankheit oder Verletzung täuschend dargestellt hat, kann sowohl eine Vorgetäuschte Störung, Sich Selbst Zugefügt, als auch eine Vorgetäuschte Störung, Anderen Zugefügt, diagnostiziert werden.

Andere Näher Bezeichnete Somatische Belastungsstörung und Verwandte Störungen F45.8

Diese Kategorie gilt für Erscheinungsbilder, bei denen charakteristische Symptome einer Somatischen Belastungsstörung oder verwandten Störung vorherrschen, die in klinisch bedeutsamer Weise Leiden oder Beeinträchtigungen in sozialen, beruflichen oder anderen wichtigen Funktionsbereichen verursachen, bei denen die Kriterien für eine Somatischen Belastungsstörung oder verwandte Störung aber nicht vollständig erfüllt sind.

Beispielhaft folgen Beschwerdebilder, die mithilfe der Kategorie „Andere Näher Bezeichnete Somatische Belastungsstörung und Verwandte Störungen“ beschrieben werden können:

1. **Kurze Somatische Belastungsstörung:** Die Dauer der Symptome beträgt weniger als 6 Monate.
2. **Kurze Krankheitsangststörung:** Die Dauer der Symptome beträgt weniger als 6 Monate.
3. **Krankheitsangststörung ohne exzessive gesundheitsbezogene Verhaltensweisen oder maladaptive Vermeidung:** Kriterium D der Krankheitsangststörung ist nicht erfüllt.
4. **Scheinschwangerschaft:** Die fälschliche Überzeugung, schwanger zu sein, die von objektiven Merkmalen und berichteten Symptomen einer Schwangerschaft begleitet wird.

Nicht Näher Bezeichnete Somatische Belastungsstörung und Verwandte Störungen F45.9

Diese Kategorie gilt für Erscheinungsbilder, bei denen charakteristische Symptome einer Somatischen Belastungsstörung oder verwandten Störung vorherrschen, die in klinisch bedeutsamer Weise Leiden oder Beeinträchtigungen in sozialen, beruflichen oder anderen wichtigen Funktionsbereichen verursachen, bei denen die Kriterien für eine Somatische Belastungsstörung oder verwandte Störung aber nicht vollständig erfüllt sind. Die Kategorie Nicht Näher Bezeichnete Somatische Belastungsstörung und Verwandte Störungen sollte nur in der ausgesprochen ungewöhnlichen Situation verwendet werden, in der unzureichende Informationen für die Vergabe einer spezifischeren Diagnose vorliegen.

Fütter- und Essstörungen

Pica

A. Ständiges Essen nicht nahrhafter, nicht zum Verzehr bestimmter Stoffe, das mindestens 1 Monat lang anhält.
B. Das Essen von nicht nahrhaften, nicht zum Verzehr bestimmten Stoffen ist dem Entwicklungsstand der betroffenen Person nicht angemessen.
C. Das Essverhalten ist nicht Teil eines kulturell akzeptierten oder sozial normativen Verhaltens.
D. Tritt die Störung des Essverhaltens im Kontext einer anderen psychischen Störung (z. B. Intellektuelle Entwicklungsstörung [Intellektuelle Beeinträchtigung], Autismus-Spektrum-Störung, Schizophrenie) oder eines medizinischen Krankheitsfaktors (einschließlich Schwangerschaft) auf, muss sie schwer genug sein, um zusätzliche klinische Beachtung zu rechtfertigen.

Codierhinweis: Die ICD-10-CM-Codes für Pica sind **F98.3** für Kinder und Jugendliche und **F50.83** für Erwachsene.

Bestimme, ob:

Remittiert: Nachdem die Kriterien für Pica zuvor vollständig erfüllt waren, werden die Kriterien seit einem längeren Zeitraum nicht erfüllt.

Ruminationsstörung

A. Wiederholtes Hochwürgen von Nahrung über einen Zeitraum von mindestens 1 Monat. Hochgewürgte Nahrung kann wieder gekaut, wieder geschluckt oder ausgespuckt werden.
B. Das wiederholte Hochwürgen ist nicht Folge einer Erkrankung des Magen-Darm-Trakts oder einer anderen körperlichen Erkrankung (z. B. ösophagealer Reflux, Pylorusstenose).
C. Die Störung des Essverhaltens tritt nicht ausschließlich im Verlauf einer Anorexia Nervosa, Bulimia Nervosa, Binge-Eating-Störung oder Störung mit Vermeidung oder Einschränkung der Nahrungsaufnahme auf.

D. Treten die Symptome im Kontext einer anderen psychischen Störung (Intellektuelle Entwicklungsstörung [Intellektuelle Beeinträchtigung] oder einer anderen Störung der neuronalen und mentalen Entwicklung) auf, müssen sie schwer genug sein, um zusätzliche klinische Beachtung zu rechtfertigen.

Codierhinweis: Die ICD-10-CM-Codes für Ruminationsstörung sind **F98.21** für Säuglinge, Kinder und Jugendliche und **F50.84** für Erwachsene.

Bestimme, ob:

Remittiert: Nachdem die Kriterien für die Ruminationsstörung zuvor vollständig erfüllt waren, werden die Kriterien seit einem längeren Zeitraum nicht erfüllt.

Störung mit Vermeidung oder Einschränkung der Nahrungsaufnahme F50.82

A. Eine Ess- oder Fütterstörung (z.B. offensichtliches Desinteresse an Essen oder Nahrung; Vermeidung von Nahrung aufgrund ihrer sensorischen Merkmale; Sorge um aversive Folgen von Essen), die mit einem oder mehreren der folgenden Merkmale in Zusammenhang steht:
   1. Bedeutsamer Gewichtsverlust (oder Unvermögen, die erwartete Gewichtszunahme zu erreichen oder vermindertes Wachstum bei Kindern).
   2. Bedeutsame ernährungsbedingte Mangelerscheinungen.
   3. Abhängigkeit von enteraler Ernährung oder oraler Nahrungsergänzung.
   4. Deutliche Beeinträchtigung des psychosozialen Funktionsniveaus.

B. Das Störungsbild kann nicht besser durch einen Mangel an verfügbaren Lebensmitteln oder ein kulturell akzeptiertes Verhalten erklärt werden.

C. Die Essstörung tritt nicht ausschließlich im Verlauf einer Anorexia Nervosa oder Bulimia Nervosa auf, und es gibt keine Hinweise auf eine Störung in der Wahrnehmung der eigenen Figur oder des Körpergewichts.

D. Die Essstörung ist nicht Folge einer gleichzeitig bestehenden körperlichen Erkrankung und kann nicht besser durch eine andere psychische Störung erklärt werden. Wenn die Essstörung im Kontext einer anderen Erkrankung oder Störung auftritt, müssen die Symptome schwer genug sein, um für sich allein klinische Beachtung zu rechtfertigen.

Bestimme, ob:

Remittiert: Nachdem die Kriterien der Störung mit Vermeidung oder Einschränkung der Nahrungsaufnahme zuvor vollständig erfüllt waren, werden die Kriterien seit einem längeren Zeitraum nicht erfüllt.

Anorexia Nervosa

A. Eine in Relation zum Bedarf eingeschränkte Energieaufnahme, welche unter Berücksichtigung von Alter, Geschlecht, Entwicklungsverlauf und körperlicher Gesundheit zu einem signifikant niedrigen Körpergewicht führt. *Signifikant niedriges Gewicht* ist definiert als ein Gewicht, das unterhalb des Minimums des normalen Gewichts oder, bei Kindern und Jugendlichen, unterhalb des minimal zu erwartenden Gewichts liegt.
B. Ausgeprägte Angst vor einer Gewichtszunahme oder davor, dick zu werden, oder dauerhaftes Verhalten, das einer Gewichtszunahme entgegenwirkt, trotz des signifikant niedrigen Gewichts.
C. Störung in der Wahrnehmung der eigenen Figur oder des Körpergewichts, übertriebener Einfluss des Körpergewichts oder der Figur auf die Selbstbewertung oder anhaltende fehlende Einsicht in Bezug auf den Schweregrad des gegenwärtig geringen Körpergewichts.

Bestimme, ob:

Restriktiver Typ: Während der letzten 3 Monate hat die Person keine wiederkehrenden Essanfälle gehabt oder kein „Purging"-Verhalten (d.h. selbstinduziertes Erbrechen oder Missbrauch von Laxanzien, Diuretika oder Klistieren) gezeigt. Dieser Subtyp beschreibt Erscheinungsformen, bei denen der Gewichtsverlust in erster Linie durch Diäten, Fasten und/oder übermäßige körperliche Bewegung erreicht wird.

Binge-Eating/Purging-Typ: Während der letzten 3 Monate hat die Person wiederkehrende „Essanfälle" gehabt oder „Purging"-Verhalten (d.h. selbstherbeigeführtes Erbrechen oder Missbrauch von Laxanzien, Diuretika oder Klistieren) gezeigt.

Bestimme, ob:

Teilremittiert: Nachdem zuvor alle Kriterien für Anorexia Nervosa erfüllt waren, wird Kriterium A (niedriges Körpergewicht) seit einem längeren Zeitraum nicht erfüllt, während entweder Kriterium B (starke Angst vor Gewichtszunahme oder davor, dick zu werden, oder dauerhaftes Verhalten, das einer Gewichtszunahme entgegenwirkt) oder Kriterium C (Störung in der Wahrnehmung der eigenen Figur und des Körpergewichts) weiterhin erfüllt ist.

Vollremittiert: Nachdem zuvor alle Kriterien für Anorexia Nervosa erfüllt waren, wird keines der Kriterien seit einem längeren Zeitraum erfüllt.

Bestimme den aktuellen Schweregrad:

Die minimale Ausprägung des Schweregrades wird bei Erwachsenen durch den gegenwärtigen Body-Mass-Index (BMI, siehe unten) oder, bei Kindern und Jugendlichen, durch die BMI-Perzentile bestimmt. Die BMI-Spannweiten (siehe unten) stammen aus der Klassifizierung der Weltgesundheitsorganisation (WHO) von Untergewicht für Erwachsene. Für Kinder und Jugendliche sollten die korrespondierenden BMI-Perzentile verwendet werden. Der Schweregrad kann höher angesetzt werden, um das Ausmaß klinischer Symptome, den Grad der funktionellen Beeinträchtigung und die Notwendigkeit von Kontrollen zu verdeutlichen.

Leicht: BMI ≥ 17 kg/m^2
Mittel BMI 16–16.99 kg/m^2
Schwer: BMI 15–15.99 kg/m^2
Extrem: BMI <15 kg/m^2

Codierhinweis: Der ICD-10-CM-Code basiert auf dem Subtyp und dem aktuellen Schweregrad/der Remission (siehe unten):

Restriktiver Typ	Binge-Eating/Purging-Typ
F50.010 Leichtgradig	F50.020 Leichtgradig
F50.011 Mittelgradig	F50.021 Mittelgradig
F50.012 Schwergradig	F50.022 Schwergradig
F50.013 Extrem	F50.023 Extrem
F50.014 Teilremittiert	F50.024 Teilremittiert
F50.014 Vollremittiert	F50.024 Vollremittiert
F50.019 Nicht Näher Bezeichnet	F50.029 Nicht Näher Bezeichnet

Bulimia Nervosa

A. Wiederholte Episoden von Essanfällen. Ein Essanfall ist durch die folgenden beiden Merkmale gekennzeichnet:
   1. Verzehr einer Nahrungsmenge in einem bestimmten Zeitraum (z. B. innerhalb eines Zeitraums von 2 Stunden), wobei diese Nahrungsmenge erheblich größer ist als die Menge, die die meisten Menschen in einem vergleichbaren Zeitraum unter vergleichbaren Bedingungen essen würden.
   2. Das Gefühl, während der Episode die Kontrolle über das Essverhalten zu verlieren (z. B. das Gefühl, nicht mit dem Essen aufhören zu können oder keine Kontrolle über Art und Menge der Nahrung zu haben).

B. Wiederholte Anwendung von unangemessenen kompensatorischen Maßnahmen, um einer Gewichtszunahme entgegenzusteuern, wie z. B. selbstinduziertes Erbrechen, Missbrauch von Laxanzien, Diuretika oder anderen Medikamenten, Fasten oder übermäßige körperliche Bewegung.

C. Die Essanfälle und die unangemessenen kompensatorischen Maßnahmen treten im Durchschnitt mindestens einmal pro Woche über einen Zeitraum von 3 Monaten auf.

D. Figur und Körpergewicht haben einen übermäßigen Einfluss auf die Selbstbewertung.

E. Die Störung tritt nicht ausschließlich im Verlauf von Episoden einer Anorexia Nervosa auf.

Codierhinweis: Der ICD-10-CM-Code basiert auf dem aktuellen Schweregrad/der Remission (siehe unten). Codiere **F50.20,** wenn der aktuelle Schweregrad/Remissionstatus der Bulimia Nervosa nicht näher bezeichnet ist.

Bestimme, ob:

F50.25 Teilremittiert: Nachdem zuvor alle Kriterien einer Bulimia Nervosa erfüllt waren, werden noch manche, aber nicht alle Kriterien seit einem längeren Zeitraum erfüllt.

F50.25 Vollremittiert: Nachdem zuvor alle Kriterien einer Bulimia Nervosa erfüllt waren, wird keines der Kriterien mehr seit einem längeren Zeitraum erfüllt.

Bestimme den aktuellen Schweregrad:

Die minimale Ausprägung des Schweregrades wird über die Häufigkeit von unangemessenen kompensatorischen Maßnahmen bestimmt (siehe unten). Der Schweregrad kann höher angesetzt werden, um andere Symptome und den Grad der funktionellen Beeinträchtigung zu verdeutlichen.

F50.21 Leicht: Durchschnittlich 1 bis 3 Episoden unangemessener kompensatorischer Maßnahmen pro Woche.

F50.22 Mittel: Durchschnittlich 4 bis 7 Episoden unangemessener kompensatorischer Maßnahmen pro Woche.

F50.23 Schwer: Durchschnittlich 8 bis 13 Episoden unangemessener kompensatorischer Maßnahmen pro Woche.

F50.24 Extrem: Durchschnittlich 14 oder mehr Episoden unangemessener kompensatorischer Maßnahmen pro Woche.

F50.20 Nicht Näher Bezeichnet

Binge-Eating-Störung

A. Wiederholte Episoden von Essanfällen. Ein Essanfall ist durch die folgenden beiden Merkmale gekennzeichnet:
   1. Verzehr einer Nahrungsmenge in einem bestimmten Zeitraum (z.B. innerhalb eines Zeitraums von 2 Stunden), wobei diese Nahrungsmenge erheblich größer ist als die Menge, die die meisten Menschen in einem vergleichbaren Zeitraum unter vergleichbaren Bedingungen essen würden.
   2. Das Gefühl, während der Episode die Kontrolle über das Essverhalten zu verlieren (z.B. das Gefühl, nicht mit dem Essen aufhören zu können oder keine Kontrolle über Art und Menge der Nahrung zu haben).

B. Die Essanfälle treten gemeinsam mit mindestens drei der folgenden Symptome auf:
   1. Wesentlich schneller essen als normal.
   2. Essen bis zu einem unangenehmen Völlegefühl.
   3. Essen großer Nahrungsmengen, wenn man sich körperlich nicht hungrig fühlt.
   4. Alleine essen aus Scham über die Menge, die man isst.
   5. Ekelgefühle gegenüber sich selbst, Deprimiertheit oder große Schuldgefühle nach dem übermäßigen Essen.

C. Es besteht deutlicher Leidensdruck wegen der Essanfälle.

D. Die Essanfälle treten im Durchschnitt mindestens einmal pro Woche über einen Zeitraum von 3 Monaten auf.

E. Die Essanfälle treten nicht gemeinsam mit wiederholten unangemessenen kompensatorischen Maßnahmen wie bei der Bulimia Nervosa und nicht ausschließlich im Verlauf einer Bulimia Nervosa oder Anorexia Nervosa auf.

Codierhinweis: Der ICD-10-CM-Code basiert auf dem aktuellen Schweregrad/der Remission (siehe unten). Codiere **F50.819,** wenn der aktuelle Schweregrad/Remissionstatus der Binge-Eating-Störung nicht näher bezeichnet ist.

Bestimme, ob:

F50.814 Teilremittiert: Nachdem zuvor alle Kriterien einer Binge-Eating-Störung erfüllt waren, treten die Essanfälle seit einem längeren Zeitraum durchschnittlich seltener als einmal pro Woche auf.

F50.814 Vollremittiert: Nachdem zuvor alle Kriterien einer Binge-Eating-Störung erfüllt waren, tritt keines der Kriterien seit einem längeren Zeitraum auf.

Bestimme den aktuellen Schweregrad:

Die minimale Ausprägung des Schweregrades wird über die Häufigkeit der Essanfälle bestimmt (siehe unten). Der Schweregrad kann höher angesetzt werden, um andere Symptome und den Grad der funktionellen Beeinträchtigung zu verdeutlichen.

F50.810 Leicht: 1 bis 3 Essanfälle pro Woche.
F50.811 Mittel: 4 bis 7 Essanfälle pro Woche.
F50.812 Schwer: 8 bis 13 Essanfälle pro Woche.
F50.813 Extrem: 14 oder mehr Essanfälle pro Woche.
F50.819 Nicht Näher Bezeichnet

Andere Näher Bezeichnete Fütter- oder Essstörung F50.89

Diese Kategorie gilt für Erscheinungsbilder, bei denen charakteristische Symptome einer Fütter- oder Essstörung vorherrschen, die in klinisch bedeutsamer Weise Leiden oder Beeinträchtigungen in sozialen, beruflichen oder anderen wichtigen Funktionsbereichen verursachen, bei denen die Kriterien für eine der Fütter- oder Essstörungen aber nicht vollständig erfüllt sind. Die Kategorie Andere Näher Bezeichnete Fütter- oder Essstörung wird in Situationen vergeben, in denen der Kliniker den Grund angeben möchte, warum die Kriterien für eine bestimmte Fütter- oder Essstörung nicht erfüllt sind. In diesem Fall wird „Andere Näher Bezeichnete Fütter-

oder Essstörung" codiert, gefolgt vom jeweiligen Grund (z. B. „Bulimia Nervosa von geringer Häufigkeit").

Beispielhaft folgen Beschwerdebilder, die mithilfe der Kategorie „Andere Näher Bezeichnete Fütter- oder Essstörung" beschrieben werden können:

1. **Atypische Anorexia Nervosa:** Sämtliche Kriterien der Anorexia Nervosa sind erfüllt, allerdings liegt das Körpergewicht der Person trotz erheblichen Gewichtsverlusts im oder über dem Normalbereich. Bei Personen mit Atypischer Anorexia Nervosa können viele der physiologischen Komplikationen im Zusammenhang mit Anorexia Nervosa auftreten.
2. **Bulimia Nervosa (von geringer Häufigkeit und/oder begrenzter Dauer):** Sämtliche Kriterien der Bulimia Nervosa sind erfüllt, jedoch treten die Essanfälle und das unangemessene Kompensationsverhalten im Durchschnitt seltener als einmal pro Woche und/oder weniger als 3 Monate lang auf.
3. **Binge-Eating-Störung (von geringer Häufigkeit und/oder begrenzter Dauer):** Sämtliche Kriterien der Binge-Eating-Störung sind erfüllt, jedoch treten die Essanfälle im Durchschnitt seltener als einmal pro Woche und/oder weniger als 3 Monate lang auf.
4. **Purging-Störung:** Wiederkehrendes Purging-Verhalten, um Gewicht oder Figur zu beeinflussen (z. B. selbstherbeigeführtes Erbrechen, Missbrauch von Laxanzien, Diuretika oder anderen Medikamenten) ohne Auftreten von Essanfällen.
5. **Night-Eating-Syndrom:** Wiederkehrende Episoden nächtlichen Essens in Form von Essen nach dem Erwachen aus dem Schlaf oder von übermäßiger Nahrungsaufnahme nach dem Abendessen. Die Personen sind sich des Essens bewusst und können sich auch daran erinnern. Das „Night Eating" kann nicht besser durch externe Einflüsse, wie z. B. Veränderungen im individuellen Schlaf-Wach-Rhythmus oder regionale soziale Normen, erklärt werden. Das „Night Eating" verursacht in klinisch bedeutsamer Weise Leiden und/oder Beeinträchtigungen in psychosozialen Funktionsbereichen. Das gestörte Essverhalten kann nicht besser durch eine BingeEating-Störung oder eine andere psychische Störung, einschließlich Substanzkonsumstörungen, erklärt werden und ist nicht Folge eines anderen medizinischen Krankheitsfaktors oder eines Medikaments.

Nicht Näher Bezeichnete Fütter- oder Essstörung F50.9

Diese Kategorie gilt für Erscheinungsbilder, bei denen charakteristische Symptome einer Fütter- oder Essstörung vorherrschen, die in klinisch bedeutsamer Weise Leiden oder Beeinträchtigungen in sozialen, beruflichen oder anderen wichtigen Funktionsbereichen verursachen, bei denen die Kriterien für eine der Fütter- oder Essstörungen aber nicht vollständig erfüllt sind. Die Kategorie Nicht Näher Bezeichnete Fütter- oder Essstörung wird in Situationen vergeben, in denen der Kliniker den Grund *nicht* angeben möchte, warum die Kriterien für eine bestimmte Fütter- oder Essstörung nicht erfüllt sind. Sie beinhaltet auch Beschwerdebilder, für die nicht genügend Informationen vorliegen, um eine genauere Diagnose stellen zu können (z.B. bei Notaufnahmen).

Ausscheidungsstörungen

Enuresis F98.0

A. Wiederholter willkürlicher oder unwillkürlicher Harnabgang in das Bett oder die Kleidung.
B. Das Verhalten ist klinisch bedeutsam, entweder aufgrund der Häufigkeit, die mindestens zweimal pro Woche über 3 aufeinanderfolgende Monate beträgt, oder weil es in klinisch bedeutsamer Weise mit Leiden oder Beeinträchtigungen in sozialen, schulischen (beruflichen) oder anderen wichtigen Funktionsbereichen einhergeht.
C. Das chronologische Alter beträgt mindestens 5 Jahre (oder eine gleichwertige Entwicklungsstufe).
D. Das Verhalten ist nicht Folge der physiologischen Wirkung einer Substanz (z. B. eines Diuretikums, eines Antipsychotikums) oder eines medizinischen Krankheitsfaktors (z. B. Diabetes, Spina bifida, Epilepsie).

Bestimme, ob:

Enuresis nocturna: Entleeren von Urin nur während des nächtlichen Schlafs.
Enuresis diurna: Entleeren von Urin während des Wachzustandes.
Enuresis nocturna und diurna: Eine Kombination der beiden oben genannten Subtypen.

Enkopresis F98.1

A. Wiederholtes willkürliches oder unwillkürliches Absetzen von Stuhl an nicht dafür vorgesehenen Stellen (z. B. Kleidung, Fußboden).
B. Das Verhalten muss mindestens einmal monatlich über einen Zeitraum von mindestens 3 Monaten vorkommen.
C. Das chronologische Alter beträgt mindestens 4 Jahre (oder eine gleichwertige Entwicklungsstufe).

D. Das Verhalten ist nicht Folge der physiologischen Wirkung einer Substanz (z. B. Laxanzien) oder eines medizinischen Krankheitsfaktors, außer wenn der Krankheitsmechanismus eine Obstipation (Verstopfung) bewirkt.

Bestimme, ob:

Mit Obstipation und Überlaufinkontinenz: Aus der körperlichen Untersuchung oder der Vorgeschichte ergeben sich Hinweise auf Verstopfung.

Ohne Obstipation und Überlaufinkontinenz: Aus der körperlichen Untersuchung oder der Vorgeschichte ergeben sich keine Hinweise auf Verstopfung.

Andere Näher Bezeichnete Ausscheidungsstörung

Diese Kategorie gilt für Erscheinungsbilder, bei denen charakteristische Symptome einer Ausscheidungsstörung vorherrschen, die in klinisch bedeutsamer Weise Leiden oder Beeinträchtigungen in sozialen, beruflichen oder anderen wichtigen Funktionsbereichen verursachen, bei denen die Kriterien für eine der beiden Ausscheidungsstörungen aber nicht vollständig erfüllt sind. Die Kategorie Andere Näher Bezeichnete Ausscheidungsstörung wird in Situationen vergeben, in denen der Kliniker den Grund angeben möchte, warum die Kriterien für eine bestimmte Ausscheidungsstörung nicht erfüllt sind. In diesem Fall wird „Andere Näher Bezeichnete Ausscheidungsstörung" codiert, gefolgt vom jeweiligen Grund (z. B. „Enuresis mit geringer Einnässfrequenz").

Codierhinweis: Codiere **N39.498** für Andere Näher Bezeichnete Ausscheidungsstörung mit Harninkontinenz; **R15.9** für Andere Näher Bezeichnete Ausscheidungsstörung mit Stuhlinkontinenz.

Nicht Näher Bezeichnete Ausscheidungsstörung

Diese Kategorie gilt für Erscheinungsbilder, bei denen charakteristische Symptome einer Ausscheidungsstörung vorherrschen, die in klinisch bedeutsamer Weise Leiden oder Beeinträchtigungen in sozialen, beruflichen oder anderen wichtigen Funktionsbereichen verursachen, bei denen die Kriterien für eine der beiden

Ausscheidungsstörungen aber nicht vollständig erfüllt sind. Die Kategorie Nicht Näher Bezeichnete Ausscheidungsstörung wird in Situationen vergeben, in denen der Kliniker den Grund *nicht* angeben möchte, weshalb die Kriterien für eine bestimmte Ausscheidungsstörung nicht erfüllt sind. Diese Kategorie wird auch bei Erscheinungsbildern vergeben, bei denen nicht ausreichend Informationen vorliegen, um eine spezifische Diagnose zu stellen (z. B. bei Notaufnahmen).

Codierhinweis: Codiere **R32** für Nicht Näher Bezeichnete Ausscheidungsstörung mit Harninkontinenz; **R15.9** für Nicht Näher Bezeichnete Ausscheidungsstörung mit Stuhlinkontinenz.

Schlaf-Wach-Störungen

Insomnie F51.01

A. Vorherrschende Beschwerden über Unzufriedenheit mit der Schlafquantität oder -qualität in Zusammenhang mit einem (oder mehreren) der folgenden Symptome:
   1. Einschlafschwierigkeit. (Bei Kindern kann sich dies als Einschlafschwierigkeit ohne Intervention der Bezugsperson äußern.)
   2. Durchschlafstörung, charakterisiert durch häufiges Erwachen oder Wiedereinschlafschwierigkeit nach nächtlichen Wachvorgängen. (Bei Kindern kann sich dies als Schwierigkeit des Wiedereinschlafens ohne Intervention der Bezugsperson äußern.)
   3. Morgendliches Früherwachen mit der Unfähigkeit, erneut einzuschlafen.

B. Die Schlafstörung verursacht in klinisch bedeutsamer Weise Leiden oder Beeinträchtigungen in sozialen, schulischen, beruflichen oder anderen wichtigen Funktionsbereichen.

C. Die Schlafstörung tritt in mindestens 3 Nächten pro Woche auf.

D. Die Schlafstörung besteht seit mindestens 3 Monaten.

E. Die Schlafstörung tritt trotz adäquater Gelegenheit zum Schlafen auf.

F. Die Insomnie kann nicht besser durch das Vorhandensein einer anderen Schlafstörung (z. B. Narkolepsie, atmungsbezogene Schlafstörung, Zirkadiane Schlaf-Wach-Rhythmus-Störung, Parasomnie) erklärt werden und tritt nicht ausschließlich in deren Verlauf auf.

G. Die Insomnie ist nicht Folge der physiologischen Wirkung einer Substanz (z. B. Substanz mit Missbrauchspotenzial, Medikament).

H. Gleichzeitig bestehende psychische Störungen und medizinische Krankheitsfaktoren bieten keine angemessene Erklärung für die vorherrschenden insomnischen Beschwerden.

Bestimme, ob:

Mit einer Psychischen Störung, einschließlich Substanzkonsumstörungen

Mit einem Medizinischen Krankheitsfaktor
Mit einer Anderen Schlafstörung
Codierhinweis: Der Code F51.01 gilt für alle drei Zusatzcodierungen. Notiere auch die entsprechende psychische Störung, den medizinischen Krankheitsfaktor oder die andere Schlafstörung direkt hinter dem Code für die Insomnie, um die Verbindung anzuzeigen.

Bestimme, ob:

Episodisch: Die Symptome bestehen seit mindestens 1 Monat, aber seit weniger als 3 Monaten.
Andauernd: Die Symptome bestehen seit 3 Monaten oder länger.
Rezidivierend: Zwei (oder mehr) Episoden innerhalb eines Jahres.
Beachte: Eine akute und kurzzeitige Insomnie (vor allem bei einer Symptomdauer von weniger als 3 Monaten, wenn die anderen Kriterien hinsichtlich Häufigkeit, Intensität, Schwierigkeiten und/oder Beeinträchtigung aber erfüllt sind) sollte als Andere Näher Bezeichnete Insomnie codiert werden.

Codierungs- und Aufzeichnungskonventionen

Mithilfe der Zusatzcodierungen „mit einer Psychischen Störung, einschließlich Substanzkonsumstörungen", „Mit einem Medizinischen Krankheitsfaktor" und „mit einer Anderen Schlafstörung" können klinisch relevante Komorbiditäten vermerkt werden. In solchen Fällen sollte folgendermaßen codiert werden: F51.01 Insomnie, mit [Name des komorbiden medizinischen Erkrankung(en) oder Störung(en)], gefolgt von dem bzw. den diagnostischen Code(s) für die komorbide(n) Erkrankung(en) oder Störung(en) (z.B. F51.01 Insomnie, mit Mittelgradiger Kokainkonsumstörung und Trigeminusneuralgie; F14.20 Mittelgradige Kokainkonsumstörung; G50.0 Trigeminusneuralgie).

Hypersomnie F51.11

A. Selbstberichtete übermäßige Schläfrigkeit (Hypersomnie) trotz einer Hauptschlafphase von mindestens 7 Stunden mit mindestens einem der folgenden Symptome:

1. Wiederholte Schlafphasen oder wiederholtes plötzliches Einnicken innerhalb eines Tages.
2. Eine verlängerte Hauptschlafphase von mehr als 9 Stunden pro Tag, die nicht erholsam (d.h. nicht erfrischend) ist.
3. Schwierigkeiten, nach abruptem Erwachen vollständig wach zu sein.

B. Die Hypersomnie tritt mindestens dreimal pro Woche für mindestens 3 Monate auf.

C. Die Hypersomnie verursacht in klinisch bedeutsamer Weise Leiden oder Beeinträchtigungen in sozialen, schulischen, beruflichen oder anderen wichtigen Funktionsbereichen.

D. Die Hypersomnie kann nicht besser erklärt werden durch eine andere Schlafstörung und tritt nicht ausschließlich im Verlauf einer anderen Schlafstörung auf (z.B. Narkolepsie, atmungsbezogene Schlafstörung, Zirkadiane Schlaf-Wach-Rhythmus-Störung oder Parasomnie).

E. Die Hypersomnie ist nicht Folge der physiologischen Wirkung einer Substanz (z.B. Substanz mit Missbrauchspotenzial, ein Medikament).

F. Gleichzeitig bestehende psychische Störungen und medizinische Krankheitsfaktoren bieten keine angemessene Erklärung für die vorherrschenden hypersomnischen Beschwerden.

Bestimme, ob:

Mit einer Psychischen Störung, einschließlich Substanzkonsumstörungen

Mit einem Medizinischem Krankheitsfaktor

Mit einer Anderen Schlafstörung

Codierhinweis: Der Code F51.11 gilt für alle drei Zusatzcodierungen. Notiere auch die entsprechende psychische Störung, den medizinischen Krankheitsfaktor oder die andere Schlafstörung direkt hinter dem Code für die Hypersomnie, um die Verbindung anzuzeigen.

Bestimme, ob:

Akut: Dauer von weniger als 1 Monat.

Subakut: Dauer von 1 bis 3 Monaten.

Andauernd: Dauer von mehr als 3 Monaten.

Bestimme den aktuellen Schweregrad:

Bestimme den aktuellen Schweregrad anhand der Schwierigkeit, die Tageswachheit aufrechtzuerhalten, die sich durch das Auftreten multipler Attacken unwiderstehlicher Schläfrigkeit (mit unbeabsichtigtem Einschlafen) an irgendeinem beliebigen Tag zeigt, z.B. während des Sitzens, Autofahrens, Besuchs von Freunden oder bei der Arbeit.

Leicht: Schwierigkeit, die Tageswachheit aufrechtzuerhalten an 1 bis 2 Tagen pro Woche.

Mittel: Schwierigkeit, die Tageswachheit aufrechtzuerhalten an 3 bis 4 Tagen pro Woche.

Schwer: Schwierigkeit, die Tageswachheit aufrechtzuerhalten an 5 bis 7 Tagen pro Woche.

Codierungs- und Aufzeichnungskonventionen

Mithilfe der Zusatzcodierungen „mit einer Psychischen Störung, einschließlich Substanzkonsumstörungen“, „Mit einem Medizinischen Krankheitsfaktor“ und „mit einer Anderen Schlafstörung“ können klinisch relevante Komorbiditäten vermerkt werden. In solchen Fällen sollte folgendermaßen codiert werden: F51.11 Hypersomnie, mit [Name des komorbiden medizinischen Erkrankung(en) oder Störung(en)], gefolgt von dem bzw. den diagnostischen Code(s) für die komorbide(n) Erkrankung(en) oder Störung(en) (z.B. F51.11 Hypersomnie, mit Major Depression; F33.13 Major Depression, Rezidivierend, Mittelgradig).

Narkolepsie

A. Wiederkehrende Perioden eines unwiderstehlichen Bedürfnisses zu schlafen, plötzlichen Einschlafens (einschließlich Sekundenschlaf) oder „Nickerchen“ innerhalb eines Tages. Dies muss während der letzten 3 Monate mindestens dreimal pro Woche aufgetreten sein.
B. Mindestens eines der folgenden Merkmale ist gegeben:
   1. Kataplexie-Episoden mindestens einige Male pro Monat definiert als entweder (a) oder (b):
      a. Bei Betroffenen mit lang anhaltender Erkrankung treten kurze (Sekunden bis Minuten dauernde) Episoden von plötzlichem beidseitigem Verlust des Muskeltonus bei erhaltenem Bewusstsein auf, die durch Lachen oder Scherzen ausgelöst werden.

   b. Bei Kindern oder bei Betroffenen treten innerhalb von 6 Monaten nach Krankheitsbeginn spontanes Grimassieren oder Episoden von Kiefer-Öffnen mit Zunge-Herausstrecken oder eine globale Hypotonie ohne offensichtlichen emotionalen Auslöser auf.
2. Hypokretinmangel, gemessen im Liquor als Hypokretin-1-Immunreaktivitäts-Wert (gleich oder weniger als ein Drittel des Wertes, der bei Gesunden mit demselben Essay gemessen wird oder gleich oder weniger als 110 pg/mL). Niedrige Liquor-Hypokretin-1-Werte dürfen nicht im Zusammenhang mit einer akuten Hirnverletzung, Entzündung oder Infektion bestimmt worden sein.
3. Eine nächtliche Polysomnografie ergibt eine Rapid-Eye-Movement-(REM-)Schlaflatenz kleiner/gleich 15 Minuten, oder ein Multipler Schlaflatenztest (MSLT) ergibt eine durchschnittliche Einschlaflatenz kleiner/gleich 8 Minuten und zwei oder mehr Einschlaf-REM-Episoden (Sleep-Onset-REMs, SOREMs).

Bestimme, ob:

G47.411 Narkolepsie mit Kataplexie oder Hypokretinmangel (Typ 1): Kriterium B1 (Kataplexie-Episoden) oder Kriterium B2 (niedriger Liquor-Hypokretin-1-Wert) ist erfüllt.

G47.419 Narkolepsie ohne Kataplexie und entweder ohne Hypokretinmangel oder nicht gemessenem Hypokretinwert (Typ 2): Kriterium B3 (positives Ergebnis in der Polysomnografie oder im Multiplen Schlaflatenztest) ist erfüllt, aber Kriterium B1 ist nicht erfüllt (d.h. Kataplexie liegt nicht vor) und Kriterium B2 ist nicht erfüllt (d.h. Liquor-Hypokretin-1-Werte sind nicht niedrig oder wurden nicht gemessen).

G47.421 Narkolepsie mit Kataplexie oder Hypokretinmangel aufgrund eines Medizinischen Krankheitsfaktors

G47.429 Narkolepsie ohne Kataplexie und ohne Hypokretinmangel aufgrund eines Medizinischen Krankheitsfaktors

Codierhinweis: Für den Subtyp Narkolepsie mit Kataplexie oder Hypokretinmangel aufgrund eines Medizinischen Krankheitsfaktors und für den Subtyp Narkolepsie ohne Kataplexie und ohne Hypokretinmangel aufgrund eines Medizinischen Krankheitsfaktors codiere zuerst den zugrunde liegenden Krankheitsfaktor (z.B. G71.11 Myotone Dystrophie; G47.429 Narkolepsie ohne Kataplexie und ohne Hypokretinmangel aufgrund myotoner Dystrophie).

Bestimme den aktuellen Schweregrad:

Leicht: Bedürfnis nach „Nickerchen" nur ein- oder zweimal pro Tag. Schlafstörungen, sofern vorhanden, sind leicht. Kataplexie, falls vorhanden, ist selten (tritt weniger als einmal pro Woche auf).

Mittel: Bedürfnis nach mehreren „Nickerchen" täglich. Schlaf kann mittelgradig gestört sein. Kataplexie, falls vorhanden, tritt täglich oder alle paar Tage auf.

Schwer: Nahezu durchgehende Schläfrigkeit und oft stark gestörter Nachtschlaf (der mit übermäßigen Körperbewegungen und lebhaften Träumen einhergehen kann). Kataplexie, falls vorhanden, ist behandlungsresistent, mit mehreren Attacken täglich.

Atmungsbezogene Schlafstörungen

Obstruktives Schlafapnoe-Syndrom G47.33

A. Entweder (1) oder (2):
1. Polysomnografischer Nachweis von mindestens fünf obstruktiven Apnoen oder Hypopnoen pro Stunde Schlaf und eines der folgenden Schlafsymptome:
   a. Nächtliche Atmungsstörung: Schnarchen, Schnauben/Japsen oder Atempausen während des Schlafs.
   b. Tagesschläfrigkeit, Erschöpfung (Fatigue) oder unerholsamer Schlaf trotz ausreichender Gelegenheit zum Schlaf, die nicht besser durch eine andere psychische Störung (einschließlich einer anderen Schlafstörung) oder einen anderen medizinischen Krankheitsfaktor erklärt werden.
2. Polysomnografischer Nachweis von 15 oder mehr obstruktiven Apnoen und/oder Hypopnoen pro Stunde Schlaf unabhängig von Begleitsymptomen.

Bestimme den aktuellen Schweregrad:

Leicht: Apnoe-Hypopnoe-Index kleiner als 15.
Mittel: Apnoe-Hypopnoe-Index 15 bis 30.
Schwer: Apnoe-Hypopnoe-Index größer als 30.

Zentrales Schlafapnoe-Syndrom

A. Polysomnografischer Nachweis von fünf oder mehr zentralen Apnoen pro Stunde Schlaf.
B. Das Störungsbild kann nicht besser durch eine andere gegenwärtig vorliegende Schlafstörung erklärt werden.

Bestimme ob:

G47.31 Idiopathisches Zentrales Schlafapnoe-Syndrom: Charakteristisch sind wiederholte Episoden von Apnoen und Hypopnoen im Schlaf mit Variabilität der Atemanstrengung (respiratische Anstrengung), aber ohne Hinweis auf eine Obstruktion der oberen Atemwege.

R06.3 Cheyne-Stokes-Atmung: Ein Muster periodischen An- und Abschwellens der Atemanstrengung, das zentrale Apnoen und Hypopnoen bedingt; es treten mindestens fünf solcher Episoden pro Stunde mit begleitendem Arousal auf.

G47.37 Zentrales Schlafapnoe-Syndrom bei Komorbidem Opioidkonsum: Die Pathogenese dieses Subtyps ist auf die Wirkung von Opioden auf den Generator des Atemrhythmus in der Medulla oblongata sowie auf die unterschiedlichen Effekte auf die hypoxische vs. hyperkapnische Regulation des Atemantriebs zurückzuführen.

Codierhinweis: (nur für G47.37 Zentrales Schlafapnoe-Syndrom bei Komorbidem Opioidkonsum): Sofern eine Opioidkonsumstörung vorhanden ist, muss diese zuerst codiert werden: F11.10 für eine Leichtgradige Opioidkonsumstörung oder F11.20 für eine Mittelgradige oder Schwergradige Opioidkonsumstörung; erst danach wird das Zentrale Schlafapnoe-Syndrom bei Komorbidem Opioidkonsum mit G47.37 codiert. Ist eine Opioidkonsumstörung nicht vorhanden (z.B. nach einer einmaligen hohen Dosis), wird nur das Zentrale Schlafapnoe-Syndrom bei Komorbidem Opioidkonsum angegeben.

Bestimme den aktuellen Schweregrad:

Der Schweregrad des Zentralen Schlafapnoe-Syndroms bestimmt sich aus der Häufigkeit der Atmungsstörung sowie dem Ausmaß der assoziierten Sauerstoffentsättigung und der Schlaffragmentierung, die aus der wiederholten Störung der Atmung resultiert.

Schlafbezogene Hypoventilation

A. Die Polysomnografie zeigt Episoden verminderter Atmung verbunden mit erhöhten CO_2-Werten. (**Beachte:** Bei nicht vorhandener objektiver CO_2-Messung indiziert eine anhaltende niedrige Sauerstoffsättigung ohne Korrelat zu Apnoen/Hypopnoen eine Hypoventilation.)
B. Das Störungsbild kann nicht besser durch andere gegenwärtig vorliegende Schlafstörung erklärt werden.

Bestimme, ob:

G47.34 Idiopathische Hypoventilation: Dieser Subtyp ist nicht auf eine einfach erkennbare Ursache zurückzuführen.

G47.35 Kongenitales Zentrales Alveoläres Hypoventilationssyndrom: Dies Subtyp ist eine seltene, von Geburt an bestehende Störung, bei der die Betroffenen typischerweise schon in der Perinatalphase eine flache Atmung oder Zyanosen und Apnoen im Schlaf zeigen.

G47.36 Komorbides Schlafbezogenes Hypoventilationssyndrom: Dieser Typ tritt als Folge anderer körperlicher Störungen auf, wie Lungenerkrankungen (z.B. interstitielle Lungenerkrankung, chronische obstruktive Lungenerkrankung), neuromuskulären oder Brustwand-Erkrankungen (z.B. muskuläre Dystrophien, Post-Polio-Syndrom, zervikale Rückenmarksverletzungen, Kyphoskoliose) oder Einnahme bestimmter Medikamente (z.B. Benzodiazepine, Opioide). Das Syndrom gibt es auch bei Adipositas (Adipositas mit alveolärer Hypoventilation); dabei wird der variable verminderte Ventilationsantrieb durch eine Kombination aus erhöhter Atemarbeit aufgrund einer verminderten Dehnbarkeit der Brustwand und einem Ventilations-Perfusions-Missverhältnis bedingt. Die Betroffenen zeigen gewöhnlichen einen Body-Mass-Index von über 30 und sind im Wachen hyperkapnisch (mit einem pCO_2 von über 45 mmHg) ohne sonstigen Hinweis auf eine Hypoventilation.

Bestimme der aktuellen Schweregrad:

Der Schweregrad bestimmt sich nach dem Ausmaß der Hypoxemie und Hyperkapnie im Schlaf und der Betroffenheit des Endorgans aufgrund der zugrunde liegenden Abnormalität (z.B. Rechtsherzinsuffizienz). Das Auftreten von Blutgas-Veränderungen im Wachen ist ein Indikator für einen höheren Schweregrad.

Zirkadiane Schlaf-Wach-Rhythmus-Störungen

A. Eine andauernde oder wiederkehrende Schlafstörung, die vorwiegend durch eine Veränderung des zirkadianen Systems bedingt ist oder durch eine Verschiebung zwischen dem endogenen zirkadianen Rhythmus und dem Schlaf-Wach-Plan einer Person, entsprechend ihrer physikalischen Umgebung oder sozialen oder beruflichen Erfordernisse.
B. Die Schlafstörung führt zu übermäßiger Tagesschläfrigkeit oder Schlaflosigkeit oder zu beidem.
C. Die Schlafstörung verursacht in klinisch bedeutsamer Weise Leiden oder Beeinträchtigungen in sozialen, beruflichen oder anderen wichtigen Funktionsbereichen.

Bestimme, ob:

G47.21 Typ Verzögerte Schlafphase: Ein Muster mit verzögerten Zeiten des Zubettgehens und Aufstehens, mit einer Unfähigkeit, zu einer gewünschten oder konventionell akzeptablen früheren Zeit einzuschlafen oder aufzuwachen.

Bestimme, ob:

Familiär: Eine Familiengeschichte einer verzögerten Schlafphase ist bekannt.

Bestimme, ob:

Überlappend mit dem Typ Freilaufender Schlaf-Wach-Rhythmus: Der Typ Verzögerte Schlafphase kann mit einer anderen Zirkadianen Schlaf-Wach-Rhythmus-Störung überlappen, wie dem Nicht-24-Stunden-Schlaf-Wach-Typ.

G47.22 Typ Vorverlagerte Schlafphase: Ein Muster mit vorverlagerten Zeiten des Zubettgehens und Aufstehens, mit einer Unfähigkeit, bis zu einer gewünschten oder konventionell akzeptablen späteren Zeit wach zu bleiben oder zu schlafen.

Bestimme, ob:

Familiär: Eine Familiengeschichte einer vorverlagerten Schlafphase ist bekannt.

G47.23 Typ Irregulärer Schlaf-Wach-Rhythmus: Ein zeitlich desorganisiertes Schlaf-Wach-Muster, derart, dass die Terminierung von Schlaf- und Wachphasen während der 24-Stunden-Periode variabel ist.

G47.24 Typ Freilaufender Schlaf-Wach-Rhythmus (Nicht-24-Stunden-Schlaf-Wach-Syndrom): Ein Muster von Schlaf-

Wach-Zyklen, das nicht mit der 24-stündigen Umwelt synchronisiert ist, mit einer konsistenten täglichen Abweichung (gewöhnlich zu immer späteren Zeiten) des Zubettgehens und Aufstehens.

G47.26 Typ Schichtarbeit: Schlaflosigkeit während der Hauptschlafphase und/oder ausgeprägte Schläfrigkeit (einschließlich ungewollten Schlafs) während der Hauptwachphase in Zusammenhang mit einem Schichtarbeitsplan (d.h. bei unkonventionellen Arbeitszeiten).

G47.20 Nicht Näher Bezeichneter Typ

Bestimme, ob:

Episodisch: Die Symptome bestehen mindestens 1 Monat, aber weniger als 3 Monate.

Andauernd: Die Symptome bestehen mindestens 3 Monate oder länger.

Rezidivierend: Zwei oder mehr Episoden im Verlauf von 1 Jahr.

Parasomnien

Arousal-Störungen des Non-Rapid-Eye-Movement-Schlafs (NREM-Parasomnien)

A. Wiederkehrende Episoden unvollständigen Erwachens aus dem Schlaf, meist im ersten Drittel der Hauptschlafphase durch eines der folgenden Ereignisse begleitet:
   1. **Schlafwandeln:** Wiederkehrende Episoden des Aufstehens aus dem Bett und des Umherlaufens. Während des Schlafwandelns hat der Betroffene ein leeres Gesicht, starrt vor sich hin und reagiert kaum auf Versuche von anderen, mit ihm zu kommunizieren. Er kann nur mit großer Mühe geweckt werden.
   2. **Schlafterror:** Wiederholte Episoden von abrupten Weckreaktionen aus dem Schlaf, die meist mit einem markerschütternden Schrei beginnen. Eine intensive Angst und Zeichen autonomen Arousals wie Mydriasis, Tachykardie, schnelle Atmung und Schwitzen treten während jeder Episode auf.

Der Versuch, den Betroffenen während der Episode zu beruhigen, führt zu wenig Erfolg.

B. Keine oder wenige (z.B. eine einzige visuelle Szene) Träume werden erinnert.
C. Für die Ereignisse besteht eine Amnesie.
D. Die Episoden verursachen in klinisch bedeutsamer Weise Leiden oder Beeinträchtigungen in sozialen, beruflichen oder anderen wichtigen Funktionsbereichen.
E. Das Störungsbild ist nicht Folge der physiologischen Wirkung einer Substanz (z.B. Substanz mit Missbrauchspotenzial, ein Medikament).
F. Gleichzeitig bestehende psychische Störungen und körperliche Erkrankungen können die Episoden des Schlafwandelns nicht erklären.

Bestimme, ob:

F51.3 Schlafwandeln

Bestimme, ob:

Mit Schlafbezogenen Essstörungen

Mit Schlafbezogenem Sexuellen Verhalten (Sexsomnie)

F51.4 Schlafterror-Typ (Pavor nocturnus)

Alptraum-Störung F51.5

A. Wiederholtes Auftreten von ausgedehnten, extrem dysphorischen und gut erinnerten Träumen, die üblicherweise Bemühungen enthalten, Bedrohungen des Überlebens, der Sicherheit oder der körperlichen Integrität zu vermeiden, und die meist in der zweiten Hälfte der Schlafperiode stattfinden.
B. Beim Erwachen aus den dysphorischen Träumen sind die Betroffenen schnell orientiert und alert.
C. Die Schlafstörung verursacht in klinisch bedeutsamer Weise Leiden oder Beeinträchtigungen in sozialen, beruflichen oder anderen wichtigen Funktionsbereichen.
D. Die Alpträume sind nicht Folge der physiologischen Wirkung einer Substanz (z.B. Substanz mit Missbrauchspotenzial, Medikament).
E. Gleichzeitig bestehende psychische Störungen oder körperliche Erkrankungen können die vorherrschenden Beschwerden dysphorischer Träume nicht erklären.

Bestimme, ob:

Während des Schlafbeginns

Bestimme, ob:

Mit einer Psychischen Störung, einschließlich Substanzkonsumstörungen
Mit einem Medizinischen Krankheitsfaktor
Mit einer Anderen Schlafstörung

Codierhinweis: Der Code F51.5 gilt für alle drei Zusatzcodierungen. Notiere auch die entsprechende psychische Störung, den medizinischen Krankheitsfaktor oder die andere Schlafstörung direkt hinter dem Code für die Alptraum-Störung, um die Verbindung anzuzeigen.

Bestimme, ob:

Akut: Die Dauer des Zeitraums mit Alpträumen beträgt 1 Monat oder weniger.
Subakut: Die Dauer des Zeitraums mit Alpträumen beträgt mehr als 1 Monat, aber weniger als 6 Monate.
Andauernd: Die Dauer des Zeitraums mit Alpträumen beträgt 6 Monate oder mehr.

Bestimme den aktuellen Schweregrad:

Der Schweregrad kann anhand der Häufigkeit des Auftretens der Alpträume bestimmt werden:
Leicht: Im Mittel weniger als eine Episode pro Woche.
Mittel: Eine oder mehrere Episoden pro Woche, aber nicht jede Nacht.
Schwer: Episoden in jeder Nacht.

Codierungs- und Aufzeichnungskonventionen

Mithilfe der Zusatzcodierungen „mit einer Psychischen Störung, einschließlich Substanzkonsumstörungen“, „Mit einem Medizinischen Krankheitsfaktor“ und „mit einer Anderen Schlafstörung“ können klinisch relevante Komorbiditäten vermerkt werden. In solchen Fällen sollte folgendermaßen codiert werden: F51.5 Alptraum-Störung, mit [Name des komorbiden medizinischen Erkrankung(en) oder Störung(en)], gefolgt von dem bzw. den diagnostischen Code(s) für die komorbide(n) Erkrankung(en) oder Störung(en) (z.B. F51.5 Alptraum-Störung, mit mittelgradiger Alkoholkonsumstörung und REM-Schlaf-Verhaltensstörung; F10.20 mittelgradige Alkoholkonsumstörung; G47.52 REM-Schlaf-Verhaltensstörung).

Rapid-Eye-Movement-(REM-)Schlaf-Verhaltensstörung G47.52

A. Wiederholte Episoden von Arousal im Schlaf in Verbindung mit Vokalisation und/oder komplexen Bewegungen.
B. Das Verhalten tritt während des REM-Schlafs auf und daher meist 90 Minuten nach Schlafbeginn, es tritt häufiger während der späteren Abschnitte der Schlafperiode auf, und das Auftreten während Tagschlafepisoden ist ungewöhnlich.
C. Beim Erwachen aus diesen Episoden ist die Person komplett wach, alert und nicht verwirrt oder desorientiert.
D. Eines der folgenden Kriterien ist erfüllt:
   1. In der Polysomnografie REM-Schlaf ohne Atonie.
   2. Die Vorgeschichte legt die REM-Schlaf-Verhaltensstörung und eine Synucleinopathie-Diagnose nahe (z. B. Parkinson-Erkrankung, Multisystematrophie).
E. Das Verhalten verursacht in klinisch bedeutsamer Weise Leiden oder Beeinträchtigungen in sozialen, schulischen, beruflichen oder anderen wichtigen Funktionsbereichen (einschließlich Selbst- oder Fremdverletzungen).
F. Die Störung ist nicht Folge der physiologischen Wirkung einer Substanz (z. B. einer Substanz mit Missbrauchspotenzial oder eines Medikaments) oder eines medizinischen Krankheitsfaktors.
G. Gleichzeitig bestehende psychische Störungen und medizinische Krankheitsfaktoren können das Auftreten der Episoden nicht erklären.

Restless-Legs-Syndrom G25.81

A. Bewegungsdrang der Beine, der in der Regel von einem unbehaglichen oder unangenehmen Gefühl in den Beinen begleitet wird oder als Reaktion darauf entsteht, gekennzeichnet durch die folgenden Merkmale:

1. Der Bewegungsdrang der Beine beginnt oder verschlechtert sich während Ruhezeiten oder bei Inaktivität.
2. Der Bewegungsdrang der Beine wird teilweise oder vollständig durch Bewegung gelindert.
3. Der Bewegungsdrang der Beine ist am Abend oder in der Nacht schlimmer als am Tag oder tritt nur am Abend oder in der Nacht auf.

B. Die Symptome aus Kriterium A treten mindestens dreimal pro Woche auf und bestehen seit mindestens 3 Monaten.

C. Die Symptome verursachen in klinisch bedeutsamer Weise Leiden oder Beeinträchtigungen in sozialen, schulischen, beruflichen oder anderen wichtigen Funktionsbereichen.

D. Die Symptome aus Kriterium A sind nicht Folge einer anderen psychischen Störung oder körperlichen Erkrankung (z. B. Arthritis, Beinödeme, periphere Ischämie, Beinkrämpfe) und sie können nicht besser durch eine andere Verhaltensweise erklärt werden (z. B. lagerungsbedingte Missempfindungen, gewohnheitsmäßiges Fußwippen).

E. Die Symptome sind nicht Folge der physiologischen Wirkung einer Substanz mit Missbrauchspotenzial oder eines Medikaments (z. B. Akathisie).

Substanz-/Medikamenteninduzierte Schlafstörung

A. Eine auffallende und schwere Störung des Schlafs.

B. Es gibt Hinweise aus der Vorgeschichte, körperlichen Untersuchung oder Laboruntersuchungen auf sowohl (1) als auch (2):

1. Die Symptome aus Kriterium A entwickelten sich während oder kurz nach einer Substanzintoxikation, einem Substanzentzug oder nach Einnahme eines Medikaments.
2. Die betreffende Substanz/das Medikament ist in der Lage, die Symptome aus Kriterium A hervorzurufen.

C. Das Störungsbild kann nicht besser durch eine nicht substanz-/medikamenteninduzierte Schlafstörung erklärt werden. Hinweise auf eine eigenständige Schlafstörung können sein:
Die Symptome waren vor Beginn der Substanz- oder Medikamenteneinnahme vorhanden; die Symptome halten über eine beträchtliche Zeitspanne (z. B. etwa 1 Monat) nach Beendigung des akuten Entzugs oder nach einer schweren Intoxikation an;

oder es gibt andere Hinweise auf eine eigenständige, nicht substanz- oder medikamenteninduzierte Schlafstörung (z. B. Vorgeschichte von rezidivierenden, nicht substanz-/medikamentenbezogenen Episoden).

D. Das Störungsbild tritt nicht ausschließlich im Verlauf eines Delirs auf.

E. Das Störungsbild verursacht in klinisch bedeutsamer Weise Leiden oder Beeinträchtigungen in sozialen, beruflichen oder anderen wichtigen Funktionsbereichen.

Beachte: Diese Diagnose soll nur dann anstelle der Diagnose einer Substanzintoxikation oder eines Substanzentzugs gestellt werden, wenn die Symptome aus Kriterium A im Vordergrund des klinischen Beschwerdebildes stehen und schwer genug sind, um klinische Beachtung zu rechtfertigen.

Codierhinweis: Die ICD-10-CM-Codes für die [Spezifische Substanz-/Medikamenten-]induzierten Schlafstörungen sind in der untenstehenden Tabelle angegeben. Zu beachten ist, dass die ICD-10-CM-Codierung davon abhängt, ob eine komorbide Substanzkonsumstörung für die gleiche Substanzklasse vorliegt. In jedem Fall wird keine zusätzliche separate Diagnose einer Substanzkonsumstörung vergeben. Wenn eine leichtgradige Substanzkonsumstörung komorbid mit der Substanzinduzierten Schlafstörung besteht, wird die 4. Stelle mit einer „1" codiert, und der Kliniker sollte eine „Leichtgradige [Substanz-]konsumstörung" vor der Substanzinduzierten Schlafstörung angeben (z. B. „Leichtgradige Kokainkonsumstörung mit Kokaininduzierter Schlafstörung"). Wenn eine mittelgradige oder schwergradige Substanzkonsumstörung komorbid mit der Substanzinduzierten Schlafstörung besteht, wird die 4. Stelle mit einer „2" codiert, und der Kliniker sollte eine „Mittelgradige [Substanz-]konsumstörung" oder eine „Schwergradige [Substanz-]konsumstörung", je nach Schweregrad der komorbiden Substanzkonsumstörung, angeben. Wenn keine komorbide Substanzkonsumstörung vorliegt (z. B. nach einem einmaligen, massiven Konsum der Substanz), dann wird die 4. Stelle mit einer „9" codiert, und der Kliniker sollte nur die Substanzinduzierte Schlafstörung angeben.

Für Koffein- und Tabakinduzierte Schlafstörungen gibt es zwei Ausnahmen von dieser Codierungskonvention. Da die Koffeinkonsumstörung keine offizielle DSM-5-Kategorie ist, gibt es nur einen einzigen ICD-10-CM-Code für die Koffeininduzierte Schlafstörung: F15.982. Da die ICD-10-CM davon ausgeht, dass eine Tabakinduzierte Schlafstörung nur im Zusammenhang mit einer mittel- oder schwergradigen Tabakkonsumstörung auftreten kann, lautet der ICD-10-CM-Code für eine Tabakinduzierte Schlafstörung F17.208.

	ICD-10-CM		
	Mit Leichtgradiger Substanzkonsumstörung	**Mit Mittelgradiger oder Schwergradiger Substanzkonsumstörung**	**Ohne Substanzkonsumstörung**
Alkohol	F10.182	F10.282	F10.982
Koffein	NA	NA	F15.982
Cannabis	F12.188	F12.288	F12.988
Opioide	F11.182	F11.282	F11.982
Sedativa, Hypnotika oder Anxiolytika	F13.182	F13.282	F13.982
Substanzen des Amphetamin-Typs (oder andere Stimulanzien)	F15.182	F15.282	F15.982
Kokain	F14.182	F14.282	F14.982
Nikotin	NA	F17.208	NA
Andere (oder unbekannte) Substanzen	F19.182	F19.282	F19.982

Bestimme, ob:

Insomnie-Typ: Charakteristisch sind Schwierigkeiten beim Ein- bzw. Durchschlafen, häufiges nächtliches Aufwachen oder nichterholsamer Schlaf.

Hypersomnie-Typ: Charakteristisch sind auffallende Beschwerden über exzessive Schläfrigkeit/Erschöpfung (Fatigue) während der Wachperiode oder, weniger häufig, lange Schlafperioden.

Parasomnie-Typ: Charakteristisch sind abnorme Verhaltensweisen während des Schlafs.
Mischtyp: Charakteristisch ist ein substanz-/medikamenteninduziertes Schlafproblem, das durch unterschiedliche Schlafsymptome gekennzeichnet ist, bei dem jedoch kein Symptom deutlich im Vordergrund steht.

Bestimme, ob (siehe Tabelle 1 im Kapitel „Störungen im Zusammenhang mit psychotropen Substanzen und abhängigen Verhaltensweisen", welche angibt, ob „mit Beginn während der Intoxikation" und/oder „mit Beginn während des Entzugs" für die angegebene Substanzklasse gilt; oder *bestimme, ob* „mit Beginn nach Medikamenteneinnahme"):

Mit Beginn während der Intoxikation: Wenn die Kriterien für eine Substanzintoxikation erfüllt sind und die Symptome während der Intoxikation auftreten.
Mit Beginn während des Entzugs: Wenn die Kriterien für einen Substanzentzug erfüllt sind und die Symptome während oder kurz nach dem Entzug auftreten.
Mit Beginn nach Medikamenteneinnahme: Wenn Symptome entweder zu Beginn der Medikamenteneinnahme, mit einer Umstellung der Medikamenteneinnahme oder beim Absetzen des Medikaments auftreten.

Codierungs- und Aufzeichnungskonventionen

Die Bezeichnung der Substanz-/Medikamenteninduzierten Schlafstörung beginnt mit der spezifischen Substanz (z. B. Alkohol), die vermutlich die Schlafstörung verursacht. Der ICD-10-CM-Code, der der zutreffenden Substanzklasse entspricht, wird aus der Tabelle ausgewählt, die dem Kriterienkatalog beigefügt ist. Für Substanzen, die keiner der aufgeführten Klassen zugeordnet werden können (z. B. Fluoxetin), sollte die Codierung für „andere (oder unbekannte) Substanzen" benutzt und der Name der spezifischen Substanz aufgezeichnet werden (z. B. F19.982 Fluoxetininduzierte Schlafstörung, Insomnie-Typ). In Fällen, in denen eine Substanz als ätiologischer Faktor angesehen wird, die spezifische Substanzklasse aber unbekannt ist, wird der ICD-10-CM-Code für die Substanzklasse „andere (oder unbekannte) Substanzen" verwendet, und die Tatsache, dass die Substanz unbekannt ist, wird vermerkt (z. B. F19.982 Durch eine Unbekannte Substanz Induzierte Schlafstörung, Hypersomnie-Typ).

Bei der Aufzeichnung der Störung wird die komorbide Substanzkonsumstörung (ggf.) zuerst aufgeführt, gefolgt von „mit Substanz-/Medikamenteninduzierter Schlafstörung“ (einschließlich des Namens der spezifischen ätiologischen Substanz/Medikamente), gefolgt von der Spezifikation des Beginns (z. B. mit Beginn während der Intoxikation, mit Beginn während des Entzugs, mit Beginn nach Medikamenteneinnahme), gefolgt vom Subtyp der Störung (d. h. Insomnie-Typ, Hypersonmie-Typ, Parasomnie-Typ, Mischtyp). Zum Beispiel lautet im Fall einer Insomnie, die bei einer Person mit einer Schwergradigen Lorazepamkonsumstörung während eines Entzugs auftritt, die Diagnose F13.282 Schwergradige Lorazepamkonsumstörung mit Lorazepaminduzierter Schlafstörung mit Beginn während des Entzugs, Insomnie-Typ. Eine eigenständige Diagnose der komorbiden Schwergradigen Lorazepamkonsumstörung wird nicht vergeben. Wenn die Substanzinduzierte Schlafstörung ohne eine komorbide Substanzkonsumstörung auftritt (z. B. bei Einnahme von verschriebenen Medikamenten), wird keine komorbide Substanzkonsumstörung vermerkt (z. B. F19.982 Buproprioninduzierte Schlafstörung mit Beginn während der Medikamenteneinnahme, Insomnie-Typ). Wenn festgestellt wird, dass mehrere Substanzen eine bedeutsame Rolle für die Entwicklung der Schlafstörung spielen, sollte jede Substanz einzeln aufgeführt werden (z. B. F10.282 Schwergradige Alkoholkonsumstörung mit Alkoholinduzierter Schlafstörung mit Beginn während der Intoxikation, Insomnie-Typ; F14.282 Schwergradige Kokainkonsumstörung mit Kokaininduzierter Schlafstörung mit Beginn während der Intoxikation, Insomnie-Typ).

Andere Näher Bezeichnete Insomnie G47.09

Diese Kategorie gilt für Erscheinungsbilder, bei denen charakteristische Symptome einer Insomnie vorherrschen, die in klinisch bedeutsamer Weise Leiden oder Beeinträchtigungen in sozialen, beruflichen oder anderen wichtigen Funktionsbereichen verursachen, bei denen die Kriterien für eine Insomnie oder eine andere Schlaf-Wach-Störung aber nicht vollständig erfüllt sind. Die Kategorie Andere Näher Bezeichnete Insomnie wird in Situationen vergeben, in denen der Kliniker den Grund angeben möchte, warum die Kriterien für eine Insomnie oder eine andere bestimmte Schlaf-Wach-Störung nicht erfüllt sind. In diesem Fall wird „Andere Näher Bezeichnete Insomnie“ codiert, gefolgt vom jeweiligen Grund (z.B. „kurzzeitige Insomnie“).

Beispielhaft folgen Beschwerdebilder, die mithilfe der Kategorie „Andere Näher Bezeichnete Insomnie“ beschrieben werden können:

1. **Kurzzeitige Insomnie:** Die Dauer beträgt weniger als 3 Monate.
2. **Beschränkt auf nichterholsamen Schlaf**: Es überwiegen Beschwerden über nichterholsamen Schlaf; andere Schlafstörungen wie Ein- bzw. Durchschlafstörungen fehlen.

Nicht Näher Bezeichnete Insomnie G47.00

Diese Kategorie gilt für Erscheinungsbilder, bei denen charakteristische Symptome einer Insomnie vorherrschen, die in klinisch bedeutsamer Weise Leiden oder Beeinträchtigungen in sozialen, beruflichen oder anderen wichtigen Funktionsbereichen verursachen, bei denen die Kriterien für eine Insomnie oder eine andere Schlaf-Wach-Störung aber nicht vollständig erfüllt sind. Die Kategorie Nicht Näher Bezeichnete Insomnie wird in Situationen vergeben, in denen der Kliniker den Grund *nicht* angeben möchte, warum die Kriterien für eine Insomnie oder eine andere bestimmte Schlaf-Wach-Störung nicht erfüllt sind. Sie beinhaltet auch Beschwerdebilder, für die nicht genügend Informationen vorliegen, um eine genauere Diagnose stellen zu können.

Andere Näher Bezeichnete Hypersomnie G47.19

Diese Kategorie gilt für Erscheinungsbilder, bei denen charakteristische Symptome einer Hypersomnie vorherrschen, die in klinisch bedeutsamer Weise Leiden oder Beeinträchtigungen in sozialen, beruflichen oder anderen wichtigen Funktionsbereichen verursachen, bei denen die Kriterien für eine Hypersomnie oder eine andere Schlaf-Wach-Störung aber nicht vollständig erfüllt sind. Die Kategorie Andere Näher Bezeichnete Hypersomnie wird in Situationen vergeben, in denen der Kliniker den Grund angeben möchte, warum die Kriterien für eine Hypersomnie oder eine andere bestimmte Schlaf-Wach-Störung nicht erfüllt sind. In diesem Fall wird „Andere Näher

Bezeichnete Hypersomnie" codiert, gefolgt vom jeweiligen Grund (z. B. „kurzzeitige Hypersomnie wie beim Kleine-Levin-Syndrom").

Nicht Näher Bezeichnete Hypersomnie G47.10

Diese Kategorie gilt für Erscheinungsbilder, bei denen charakteristische Symptome einer Hypersomnie vorherrschen, die in klinisch bedeutsamer Weise Leiden oder Beeinträchtigungen in sozialen, beruflichen oder anderen wichtigen Funktionsbereichen verursachen, bei denen die Kriterien für eine Hypersomnie oder eine andere Schlaf-Wach-Störung aber nicht vollständig erfüllt sind. Die Kategorie Nicht Näher Bezeichnete Hypersomnie wird in Situationen vergeben, in denen der Kliniker den Grund *nicht* angeben möchte, warum die Kriterien für eine Hypersomnie oder eine andere bestimmte Schlaf-Wach-Störung nicht erfüllt sind. Sie beinhaltet auch Beschwerdebilder, für die nicht genügend Informationen vorliegen, um eine genauere Diagnose stellen zu können.

Andere Näher Bezeichnete Schlaf-Wach-Störung G47.8

Diese Kategorie gilt für Erscheinungsbilder, bei denen charakteristische Symptome einer Schlaf-Wach-Störung vorherrschen, die in klinisch bedeutsamer Weise Leiden oder Beeinträchtigungen in sozialen, beruflichen oder anderen wichtigen Funktionsbereichen verursachen, bei denen die Kriterien für eine der Schlaf-Wach-Störungen aber nicht vollständig erfüllt sind. Auch sind die diagnostischen Kriterien einer Anderen Näher Bezeichneten Insomnie oder einer Anderen Näher Bezeichneten Hypersomnie nicht erfüllt. Die Kategorie Andere Näher Bezeichnete Schlaf-Wach-Störung wird in Situationen vergeben, in denen der Kliniker den Grund angeben möchte, warum die Kriterien für eine bestimmte Schlaf-Wach-Störung nicht erfüllt sind. In diesem Fall wird „Andere Näher Bezeichnete Schlaf-Wach-Störung" codiert, gefolgt vom jeweiligen Grund (z. B. „wiederholtes Arousal während des REM-Schlafs ohne Polysomnografie" oder „Vorgeschichte einer Parkinson-Erkrankung oder einer anderen Synucleinopathie").

Nicht Näher Bezeichnete Schlaf-Wach-Störung G47.9

Diese Kategorie gilt für Erscheinungsbilder, bei denen charakteristische Symptome einer Schlaf-Wach-Störung vorherrschen, die in klinisch bedeutsamer Weise Leiden oder Beeinträchtigungen in sozialen, beruflichen oder anderen wichtigen Funktionsbereichen verursachen, bei denen die Kriterien für eine der Schlaf-Wach-Störungen aber nicht vollständig erfüllt sind. Auch sind die diagnostischen Kriterien einer Nicht Näher Bezeichneten Insomnie oder einer Nicht Näher Bezeichneten Hypersomnie nicht erfüllt. Die Kategorie Nicht Näher Bezeichnete Schlaf-Wach-Störung wird in Situationen vergeben, in denen der Kliniker den Grund *nicht* angeben möchte, warum die Kriterien für eine bestimmte Schlaf-Wach-Störung nicht erfüllt sind. Sie beinhaltet auch Beschwerdebilder, für die nicht genügend Informationen vorliegen, um eine genauere Diagnose stellen zu können.

Sexuelle Funktionsstörungen

Verzögerte Ejakulation — F52.32

A. Eines der folgenden Symptome muss bei fast allen oder allen Gelegenheiten (etwa 75 % bis 100 %), bei denen die Person mit einem Partner sexuell aktiv ist, erlebt werden (in bestimmten situativen Kontexten oder, wenn generalisiert, in allen Kontexten) und ohne dass die Person eine Verzögerung wünscht:
  1. Deutliche Verzögerung der Ejakulation.
  2. Deutlich reduzierte Häufigkeit oder Fehlen der Ejakulation.

B. Die in Kriterium A genannten Symptome bestehen mindestens über einen Zeitraum von ungefähr 6 Monaten hinweg.

C. Die in Kriterium A genannten Symptome verursachen in klinisch bedeutsamer Weise Leiden.

D. Die sexuelle Funktionsstörung kann nicht besser durch eine nichtsexuelle psychische Störung, als Folge ernsthafter Belastungen innerhalb der Paarbeziehung oder als Folge anderer bedeutender Stressoren erklärt werden und sie geht nicht ausschließlich auf die Wirkung einer Substanz bzw. eines Medikaments oder eines medizinischen Krankheitsfaktors zurück.

Bestimme, ob:

Lebenslang: Die Störung tritt auf, seit die Person sexuell aktiv ist.

Erworben: Die Störung ist erst nach einem Zeitraum relativ normalen sexuellen Funktionierens aufgetreten.

Bestimme, ob:

Generalisiert: Nicht auf bestimmte Arten der Stimulation, auf bestimmte Situationen oder Partner beschränkt.

Situativ: Tritt nur bei bestimmten Arten der Stimulation, in bestimmten Situationen oder mit bestimmten Partnern auf.

Bestimme den aktuellen Schweregrad:

Leicht: Hinweise auf eine leichte Belastung aufgrund der in Kriterium A genannten Symptome.

Mittel: Hinweise auf eine mittlere Belastung aufgrund der in Kriterium A genannten Symptome.

Schwer: Hinweise auf eine ernsthafte bzw. extreme Belastung aufgrund der in Kriterium A genannten Symptome.

Erektionsstörung F52.21

A. Mindestens eines der drei folgenden Symptome muss bei fast allen oder allen Gelegenheiten, bei denen die Person sexuell aktiv ist (etwa 75 % bis 100 %), erlebt werden (in bestimmten situativen Kontexten oder, wenn generalisiert, in allen Kontexten):
   1. Deutliche Schwierigkeiten, eine Erektion während der sexuellen Aktivität zu erreichen.
   2. Deutliche Schwierigkeiten, eine Erektion bis zum Ende der sexuellen Aktivität aufrechtzuerhalten.
   3. Deutliche Verringerung der Rigidität der Erektion.

B. Die in Kriterium A genannten Symptome bestehen mindestens über einen Zeitraum von ungefähr 6 Monaten hinweg.

C. Die in Kriterium A genannten Symptome verursachen in klinisch bedeutsamer Weise Leiden.

D. Die sexuelle Funktionsstörung kann nicht besser durch eine nichtsexuelle psychische Störung, als Folge ernsthafter Belastungen in der Partnerschaft oder als Folge anderer bedeutender Stressoren erklärt werden und geht nicht ausschließlich auf die Wirkung einer Substanz bzw. eines Medikaments oder eines medizinischen Krankheitsfaktors zurück.

Bestimme, ob:

Lebenslang: Die Störung tritt auf, seit die Person sexuell aktiv ist.

Erworben: Die Störung ist erst nach einem Zeitraum relativ normalen sexuellen Funktionierens aufgetreten.

Bestimme, ob:

Generalisiert: Nicht auf bestimmte Arten der Stimulation, auf bestimmte Situationen oder Partner beschränkt.

Situativ: Tritt nur bei bestimmten Arten der Stimulation, in bestimmten Situationen oder mit bestimmten Partnern auf.

Bestimme den aktuellen Schweregrad:

Leicht: Hinweise auf eine leichte Belastung aufgrund der in Kriterium A genannten Symptome.

Mittel: Hinweise auf eine mittlere Belastung aufgrund der in Kriterium A genannten Symptome.

Schwer: Hinweise auf eine ernsthafte bzw. extreme Belastung aufgrund der in Kriterium A genannten Symptome.

Weibliche Orgasmusstörung F52.31

A. Auftreten eines der nachfolgenden Symptome bei fast allen oder allen Gelegenheiten (etwa 75 % bis 100 %), bei denen die Person mit einem Partner sexuell aktiv ist (in bestimmten situativen Kontexten oder, wenn generalisiert, in allen Kontexten):
   1. Deutliche Verzögerung, deutlich reduzierte Häufigkeit oder Fehlen des Orgasmus.
   2. Deutliche Verminderung der Intensität des Orgasmuserlebens.

B. Die in Kriterium A genannten Symptome bestehen mindestens über einen Zeitraum von ungefähr 6 Monaten hinweg.

C. Die in Kriterium A genannten Symptome verursachen in klinisch bedeutsamer Weise Leiden.

D. Die sexuelle Funktionsstörung kann nicht besser durch eine nichtsexuelle psychische Störung, als Folge ernsthafter Belastungen innerhalb der Paarbeziehung (z. B. Gewalt durch den Partner) oder als Folge anderer bedeutender Stressoren erklärt werden und geht nicht ausschließlich auf die Wirkung einer Substanz bzw. eines Medikaments oder eines medizinischen Krankheitsfaktors zurück.

Bestimme, ob:

Lebenslang: Die Störung tritt auf, seit die Person sexuell aktiv ist.

Erworben: Die Störung ist erst nach einem Zeitraum relativ normalen sexuellen Funktionierens aufgetreten.

Bestimme, ob:

Generalisiert: Nicht auf bestimmte Arten der Stimulation, auf bestimmte Situationen oder Partner beschränkt.

Situativ: Tritt nur bei bestimmten Arten der Stimulation, in bestimmten Situationen oder mit bestimmten Partnern auf.

Bestimme, ob:

Nie einen Orgasmus in irgendeiner Situation erlebt.

Bestimme den aktuellen Schweregrad:

Leicht: Hinweise auf eine leichte Belastung aufgrund der in Kriterium A genannten Symptome.

Mittel: Hinweise auf eine mittlere Belastung aufgrund der in Kriterium A genannten Symptome.

Schwer: Hinweise auf eine ernsthafte bzw. extreme Belastung aufgrund der in Kriterium A genannten Symptome.

Störung des Sexuellen Interesses bzw. der Erregung bei der Frau F52.22

A. Fehlen oder deutliche Verminderung des sexuellen Interesses bzw. der sexuellen Erregung, welche sich in mindestens drei der nachfolgenden Indikatoren äußern:
1. Fehlendes/vermindertes Interesse an sexuellen Aktivitäten.
2. Fehlende/verminderte sexuelle bzw. erotische Gedanken oder Fantasien.
3. Keine/verminderte Initiative zu sexuellen Aktivitäten und typischerweise Unempfänglichkeit gegenüber Versuchen des Partners, sexuelle Aktivitäten einzuleiten.
4. Fehlende/verminderte sexuelle Erregung/Lust während sexueller Aktivitäten bei fast allen oder allen (etwa 75% bis 100%) sexuellen Begegnungen (in bestimmten situativen Kontexten oder, wenn generalisiert, in allen Kontexten).
5. Fehlendes/vermindertes reaktives Interesse bzw. reaktive Erregung bei jeglichen internen oder externen sexuellen oder erotischen Reizen (z.B. schriftlich, verbal, visuell).
6. Fehlende/verminderte genitale oder nichtgenitale Empfindungen während sexueller Aktivitäten bei allen oder fast allen (etwa 75% bis 100%) sexuellen Begegnungen (in bestimmten situativen Kontexten oder, wenn generalisiert, in allen Kontexten).

B. Die in Kriterium A genannten Symptome bestehen mindestens über einen Zeitraum von ungefähr 6 Monaten hinweg.

C. Die in Kriterium A genannten Symptome verursachen in klinisch bedeutsamer Weise Leiden.

D. Die sexuelle Funktionsstörung kann nicht besser durch eine nichtsexuelle psychische Störung, als Folge ernsthafter Belastungen innerhalb der Paarbeziehung (z.B. Gewalt durch den Partner) oder als Folge anderer bedeutender Stressoren erklärt werden und geht nicht ausschließlich auf die Wirkung einer Substanz bzw. eines Medikaments oder eines medizinischen Krankheitsfaktors zurück.

Bestimme, ob:

Lebenslang: Die Störung tritt auf, seit die Person sexuell aktiv ist.

Erworben: Die Störung ist erst nach einem Zeitraum relativ normalen sexuellen Funktionierens aufgetreten.

Bestimme, ob:

Generalisiert: Nicht auf bestimmte Arten der Stimulation, auf bestimmte Situationen oder Partner beschränkt.
Situativ: Tritt nur bei bestimmten Arten der Stimulation, in bestimmten Situationen oder mit bestimmten Partnern auf.

Bestimme den aktuellen Schweregrad:

Leicht: Hinweise auf eine leichte Belastung aufgrund der in Kriterium A genannten Symptome.
Mittel: Hinweise auf eine mittlere Belastung aufgrund der in Kriterium A genannten Symptome.
Schwer: Hinweise auf eine ernsthafte bzw. extreme Belastung aufgrund der in Kriterium A genannten Symptome.

Genito-Pelvine Schmerz-Penetrationsstörung (Dyspareunie/Vaginismus) F52.6

A. Anhaltende oder wiederkehrende Schwierigkeiten in Bezug auf einen (oder mehrere) der folgenden Aspekte:
   1. Vaginale Penetration während des Geschlechtsverkehrs.
   2. Deutliche vulvovaginale oder Beckenschmerzen während des Vaginalverkehrs oder bei Versuchen der Penetration.
   3. Deutliche Furcht oder Angst vor vulvovaginalen oder Beckenschmerzen in Erwartung von, während oder als Folge vaginaler Penetration.
   4. Deutliche Verkrampfung oder Anspannung der Beckenbodenmuskulatur während versuchter vaginaler Penetration.

B. Die in Kriterium A genannten Symptome bestehen mindestens über einen Zeitraum von ungefähr 6 Monaten hinweg.

C. Die in Kriterium A genannten Symptome verursachen in klinisch bedeutsamer Weise Leiden.

D. Die sexuelle Funktionsstörung kann nicht besser durch eine nichtsexuelle psychische Störung, als Folge ernsthafter Belastungen innerhalb der Paarbeziehung (z.B. Gewalt durch den Partner) oder als Folge anderer bedeutender Stressoren erklärt werden und geht nicht ausschließlich auf die Wirkung einer Substanz bzw. eines Medikaments oder eines medizinischen Krankheitsfaktors zurück.

Bestimme, ob:

Lebenslang: Die Störung tritt auf, seit die Person sexuell aktiv ist.

Erworben: Die Störung ist erst nach einem Zeitraum relativ normalen sexuellen Funktionierens aufgetreten.

Bestimme den aktuellen Schweregrad:

Leicht: Hinweise auf eine leichte Belastung aufgrund der in Kriterium A genannten Symptome.

Mittel: Hinweise auf eine mittlere Belastung aufgrund der in Kriterium A genannten Symptome.

Schwer: Hinweise auf eine ernsthafte bzw. extreme Belastung aufgrund der in Kriterium A genannten Symptome.

Störung mit Verminderter Sexueller Appetenz beim Mann F52.0

A. Anhaltender oder wiederkehrender Mangel an (oder Fehlen von) sexuellen/erotischen Gedanken oder Fantasien und des Verlangens nach sexueller Aktivität. Der Untersucher beurteilt den Mangel oder das Fehlen unter Berücksichtigung von Faktoren, die die sexuelle Funktionsfähigkeit beeinflussen, wie Lebensalter sowie allgemeine und soziokulturelle Lebensumstände der Person.

B. Die in Kriterium A genannten Symptome bestehen mindestens über einen Zeitraum von ungefähr 6 Monaten hinweg.

C. Die in Kriterium A genannten Symptome verursachen in klinisch bedeutsamer Weise Leiden.

D. Die sexuelle Funktionsstörung kann nicht besser durch eine nichtsexuelle psychische Störung, als Folge ernsthafter Belastungen innerhalb der Paarbeziehung oder als Folge anderer bedeutender Stressoren erklärt werden und geht nicht ausschließlich auf die Wirkung einer Substanz bzw. eines Medikaments oder eines medizinischen Krankheitsfaktors zurück.

Bestimme, ob:

Lebenslang: Die Störung tritt auf, seit die Person sexuell aktiv ist.

Erworben: Die Störung ist erst nach einem Zeitraum relativ normalen sexuellen Funktionierens aufgetreten.

Bestimme, ob:

Generalisiert: Nicht auf bestimmte Arten der Stimulation, auf bestimmte Situationen oder Partner beschränkt.

Situativ: Tritt nur bei bestimmten Arten der Stimulation, in bestimmten Situationen oder mit bestimmten Partnern auf.

Bestimme den aktuellen Schweregrad:

Leicht: Hinweise auf eine leichte Belastung aufgrund der in Kriterium A genannten Symptome.
Mittel: Hinweise auf eine mittlere Belastung aufgrund der in Kriterium A genannten Symptome.
Schwer: Hinweise auf eine ernsthafte bzw. extreme Belastung aufgrund der in Kriterium A genannten Symptome.

Vorzeitige (Frühe) Ejakulation F52.4

A. Ein anhaltendes oder wiederkehrendes Muster des Auftretens einer Ejakulation, das bei mit einer Partnerin ausgeübter sexueller Aktivität innerhalb etwa 1 Minute nach der vaginalen Penetration auftritt und bevor die Person es wünscht.
Beachte: Wenngleich die Diagnose der Vorzeitigen (Frühen) Ejakulation auch bei Personen, die nichtvaginale sexuelle Aktivitäten ausüben, vergeben werden kann, so sind für diese Aktivitäten keine spezifischen Zeitkriterien etabliert.

B. Das in Kriterium A genannte Symptom besteht mindestens über einen Zeitraum von ungefähr 6 Monaten hinweg und muss bei allen oder fast allen Gelegenheiten (etwa 75 % bis 100 %), in denen die Person sexuell aktiv ist, erlebt werden (in einem zu bestimmenden situativen Kontext oder, wenn generalisiert, in allen Kontexten).

C. Das in Kriterium A genannte Symptom verursacht in klinisch bedeutsamer Weise Leiden.

D. Die sexuelle Funktionsstörung kann nicht besser durch eine nichtsexuelle psychische Störung, als Folge ernsthafter Belastungen innerhalb der Paarbeziehung oder als Folge anderer bedeutender Stressoren erklärt werden und geht nicht ausschließlich auf die Wirkung einer Substanz bzw. eines Medikaments oder eines medizinischen Krankheitsfaktors zurück.

Bestimme, ob:

Lebenslang: Die Störung tritt auf, seit die Person sexuell aktiv ist.
Erworben: Die Störung ist erst nach einem Zeitraum relativ normalen sexuellen Funktionierens aufgetreten.

Bestimme, ob:

Generalisiert: Nicht auf bestimmte Arten der Stimulation, auf bestimmte Situationen oder Partner beschränkt.

Situativ: Tritt nur bei bestimmten Arten der Stimulation, in bestimmten Situationen oder mit bestimmten Partnern auf.

Bestimme den aktuellen Schweregrad:

Leicht: Die Ejakulation tritt ungefähr innerhalb eines Zeitraums von 30 Sekunden bis 1 Minute nach der vaginalen Penetration auf.

Mittel: Die Ejakulation tritt ungefähr innerhalb eines Zeitraums von 15 bis 30 Sekunden nach der vaginalen Penetration auf.

Schwer: Die Ejakulation tritt vor der sexuellen Aktivität, zu Beginn der sexuellen Aktivität oder innerhalb von etwa 15 Sekunden nach vaginaler Penetration auf.

Substanz-/Medikamenteninduzierte Sexuelle Funktionsstörung

A. Eine klinisch bedeutsame Beeinträchtigung der sexuellen Funktion steht im Vordergrund des klinischen Beschwerdebildes.

B. Es gibt Hinweise aus der Vorgeschichte, körperlichen Untersuchung oder Laboruntersuchungen auf sowohl (1) als auch (2):
   1. Die Symptome aus Kriterium A entwickelten sich während oder kurz nach einer Substanzintoxikation, einem Substanzentzug oder nach Einnahme oder Absetzen eines Medikaments.
   2. Die betreffende Substanz/das Medikament ist in der Lage, die Symptome aus Kriterium A hervorzurufen.

C. Das Störungsbild kann nicht besser durch eine nicht substanz-/medikamenteninduzierte sexuelle Funktionsstörung erklärt werden. Hinweise auf eine eigenständige sexuelle Funktionsstörung können sein:

   Die Symptome waren vor Beginn der Substanz- oder Medikamenteneinnahme vorhanden; die Symptome halten über eine beträchtliche Zeitspanne (z.B. etwa 1 Monat) nach Beendigung des akuten Entzugs oder nach einer schweren Intoxikation an; oder es gibt andere Hinweise auf eine eigenständige, nicht substanz- oder medikamenteninduzierte sexuelle Funktionsstörung.

D. Das Störungsbild tritt nicht ausschließlich im Verlauf eines Delirs auf.
E. Das Störungsbild verursacht in klinisch bedeutsamer Weise Leiden oder Beeinträchtigungen in sozialen, beruflichen oder anderen wichtigen Funktionsbereichen.

Beachte: Diese Diagnose soll nur dann anstelle der Diagnose einer Substanzintoxikation oder eines Substanzentzugs gestellt werden, wenn die Symptome aus Kriterium A im Vordergrund des klinischen Beschwerdebildes stehen und schwer genug sind, um klinische Beachtung zu rechtfertigen.

Codierhinweis: Die ICD-10-CM-Codes für die [Spezifische Substanz-/Medikamenten-]induzierten Sexuellen Funktionsstörungen sind in der untenstehenden Tabelle angegeben. Zu beachten ist, dass die ICD-10-CM-Codierung davon abhängt, ob eine komorbide Substanzkonsumstörung für die gleiche Substanzklasse vorliegt. In jedem Fall wird keine zusätzliche separate Diagnose einer Substanzkonsumstörung vergeben. Wenn eine leichtgradige Substanzkonsumstörung komorbid mit der Substanzinduzierten Sexuellen Funktionsstörung besteht, wird die 4. Stelle mit einer „1" codiert, und der Kliniker sollte eine „Leichtgradige [Substanz-]konsumstörung" vor der Substanzinduzierten Sexuellen Funktionsstörung angeben (z. B. „Leichtgradige Kokainkonsumstörung mit Kokaininduzierter Sexueller Funktionsstörung"). Wenn eine mittelgradige oder schwergradige Substanzkonsumstörung komorbid mit der Substanzinduzierten Sexuellen Funktionsstörung besteht, wird die 4. Stelle mit einer „2" codiert, und der Kliniker sollte eine „Mittelgradige [Substanz-]konsumstörung" oder eine „Schwergradige [Substanz-]konsumstörung", je nach Schweregrad der komorbiden Substanzkonsumstörung, angeben. Wenn keine komorbide Substanzkonsumstörung vorliegt (z. B. nach einem einmaligen, massiven Konsum der Substanz), dann wird die 4. Stelle mit einer „9" codiert, und der Kliniker sollte nur die Substanzinduzierte Sexuelle Funktionsstörung angeben.

	ICD-10-CM		
	Mit Leichtgradiger Substanzkonsumstörung	Mit Mittelgradiger oder Schwergradiger Substanzkonsumstörung	Ohne Substanzkonsumstörung
Alkohol	F10.181	F10.281	F10.981
Opioide	F11.181	F11.281	F11.981
Sedativa, Hypnotika oder Anxiolytika	F13.181	F13.281	F13.981
Substanzen des Amphetamin-Typs (oder andere Stimulanzien)	F15.181	F15.281	F15.981
Kokain	F14.181	F14.281	F14.981
Andere (oder unbekannte) Substanzen	F19.181	F19.281	F19.981

Bestimme, ob (siehe Tabelle 1 im Kapitel „Störungen im Zusammenhang mit psychotropen Substanzen und abhängigen Verhaltensweisen", welche angibt, ob „mit Beginn während der Intoxikation" und/oder „mit Beginn während des Entzugs" für die angegebene Substanzklasse gilt; oder *bestimme, ob* „mit Beginn nach Medikamenteneinnahme"):

Mit Beginn während der Intoxikation: Wenn die Kriterien für eine Substanzintoxikation erfüllt sind und die Symptome während der Intoxikation auftreten.

Mit Beginn während des Entzugs: Wenn die Kriterien für einen Substanzentzug erfüllt sind und die Symptome während oder kurz nach dem Entzug auftreten.

Mit Beginn nach Medikamenteneinnahme: Wenn Symptome entweder zu Beginn der Medikamenteneinnahme, mit einer Umstellung der Medikamenteneinnahme oder beim Absetzen des Medikaments auftreten.

Bestimme den aktuellen Schweregrad:

Leicht: Tritt zu 25 % bis 50 % aller Gelegenheiten auf, bei denen sexuelle Aktivität ausgeübt wird.

Mittel: Tritt zu 50 % bis 75 % aller Gelegenheiten auf, bei denen sexuelle Aktivität ausgeübt wird.

Schwer: Tritt zu mindestens 75 % aller Gelegenheiten auf, bei denen sexuelle Aktivität ausgeübt wird.

Codierungs- und Aufzeichnungskonventionen

Die Bezeichnung der Substanz-/Medikamenteninduzierten Sexuellen Funktionsstörung beginnt mit der spezifischen Substanz (z. B. Alkohol), die vermutlich die sexuelle Funktionsstörung verursacht. Der ICD-10-CM-Code, der der zutreffenden Substanzklasse entspricht, wird aus der Tabelle ausgewählt, die dem Kriterienkatalog beigefügt ist. Für Substanzen, die keiner der aufgeführten Klassen zugeordnet werden können (z. B. Fluoxetin), sollte die Codierung für „andere (oder unbekannte) Substanzen" benutzt und der Name der spezifischen Substanz aufgezeichnet werden (z. B. F19.982 Fluoxetininduzierte Sexuelle Funktionsstörung). In Fällen, in denen eine Substanz als ätiologischer Faktor angesehen wird, die spezifische Substanzklasse aber unbekannt ist, wird der ICD-10-CM-Code für die Substanzklasse „andere (oder unbekannte) Substanzen" verwendet, und die Tatsache, dass die Substanz unbekannt ist, wird vermerkt (z. B. F19.981 Durch eine Unbekannte Substanz Induzierte Sexuelle Funktionsstörung).

Bei der Aufzeichnung der Störung wird die komorbide Substanzkonsumstörung (ggf.) zuerst aufgeführt, gefolgt von dem Wort „mit", gefolgt von dem Namen der Substanzinduzierten Sexuellen Funktionsstörung, gefolgt von der Spezifikation des Beginns (z. B. mit Beginn während der Intoxikation, mit Beginn während des Entzugs, mit Beginn nach Medikamenteneinnahme), gefolgt vom Schweregrad (z. B. leichtgradig, mittelgradig, schwergradig). Zum Beispiel lautet im Fall von Erektionsstörungen, die bei einer Person mit einer Schwergradigen Alkoholkonsumstörung während der Intoxikation auftreten, die Diagnose F10.281 Schwergradige Alkoholkonsumstörung mit Lorazepaminduzierter Sexueller Funktionsstörung mit Beginn während der Intoxikation, Mittelgradig. Eine eigenständige Diagnose der komorbiden Schwergradigen Alkoholkonsumstörung wird nicht vergeben. Wenn die Substanzinduzierte Sexuelle Funktionsstörung ohne eine komorbide Substanzkonsumstörung auftritt (z. B. nach einem einmaligen, massiven Konsum der Substanz), wird keine komorbide Substanzkonsumstörung vermerkt (z. B. F15.981 Amphetamininduzierte Sexuelle Funktionsstörung mit Beginn während der Intoxikation). Wenn festgestellt wird, dass mehrere Substanzen eine bedeutsame Rolle für die Entwicklung der Sexuellen Funktionsstörung spielen, sollte jede Substanz einzeln aufgeführt werden (z. B. F14.181 Leichtgradige Kokainkonsumstörung mit Kokaininduzierter Sexueller Funktionsstörung mit Beginn während der Intoxikation, Mittelgradig; F19.981 Fluoxetininduzierte Sexuelle Funktionsstörung mit Beginn nach Medikamenteneinnahme, Mittelgradig).

Andere Näher Bezeichnete Sexuelle Funktionsstörung F52.8

Diese Kategorie gilt für Erscheinungsbilder, bei denen charakteristische Symptome einer sexuellen Funktionsstörung vorherrschen, die in klinisch bedeutsamer Weise Leiden oder Beeinträchtigungen in sozialen, beruflichen oder anderen wichtigen Funktionsbereichen verursachen, bei denen die Kriterien für eine der sexuellen Funktionsstörungen aber nicht vollständig erfüllt sind. Die Kategorie Andere Näher Bezeichnete Sexuelle Funktionsstörung wird in Situationen vergeben, in denen der Kliniker den Grund angeben möchte, warum die Kriterien für eine bestimmte sexuelle Funktionsstörung nicht erfüllt sind. In diesem Fall wird „Andere Näher Bezeichnete Sexuelle Funktionsstörung" codiert, gefolgt vom jeweiligen Grund (z. B. „sexuelle Aversion").

Nicht Näher Bezeichnete Sexuelle Funktionsstörung F52.9

Diese Kategorie gilt für Erscheinungsbilder, bei denen charakteristische Symptome einer sexuellen Funktionsstörung vorherrschen, die in klinisch bedeutsamer Weise Leiden oder Beeinträchtigungen in sozialen, beruflichen oder anderen wichtigen Funktionsbereichen verursachen, bei denen die Kriterien für eine der sexuellen Funktionsstörungen aber nicht vollständig erfüllt sind. Die Kategorie Nicht Näher Bezeichnete Sexuelle Funktionsstörung wird in Situationen vergeben, in denen der Kliniker den Grund *nicht* angeben möchte, warum die Kriterien für eine bestimmte sexuelle Funktionsstörung nicht erfüllt sind. Sie beinhaltet auch Beschwerdebilder, für die nicht genügend Informationen vorliegen, um eine genauere Diagnose stellen zu können.

Geschlechtsdysphorie

Geschlechtsdysphorie bei Kindern F64.2

A. Eine seit mindestens 6 Monaten bestehende ausgeprägte Diskrepanz zwischen Gender und Zuweisungsgeschlecht, wobei mindestens sechs der folgenden Kriterien erfüllt sein müssen (von denen eines Kriterium A1 sein muss):
   1. Ausgeprägtes Verlangen oder Insistieren, dem anderen Geschlecht (oder einem alternativen Gender, das sich vom Zuweisungsgeschlecht unterscheidet) anzugehören.
   2. Bei Kindern mit männlichem Zuweisungsgeschlecht: ausgeprägte Vorliebe, sich weiblich zu kleiden und zu schminken; bei Kindern mit weiblichem Zuweisungsgeschlecht: ausgeprägte Vorliebe für ausschließlich typisch maskuline Kleidung und großer Widerstand, typisch feminine Kleidung zu tragen.
   3. Ausgeprägte Vorliebe dafür, in Rollen- und Fantasiespielen gegengeschlechtliche Rollen einzunehmen.
   4. Ausgeprägte Vorliebe für Spielzeug, Spiele oder Aktivitäten, mit denen sich Kinder des anderen Geschlechts typischerweise beschäftigen.
   5. Ausgeprägte Vorliebe für Spielgefährten des anderen Geschlechts.
   6. Bei Kindern mit männlichem Zuweisungsgeschlecht: ausgeprägte Ablehnung typisch jungenhafter Spiele, Spielzeug und Aktivitäten und ausgeprägte Vermeidung von Raufen und Balgen; bei Kindern mit weiblichem Zuweisungsgeschlecht: ausgeprägte Ablehnung typisch mädchenhafter Spiele, Spielzeug und Freizeitaktivitäten.
   7. Ausgeprägte Ablehnung der eigenen primären Geschlechtsmerkmale.
   8. Ausgeprägtes Verlangen nach den primären und/oder sekundären Geschlechtsmerkmalen im Einklang mit dem erlebten Gender.

B. Klinisch bedeutsames Leiden oder Beeinträchtigungen in sozialen, schulischen oder anderen wichtigen Funktionsbereichen.

Bestimme, ob:

Mit einer Variation bzw. Störung der Geschlechtsentwicklung (z. B. ein adrenogenitales Syndrom, wie E25.0, die angeborene Nebennierenrindenhyperplasie, oder E34.50, das Androgenresistenz-Syndrom).

Codierhinweis: Wenn dies zutrifft, ist sowohl die Variation bzw. Störung der Geschlechtsentwicklung als auch die Geschlechtsdysphorie zu codieren.

Geschlechtsdysphorie bei Jugendlichen und Erwachsenen F64.0

A. Eine seit mindestens 6 Monaten bestehende ausgeprägte Diskrepanz zwischen Gender und Zuweisungsgeschlecht, wobei mindestens zwei der folgenden Kriterien erfüllt sein müssen:
   1. Ausgeprägte Diskrepanz zwischen Gender und den primären und/oder sekundären Geschlechtsmerkmalen (oder, bei Jugendlichen, den erwarteten sekundären Geschlechtsmerkmalen).
   2. Ausgeprägtes Verlangen, die eigenen primären und/oder sekundären Geschlechtsmerkmale loszuwerden (oder, bei Jugendlichen, das Verlangen, die Entwicklung der erwarteten sekundären Geschlechtsmerkmale zu verhindern).
   3. Ausgeprägtes Verlangen nach den primären und/oder sekundären Geschlechtsmerkmalen des anderen Geschlechts.
   4. Ausgeprägtes Verlangen, dem anderen Geschlecht anzugehören (oder einem alternativen Gender, das sich vom Zuweisungsgeschlecht unterscheidet).
   5. Ausgeprägtes Verlangen danach, wie das andere Geschlecht behandelt zu werden (oder wie ein alternatives Gender, das sich vom Zuweisungsgeschlecht unterscheidet).
   6. Ausgeprägte Überzeugung, die typischen Gefühle und Reaktionsweisen des anderen Geschlechts aufzuweisen (oder die eines alternativen Gender, das sich vom Zuweisungsgeschlecht unterscheidet).

B. Klinisch relevantes Leiden oder Beeinträchtigungen in sozialen, schulischen oder anderen wichtigen Funktionsbereichen.

Bestimme, ob:

Mit einer Variation bzw. Störung der Geschlechtsentwicklung (z. B. ein adrenogenitales Syndrom wie E25.0, die angebo-

rene Nebennierenrindenhyperplasie, oder E34.50, das Androgenresistenz-Syndrom).
Codierhinweis: Wenn dies zutrifft, ist sowohl die Variation bzw. Störung der Geschlechtsentwicklung als auch die Geschlechtsdysphorie zu codieren.

Bestimme, ob:
Nach der Geschlechtsangleichung: Die Person lebt vollständig in der erlebten Geschlechtsrolle (mit oder ohne gesetzliche Anerkennung) und hat sich mindestens einer geschlechtsangleichenden Behandlungsmaßnahme unterzogen (oder bereitet eine solche vor) – entweder eine regelmäßige gegengeschlechtliche Hormonbehandlung und/oder eine geschlechtsangleichende Operation (z. B. Brustvergrößerung und/oder Vulvovaginalplastik bei männlichem geburtszugewiesenem Geschlecht; transmaskuline Brustchirurgie und/oder Phalloplastik oder Metoidioplastik bei weiblichem geburtszugewiesenem Geschlecht).

Andere Näher Bezeichnete Geschlechtsdysphorie F64.8

Diese Kategorie gilt für Erscheinungsbilder, bei denen charakteristische Symptome einer Geschlechtsdysphorie vorherrschen, die in klinisch bedeutsamer Weise Leiden oder Beeinträchtigungen in sozialen, beruflichen oder anderen wichtigen Funktionsbereichen verursachen, bei denen die Kriterien für Geschlechtsdysphorie aber nicht vollständig erfüllt sind. Die Kategorie Andere Näher Bezeichnete Geschlechtsdysphorie wird in Situationen vergeben, in denen der Kliniker den Grund angeben möchte, warum die Kriterien für Geschlechtsdysphorie nicht erfüllt sind. In diesem Fall wird „Andere Näher Bezeichnete Geschlechtsdysphorie“ codiert, gefolgt vom jeweiligen Grund (z. B. „kurzzeitige Geschlechtsdysphorie“, bei der zwar die Symptomkriterien einer Geschlechtsdysphorie vollständig erfüllt sind, aber die erforderliche Zeitdauer von 6 Monaten nicht erfüllt ist).

Nicht Näher Bezeichnete Geschlechtsdysphorie F64.9

Diese Kategorie gilt für Erscheinungsbilder, bei denen charakteristische Symptome einer Geschlechtsdysphorie vorherrschen, die in klinisch bedeutsamer Weise Leiden oder Beeinträchtigungen in sozialen, beruflichen oder anderen wichtigen Funktionsbereichen verursachen, bei denen die Kriterien für Geschlechtsdysphorie aber nicht vollständig erfüllt sind. Die Kategorie Nicht Näher Bezeichnete Geschlechtsdysphorie wird in Situationen vergeben, in denen der Kliniker den Grund *nicht* angeben möchte, warum die Kriterien für Geschlechtsdysphorie nicht erfüllt sind. Sie beinhaltet auch Beschwerdebilder, für die nicht genügend Informationen vorliegen, um eine genauere Diagnose stellen zu können.

Disruptive, Impulskontroll- und Sozialverhaltensstörungen

Störung mit Oppositionellem Trotzverhalten F91.3

A. Ein mindestens 6 Monate lang anhaltendes Muster von ärgerlicher/gereizter Stimmung, streitsüchtigem/trotzigem Verhalten oder Rachsucht, nachgewiesen durch mindestens vier Symptome irgendeiner der folgenden Kategorien, das sich in der Interaktionen mit mindestens einer Person zeigt, die kein Geschwister ist.

Ärgerliche/gereizte Stimmung

1. Wird schnell wütend.
2. Ist häufig reizbar oder lässt sich leicht ärgern.
3. Ist häufig verärgert und beleidigt.

Streitsüchtiges/trotziges Verhalten

4. Streitet sich häufig mit Autoritätspersonen oder – bei Kindern und Jugendlichen – mit Erwachsenen.
5. Widersetzt sich häufig aktiv den Anweisungen von Autoritätspersonen oder Regeln oder weigert sich, diese zu befolgen.
6. Verärgert andere häufig absichtlich.
7. Schiebt häufig die Schuld für eigene Fehler oder eigenes Fehlverhalten auf andere.

Rachsucht

8. War boshaft oder rachsüchtig, mindestens zweimal in den vergangenen 6 Monaten.

Beachte: Zur Abgrenzung von Verhalten, das sich im Normbereich bewegt, und klinisch auffälligem Verhalten sollten die Persistenz und Häufigkeit dieser Verhaltensweisen herangezogen werden. Bei Kindern unter 5 Jahren sollte das Verhalten an den meisten Tagen in einer Zeitspanne von mindestens 6 Monaten auftreten, wenn nicht anderweitig definiert (Kriterium A8). Bei Personen, die 5 Jahre oder älter sind, sollte das Verhalten mindestens einmal pro Woche über mindestens 6 Monate auftreten, wenn nicht anderweitig definiert (Kriterium A8). Diese Häufigkeitskriterien sind eine Orientierungshilfe hinsichtlich des minimalen Niveaus für die Definition der Häufigkeit der Symptome. Jedoch sollten auch andere Faktoren in Betracht gezogen werden, beispielsweise ob die Häufigkeit und Intensität des Verhaltens außerhalb des Normbereichs für das Entwicklungsniveau, das Geschlecht und den kulturellen Hintergrund des Einzelnen liegt.

B. Die Verhaltensstörung ist verbunden mit Leidensdruck für die Person selbst oder für andere Personen im unmittelbaren sozialen Umfeld (z.B. Familie, Gleichaltrigengruppe, Arbeitskollegen) oder sie hat negative Auswirkungen auf soziale, pädagogische, berufliche oder andere wichtige Funktionsbereiche.

C. Die Verhaltensweisen treten nicht ausschließlich im Verlauf einer psychotischen, depressiven oder bipolaren Störung oder bei einer Substanzkonsumstörung auf. Ebenfalls sind nicht die Kriterien einer Disruptiven Affektregulationsstörung erfüllt.

Bestimme den aktuellen Schweregrad:

Leicht: Die Symptome begrenzen sich auf eine Situation (z.B. auf zu Hause, auf die Schule, auf die Arbeit, mit Gleichaltrigen).

Mittel: Manche Symptome zeigen sich in mindestens zwei Situationen.

Schwer: Manche Symptome zeigen sich in drei oder mehr Situationen.

Intermittierende Explosible Störung F63.81

A. Wiederholte Verhaltensausbrüche aufgrund des Versagens der Kontrolle über aggressive Impulse, die sich in einer der folgenden Weisen manifestieren:

1. Verbale Aggression (z.B. Wutausbrüche, Schimpfen, verbale Auseinandersetzungen oder Streitereien) oder körperliche Aggression gegen Gegenstände, Tiere oder andere Personen, die im Durchschnitt zweimal pro Woche über einen Zeitraum von 3 Monaten auftritt. Körperliche Aggression führt nicht zu einer Beschädigung oder Zerstörung von Gegenständen und nicht zur Verletzung von Tieren oder anderen Personen.

2. Drei Verhaltensausbrüche innerhalb eines Zeitraums von 12 Monaten, die mit der Beschädigung oder Zerstörung von Gegenständen und/oder tätlichen Angriffen einhergehen, bei denen Tiere oder andere Personen verletzt werden.

B. Das Ausmaß der Aggressivität, das in den wiederholten Ausbrüchen zum Ausdruck kommt, steht in grobem Missverhältnis zur jeweiligen Provokation oder anderen vorausgegangenen psychosozialen Belastungen.

C. Die wiederholten aggressiven Ausbrüche sind nicht geplant (d.h. sie sind impulsiv und/oder Ausdruck von Wut) und werden nicht zur Erreichung konkreter Ziele eingesetzt (z.B. Geld, Macht, Einschüchterung).

D. Die wiederholten aggressiven Ausbrüche verursachen entweder deutliches Leiden bei der betroffenen Person oder Beeinträchtigungen im beruflichen oder zwischenmenschlichen Funktionsbereich oder sind mit finanziellen oder rechtlichen Konsequenzen verbunden.

E. Das chronologische Alter (oder der Entwicklungsstand) beträgt mindestens 6 Jahre.

F. Die wiederholten aggressiven Ausbrüche können nicht besser durch andere psychische Störungen erklärt werden (z.B. Major Depression, bipolare Störung, Disruptive Affektregulationsstörung, eine psychotische Störung, Antisoziale Persönlichkeitsstörung, Borderline-Persönlichkeitsstörung) und sind auch nicht Folge eines anderen medizinischen Krankheitsfaktors (z.B. Kopfverletzung, Alzheimer-Erkrankung) oder Folge der physiologischen Wirkung einer Substanz (z.B. Substanz mit Missbrauchspotenzial, Medikament). Bei Kindern im Alter von 6 bis 18 Jahren sollte die Diagnose bei aggressivem Verhalten im Rahmen einer Anpassungsstörung nicht gestellt werden.

Beachte: Diese Diagnose kann zusätzlich zu den Diagnosen Aufmerksamkeitsdefizit-/Hyperaktivitätsstörung, Störung des Sozialverhaltens, Störung mit Oppositionellem Trotzverhalten oder Autismus-Spektrum-Störung gestellt werden, wenn wiederholte impulsive aggressive Ausbrüche über das im Rahmen der genannten Störungen üblicherweise beobachtbare Maß hinausgehen und eine eigenständige klinische Beachtung rechtfertigen.

Störung des Sozialverhaltens

A. Es liegt ein repetitives und anhaltendes Verhaltensmuster vor, durch das die grundlegenden Rechte anderer oder wichtige altersentsprechende gesellschaftliche Normen oder Regeln verletzt werden. Dies manifestiert sich im Auftreten von mindestens 3 der folgenden 15 Kriterien aus einer der nachfolgenden Kategorien während der letzten 12 Monate, wobei mindestens ein Kriterium in den letzten 6 Monaten erfüllt sein muss:

Aggressives Verhalten gegenüber Menschen und Tieren

1. Schikaniert, bedroht oder schüchtert andere häufig ein.
2. Beginnt häufig Schlägereien.
3. Hat Waffen benutzt, die anderen schweren körperlichen Schaden zufügen können (z. B. Schlagstock, Ziegelstein, zerbrochene Flasche, Messer, Schusswaffe).
4. War körperlich grausam zu Menschen.
5. Quälte Tiere.
6. Hat in Konfrontation mit dem Opfer gestohlen (z. B. Überfall, Taschendiebstahl, Erpressung, bewaffneter Raubüberfall).
7. Hat jemanden zu sexuellen Handlungen gezwungen.

Zerstörung von Eigentum

8. Hat vorsätzlich Brandstiftung begangen mit der Absicht, schweren Schaden zu verursachen.
9. Hat vorsätzlich fremdes Eigentum zerstört (jedoch nicht durch Brandstiftung).

Betrug oder Diebstahl

10. Ist in eine fremde Wohnung, ein fremdes Gebäude oder Auto eingebrochen.
11. Lügt häufig, um sich Güter oder Vorteile zu verschaffen oder um Verpflichtungen zu entgehen (d. h. „legt andere herein").
12. Hat Gegenstände von erheblichem Wert ohne direkten Kontakt mit dem Opfer gestohlen (z. B. Ladendiebstahl, jedoch ohne Einbruch, sowie Fälschungen).

Schwere Regelverstöße

13. Bleibt schon vor dem Alter von 13 Jahren trotz elterlicher Verbote häufig über Nacht weg.

14. Ist mindestens zweimal über Nacht von zu Hause weggelaufen, während er/sie noch bei den Eltern oder bei einer anderen Bezugsperson wohnte oder kam einmal erst nach einem längeren Zeitraum zurück.
15. Schwänzt schon vor dem Alter von 13 Jahren häufig die Schule.

B. Die Verhaltensstörung verursacht in klinisch bedeutsamer Weise Beeinträchtigungen in sozialen, schulischen oder beruflichen Funktionsbereichen.

C. Bei Personen, die 18 Jahre oder älter sind, sind die Kriterien einer Antisozialen Persönlichkeitsstörung nicht erfüllt.

Bestimme, ob:

F91.1 Typ mit Beginn in der Kindheit: Die Person zeigt mindestens ein charakteristisches Symptom der Störung des Sozialverhaltens vor dem Alter von 10 Jahren.

F91.2 Typ mit Beginn in der Adoleszenz: Die Person zeigt kein charakteristisches Symptom der Störung des Sozialverhaltens vor dem Alter von 10 Jahren.

F91.9 Typ mit Nicht Näher Bezeichnetem Beginn: Die Kriterien für die Diagnose einer Störung des Sozialverhaltens sind erfüllt, wegen unzureichender Informationen ist aber die Bestimmung, ob das erste Symptom vor dem Alter von 10 Jahren oder erst später begonnen hat, nicht möglich.

Bestimme, ob:

Mit Reduzierter Prosozialer Emotionalität: Um diese Zusatzcodierung vergeben zu können, müssen mindestens zwei der folgenden Eigenschaften konstant für die Dauer von mindestens 12 Monaten personen- und situationsübergreifend erfüllt gewesen sein. Diese Eigenschaften spiegeln dabei das für die Person typische zwischenmenschliche Beziehungs- und emotionale Reaktionsmuster für diesen Zeitabschnitt wieder, und es handelt sich dabei nicht um gelegentliche Vorkommnisse in einigen Situationen. Daher sind für die Überprüfung der Kriterien dieser Zusatzcodierung mehrere Informationsquellen notwendig. Zusätzlich zu dem Selbsturteil sind die Angaben von Dritten erforderlich, welche die Person über längere Zeitabschnitte gekannt haben (z.B. Eltern, Lehrer, Arbeitskolleginnen und -kollegen, entfernte Familienangehörige, Gleichaltrige).

Mangel an Reue oder Schuldbewusstsein: Fühlt sich nicht schlecht oder schuldig, wenn er oder sie etwas falsch macht (ausgeschlossen ist Reue, die die Person nur zeigt, wenn sie ertappt wird und/oder ihr eine Strafe droht). Die Person zeigt nur wenig Skrupel bezüglich der negativen Konsequenzen eigener Handlungen. Zum Beispiel ist sie nicht reumütig, wenn sie jemand anderen verletzt hat oder sorgt sich nicht um die Konsequenzen von Regelverletzungen.

Gefühlskälte – Mangel an Empathie: Beachtet oder interessiert sich nicht für die Gefühle von anderen. Die Person wird als gefühlskalt und gefühllos beschrieben. Bei eigenen Handlungen beschäftigen sie mehr die Konsequenzen für die eigene Person als die Konsequenzen für andere; dies gilt sogar auch dann, wenn diese bei anderen zu erheblichen Schäden führen.

Gleichgültigkeit gegenüber eigener Leistung: Zeigt keine Besorgnis bei schlechter/problematischer Leistung in der Schule, auf der Arbeit oder bei anderen wichtigen Aktivitäten. Die Person bemüht sich nicht, gute Leistung zu erbringen, auch dann nicht, wenn die Erwartungen klar formuliert sind. Typischerweise macht sie andere für die eigene schlechte Leistung verantwortlich.

Oberflächlicher oder mangelnder Affekt: Drückt keine Gefühle aus oder zeigt anderen gegenüber keine Emotionen. Ausgenommen ist eine Art und Weise, bei der der Affekt flach, unaufrichtig oder oberflächlich erscheint (z.B. Handlungen stehen im Widerspruch zur gezeigten Emotion; kann Gefühle schnell „an-“ und „ausschalten“) oder wenn der Ausdruck von Gefühlen dem eigenen Vorteil dient (z.B. Gefühle werden gezeigt, um andere zu manipulieren oder einzuschüchtern).

Bestimme den aktuellen Schweregrad:

Leicht: Zusätzlich zu den für die Diagnose erforderlichen Symptomen sind wenige oder keine weiteren Probleme des Sozialverhaltens vorhanden, und die Probleme des Sozialverhaltens fügen anderen nur geringen Schaden zu (z.B. Lügen, Schule schwänzen, ohne Erlaubnis nachts außer Haus bleiben, andere Regelverletzungen).

Mittel: Die Anzahl der Probleme des Sozialverhaltens und die Auswirkung auf andere liegen zwischen denen, die als leicht-

gradig, und jenen, die als schwergradig beschrieben werden (z.B. Stehlen ohne direkten Kontakt mit dem Opfer, Vandalismus).
Schwer: Zusätzlich zu den für die Diagnose erforderlichen Symptomen sind viele weitere Probleme des Sozialverhaltens vorhanden oder die Probleme des Sozialverhaltens fügen anderen beträchtlichen Schaden zu (z.B. erzwungene sexuelle Handlungen, körperliche Grausamkeit, Benutzen einer Waffe, Stehlen in Konfrontation mit dem Opfer, Einbruchsdelikte).

Antisoziale Persönlichkeitsstörung

Kriterien und Text für die Antisoziale Persönlichkeitsstörung finden sich im Kapitel „Persönlichkeitsstörungen". Da diese Störung sehr eng mit dem Spektrum der „externalisierenden" Störungen des Sozialverhaltens in diesem Kapitel wie auch mit den angrenzenden „Störungen im Zusammenhang mit psychotropen Substanzen und abhängigen Verhaltensweisen" verbunden ist, wird sie sowohl hier wie auch im Kapitel „Persönlichkeitsstörungen" aufgeführt.

Pyromanie F63.1

A. Gewolltes und absichtsvolles Feuerlegen bei mehr als einer Gelegenheit.
B. Spannungsgefühl oder affektive Erregung im Vorfeld der Handlung.
C. Faszination, Interesse, Neugier oder Anziehung im Hinblick auf Feuer und damit zusammenhängenden Situationen (z.B. entsprechende Utensilien, Verwendung, Folgen).
D. Vergnügen, Befriedigung oder Entspannung beim Feuerlegen, beim Zuschauen oder beim Beteiligtsein an den Folgen.
E. Das Feuerlegen geschieht nicht aus finanziellen Gründen, als Ausdruck einer soziopolitischen Ideologie, zum Verdecken einer Straftat, um Wut oder Rache auszudrücken, um die eigenen Lebensumstände zu verbessern, als Reaktion auf Wahnphänomene oder Halluzinationen oder infolge verminderter Urteilsfähigkeit (z.B. bei Schwerer Neurokognitiver Störung, Intellektueller Entwicklungsstörung [Intellektueller Beeinträchtigung] oder Substanzintoxikation).

F. Das Feuerlegen kann nicht besser durch eine Störung des Sozialverhaltens, eine manische Episode oder eine Antisoziale Persönlichkeitsstörung erklärt werden.

Kleptomanie F63.2

A. Wiederholtes Versagen, Impulsen zum Stehlen von Gegenständen zu widerstehen, die weder zum persönlichen Gebrauch noch wegen ihres Geldwertes benötigt werden.
B. Zunehmendes Gefühl von Spannung unmittelbar vor Begehen des Diebstahls.
C. Vergnügen, Befriedigung oder Entspannung beim Begehen des Diebstahls.
D. Das Stehlen wird nicht begangen, um Wut oder Rache auszudrücken, und erfolgt nicht als Reaktion auf Wahnphänomene oder Halluzinationen.
E. Das Stehlen kann nicht besser durch eine Störung des Sozialverhaltens, eine manische Episode oder eine Antisoziale Persönlichkeitsstörung erklärt werden.

Andere Näher Bezeichnete Disruptive, Impulskontroll- und Sozialverhaltensstörungen F91.8

Diese Kategorie gilt für Erscheinungsbilder, bei denen charakteristische Symptome einer disruptiven, Impulskontroll- oder Sozialverhaltensstörung vorherrschen, die in klinisch bedeutsamer Weise Leiden oder Beeinträchtigungen in sozialen, beruflichen oder anderen wichtigen Funktionsbereichen verursachen, bei denen die Kriterien für eine Störung aus der Gruppe der disruptiven, Impulskontroll- und Sozialverhaltensstörungen aber nicht vollständig erfüllt sind. Die Kategorie Andere Näher Bezeichnete Disruptive, Impulskontroll- und Sozialverhaltensstörungen wird in Situationen vergeben, in denen der Kliniker den Grund angeben möchte, warum die Kriterien für eine bestimmte disruptive, Impulskontroll- und Sozialverhaltensstörung nicht erfüllt sind. In diesem Fall wird „Andere Näher Bezeichnete Disruptive, Impulskontroll- und Sozialverhaltensstörungen" codiert, gefolgt vom jeweiligen Grund (z. B. „wiederholte Verhaltensexzesse, Häufigkeit nicht hinreichend").

Nicht Näher Bezeichnete Disruptive, Impulskontroll- und Sozialverhaltensstörungen F91.9

Diese Kategorie gilt für Erscheinungsbilder, bei denen charakteristische Symptome einer disruptiven, Impulskontroll- oder Sozialverhaltensstörung vorherrschen, die in klinisch bedeutsamer Weise Leiden oder Beeinträchtigungen in sozialen, beruflichen oder anderen wichtigen Funktionsbereichen verursachen, bei denen die Kriterien für eine Störung aus der Gruppe der disruptiven, Impulskontroll- und Sozialverhaltensstörungen aber nicht vollständig erfüllt sind. Die Kategorie Nicht Näher Bezeichnete Disruptive, Impulskontroll- und Sozialverhaltensstörungen wird in Situationen vergeben, in denen der Kliniker den Grund *nicht* angeben möchte, warum die Kriterien für eine bestimmte disruptive, Impulskontroll- und Sozialverhaltensstörung nicht erfüllt sind. Sie beinhaltet auch Beschwerdebilder, für die nicht genügend Informationen vorliegen, um eine genauere Diagnose stellen zu können (z. B. bei Notaufnahmen).

Störungen im Zusammenhang mit psychotropen Substanzen und abhängigen Verhaltensweisen

Die Störungen im Zusammenhang mit psychotropen Substanzen beziehen sich auf zehn Substanzklassen, von denen nicht alle eindeutig voneinander abgrenzbar sind:

- Alkohol,
- Koffein,
- Cannabis,
- Halluzinogene (unterteilt in Phencyclidin [oder ähnlich wirkende Arylcyclohexylamine] und andere Halluzinogene),
- Inhalanzien,
- Opioide,
- Sedativa, Hypnotika oder Anxiolytika,
- Stimulanzien (Substanzen des Amphetamin-Typs, Kokain und andere Stimulanzien),
- Tabak,
- andere (oder unbekannte) Substanzen.

Dieses Kapitel enthält auch die Störung durch Glücksspielen, da für diese Störungsdiagnose Evidenz vorliegt, dass Glücksspielen sowohl ähnliche neuronale Belohnungssysteme aktiviert wie psychotrope Substanzen als auch einige verhaltensbezogene Symptome hervorruft, die mit denen bei Substanzkonsumstörungen vergleichbar sind.

Die Störungen im Zusammenhang mit psychotropen Substanzen unterteilen sich in zwei Gruppen:

- Störungen durch Substanzkonsum (Substanzkonsumstörungen),
- substanzinduzierte Störungen.

Letztere umfassen Substanzintoxikation, Substanzentzug sowie substanz-/medikamenteninduzierte psychische Störungen (die diagnostischen Kriterien für substanz-/medikamenteninduzierte psychotische Störungen, bipolare und verwandte Störungen, depressive Störungen, Angststörungen, Zwangsstörung und verwandte Störungen, Schlafstörungen, sexuelle Funktionsstörungen,

Tabelle 1: Diagnosen im Zusammenhang mit psychotropen Substanzen

	Psychotische Störungen	Bipolare und verwandte Störungen	Depressive Störungen	Angststörungen	Zwangsstörung und verwandte Störungen	Schlafstörungen	Sexuelle Funktionsstörungen	Delir	Neurokognitive Störungen	Störungen durch Substanzkonsum (Substanzkonsumstörungen)	Substanzintoxikation	Substanzentzug
Alkohol	I/E	I/E	I/E	I/E		I/E	I/E	I/E	X (leicht, schwer)	X	X	X
Koffein				I		I/E					X	X
Cannabis	I			I		I/E		I		X	X	X
Halluzinogene												
Phencyclidin	I	I	I	I				I		X	X	
Andere Halluzinogene	I*	I	I	I				I		X	X	
Inhalanzien	I		I	I				I	X (leicht, schwer)	X	X	
Opioide			I/E	E		I/E	I/E	I/E		X	X	X

Sedativa, Hypnotika, Anxiolytika	I/E	I/E	I/E	E		I/E	I/E	I/E	X (leicht, schwer)	X	X	X
Stimulanzien**	I	I/E	I/E	I/E	I/E	I/E	I	I	X (leicht)	X	X	X
Tabak						E				X		X
Andere (oder unbekannte) Substanzen	I/E	I/E	I/E	I/E	I/E	I/E	I/E	I/E	X (leicht, schwer)	X	X	X

Anmwerkung: X = Die Kategorie wird im DSM-5 verwendet.
I = Die Zusatzcodierung „mit Beginn während der Intoxikation“ kann für diese Kategorie angegeben werden.
E = Die Zusatzcodierung „mit Beginn während des Entzugs“ kann für diese Kategorie angegeben werden.
I/E = Die Zusatzcodierung „mit Beginn während der Intoxikation“ oder „mit Beginn während des Entzugs“ kann für diese Kategorie angegeben werden.
schwer = Schwere Neurokognitive Störung; leicht = Leichte Neurokognitive Störung
*Auch Halluzinogeninduzierte Persistierende Wahrnehmungsstörung (Flashbacks).
**Schließt Substanzen des Amphetamin-Typs, Kokain und andere unspezifische Stimulanzien ein.

Delir und neurokognitive Störungen [NCD] werden in diesem Manual in den jeweils übergeordneten Kapiteln dargestellt). Der Term substanz-/medikamenteninduzierte psychische Störung bezieht sich auf die symptomatischen Ausprägungen der physiologischen ZNS-Effekte exogen zugeführter Substanzen, wie typische Rauschmittel (Alkohol, Inhalanzien, Kokain), psychotrope Medikamente (Stimulanzien, Sedativa), sonstige Medikamente (Steroide) und Umwelttoxine (Organophosphate, Insektizide).

Um die Differenzialdiagnostik zu erleichtern, finden sich die Kriterien der substanz-/medikamenteninduzierten Störungen in den Kapiteln, die Störungen mit ähnlicher Phänomenologie beschreiben (z. B. findet sich die Substanz-/Medikamenteninduzierte Depressive Störung im Kapitel „Depressive Störungen"). Dabei gilt zu beachten, dass spezifische substanzinduzierte Störungen jeweils nur durch bestimmte Substanzklassen auslösbar sind. Tabelle 1 gibt einen Überblick über die Zusammenhänge zwischen diagnostischen Kategorien und den spezifischen Substanzklassen.

Störungen im Zusammenhang mit psychotropen Substanzen

Störungen durch Substanzkonsum (Substanzkonsumstörungen)

Codierungs- und Aufzeichnungskonventionen

Bei der Codierung der Substanzklasse soll auch der Name der *spezifischen Substanz* dokumentiert werden. Zum Beispiel sollte F13.20 Mittelgradige Alprazolamkonsumstörung dokumentiert werden (statt Mittelgradiger Sedativa-, Hypnotika- oder Anxiolytikakonsumstörung) oder F15.10 Leichtgradige Methamphetaminkonsumstörung (statt Leichtgradige Störung durch Konsum einer Substanz des Amphetamin-Typs). Für Substanzen, die in keine der Substanzklassen passen (z. B. anabole Steroide), sollte die ICD-10-CM Codierung für „Störung durch Konsum einer Anderen Substanz" verwendet und die spezifische Substanz angegeben werden (z. B. F19.10 Leichtgradige anabole Steroidkonsumstörung). Wenn die von einer Person konsumierte Substanz unbekannt ist, sollte die

Codierung für „Störung durch Konsum einer Anderen (oder Unbekannten) Substanz“ verwendet werden (z. B. F19.20 Schwergradige Störung durch Konsum einer Unbekannten Substanz). Sind die Kriterien für mehr als eine Substanzkonsumstörung erfüllt, sollten alle diagnostiziert werden (z. B. F11.20 Schwergradige Heroinkonsumstörung; F14.20 Mittelgradige Kokainkonsumstörung).

Die korrekte ICD-10-CM-Codierung für eine Substanzkonsumstörung hängt vom Vorliegen einer komorbiden substanzinduzierten Störung ab (einschließlich Substanzentzug und Substanzintoxikation). Im obenstehenden Beispiel spiegelt die diagnostische Codierung für eine Mittelgradige Alprazolamkonsumstörung, F13.20, das Fehlen einer komorbiden alprazolaminduzierten psychischen Störung wieder. Da ICD-10-CM-Codierungen für substanzinduzierte Störungen sowohl auf das Vorliegen (oder Fehlen) als auch auf den Schweregrad der Substanzkonsumstörung hinweisen, können ICD-10-CM-Codierungen für eine Substanzkonsumstörung nur verwendet werden, wenn keine substanzinduzierte Störung vorliegt. Weitere Codierungsinformationen finden sich in den einzelnen Abschnitten zu der jeweiligen Substanz.

Substanzinduzierte Störungen

Codierungs- und Aufzeichnungskonventionen für Substanzintoxikation und Substanzentzug

Kliniker sollten die Codierung der Substanzklasse verwenden, aber dabei den Namen der *spezifischen Substanz* dokumentieren. Zum Beispiel sollte der Kliniker F13.230 Secobarbitalentzug (statt Sedativa-, Hypnotika- oder Anxiolytikaentzug) oder F15.120 Metamphetaminintoxikation (statt Stimulanzienintoxikation) dokumentieren. Es ist zu beachten, dass die richtige ICD-10-CM-Codierung für eine Substanzintoxikation und einen Substanzentzug vom Vorliegen einer komorbiden Substanzkonsumstörung abhängt. Die Codierung F15.120 für Metamphetaminintoxikation bedeutet das Vorliegen einer komorbiden Leichtgradigen Metamphetaminkonsumstörung. Im Falle des Fehlens einer komorbiden Methamphetaminkonsumstörung (und fehlenden Wahrnehmungsstörungen) wäre die korrekte Codierung F15.920. Für die jeweiligen Codierungsoptionen ist der Codierhinweis für die substanzspezifischen Intoxikations- und Entzugssyndrome zu beachten.

Für Substanzen, die in keine der Substanzklassen passen (z. B. anabole Steroide), sollte die ICD-10-CM Codierung für „Intoxikation durch eine Andere (oder Unbekannte) Substanz" bzw. für „Entzug von einer Anderen (oder Unbekannten) Substanz" verwendet und die spezifische Substanz angegeben werden (z. B. F19.920 Intoxikation durch anabole Steroide). Wenn die von einer Person konsumierte Substanz unbekannt ist, sollte ebenfalls die Codierung für „Intoxikation bzw. Entzug durch eine Andere (oder Unbekannte) Substanz" bzw. für „Entzug von einer Anderen (oder Unbekannten) Substanz" verwendet werden (z. B. F19.920 Intoxikation durch eine Unbekannte Substanz). Falls für Symptome oder Probleme im Zusammenhang mit einer bestimmten Substanz die Kriterien für eine der substanzspezifischen Störung nicht erfüllt sind, kann die Kategorie Nicht Näher Bezeichnete Störung verwendet werden (z. B. F12.99 Nicht Näher Bezeichnete Störung im Zusammenhang mit Cannabis).

Wie oben angemerkt, verbinden die substanzbezogenen Codierungen in der ICD-10-CM die Merkmale des klinischen Bildes einer Substanzkonsumstörung mit denen einer substanzinduzierten Störung in einer einzigen kombinierten Codierung. Demzufolge wird die einzelne Codierung F11.23 für Heroinentzug vergeben, wenn sowohl ein Heroinentzug als auch eine Mittelgradige Heroinkonsumstörung vorliegen, um beide Störungsbilder zu berücksichtigen. Die einzelnen, substanzspezifischen Abschnitte geben zusätzliche Codierungsinformationen.

Codierungs- und Aufzeichnungskonventionen für substanz-/medikamenteninduzierte psychische Störungen

Diagnostische Kriterien, Codierhinweise und gesonderte Aufzeichnungskonventionen für spezifische substanz-/medikamenteninduzierte psychische Störungen werden in denjenigen Kapiteln des Manuals beschrieben, die Störungen mit ähnlicher Phänomenologie enthalten (siehe substanz-/medikamenteninduzierte psychische Störungen in folgenden Kapiteln: „Schizophrenie-Spektrum und andere psychotische Störungen", „Bipolare und verwandte Störungen", „Depressive Störungen", „Angststörungen", „Zwangsstörung und verwandte Störungen", „Schlaf-Wach-

Störungen", „Sexuelle Funktionsstörungen" und „Neurokognitive Störungen"). Wenn eine substanz-/medikamenteninduzierte psychische Störung in Zusammenhang mit einer Substanzkonsumstörung auftritt, wird eine Einzeldiagnose vergeben, die die sowohl die Substanz als auch die durch die Substanz induzierte psychische Störung sowie die Schwere der komorbiden Substanzkonsumstörung umfasst (z.B. Kokaininduzierte Psychotische Störung mit Schwergradiger Kokainkonsumstörung). Bei Auftreten einer substanzinduzierten psychischen Störung in Abwesenheit einer komorbiden Substanzkonsumstörung (z.B. bei Verursachung der Störung durch einmaligen Substanz- oder Medikamentenkonsum) wird nur die substanz-/medikamenteninduzierte psychische Störung aufgezeichnet (z.B. Kortikosteroidinduzierte Depressive Störung). Zusätzliche Informationen zur Aufzeichnung und Codierung substanz-/medikamenteninduzierter psychischer Störungen werden in den entsprechenden störungsbezogenen Kapiteln in den Abschnitten „Codierungs- und Aufzeichnungskonventionen" für jede substanz-/medikamenteninduzierten psychischen Störung bereitgestellt.

Störungen im Zusammenhang mit Alkohol

Störung durch Alkoholkonsum (Alkoholkonsumstörung)

A. Ein problematisches Muster von Alkoholkonsum führt in klinisch bedeutsamer Weise zu Beeinträchtigungen oder Leiden, wobei mindestens zwei der folgenden Kriterien innerhalb eines Zeitraums von 12 Monaten vorliegen:
   1. Alkohol wird häufig in größeren Mengen oder länger als beabsichtigt konsumiert.
   2. Anhaltender Wunsch oder erfolglose Versuche, den Alkoholkonsum zu verringern oder zu kontrollieren.
   3. Hoher Zeitaufwand, um Alkohol zu beschaffen, zu konsumieren oder sich von seiner Wirkung zu erholen.
   4. Craving oder ein starkes Verlangen, Alkohol zu konsumieren.
   5. Wiederholter Alkoholkonsum, der zu einem Versagen bei der Erfüllung wichtiger Verpflichtungen bei der Arbeit, in der Schule oder zu Hause führt.

6. Fortgesetzter Alkoholkonsum trotz ständiger oder wiederholter sozialer oder zwischenmenschlicher Probleme, die durch die Auswirkungen von Alkohol verursacht oder verstärkt werden.
7. Wichtige soziale, berufliche oder Freizeitaktivitäten werden aufgrund des Alkoholkonsums aufgegeben oder eingeschränkt.
8. Wiederholter Alkoholkonsum in Situationen, in denen der Konsum zu einer körperlichen Gefährdung führt.
9. Fortgesetzter Alkoholkonsum trotz Kenntnis eines anhaltenden oder wiederkehrenden körperlichen oder psychischen Problems, das wahrscheinlich durch Alkohol verursacht wurde oder verstärkt wird.
10. Toleranzentwicklung, definiert durch eines der folgenden Kriterien:
    a. Verlangen nach ausgeprägter Dosissteigerung, um einen Intoxikationszustand oder einen erwünschten Effekt herbeizuführen.
    b. Deutlich verminderte Wirkung bei fortgesetztem Konsum derselben Menge an Alkohol.
11. Entzugssymptome, die sich durch eines der folgenden Kriterien äußern:
    a. Charakteristisches Entzugssyndrom in Bezug auf Alkohol (siehe Kriterien A und B der Kriterien für Alkoholentzug).
    b. Alkohol (oder eine sehr ähnliche Substanz, wie etwa Benzodiazepine) wird konsumiert, um Entzugssymptome zu lindern oder zu vermeiden.

Bestimme, ob:

Frühremittiert: Nachdem zuvor die Kriterien für eine Alkoholkonsumstörung vollständig erfüllt waren, wird seit mindestens 3, aber weniger als 12 Monaten keines der Kriterien für eine Alkoholkonsumstörung erfüllt (mit der Ausnahme des Kriteriums A4 „Craving oder ein starkes Verlangen, Alkohol zu konsumieren“).

Anhaltend Remittiert: Nachdem zuvor die Kriterien für eine Alkoholkonsumstörung vollständig erfüllt waren, wird zu keinem Zeitpunkt der letzten 12 Monate oder länger eines der Kriterien für eine Alkoholkonsumstörung erfüllt (mit der Ausnahme des Kriterium A4 „Craving oder ein starkes Verlangen, Alkohol zu konsumieren“).

Bestimme, ob:

In Geschützter Umgebung: Diese Zusatzcodierung wird vergeben, wenn sich die Person in einer Umgebung befindet, in der der Zugang zu Alkohol eingeschränkt ist.

Codierung auf der Grundlage des aktuellen Schweregrades/der Remission: Liegt eine Alkoholintoxikation, ein Alkoholentzug oder eine andere alkoholinduzierte psychische Störung ebenfalls vor, werden die untenstehenden Codierungen für eine Alkoholkonsumstörung nicht verwendet. Die komorbide Alkoholkonsumstörung wird in diesem Fall an der 4. Stelle der Codierung für die alkoholinduzierte Störung vermerkt (siehe Codierhinweis für Alkoholintoxikation, Alkoholentzug oder eine bestimmte alkoholinduzierte psychische Störung). Liegen z. B. komorbid eine Alkoholintoxikation und eine Alkoholkonsumstörung vor, wird nur die Codierung für die Alkoholintoxikation verwendet, wobei deren 4. Ziffer angibt, ob die komorbide Alkoholkonsumstörung leicht-, mittel- oder schwergradig ist: F10.129 für eine Leichtgradige Alkoholkonsumstörung mit einer Alkoholintoxikation oder F10.229 für eine Mittel- bis Schwergradige Alkoholkonsumstörung mit einer Alkoholintoxikation.

Bestimme den aktuellen Schweregrad/Remission:

F10.10 Leicht: 2 bis 3 Symptomkriterien sind erfüllt.
F10.11 Leicht, Frühremittiert
F10.11 Leicht, Anhaltend Remittiert
F10.20 Mittel: 4 bis 5 Symptomkriterien sind erfüllt.
F10.21 Mittel, Frühremittiert
F10.21 Mittel, Anhaltend Remittiert
F10.20 Schwer: 6 oder mehr Symptomkriterien sind erfüllt.
F10.21 Schwer, Frühremittiert
F10.21 Schwer, Anhaltend Remittiert

Alkoholintoxikation

A. Kurz zurückliegender Alkoholkonsum.
B. Klinisch bedeutsame verhaltensbezogene oder psychische Veränderungen (z. B. unangemessenes aggressives oder sexuelles Verhalten, Affektlabilität, beeinträchtigtes Urteilsvermögen), die sich während oder kurz nach dem Alkoholkonsum entwickeln.

C. Mindestens eines der folgenden Anzeichen oder Symptome, die sich während oder kurz nach dem Alkoholkonsum entwickelt haben:
   1. Verwaschene Sprache.
   2. Koordinationsstörungen.
   3. Unsicherer Gang.
   4. Augenbewegungsstörung.
   5. Aufmerksamkeits- oder Gedächtnisstörungen.
   6. Stupor oder Koma.

D. Die Anzeichen oder Symptome gehen nicht auf einen anderen medizinischen Krankheitsfaktor zurück und können nicht besser durch eine andere psychische Störung einschließlich einer Intoxikation durch eine andere Substanz erklärt werden.

Codierhinweis: Die ICD-10-CM-Codierung hängt davon ab, ob eine komorbide Alkoholkonsumstörung vorliegt. Liegt eine komorbide Leichtgradige Alkoholkonsumstörung vor, lautet die ICD-10-CM-Codierung **F10.120**, liegt eine komorbide Mittel- oder Schwergradige Alkoholkonsumstörung vor, lautet die ICD-10-CM-Codierung **F10.220**. Liegt keine komorbide Alkoholkonsumstörung vor, wird die ICD-10-CM-Codierung **F10.920** verwendet.

Alkoholentzug

A. Beendigung (oder Reduktion) von schwerem und langandauerndem Alkoholkonsum.

B. Mindestens zwei der folgenden Symptome, die sich innerhalb einiger Stunden oder weniger Tage nach der in Kriterium A beschriebenen Beendigung (oder Reduktion) des Alkoholkonsums entwickeln:
   1. Vegetative Hyperaktivität (z. B. Schwitzen oder Herzfrequenz über 100 Schläge/Min.).
   2. Handtremor.
   3. Insomnie.
   4. Übelkeit oder Erbrechen.
   5. Vorübergehende visuelle, taktile oder akustische Halluzinationen oder Illusionen.
   6. Psychomotorische Unruhe.
   7. Angst.
   8. Krampfanfälle.

C. Die Anzeichen oder Symptome aus Kriterium B verursachen in klinisch bedeutsamer Weise Leiden oder Beeinträchtigungen in sozialen, beruflichen oder anderen wichtigen Funktionsbereichen.
D. Die Anzeichen oder Symptome gehen nicht auf einen anderen medizinischen Krankheitsfaktor zurück und können nicht besser durch eine andere psychische Störung einschließlich Intoxikation oder Entzug im Zusammenhang mit einer anderen Substanz erklärt werden.

Bestimme, ob:

Mit Wahrnehmungsstörungen: Diese Zusatzcodierung kann in den seltenen Fällen verwendet werden, in denen Halluzinationen bei intakter Realitätskontrolle oder akustische, visuelle oder taktile Illusionen ohne Delir auftreten.

Codierhinweis: Die ICD-10-CM-Codierung für Alkoholentzug schließt Angaben zum Vorliegen einer Alkoholkonsumstörung oder von Wahrnehmungsstörungen mit ein.

Für Alkoholentzug, ohne Wahrnehmungsstörungen: Bei komorbider Leichtgradiger Alkoholkonsumstörung lautet die ICD-10-CM-Codierung **F10.130**, bei Mittel- oder Schwergradiger Alkoholkonsumstörung **F10.230**. Ohne Vorliegen einer komorbiden Alkoholkonsumstörung wird die ICD-10-CM-Codierung **F10.930** verwendet.

Für Alkoholentzug, mit Wahrnehmungsstörungen: bei komorbider Leichtgradiger Alkoholkonsumstörung lautet die ICD-10-CM-Codierung **F10.132**, bei Mittel- oder Schwergradiger Alkoholkonsumstörung **F10.232** und ohne eine komorbide Alkoholkonsumstörung **F10.932**.

Alkoholinduzierte psychische Störungen

Die folgenden alkoholinduzierten psychischen Störungen werden in anderen Kapiteln des Manuals gemeinsam mit den Störungen beschrieben, mit denen sie die Phänomenologie teilen (siehe die substanz-/medikamenteninduzierten Störungen in diesen Kapiteln): Alkoholinduzierte Psychotische Störung („Schizophrenie-Spektrum und andere psychotische Störungen"); Alkoholinduzierte Bipolare und verwandte Störung („Bipolare und verwandte Störungen"); Alkoholinduzierte Depressive Störung („Depressive

Störungen"); Alkoholinduzierte Angststörung („Angststörungen"); Alkoholinduzierte Schlafstörung („Schlaf-Wach-Störungen"); Alkoholinduzierte Sexuelle Funktionsstörung („Sexuelle Funktionsstörungen"); Alkoholinduzierte Schwere oder Leichte Neurokognitive Störung („Neurokognitive Störungen"). Für das Alkoholintoxikationsdelir und das Alkoholentzugsdelir siehe die Kriterien und den Begleittext zum Delir im Kapitel „Neurokognitive Störungen". Diese alkoholinduzierten psychischen Störungen werden nur dann anstelle einer Alkoholintoxikation oder eines Alkoholentzugs diagnostiziert, wenn die Symptome schwer genug sind, um eine eigenständige klinische Beachtung zu rechtfertigen.

Nicht Näher Bezeichnete Störung im Zusammenhang mit Alkohol F10.99

Diese Kategorie gilt für Erscheinungsbilder, bei denen charakteristische Symptome einer Störung im Zusammenhang mit Alkohol vorherrschen, die in klinisch bedeutsamer Weise Leiden oder Beeinträchtigungen in sozialen, beruflichen oder anderen wichtigen Funktionsbereichen verursachen, bei denen die Kriterien für eine bestimmte Störung im Zusammenhang mit Alkohol oder für eine andere Störung im Zusammenhang mit psychotropen Substanzen und abhängigen Verhaltensweisen aber nicht vollständig erfüllt sind.

Störungen im Zusammenhang mit Koffein

Koffeinintoxikation F15.920

A. Kurz zurückliegender Koffeinkonsum (gewöhnlich in hoher Dosis von weit über 250 mg).
B. Mindestens fünf der folgenden Anzeichen oder Symptome, die sich während oder kurz nach dem Koffeinkonsum entwickeln:
   1. Rastlosigkeit.
   2. Nervosität.
   3. Erregung.

4. Insomnie.
5. Gerötetes Gesicht.
6. Harndrang.
7. Gastrointestinale Störungen.
8. Muskelzucken.
9. Weitschweifiger Gedanken- und Redefluss.
10. Beschleunigter Puls oder Herz-Rhythmus-Störung.
11. Perioden von unerschöpflicher Energie.
12. Psychomotorische Unruhe.

C. Die Anzeichen oder Symptome aus Kriterium B verursachen in klinisch bedeutsamer Weise Leiden oder Beeinträchtigungen in sozialen, beruflichen oder anderen wichtigen Funktionsbereichen.

D. Die Anzeichen oder Symptome gehen nicht auf einen anderen medizinischen Krankheitsfaktor zurück und können nicht besser durch eine andere psychische Störung einschließlich einer Intoxikation durch eine andere Substanz erklärt werden.

Koffeinentzug F15.93

A. Ausgedehnter täglicher Koffeinkonsum.

B. Abrupte Beendigung oder Reduktion des Koffeinkonsums, gefolgt durch mindestens drei der folgenden Anzeichen oder Symptome innerhalb der folgenden 24 Stunden:
1. Kopfschmerzen.
2. Deutliche Müdigkeit oder Benommenheit.
3. Dysphorische oder depressive Stimmung oder Reizbarkeit.
4. Konzentrationsschwierigkeiten.
5. Fieberähnliche Symptome (Brechreiz, Übelkeit oder Muskelschmerz/-steifigkeit).

C. Die Anzeichen oder Symptome aus Kriterium B verursachen in klinisch bedeutsamer Weise Leiden oder Beeinträchtigungen in sozialen, beruflichen oder anderen wichtigen Funktionsbereichen.

D. Die Anzeichen oder Symptome stehen nicht mit der körperlichen Wirkung eines anderen medizinischen Krankheitsfaktors in Verbindung (z.B. Migräne, virale Erkrankung) und können nicht besser durch eine andere psychische Störung einschließlich Intoxikation oder Entzug im Zusammenhang mit einer anderen Substanz erklärt werden.

Koffeininduzierte psychische Störungen

Die folgenden koffeininduzierten psychischen Störungen werden in anderen Kapiteln des Manuals gemeinsam mit den Störungen beschrieben, mit denen sie die Phänomenologie teilen (siehe die substanz-/medikamenteninduzierten psychischen Störungen in diesen Kapiteln): Koffeininduzierte Angststörung („Angststörungen") und Koffeininduzierte Schlafstörung („Schlaf-Wach-Störungen"). Diese koffeininduzierten psychischen Störungen werden nur dann anstelle einer Koffeinintoxikation oder eines Koffeinentzugs diagnostiziert, wenn die Symptome schwer genug sind, um eine eigenständige klinische Beachtung zu rechtfertigen.

Nicht Näher Bezeichnete Störung im Zusammenhang mit Koffein F15.99

Diese Kategorie gilt für Erscheinungsbilder, bei denen charakteristische Symptome einer Störung im Zusammenhang mit Koffein vorherrschen, die in klinisch bedeutsamer Weise Leiden oder Beeinträchtigungen in sozialen, beruflichen oder anderen wichtigen Funktionsbereichen verursachen, bei denen die Kriterien für eine bestimmte Störung im Zusammenhang mit Koffein oder für eine andere Störung im Zusammenhang mit psychotropen Substanzen und abhängigen Verhaltensweisen aber nicht vollständig erfüllt sind.

Störungen im Zusammenhang mit Cannabis

Störung durch Cannabiskonsum (Cannabiskonsumstörung)

A. Ein problematisches Muster von Cannabiskonsum führt in klinisch bedeutsamer Weise zu Beeinträchtigungen oder Leiden, wobei mindestens zwei der folgenden Kriterien innerhalb eines Zeitraums von 12 Monaten vorliegen:
   1. Cannabis wird häufig in größeren Mengen oder länger als beabsichtigt konsumiert.

2. Anhaltender Wunsch oder erfolglose Versuche, den Cannabiskonsum zu verringern oder zu kontrollieren.
3. Hoher Zeitaufwand, um Cannabis zu beschaffen, zu konsumieren oder sich von seiner Wirkung zu erholen.
4. Craving oder ein starkes Verlangen, Cannabis zu konsumieren.
5. Wiederholter Cannabiskonsum, der zu einem Versagen bei der Erfüllung wichtiger Verpflichtungen bei der Arbeit, in der Schule oder zu Hause führt.
6. Fortgesetzter Cannabiskonsum trotz ständiger oder wiederholter sozialer oder zwischenmenschlicher Probleme, die durch die Auswirkungen von Cannabis verursacht oder verstärkt werden.
7. Wichtige soziale, berufliche oder Freizeitaktivitäten werden aufgrund des Cannabiskonsums aufgegeben oder eingeschränkt.
8. Wiederholter Cannabiskonsum in Situationen, in denen der Konsum zu einer körperlichen Gefährdung führt.
9. Fortgesetzter Cannabiskonsum trotz Kenntnis eines anhaltenden oder wiederkehrenden körperlichen oder psychischen Problems, das wahrscheinlich durch Cannabis verursacht wurde oder verstärkt wird.
10. Toleranzentwicklung, definiert durch eines der folgenden Kriterien:
    a. Verlangen nach ausgeprägter Dosissteigerung, um einen Intoxikationszustand oder einen erwünschten Effekt herbeizuführen.
    b. Deutlich verminderte Wirkung bei fortgesetztem Konsum derselben Menge an Cannabis.
11. Entzugssymptome, die sich durch eines der folgenden Kriterien äußern:
    a. Charakteristisches Entzugssyndrom in Bezug auf Cannabis (siehe Kriterien A und B der Kriterien für Cannabisentzug).
    b. Cannabis (oder eine sehr ähnliche Substanz) wird konsumiert, um Entzugssymptome zu lindern oder zu vermeiden.

Bestimme, ob:

Frühremittiert: Nachdem zuvor die Kriterien für eine Cannabiskonsumstörung vollständig erfüllt waren, wird seit mindestens 3, aber weniger als 12 Monaten keines der Kriterien für eine Cannabiskonsumstörung erfüllt (mit der Ausnahme des Kriteriums A4 „Craving oder ein starkes Verlangen, Cannabis zu konsumieren").

Anhaltend Remittiert: Nachdem zuvor die Kriterien für eine Cannabiskonsumstörung vollständig erfüllt waren, wird zu keinem Zeitpunkt der letzten 12 Monate oder länger eines der Kriterien für eine Cannabiskonsumstörung erfüllt (mit der Ausnahme des Kriteriums A4 „Craving oder ein starkes Verlangen, Cannabis zu konsumieren").

Bestimme, ob:

In Geschützter Umgebung: Diese Zusatzcodierung wird vergeben, wenn sich die Person in einer Umgebung befindet, in der der Zugang zu Cannabis eingeschränkt ist.

Codierung auf der Grundlage des aktuellen Schweregrades/der Remission: Liegt zusätzlich eine Cannabisintoxikation, ein Cannabisentzug oder eine andere cannabisinduzierte psychische Störung vor, werden die untenstehenden Codierungen für eine Cannabiskonsumstörung nicht verwendet. Die komorbide Cannabiskonsumstörung wird in diesem Fall an der 4. Stelle der Codierung für die cannabisinduzierte Störung vermerkt (siehe Codierhinweis für Cannabisintoxikation, Cannabisentzug oder eine bestimmte cannabisinduzierte psychische Störung). Liegen z. B. komorbid eine Cannabisinduzierte Angststörung und eine Cannabiskonsumstörung vor, wird nur die Codierung für die Cannabisinduzierte Angststörung verwendet, wobei deren 4. Ziffer angibt, ob die komorbide Cannabiskonsumstörung leicht-, mittel- oder schwergradig ist: F12.180 für eine Leichtgradige Cannabiskonsumstörung mit einer Cannabisinduzierten Angststörung oder F12.280 für eine Mittel- oder Schwergradige Cannabiskonsumstörung mit einer Cannabisinduzierten Angststörung.

Bestimme den aktuellen Schweregrad/Remission:

F12.10 Leicht: 2 bis 3 Symptomkriterien sind erfüllt.
F12.11 Leicht, Frühremittiert
F12.11 Leicht, Anhaltend Remittiert
F12.20 Mittel: 4 bis 5 Symptomkriterien sind erfüllt.
F12.21 Mittel, Frühremittiert
F12.21 Mittel, Anhaltend Remittiert
F12.20 Schwer: 6 oder mehr Symptomkriterien sind erfüllt.

F12.21 Schwer, Frühremittiert
F12.21 Schwer, Anhaltend Remittiert

Cannabisintoxikation

A. Kurz zurückliegender Cannabiskonsum.
B. Klinisch bedeutsame verhaltensbezogene oder psychische Veränderungen (z.B. beeinträchtigte motorische Koordination, Euphorie, Angst, Gefühl der Zeitverlangsamung, beeinträchtigtes Urteilsvermögen, sozialer Rückzug), die sich während oder kurz nach dem Cannabiskonsum entwickelt haben.
C. Mindestens zwei der folgenden Symptome, die sich innerhalb von 2 Stunden nach dem Cannabiskonsum entwickeln:
   1. Rötung der Bindehaut.
   2. Gesteigerter Appetit.
   3. Mundtrockenheit.
   4. Beschleunigter Puls.
D. Die Anzeichen oder Symptome gehen nicht auf einen anderen medizinischen Krankheitsfaktor zurück und können nicht besser durch eine andere psychische Störung einschließlich einer Intoxikation durch eine andere Substanz erklärt werden.

Bestimme, ob:

Mit Wahrnehmungsstörungen: Es treten Halluzinationen bei intakter Realitätskontrolle oder akustische, visuelle oder taktile Sinnestäuschungen ohne Delir auf.

Codierhinweis: Die ICD-10-CM-Codierung hängt davon ab, ob eine komorbide Cannabiskonsumstörung und Wahrnehmungsstörungen vorliegen.

Für Cannabisintoxikation, ohne Wahrnehmungsstörungen: Liegt eine komorbide Leichtgradige Cannabiskonsumstörung vor, lautet die ICD-10-CM-Codierung **F12.120**. Liegt eine komorbide Mittel- oder Schwergradige Cannabiskonsumstörung vor, lautet die ICD-10-CM-Codierung **F12.220**. Liegt keine komorbide Cannabiskonsumstörung vor, wird die ICD-10-CM-Codierung **F12.920** verwendet.

Für Cannabisintoxikation, mit Wahrnehmungsstörungen: Liegt eine komorbide Leichtgradige Cannabiskonsumstörung vor, lautet die ICD-10-CM-Codierung **F12.122**. Liegt eine komorbide Mittel- oder Schwergradige Cannabiskonsumstörung vor, lautet die ICD-10-CM-Codierung **F12.222**. Liegt keine komorbide Cannabiskonsumstörung vor, wird die ICD-10-CM-Codierung **F12.922** verwendet.

Cannabisentzug

A. Beendigung von schwerem und langandauerndem Cannabiskonsum (d.h. normalerweise täglicher oder beinahe täglicher Konsum über eine Zeitspanne von mehreren Monaten oder länger).
B. Mindestens drei der folgenden Symptome, die sich innerhalb von etwa einer Woche nach Kriterium A entwickeln:
   1. Reizbarkeit, Wut oder Aggression.
   2. Nervosität oder Angst.
   3. Schlafschwierigkeiten (z.B. Insomnie, verstörende Träume).
   4. Reduzierter Appetit oder Gewichtsverlust.
   5. Innere Unruhe.
   6. Depressive Stimmung.
   7. Mindestens eines der folgenden körperlichen Symptome verursacht bedeutsame Beschwerden: Unterleibsschmerzen, Zittern/Tremor, Schwitzen, Fieber, Kälteschauer oder Kopfschmerzen.
C. Die Anzeichen oder Symptome aus Kriterium B verursachen in klinisch bedeutsamer Weise Leiden oder Beeinträchtigungen in sozialen, beruflichen oder anderen wichtigen Funktionsbereichen.
D. Die Anzeichen oder Symptome gehen nicht auf einen anderen medizinischen Krankheitsfaktor zurück und können nicht besser durch eine andere psychische Störung einschließlich Intoxikation oder Entzug im Zusammenhang mit einer anderen Substanz erklärt werden.

Codierhinweis: Die ICD-10-CM-Codierung hängt davon ab, ob eine komorbide Cannabiskonsumstörung vorliegt. Liegt eine komorbide Leichtgradige Cannabiskonsumstörung vor, lautet die ICD-10-CM-Codierung **F12.13**, bei einer komorbide Mittel- oder Schwergradige Cannabiskonsumstörung lautet die ICD-10-CM-Codierung **F12.23**. Liegt keine komorbide Cannabiskonsumstörung vor (z.B. bei ausschließlich medizinisch supervidierter Cannabiseinnahme), wird die ICD-10-CM-Codierung **F12.93** verwendet.

Cannabisinduzierte psychische Störungen

Die folgenden cannabisinduzierten psychischen Störungen werden in anderen Kapiteln des Manuals gemeinsam mit den Störungen beschrieben, mit denen sie die Phänomenologie teilen (siehe die substanz-/medikamenteninduzierten psychischen Störungen in diesen Kapiteln): Cannabisinduzierte Psychotische Störung („Schizophrenie-Spektrum und andere psychotische Störungen"), Cannabisinduzierte Angststörung („Angststörungen") und Cannabisinduzierte Schlafstörung („Schlaf-Wach-Störungen"). Für das Cannabisinduzierte Delir sowie das durch medizinisch verordnete Cannabisrezeptoragonisten induzierte Delir siehe die Kriterien und den Begleittext zum Delir im Kapitel „Neurokognitive Störungen". Diese cannabisinduzierten psychischen Störungen werden nur dann anstelle einer Cannabisintoxikation oder eines Cannabisentzugs diagnostiziert, wenn die Symptome schwer genug sind, um eine eigenständige klinische Beachtung zu rechtfertigen.

Nicht Näher Bezeichnete Störung im Zusammenhang mit Cannabis F12.99

Diese Kategorie gilt für Erscheinungsbilder, bei denen charakteristische Symptome einer Störung im Zusammenhang mit Cannabis vorherrschen, die in klinisch bedeutsamer Weise Leiden oder Beeinträchtigungen in sozialen, beruflichen oder anderen wichtigen Funktionsbereichen verursachen, bei denen die Kriterien für eine bestimmte Störung im Zusammenhang mit Cannabis oder für eine andere Störung im Zusammenhang mit psychotropen Substanzen und abhängigen Verhaltensweisen aber nicht vollständig erfüllt sind.

Störungen im Zusammenhang mit Halluzinogenen

Störung durch Phencyclidinkonsum (Phencyclidinkonsumstörung)

A. Ein problematisches Muster von Phencyclidinkonsum (oder einer pharmakologisch ähnlichen Substanz) führt in klinisch bedeutsamer Weise zu Beeinträchtigungen oder Leiden, wobei mindestens zwei der folgenden Kriterien innerhalb eines Zeitraums von 12 Monaten vorliegen:
   1. Phencyclidine werden häufig in größeren Mengen oder länger als beabsichtigt konsumiert.
   2. Anhaltender Wunsch oder erfolglose Versuche, den Phencyclidinkonsum zu verringern oder zu kontrollieren.
   3. Hoher Zeitaufwand, um Phencyclidine zu beschaffen, zu konsumieren oder sich von ihrer Wirkung zu erholen.
   4. Craving oder ein starkes Verlangen, Phencyclidine zu konsumieren.
   5. Wiederholter Phencyclidinkonsum, der zu einem Versagen bei der Erfüllung wichtiger Verpflichtungen bei der Arbeit, in der Schule oder zu Hause führt (z.B. wiederholtes Fernbleiben von der Arbeit oder schlechte Arbeitsleistungen, Schulschwänzen, Einstellen des Schulbesuchs oder Ausschluss von der Schule, Vernachlässigung von Kindern oder Haushaltsarbeiten).
   6. Fortgesetzter Phencyclidinkonsum trotz ständiger oder wiederholter sozialer oder zwischenmenschlicher Probleme, die durch die Auswirkungen von Phencyclidin verursacht oder verstärkt werden (z.B. Streit mit dem Ehepartner über die Folgen der Intoxikation, körperliche Auseinandersetzungen).
   7. Wichtige soziale, berufliche oder Freizeitaktivitäten werden aufgrund des Phencyclidinkonsums aufgegeben oder eingeschränkt.
   8. Wiederholter Phencyclidinkonsum in Situationen, in denen der Konsum zu einer körperlichen Gefährdung führt (z.B. Autofahren oder das Bedienen von Maschinen).

9. Fortgesetzter Phencyclidinkonsum trotz Kenntnis eines anhaltenden oder wiederkehrenden körperlichen oder psychischen Problems, das wahrscheinlich durch Phencyclidin verursacht wurde oder verstärkt wird.
10. Toleranzentwicklung, definiert durch eines der folgenden Kriterien:
    a. Verlangen nach ausgeprägter Dosissteigerung, um einen Intoxikationszustand oder einen erwünschten Effekt herbeizuführen.
    b. Deutlich verminderte Wirkung bei fortgesetztem Konsum derselben Menge an Phencyclidinen.

Beachte: Da Entzugssymptome und -anzeichen für Phencyclidin nicht belegt sind, entfällt dieses Kriterium. (Entzugserscheinungen von Phencyclidin wurden bei Tieren berichtet, jedoch nicht bei Menschen.)

Bestimme, ob:

Frühremittiert: Nachdem zuvor die Kriterien für eine Phencyclidinkonsumstörung vollständig erfüllt waren, wird seit mindestens 3, aber weniger als 12 Monaten keines der Kriterien für eine Phencyclidinkonsumstörung erfüllt (mit der Ausnahme des Kriteriums A4 „Craving oder ein starkes Verlangen, Phencyclidin zu konsumieren").

Anhaltend Remittiert: Nachdem zuvor die Kriterien für eine Phencyclidinkonsumstörung vollständig erfüllt waren, wird zu keinem Zeitpunkt der letzten 12 Monate oder länger eines der Kriterien für eine Phencyclidinkonsumstörung erfüllt (mit der Ausnahme des Kriteriums A4 „Craving oder ein starkes Verlangen, Phencyclidin zu konsumieren").

Bestimme, ob:

In Geschützter Umgebung: Diese Zusatzcodierung wird vergeben, wenn die Person in einer Umgebung ist, in der der Zugang zu Phencyclidin eingeschränkt ist.

Codierung auf der Grundlage des aktuellen Schweregrades/der Remission: Liegt eine Phencyclidinintoxikation oder eine andere phencyclidininduzierte psychische Störung ebenfalls vor, werden die untenstehenden Codierungen für eine Phencyclidinkonsumstörung nicht verwendet. Die komorbide Phencyclidinkonsumstörung wird an der 4. Stelle der Codierung für die phencyclidininduzierte Störung vermerkt (siehe Codierhinweis für Phencyclidinintoxikation oder eine bestimmte phencyclidininduzierte psychische Störung). Liegt z. B. komorbid eine Phencyclidininduzierte Psychotische Störung vor, wird nur die Codierung für diese Störung verwendet, wobei deren 4. Ziffer angibt, ob die komorbide Phencyclidinkonsumstörung leicht-, mittel- oder schwergradig ist: F16.159 für eine Leichtgradige Phencyclidinkonsumstörung mit einer Phencyclidininduzierten Psychotischen Störung oder F16.259 für eine Mittel- oder Schwergradige Phencyclidinkonsumstörung mit einer Phencyclidininduzierten Psychotischen Störung.

Bestimme den aktuellen Schweregrad/Remission:

F16.10 Leicht: 2 bis 3 Symptomkriterien sind erfüllt.
F16.11 Leicht, Frühremittiert
F16.11 Leicht, Anhaltend Remittiert
F16.20 Mittel: 4 bis 5 Symptomkriterien sind erfüllt.
F16.21 Mittel, Frühremittiert
F16.21 Mittel, Anhaltend Remittiert
F16.20 Schwer: 6 oder mehr Symptomkriterien sind erfüllt.
F16.21 Schwer, Frühremittiert
F16.21 Schwer, Anhaltend Remittiert

Störung durch Konsum Anderer Halluzinogene (Halluzinogenkonsumstörung)

A. Ein problematisches Muster von Halluzinogenkonsum (andere Substanzen als Phencyclidin) führt in klinisch bedeutsamer Weise zu Beeinträchtigungen oder Leiden, wobei mindestens zwei der folgenden Kriterien innerhalb eines Zeitraums von 12 Monaten vorliegen:
   1. Halluzinogene werden häufig in größeren Mengen oder länger als beabsichtigt konsumiert.
   2. Anhaltender Wunsch oder erfolglose Versuche, den Halluzinogenkonsum zu verringern oder zu kontrollieren.
   3. Hoher Zeitaufwand, um Halluzinogene zu beschaffen, zu konsumieren oder sich von seiner Wirkung zu erholen.
   4. Craving oder ein starkes Verlangen, Halluzinogene zu konsumieren.
   5. Wiederholter Halluzinogenkonsum, der zu einem Versagen bei der Erfüllung wichtiger Verpflichtungen bei der Arbeit, in der Schule oder zu Hause führt (z. B. wiederholtes Fernblei-

ben von der Arbeit oder schlechte Arbeitsleistungen, Schulschwänzen, Einstellen oder Ausschluss des Schulbesuchs, Vernachlässigung von Kindern oder Haushaltsarbeiten).

6. Fortgesetzter Halluzinogenkonsum trotz ständiger oder wiederholter sozialer oder zwischenmenschlicher Probleme, die durch die Auswirkungen von Halluzinogenen verursacht oder verstärkt werden (z.B. Streit mit dem Ehepartner über die Folgen der Intoxikation, körperliche Auseinandersetzungen).
7. Wichtige soziale, berufliche oder Freizeitaktivitäten werden aufgrund des Halluzinogenkonsums aufgegeben oder eingeschränkt.
8. Wiederholter Halluzinogenkonsum in Situationen, in denen der Konsum zu einer körperlichen Gefährdung führt (z.B. Autofahren oder das Bedienen von Maschinen).
9. Fortgesetzter Halluzinogenkonsum trotz Kenntnis eines anhaltenden oder wiederkehrenden körperlichen oder psychischen Problems, das wahrscheinlich durch das Halluzinogen verursacht wurde oder verstärkt wird.
10. Toleranzentwicklung, definiert durch eines der folgenden Kriterien:
    a. Verlangen nach ausgeprägter Dosissteigerung, um einen Intoxikationszustand oder einen erwünschten Effekt herbeizuführen.
    b. Deutlich verminderte Wirkung bei fortgesetztem Konsum derselben Menge an Halluzinogen.

Beachte: Da Entzugssymptome und -anzeichen für Halluzinogene nicht belegt sind, entfällt dieses Kriterium.

Bestimme **das spezifische Halluzinogen.**

Bestimme, ob:

Frühremittiert: Nachdem zuvor die Kriterien für eine Halluzinogenkonsumstörung vollständig erfüllt waren, wird seit mindestens 3, aber weniger als 12 Monaten keines der Kriterien für eine Halluzinogenkonsumstörung erfüllt (mit der Ausnahme des Kriteriums A4 „Craving oder ein starkes Verlangen, Halluzinogene zu konsumieren").

Anhaltend Remittiert: Nachdem zuvor die Kriterien für eine Halluzinogenkonsumstörung vollständig erfüllt waren, wird zu keinem Zeitpunkt der letzten 12 Monate oder länger eines der Kriterien für eine Halluzinogenkonsumstörung erfüllt (mit der

Ausnahme des Kriteriums A4 „Craving oder ein starkes Verlangen, Halluzinogene zu konsumieren").

Bestimme, ob:

In Geschützter Umgebung: Diese Zusatzcodierung wird vergeben, wenn sich die Person in einer Umgebung befindet, in der der Zugang zu Halluzinogenen eingeschränkt ist.

Codierung auf der Grundlage des aktuellen Schweregrades/der Remission: Liegt eine Halluzinogenintoxikation oder eine andere halluzinogeninduzierte psychische Störung ebenfalls vor, werden die untenstehenden Codierungen für eine Halluzinogenkonsumstörung nicht verwendet. Die komorbide Halluzinogenkonsumstörung wird in diesem Fall an der 4. Stelle der Codierung für die halluzinogenininduzierte Störung vermerkt (siehe Codierhinweis für Halluzinogenintoxikation oder eine bestimmte halluzinogeninduzierte psychische Störung). Liegen z. B. komorbid eine Halluzinogeninduzierte Psychotische Störung und eine Halluzinogenkonsumstörung vor, wird nur die Codierung für die Halluzinogeninduzierte Psychotische Störung verwendet, wobei deren 4. Ziffer angibt, ob die komorbide Halluzinogenkonsumstörung leicht-, mittel- oder schwergradig ist: F16.159 für eine Leichtgradige Halluzinogenkonsumstörung mit einer Halluzinogeninduzierten Psychotischen Störung oder F16.259 für eine Mittel- oder Schwergradige Halluzinogenkonsumstörung mit einer Halluzinogeninduzierten Psychotischen Störung.

Bestimme den aktuellen Schweregrad/Remission:

F16.10 Leicht: 2 bis 3 Symptomkriterien sind erfüllt.
F16.11 Leicht, Frühremittiert
F16.11 Leicht, Anhaltend Remittiert
F16.20 Mittel: 4 bis 5 Symptomkriterien sind erfüllt.
F16.21 Mittel, Frühremittiert
F16.21 Mittel, Anhaltend Remittiert
F16.20 Schwer: 6 oder mehr Symptomkriterien sind erfüllt.
F16.21 Schwer, Frühremittiert
F16.21 Schwer, Anhaltend Remittiert

Phencyclidinintoxikation

A. Kurz zurückliegender Phencyclidinkonsum (oder einer pharmakologisch ähnlichen Substanz).
B. Klinisch bedeutsame Verhaltensänderungen (z. B. Streitbarkeit, Gewaltbereitschaft, Impulsivität, Unberechenbarkeit, psychomotorische Unruhe, eingeschränktes Urteilsvermögen), die sich während oder kurz nach dem Phencyclidinkonsum entwickelt haben.
C. Mindestens zwei der folgenden Anzeichen oder Symptome treten innerhalb einer Stunde auf.
   Beachte: Wird die Substanz geraucht, kann das Auftreten besonders schnell erfolgen.
   1. Vertikale oder horizontale Augenbewegungsstörung.
   2. Bluthochdruck oder beschleunigter Puls.
   3. Taubheitsgefühle oder verminderte Schmerzfähigkeit.
   4. Bewegungsstörungen.
   5. Sprechstörungen.
   6. Muskelsteifigkeit.
   7. Anfälle oder Koma.
   8. Akustische Überempfindlichkeit.
D. Die Anzeichen oder Symptome gehen nicht auf einen anderen medizinischen Krankheitsfaktor zurück und können nicht besser durch eine andere psychische Störung einschließlich einer Intoxikation durch eine andere Substanz erklärt werden.

Codierhinweis: Die ICD-10-CM-Codierung hängt davon ab, ob eine komorbide Phencyclidinkonsumstörung vorliegt. Liegt eine komorbide Leichtgradige Phencyclidinkonsumstörung vor, lautet die ICD-10-CM-Codierung **F16.120**, liegt eine komorbide Mittel- oder Schwergradige Phencyclidinkonsumstörung vor, lautet die ICD-10-CM-Codierung **F16.220**. Liegt keine komorbide Phencyclidinkonsumstörung vor, wird die ICD-10-CM-Codierung **F16.920** verwendet.

Intoxikation durch Andere Halluzinogene (Halluzinogenintoxikation)

A. Kurz zurückliegender Halluzinogenkonsum (andere als Phencyclidin).

B. Klinisch bedeutsame verhaltensbezogene oder psychische Veränderungen (z. B. ausgeprägte Angst oder Depression, Beziehungsideen, Furcht den „Verstand zu verlieren“, Wahnvorstellungen, eingeschränktes Urteilsvermögen).

C. In einem Zustand völliger Wachheit und Vigilanz auftretende Wahrnehmungsveränderungen (z. B. subjektive Intensivierung der Wahrnehmung, Depersonalisation, Derealisation, Illusionen, Halluzinationen, Synästhesien), die sich während oder kurz nach dem Halluzinogenkonsum entwickelt haben.

D. Mindestens eines der folgenden Anzeichen oder Symptome, die sich während oder kurz nach dem Halluzinogenkonsum entwickelt haben:
   1. Erweiterung der Pupillen.
   2. Beschleunigter Puls.
   3. Schwitzen.
   4. Herzklopfen.
   5. Verschwommenes Sehen.
   6. Muskelzittern.
   7. Koordinationsstörungen.

E. Die Anzeichen oder Symptome gehen nicht auf einen anderen medizinischen Krankheitsfaktor zurück und können nicht besser durch eine andere psychische Störung einschließlich einer Intoxikation durch eine andere Substanz erklärt werden.

Codierhinweis: Die ICD-10-CM-Codierung hängt davon ab, ob eine komorbide Halluzinogenkonsumstörung vorliegt. Liegt eine komorbide Leichtgradige Halluzinogenkonsumstörung vor, lautet die ICD-10-CM-Codierung **F16.120**, liegt eine komorbide Mittel- oder Schwergradige Halluzinogenkonsumstörung vor, lautet die ICD-10-CM-Codierung **F16.220**. Liegt keine komorbide Halluzinogenkonsumstörung vor, wird die ICD-10-CM-Codierung **F16.920** verwendet.

Halluzinogeninduzierte Persistierende Wahrnehmungsstörung F16.983

A. Wiedererleben von mindestens einem Wahrnehmungssymptom nach Beendigung des Halluzinogenkonsums, das bereits während der Halluzinogenintoxikation aufgetreten war (z. B. geometrische Halluzinationen, falsche Wahrnehmungen von Bewegungen im peripheren Gesichtsfeld, Farbblitze, intensive Farben, lange [fiktive] Nachbilder von sich bewegenden Objekten, positive Nachbilder, Haloeffekte um Objekte, verzerrte Größenwahrnehmung [Makropsie und Mikropsie]).
B. Die Symptome aus Kriterium A verursachen in klinisch bedeutsamer Weise Leiden oder Beeinträchtigungen in sozialen, beruflichen oder anderen wichtigen Funktionsbereichen.
C. Die Symptome gehen nicht auf einen anderen medizinischen Krankheitsfaktor zurück (z. B. anatomische Läsionen, entzündliche Veränderungen des Gehirns oder visuelle Epilepsien) und können nicht besser durch eine andere psychische Störung (z. B. Delir, Schwere Neurokognitive Störung, Schizophrenie) oder durch Halluzinationen in der Aufwachphase erklärt werden.

Phencyclidininduzierte psychische Störungen

Andere phencyclidininduzierte Störungen werden in anderen Kapiteln des Manuals gemeinsam mit den Störungen beschrieben, mit denen sie die Phänomenologie teilen (siehe die substanz-/medikamenteninduzierten psychischen Störungen in den jeweiligen Kapiteln): Phencyclidininduzierte Psychotische Störung („Schizophrenie-Spektrum und andere psychotische Störungen"), Phencyclidininduzierte Bipolare Störung („Bipolare und verwandte Störungen"), Phencyclidininduzierte Depressive Störung („Depressive Störungen") und Phencyclidininduzierte Angststörung („Angststörungen"). Für das Phencyclidininduzierte Intoxikationsdelir und das Delir im Rahmen einer Ketamintherapie siehe die Kriterien und den Begleittext zum Delir im Kapitel „Neurokognitive Störungen". Diese phencyclidininduzierten psychischen Störungen werden nur dann anstelle einer Phencyclidinintoxikation diagnostiziert, wenn die Symptome schwer genug sind, um eine eigenständige klinische Beachtung zu rechtfertigen.

Halluzinogeninduzierte psychische Störungen

Die folgenden halluzinogeninduzierten Störungen werden in anderen Kapiteln des Manuals gemeinsam mit den Störungen beschrieben, mit denen sie die Phänomenologie teilen (siehe die substanz-/medikamenteninduzierten psychischen Störungen in den jeweiligen Kapiteln): Halluzinogeninduzierte Psychotische Störung („Schizophrenie-Spektrum und andere psychotische Störungen"), Halluzinogeninduzierte Bipolare Störung („Bipolare und verwandte Störungen"), Halluzinogeninduzierte Depressive Störung („Depressive Störungen") und Halluzinogeninduzierte Angststörung („Angststörungen"). Für das Halluzinogenintoxikationsdelir und das Delir durch medizinisch verordnete Halluzinogene siehe die Kriterien und den Begleittext zum Delir im Kapitel „Neurokognitive Störungen". Diese halluzinogeninduzierten psychischen Störungen werden nur dann anstelle einer Halluzinogenintoxikation diagnostiziert, wenn die Symptome schwer genug sind, um eine eigenständige klinische Beachtung zu rechtfertigen.

Nicht Näher Bezeichnete Störung im Zusammenhang mit Phencyclidin F16.99

Diese Kategorie gilt für Erscheinungsbilder, bei denen charakteristische Symptome einer Störung im Zusammenhang mit Phencyclidin vorherrschen, die in klinisch bedeutsamer Weise Leiden oder Beeinträchtigungen in sozialen, beruflichen oder anderen wichtigen Funktionsbereichen verursachen, bei denen die Kriterien für eine bestimmte Störung im Zusammenhang mit Phencyclidin oder für eine andere Störung im Zusammenhang mit psychotropen Substanzen und abhängigen Verhaltensweisen aber nicht vollständig erfüllt sind.

Nicht Näher Bezeichnete Störung im Zusammenhang mit Halluzinogenen F16.99

Diese Kategorie gilt für Erscheinungsbilder, bei denen charakteristische Symptome einer Störung im Zusammenhang mit Halluzinogenen vorherrschen, die in klinisch bedeutsamer Weise Leiden oder Beeinträchtigungen in sozialen, beruflichen oder anderen wichtigen Funktionsbereichen verursachen, bei denen die Kriterien für eine bestimmte Störung im Zusammenhang mit Halluzinogenen oder für eine andere Störung im Zusammenhang mit psychotropen Substanzen und abhängigen Verhaltensweisen aber nicht vollständig erfüllt sind.

Störungen im Zusammenhang mit Inhalanzien

Störung durch Inhalanzienkonsum (Inhalanzienkonsumstörung)

A. Ein problematisches Muster von Inhalanzienkonsum auf Kohlenwasserstoffbasis führt in klinisch bedeutsamer Weise zu Beeinträchtigungen oder Leiden, wobei mindestens zwei der folgenden Kriterien innerhalb eines Zeitraums von 12 Monaten vorliegen:
   1. Inhalanzien werden häufig in größeren Mengen oder länger als beabsichtigt konsumiert.
   2. Anhaltender Wunsch oder erfolglose Versuche, den Inhalanzienkonsum zu verringern oder zu kontrollieren.
   3. Hoher Zeitaufwand, um Inhalanzien zu beschaffen, zu konsumieren oder sich von ihrer Wirkung zu erholen.
   4. Craving oder ein starkes Verlangen, Inhalanzien zu konsumieren.
   5. Wiederholter Inhalanzienkonsum, der zu einem Versagen bei der Erfüllung wichtiger Verpflichtungen bei der Arbeit, in der Schule oder zu Hause führt.
   6. Fortgesetzter Inhalanzienkonsum trotz ständiger oder wiederholter sozialer oder zwischenmenschlicher Probleme, die durch die Auswirkungen des Konsums verursacht oder verstärkt werden.
   7. Wichtige soziale, berufliche oder Freizeitaktivitäten werden aufgrund des Inhalanzienkonsum aufgegeben oder eingeschränkt.
   8. Wiederholter Inhalanzienkonsum in Situationen, in denen der Konsum zu einer körperlichen Gefährdung führt.

9. Fortgesetzter Inhalanzienkonsum trotz Kenntnis eines anhaltenden oder wiederkehrenden körperlichen oder psychischen Problems, das wahrscheinlich durch das Inhalat verursacht wurde oder verstärkt wird.
10. Toleranzentwicklung, definiert durch eines der folgenden Kriterien:
    a. Verlangen nach ausgeprägter Dosissteigerung, um einen Intoxikationszustand oder einen erwünschten Effekt herbeizuführen.
    b. Deutlich verminderte Wirkung bei fortgesetztem Konsum derselben Menge an Inhalanzien.

Bestimme **das spezifische Inhalat:** Wenn möglich, sollte die betreffende inhalierte Substanz benannt werden (z. B. „Lösungsmittelkonsumstörung").

Bestimme, ob:

Frühremittiert: Nachdem zuvor die Kriterien für eine Inhalanzienkonsumstörung vollständig erfüllt waren, wird seit mindestens 3, aber weniger als 12 Monaten keines der Kriterien für eine Inhalanzienkonsumstörung erfüllt (mit der Ausnahme des Kriteriums A4 „Craving oder ein starkes Verlangen, Inhalanzien zu konsumieren").

Anhaltend Remittiert: Nachdem zuvor die Kriterien für eine Inhalanzienkonsumstörung vollständig erfüllt waren, wird zu keinem Zeitpunkt der letzten 12 Monate oder länger eines der Kriterien für eine Inhalanzienkonsumstörung erfüllt (mit der Ausnahme des Kriteriums A4 „Craving oder ein starkes Verlangen, Inhalanzien zu konsumieren").

Bestimme, ob:

In Geschützter Umgebung: Diese Zusatzcodierung wird vergeben, wenn sich die Person in einer Umgebung befindet, in der der Zugang zu Inhalanzien eingeschränkt ist.

Codierung auf der Grundlage des aktuellen Schweregrades/der Remission: Liegt eine Inhalanzienintoxikation oder eine andere inhalanzieninduzierte psychische Störung ebenfalls vor, werden die untenstehenden Codierungen für eine Inhalanzienkonsumstörung nicht verwendet. Die komorbide Inhalanzienkonsumstörung wird in diesem Fall an der 4. Stelle der Codierung für die inhalazieninduzierte Störung vermerkt (siehe Codierhinweis für Inhalanzienintoxikation oder eine bestimmte inhalanzieninduzierte psychische Störung). Liegen z. B. komorbid eine Inhalanzieninduzierte Depressive Störung und eine Inhalanzienkonsumstörung vor, wird nur die Codierung für eine Inhalanzieninduzierte Depressive Störung verwendet, wobei deren 4. Ziffer angibt, ob die komorbide Inhalanzienkonsumstörung leicht-, mittel- oder schwergradig ist: F18.14 für eine Leichtgradige Inhalanzienkonsumstörung mit einer Inhalanzieninduzierten Depressiven Störung oder F18.24 für eine Mittel- oder Schwergradige Inhalanzienkonsumstörung mit einer Inhalanzieninduzierten Depressiven Störung.

Bestimme den aktuellen Schweregrad/Remission:

F18.10 Leicht: 2 bis 3 Symptomkriterien sind erfüllt.
F18.11 Leicht, Frühremittiert
F18.11 Leicht, Anhaltend Remittiert
F18.20 Mittel: 4 bis 5 Symptomkriterien sind erfüllt.
F18.21 Mittel, Frühremittiert
F18.21 Mittel, Anhaltend Remittiert
F18.20 Schwer: 6 oder mehr Symptomkriterien sind erfüllt.
F18.21 Schwer, Frühremittiert
F18.21 Schwer, Anhaltend Remittiert

Inhalanzienintoxikation

A. Kurz zurückliegende, absichtliche oder unabsichtliche Inhalanzienexposition in hohen Dosen, einschließlich flüchtiger Kohlenwasserstoffe wie Toluol oder Benzin.
B. Klinisch bedeutsame verhaltensbezogene oder psychische Veränderungen (z. B. Streitsucht, Gewaltbereitschaft, Neigung zu Körperverletzungen, Apathie, beeinträchtigte Urteilsfähigkeit), die sich während oder kurz nach der Inhalanzienexposition entwickelt haben.
C. Mindestens zwei der folgenden Anzeichen oder Symptome, die sich während oder kurz nach der Inhalanzienexposition entwickeln:
   1. Schwindel.
   2. Augenbewegungsstörung.
   3. Koordinationsstörungen.
   4. Undeutliche Sprache.
   5. Unsicherer Gang.
   6. Lethargie.

7. Schwache Reflexe.
8. Psychomotorische Hemmung.
9. Tremor.
10. Allgemeine Muskelschwäche.
11. Verschwommenes Sehen oder Doppelbilder.
12. Stupor oder Koma.
13. Euphorie.

D. Die Anzeichen oder Symptome gehen nicht auf einen anderen medizinischen Krankheitsfaktor zurück und können nicht besser durch eine andere psychische Störung einschließlich einer Intoxikation durch eine andere Substanz erklärt werden.

Codierhinweise: Die ICD-10-CM-Codierung hängt davon ab, ob eine komorbide Inhalanzienkonsumstörung vorliegt. Liegt eine komorbide Leichtgradige Inhalanzienkonsumstörung vor, lautet die ICD-10-CM-Codierung **F18.120**, liegt eine komorbide Mittel- oder Schwergradige Inhalanzienkonsumstörung vor, lautet die ICD-10-CM-Codierung **F18.220**. Liegt keine komorbide Inhalanzienkonsumstörung vor, wird die ICD-10-CM-Codierung **F18.920** verwendet.

Inhalanzieninduzierte psychische Störungen

Die folgenden inhalanzieninduzierten psychischen Störungen werden in anderen Kapiteln des Manuals gemeinsam mit den Störungen beschrieben, mit denen sie die Phänomenologie teilen (siehe die substanz-/medikamenteninduzierten psychischen Störungen in diesen Kapiteln): Inhalanzieninduzierte Psychotische Störung („Schizophrenie-Spektrum und andere psychotische Störungen"), Inhalanzieninduzierte Depressive Störung („Depressive Störungen"), Inhalanzieninduzierte Angststörung („Angststörungen") und Inhalanzieninduzierte Schwere oder Leichte Neurokognitive Störung („Neurokognitive Störungen"). Für das Inhalanzieninduzierte Delir siehe die Kriterien und den Begleittext zum Delir im Kapitel „Neurokognitive Störungen". Diese inhalanzieninduzierten Störungen werden nur dann anstelle einer Inhalanzienintoxikation diagnostiziert, wenn die Symptome schwer genug sind, um eine eigenständige klinische Beachtung zu rechtfertigen.

Nicht Näher Bezeichnete Störung im Zusammenhang mit Inhalanzien F18.99

Diese Kategorie gilt für Erscheinungsbilder, bei denen die charakteristischen Symptome einer Störung im Zusammenhang mit Inhalanzien vorherrschen, die in klinisch bedeutsamer Weise Leiden oder Beeinträchtigungen in sozialen, beruflichen oder anderen wichtigen Funktionsbereichen verursachen, bei denen die Kriterien für eine spezifischen Störung im Zusammenhang mit Inhalanzien oder für eine andere Störung im Zusammenhang mit psychotropen Substanzen und abhängigen Verhaltensweisen aber nicht vollständig erfüllt sind.

Störungen im Zusammenhang mit Opioiden

Störung durch Opioidkonsum (Opioidkonsumstörung)

A. Ein problematisches Muster von Opioidkonsum führt in klinisch bedeutsamer Weise zu Beeinträchtigungen oder Leiden, wobei mindestens zwei der folgenden Kriterien innerhalb eines Zeitraums von 12 Monaten vorliegen:
   1. Opioide werden häufig in größeren Mengen oder länger als beabsichtigt konsumiert.
   2. Anhaltender Wunsch oder erfolglose Versuche, den Opioidkonsum zu verringern oder zu kontrollieren.
   3. Hoher Zeitaufwand, um Opioide zu beschaffen, zu konsumieren oder sich von ihren Wirkungen zu erholen.
   4. Craving oder ein starkes Verlangen, Opioide zu konsumieren.
   5. Wiederholter Opioidkonsum, der zu einem Versagen bei der Erfüllung wichtiger Verpflichtungen bei der Arbeit, in der Schule oder zu Hause führt.
   6. Fortgesetzter Opioidkonsum trotz ständiger oder wiederholter sozialer oder zwischenmenschlicher Probleme, die durch die Auswirkungen von Opioiden verursacht oder verstärkt werden.

7. Wichtige soziale, berufliche oder Freizeitaktivitäten werden aufgrund des Opioidkonsums aufgegeben oder eingeschränkt.
8. Wiederholter Opioidkonsum in Situationen, in denen der Konsum zu einer körperlichen Gefährdung führt.
9. Fortgesetzter Opioidkonsum trotz Kenntnis eines anhaltenden oder wiederkehrenden körperlichen oder psychischen Problems, das wahrscheinlich durch die Substanz verursacht wurde oder verstärkt wird.
10. Toleranzentwicklung, definiert durch eines der folgenden Kriterien:
    a. Verlangen nach ausgeprägter Dosissteigerung, um einen Intoxikationszustand oder einen erwünschten Effekt herbeizuführen.
    b. Deutlich verminderte Wirkung bei fortgesetztem Konsum derselben Menge eines Opioids.

    Beachte: Dieses Kriterium wird nicht berücksichtigt, wenn der Konsum von Opioiden ausschließlich unter angemessener ärztlicher Aufsicht stattfindet.
11. Entzugssymptome, die sich durch eines der folgenden Kriterien äußern:
    a. Charakteristisches Entzugssyndrom in Bezug auf Opioide (siehe Kriterien A und B der Kriterien für Opioidentzug).
    b. Opioide (oder sehr ähnliche Substanzen) werden konsumiert, um Entzugssymptome zu lindern oder zu vermeiden.

    Beachte: Dieses Kriterium wird nicht berücksichtigt, wenn der Konsum von Opioiden ausschließlich unter angemessener ärztlicher Aufsicht stattfindet.

Bestimme, ob:

Frühremittiert: Nachdem zuvor die Kriterien für eine Opioidkonsumstörung vollständig erfüllt waren, wird seit mindestens 3, aber weniger als 12 Monaten keines der Kriterien für eine Opioidkonsumstörung erfüllt (mit der Ausnahme des Kriteriums A4 „Craving oder ein starkes Verlangen, Opioide zu konsumieren").

Anhaltend Remittiert: Nachdem zuvor alle Kriterien für eine Opioidkonsumstörung vollständig erfüllt waren, wird zu keinem Zeitpunkt der letzten 12 Monate oder länger eines der Kriterien für eine Opioidkonsumstörung erfüllt (mit der Ausnahme des

Kriterium A4 „Craving oder ein starkes Verlangen, Opioide zu konsumieren").

Bestimme, ob:

In Erhaltungstherapie: Diese Zusatzcodierung wird vergeben, wenn die Person einen verschriebenen Opioidagonisten wie Methadon oder Buprenorphin einnimmt und keines der Kriterien für eine Opioidkonsumstörung für diese Medikation erfüllt ist (ausgenommen Toleranz oder Entzugssymptome im Zusammenhang mit dem Agonisten). Diese Kategorie trifft auch auf Personen zu, die im Rahmen einer Erhaltungstherapie einen partiellen Antagonisten, einen Agonisten/Antagonisten oder einen vollen Antagonisten wie etwa ein orales Naltrexon oder ein Depot-Naltrexon einnehmen.

In Geschützter Umgebung: Diese Zusatzcodierung wird vergeben, wenn sich die Person in einer Umgebung befindet, in der der Zugang zu Opioiden eingeschränkt ist.

Codierung auf der Grundlage des aktuellen Schweregrades/der Remission: Liegt eine Opioidintoxikation, ein Opioidentzug oder eine andere opioidinduzierte psychische Störung ebenfalls vor, werden die untenstehenden Codierungen für eine Opioidkonsumstörung nicht verwendet. Die komorbide Opioidkonsumstörung wird in diesem Fall an der 4. Stelle der Codierung für die opioidinduzierte Störung vermerkt (siehe Codierhinweis für Opioidintoxikation, Opioidentzug oder eine bestimmte opioidinduzierte psychische Störung). Liegen z. B. komorbid eine Opioidinduzierte Depressive Störung und eine Opioidkonsumstörung vor, wird nur die Codierung für eine Opioidinduzierte Depressive Störung verwendet, wobei deren 4. Ziffer angibt, ob die komorbide Opioidkonsumstörung leicht-, mittel- oder schwergradig ist: F11.14 für eine Leichtgradige Opioidkonsumstörung mit einer Opioidinduzierten Depressiven Störung und F11.24 für eine Mittel- oder Schwergradige Opioidkonsumstörung mit einer Opioidinduzierten Depressiven Störung.

Bestimme den aktuellen Schweregrad/Remission:

F11.10 Leicht: 2 bis 3 Symptomkriterien sind erfüllt.
F11.11 Leicht, Frühremittiert
F11.11 Leicht, Anhaltend Remittiert
F11.20 Mittel: 4 bis 5 Symptomkriterien sind erfüllt.
F11.21 Mittel, Frühremittiert

F11.21 Mittel, Anhaltend Remittiert
F11.20 Schwer: 6 oder mehr Symptomkriterien sind erfüllt.
F11.21 Schwer, Frühremittiert
F11.21 Schwer, Anhaltend Remittiert

Opioidintoxikation

A. Kurz zurückliegender Opioidkonsum.
B. Klinisch bedeutsame verhaltensbezogene oder psychische Veränderungen (z. B. anfängliche Euphorie gefolgt von Apathie, dysphorischer Verstimmung, psychomotorische Unruhe oder Verlangsamung, beeinträchtigtes Urteilsvermögen), die sich während oder kurz nach dem Opioidkonsum entwickelt haben.
C. Pupillenverengung (oder Pupillenerweiterung infolge Sauerstoffmangel bei schwerer Überdosierung) und mindestens eines der folgenden Anzeichen oder Symptome, die sich während oder kurz nach dem Opioidkonsum entwickeln:
   1. Benommenheit oder Koma.
   2. Verwaschene Sprache.
   3. Aufmerksamkeits- oder Gedächtnisstörung.
D. Die Anzeichen oder Symptome gehen nicht auf einen anderen medizinischen Krankheitsfaktor zurück und können nicht besser durch eine andere psychische Störung einschließlich einer Intoxikation durch eine andere Substanz erklärt werden.

Bestimme, ob:

Mit Wahrnehmungsstörungen: Diese Zusatzcodierung kann in dem seltenen Fall erfolgen, dass Halluzinationen bei intakter Realitätskontrolle oder akustische, visuelle oder taktile Sinnestäuschungen bei Fehlen eines Delirs auftreten.

Codierhinweis: Die ICD-10-CM-Codierung hängt davon ab, ob eine komorbide Opioidkonsumstörung und Wahrnehmungsstörungen vorliegen.

Für Opioidintoxikation, ohne Wahrnehmungsstörungen: Liegt eine komorbide Leichtgradige Opioidkonsumstörung vor, lautet die ICD-10-CM-Codierung **F11.120**, liegt eine komorbide Mittel- bis Schwergradige Opioidkonsumstörung vor, lautet die ICD-10-CM-Codierung **F11.220**. Liegt keine komorbide Opioidkonsumstörung vor, wird die ICD-10-CM-Codierung **F11.920** verwendet.

Für Opioidintoxikation, mit Wahrnehmungsstörungen: Liegt eine komorbide Leichtgradige Opioidkonsumstörung vor, lautet die ICD-10-CM-Codierung **F11.122**, liegt eine komorbide Mittel- bis Schwergradige Opioidkonsumstörung vor, lautet die ICD-10-CM-Codierung **F11.222**. Liegt keine komorbide Opioidkonsumstörung vor, wird die ICD-10-CM-Codierung **F11.922** verwendet.

Opioidentzug

A. Eines der folgenden Kriterien trifft zu:
   1. Beendigung (oder Reduktion) von schwerem und langandauerndem Opioidkonsum (d.h. einige Wochen oder länger).
   2. Vergabe eines Opioidantagonisten nach einiger Zeit des Opioidkonsums.

B. Mindestens drei der folgenden Symptome, die sich innerhalb von Minuten bis einigen Tagen nach Zutreffen von Kriterium A entwickeln:
   1. Dysphorische Stimmung.
   2. Übelkeit und Erbrechen.
   3. Muskelschmerzen.
   4. Tränenbildung oder Nasenfluss.
   5. Pupillenerweiterung, Gänsehaut oder Schwitzen.
   6. Durchfall.
   7. Gähnen.
   8. Fieber.
   9. Insomnie.

C. Die Anzeichen oder Symptome aus Kriterium B verursachen in klinisch bedeutsamer Weise Beeinträchtigungen oder Leiden in sozialen, beruflichen oder anderen wichtigen Funktionsbereichen.

D. Die Anzeichen oder Symptome gehen nicht auf einen anderen medizinischen Krankheitsfaktor zurück und können nicht besser durch eine andere psychische Störung einschließlich Intoxikation oder Entzug im Zusammenhang mit anderen Substanzen erklärt werden.

Codierhinweis: Die ICD-10-CM-Codierung für Opioidentzug hängt davon ab, ob eine komorbide Opioidkonsumstörung vorliegt. Liegt eine komorbide Leichtgradige Opioidkonsumstörung vor, lautet die ICD-10-CM-Codierung **F11.13**, bei einer komorbiden Mittel- oder Schwergradigen Opioidkonsumstörung lautet die ICD-10-CM-Codierung **F11.23**. Bei einem Opioidentzug ohne komorbide Opioidkonsumstörung (z. B. Opioideinnahme ausschließlich unter adäquater medizinischer Überwachung) wird die ICD-10-CM-Codierung **F11.93** verwendet.

Opioidinduzierte psychische Störungen

Die folgenden opioidinduzierten Störungen werden in anderen Kapiteln des Manuals gemeinsam mit den Störungen beschrieben, mit denen sie die Phänomenologie teilen (siehe die substanz-/medikamenteninduzierten psychischen Störungen in diesen Kapiteln): Opioidinduzierte Depressive Störung („Depressive Störungen"), Opioidinduzierte Angststörung („Angststörungen"); Opioidinduzierte Schlafstörung („Schlaf-Wach-Störungen"); und Opioidinduzierte Sexuelle Funktionsstörung („Sexuelle Funktionsstörungen"). Für das Opioidintoxikationsdelir, das Opioidentzugsdelir sowie das Delir durch bestimmungsgemäß eingesetzte verordnete Opioide siehe die Kriterien und den Begleittext zum Delir im Kapitel „Neurokognitive Störungen". Diese opioidinduzierten psychischen Störungen werden nur dann anstelle einer Opioidintoxikation oder eines Opioidentzugs diagnostiziert, wenn die Symptome schwer genug sind, um eine eigenständige klinische Beachtung zu rechtfertigen.

Nicht Näher Bezeichnete Störung im Zusammenhang mit Opioiden F11.99

Diese Kategorie gilt für Erscheinungsbilder, bei denen charakteristische Symptome einer Störung im Zusammenhang mit Opioiden vorherrschen, die in klinisch bedeutsamer Weise Leiden oder Beeinträchtigungen in sozialen, beruflichen oder anderen Funktionsbereichen verursachen, bei denen aber die Kriterien für eine bestimmte Störung im Zusammenhang mit Opioiden oder für eine anderen Störung aus der Klasse der Störungen im Zusammenhang mit psychotropen Substanzen und abhängigen Verhaltensweisen nicht vollständig erfüllt sind.

Störungen im Zusammenhang mit Sedativa, Hypnotika oder Anxiolytika

Störung durch Sedativa-, Hypnotika- oder Anxiolytikakonsum (Sedativa-, Hypnotika- oder Anxiolytikakonsumstörung)

A. Ein problematisches Muster des Konsums von Sedativa, Hypnotika oder Anxiolytika führt in klinisch bedeutsamer Weise zu Beeinträchtigungen oder Leiden, wobei mindestens zwei der folgenden Kriterien innerhalb eines Zeitraums von 12 Monaten vorliegen:
   1. Sedativa, Hypnotika oder Anxiolytika werden häufig in größeren Mengen oder länger als beabsichtigt konsumiert.
   2. Anhaltender Wunsch oder erfolglose Versuche, den Konsum von Sedativa, Hypnotika oder Anxiolytika zu verringern oder zu kontrollieren.
   3. Hoher Zeitaufwand, um Sedativa, Hypnotika oder Anxiolytika zu beschaffen, zu konsumieren oder sich von ihren Wirkungen zu erholen.
   4. Craving oder ein starkes Verlangen, Sedativa, Hypnotika oder Anxiolytika zu konsumieren.
   5. Wiederholter Konsum von Sedativa, Hypnotika oder Anxiolytika, der zu einem Versagen bei der Erfüllung wichtiger Verpflichtungen bei der Arbeit, in der Schule oder zu Hause führt (z. B. wiederholtes Fernbleiben von der Arbeit und schlechte Arbeitsleistungen, Schulschwänzen, Einstellen des Schulbesuchs oder Ausschluss von der Schule, Vernachlässigung von Kindern und Haushalt).
   6. Fortgesetzter Konsum von Sedativa, Hypnotika oder Anxiolytika trotz ständiger oder wiederholter sozialer oder zwischenmenschlicher Probleme, die durch die Auswirkungen der Sedativa, Hypnotika oder Anxiolytika verursacht oder verstärkt werden (z. B. Streit mit dem Ehegatten über die Folgen der Intoxikation, körperliche Auseinandersetzungen).
   7. Wichtige soziale, berufliche oder Freizeitaktivitäten werden aufgrund des Konsums von Sedativa, Hypnotika oder Anxiolytika aufgegeben oder eingeschränkt.

8. Wiederholter Konsum von Sedativa, Hypnotika oder Anxiolytika in Situationen, in denen der Konsum zu einer körperlichen Gefährdung führt (z. B. Autofahren oder das Bedienen von Maschinen).
9. Fortgesetzter Konsum von Sedativa, Hypnotika oder Anxiolytika trotz Kenntnis eines anhaltenden oder wiederkehrenden körperlichen oder psychischen Problems, das wahrscheinlich durch Sedativa, Hypnotika oder Anxiolytika verursacht wurde oder verstärkt wird.
10. Toleranzentwicklung, definiert durch eines der folgenden Kriterien:
    a. Verlangen nach ausgeprägter Dosissteigerung von Sedativa, Hypnotika oder Anxiolytika, um einen Intoxikationszustand oder einen erwünschten Effekt herbeizuführen.
    b. Deutlich verminderte Wirkung bei fortgesetztem Konsum derselben Menge an Sedativa, Hypnotika oder Anxiolytika.

    Beachte: Dieses Kriterium wird nicht berücksichtigt, wenn der Konsum von Sedativa, Hypnotika oder Anxiolytika ausschließlich unter angemessener ärztlicher Aufsicht erfolgt.
11. Entzugssymptome, die sich durch eines der folgenden Kriterien äußern:
    a. Charakteristisches Entzugssyndrom in Bezug auf Sedativa, Hypnotika oder Anxiolytika (siehe Kriterien A und B der Kriterien für Sedativa-, Hypnotika- oder Anxiolytikaentzug).
    b. Sedativa, Hypnotika oder Anxiolytika (oder eine sehr ähnliche Substanz wie etwa Alkohol) werden konsumiert, um Entzugssymptome zu lindern oder zu vermeiden.

    Beachte: Dieses Kriterium wird nicht berücksichtigt, wenn der Konsum von Sedativa, Hypnotika oder Anxiolytika ausschließlich unter angemessener ärztlicher Aufsicht erfolgt.

Bestimme, ob:

Frühremittiert: Nachdem zuvor die Kriterien für eine Sedativa-, Hypnotika- oder Anxiolytikakonsumstörung vollständig erfüllt waren, wird seit mindestens 3, aber weniger als 12 Monaten keines der Kriterien für eine Sedativa-, Hypnotika- oder Anxiolytikakonsumstörung erfüllt (mit der Ausnahme des Kriteriums A4 „Craving oder ein starkes Verlangen, Sedativa, Hypnotika oder Anxiolytika zu konsumieren").

Anhaltend Remittiert: Nachdem zuvor die Kriterien für eine Sedativa-, Hypnotika- oder Anxiolytikakonsumstörung vollständig erfüllt waren, wird zu keinem Zeitpunkt der letzten 12 Monate oder länger eines der Kriterien für eine Sedativa-, Hypnotika- oder Anxiolytikakonsumstörung erfüllt (mit der Ausnahme des Kriteriums A4 „Craving oder ein starkes Verlangen, Sedativa, Hypnotika oder Anxiolytika zu konsumieren").

Bestimme, ob:

In Geschützter Umgebung: Diese Zusatzcodierung wird vergeben, wenn sich die Person in einer Umgebung befindet, in der der Zugang zu Sedativa, Hypnotika oder Anxiolytika eingeschränkt ist.

Codierung auf der Grundlage des aktuellen Schweregrades/der Remission: Liegt eine Sedativa-, Hypnotika- oder Anxiolytikaintoxikation, ein Sedativa-, Hypnotika- oder Anxiolytikaentzug oder eine andere sedativa-, hypnotika- oder anxiolytikainduzierte psychische Störung ebenfalls vor, werden die untenstehenden Codierungen für eine Sedativa-, Hypnotika- oder Anxiolytikakonsumstörung nicht verwendet. Die komorbide Sedativa-, Hypnotika- oder Anxiolytikakonsumstörung wird in diesem Fall an der 4. Stelle der Codierung für die sedativa-, hypnotika- oder anxiolytikainduzierte Störung vermerkt (siehe Codierhinweis für Sedativa-, Hypnotika- oder Anxiolytikaintoxikation, Sedativa-, Hypnotika- oder Anxiolytikaentzug oder eine bestimmte sedativa-, hypnotika- oder anxiolytikainduzierte psychische Störung). Liegen z.B. komorbid eine Sedativa-, Hypnotika- oder Anxiolytikainduzierte Depressive Störung und eine Sedativa-, Hypnotika- oder Anxiolytikakonsumstörung vor, wird nur die Codierung für eine Sedativa-, Hypnotika- oder Anxiolytikainduzierte Depressive Störung verwendet, wobei deren 4. Ziffer angibt, ob die komorbide Sedativa-, Hypnotika- oder Anxiolytikakonsumstörung leicht-, mittel- oder schwergradig ist: F13.14 für eine Leichtgradige Sedativa-, Hypnotika- oder Anxiolytikakonsumstörung mit einer Sedativa-, Hypnotika- oder Anxiolytikainduzierten Depressiven Störung oder F13.24 für eine Mittel- oder Schwergradige Sedativa-, Hypnotika- oder Anxiolytikakonsumstörung mit einer Sedativa-, Hypnotika- oder Anxiolytikainduzierten Depressiven Störung.

Bestimme den aktuellen Schweregrad/Remission:

F13.10 Leicht: 2 bis 3 Symptomkriterien sind erfüllt.
F13.11 Leicht, Frühremittiert

F13.11 Leicht, Anhaltend Remittiert
F13.20 Mittel: 4 bis 5 Symptomkriterien sind erfüllt.
F13.21 Mittel, Frühremittiert
F13.21 Mittel, Anhaltend Remittiert
F13.20 Schwer: 6 oder mehr Symptomkriterien sind erfüllt.
F13.21 Schwer, Frühremittiert
F13.21 Schwer, Anhaltend Remittiert

Sedativa-, Hypnotika- oder Anxiolytikaintoxikation

A. Kurz zurückliegender Sedativa-, Hypnotika- oder Anxiolytikakonsum.
B. Klinisch bedeutsame verhaltensbezogene oder psychische Veränderungen (z. B. unangemessenes sexuelles oder aggressives Verhalten, Stimmungslabilität, beeinträchtigtes Urteilsvermögen), die sich während oder kurz nach dem Sedativa-, Hypnotika- oder Anxiolytikakonsum entwickelt haben.
C. Mindestens eines der folgenden Anzeichen oder Symptome, die sich während oder kurz nach dem Sedativa-, Hypnotika- oder Anxiolytikakonsum entwickeln:
   1. Verwaschene Sprache.
   2. Koordinationsstörungen.
   3. Unsicherer Gang
   4. Augenbewegungsstörung.
   5. Kognitive Beeinträchtigung (z. B. Aufmerksamkeit, Gedächtnis).
   6. Stupor oder Koma.
D. Die Symptome gehen nicht auf einen anderen medizinischen Krankheitsfaktor zurück und können nicht besser durch eine andere psychische Störung einschließlich Intoxikation durch eine andere Substanz erklärt werden.

Codierhinweis: Die ICD-10-CM-Codierung hängt davon ab, ob eine komorbide Sedativa-, Hypnotika- oder Anxiolytikakonsumstörung vorliegt. Liegt eine komorbide Leichtgradige Sedativa-, Hypnotika- oder Anxiolytikakonsumstörung vor, lautet die ICD-10-CM-Codierung **F13.120**; liegt eine komorbide Mittel- oder Schwergradige Sedativa-, Hypnotika- oder Anxiolytikakonsumstörung vor, lautet die ICD-10-CM-Codierung **F13.220**. Liegt keine komorbide Sedativa-, Hypnotika- oder Anxiolytikakonsumstörung vor, wird die ICD-10-CM-Codierung **F13.920** verwendet.

Sedativa-, Hypnotika- oder Anxiolytikaentzug

A. Beendigung (oder Reduktion) eines langandauernden Sedativa-, Hypnotika- oder Anxiolytikakonsums.
B. Mindestens zwei der folgenden Symptome, die sich innerhalb einiger Stunden bis zu wenigen Tagen nach der im Kriterium A beschriebenen Beendigung (oder Reduktion) des Sedativa-, Hypnotika- oder Anxiolytikakonsums entwickeln:
   1. Hyperaktivität des vegetativen Nervensystems (z.B. Schwitzen oder Herzfrequenz über 100 Schläge/Min.).
   2. Handtremor.
   3. Insomnie.
   4. Übelkeit oder Erbrechen.
   5. Vorübergehende visuelle, taktile oder akustische Halluzinationen oder Illusionen.
   6. Psychomotorische Unruhe.
   7. Angst.
   8. Krampfanfälle.
C. Die Anzeichen oder Symptome aus Kriterium B verursachen in klinisch bedeutsamer Weise Leiden oder Beeinträchtigungen in sozialen, beruflichen oder anderen wichtigen Funktionsbereichen.
D. Die Anzeichen oder Symptome gehen nicht auf einen anderen medizinischen Krankheitsfaktor zurück und können nicht besser durch eine andere psychische Störung, einschließlich Intoxikation oder Entzug im Zusammenhang mit einer anderen Substanz erklärt werden.

Bestimme, ob:

Mit Wahrnehmungsstörungen: Diese Zusatzcodierung kann verwendet werden, wenn Halluzinationen bei intakter Realitätskontrolle oder akustische, optische oder taktile Illusionen bei Fehlen eines Delirs auftreten.

Codierhinweis: Die ICD-10-CM-Codierung hängt davon ab, ob eine komorbide Sedativa-, Hypnotika- oder Anxiolytikakonsumstörung oder Wahrnehmungsstörungen vorliegen.

Für Sedativa-, Hypnotika- oder Anxiolytikaentzug, ohne Wahrnehmungsstörungen: Bei Vorliegen einer Leichtgradigen Sedativa-, Hypnotika- oder Anxiolytikakonsumstörung lautet die ICD-10-CM-Codierung **F13.130**, bei einer Mittel- oder Schwergradigen Sedativa-, Hypnotika- oder Anxiolytikakonsumstörung **F13.230.** Liegt keine komorbide Sedativa-, Hypnotika- oder Anxiolytikakonsumstörung vor (z. B. bei Personen, die Sedativa, Hypnotika oder Anxiolytika ausschließlich unter adäquater ärztlicher Kontrolle einnehmen) lautet die ICD-10-CM-Codierung **F13.930.**

Für Sedativa-, Hypnotika- oder Anxiolytikaentzug, mit Wahrnehmungsstörungen: Bei Vorliegen einer Leichtgradigen Sedativa-, Hypnotika- oder Anxiolytikakonsumstörung lautet die ICD-10-CM-Codierung **F13.132**, bei einer Mittel- oder Schwergradigen Sedativa-, Hypnotika- oder Anxiolytikakonsumstörung **F13.232**. Liegt keine komorbide Sedativa-, Hypnotika- oder Anxiolytikakonsumstörung vor (z. B. bei Personen, die Sedativa, Hypnotika oder Anxiolytika ausschließlich unter adäquater ärztlicher Kontrolle einnehmen) lautet die ICD-10-CM-Codierung **F13.932.**

Sedativa-, hypnotika- oder anxiolytikainduzierte psychische Störungen

Die folgenden sedativa-, hypnotika- oder anxiolytikainduzierten psychischen Störungen werden in anderen Kapiteln des Manuals gemeinsam mit den Störungen beschrieben, mit denen sie die Phänomenologie teilen (siehe substanz-/medikamenteninduzierte psychische Störungen in den jeweiligen Kapiteln): Sedativa-, Hypnotika- oder Anxiolytikainduzierte Psychotische Störung („Schizophrenie-Spektrum und andere psychotische Störungen"), Sedativa-, Hypnotika- oder Anxiolytikainduzierte Bipolare Störung („Bipolare und verwandte Störungen"), Sedativa-, Hypnotika- oder Anxiolytikainduzierte Depressive Störung („Depressive Störungen"), Sedativa-, Hypnotika- oder Anxiolytikainduzierte Angststörung („Angststörungen"), Sedativa-, Hypnotika- oder Anxiolytikainduzierte Schlafstörung („Schlaf-Wach-Störungen"), Sedativa-, Hypnotika- oder Anxiolytikainduzierte Sexuelle Funktionsstörung („Sexuelle Funktionsstörungen") sowie Sedativa-, Hypnotika- oder Anxiolytikainduzierte Schwere oder Leichte Neurokognitive Störung („Neurokognitive Störungen"). Für das Sedativa-, Hypnotika- oder Anxiolytikaintoxikationsdelir, das Sedativa-, Hypnotika- oder Anxiolytikaentzugsdelir und das durch ärztlich verordnete Sedativa, Hypnotika oder Anxiolytika induzierte Delir siehe die Kriterien und den Begleittext zum Delir im Kapitel „Neurokognitive Störungen". Diese sedativa-, hypnotika- oder anxiolytikainduzierten psychischen Störungen werden nur anstelle einer Sedativa-, Hypnotika- oder Anxiolytikaintoxikation oder eines Sedativa-, Hypnotika- oder Anxiolytikaentzugs diagnostiziert, wenn die Symptome schwer genug sind, um eine eigenständige klinische Beachtung zu rechtfertigen.

Nicht Näher Bezeichnete Störung im Zusammenhang mit Sedativa, Hypnotika oder Anxiolytika F13.99

Diese Kategorie gilt für Erscheinungsbilder, bei denen charakteristische Symptome einer Störung im Zusammenhang mit Sedativa, Hypnotika oder Anxiolytika vorherrschen, die in klinisch bedeutsamer Weise Leiden oder Beeinträchtigungen in sozialen, beruflichen oder anderen Funktionsbereichen verursachen, bei denen aber die Kriterien für eine bestimmte Störung im Zusammenhang mit Sedativa, Hypnotika oder Anxiolytika oder für eine andere Störung im Zusammenhang mit psychotropen Substanzen und abhängigen Verhaltensweisen nicht vollständig erfüllt sind.

Störungen im Zusammenhang mit Stimulanzien

Störung durch Stimulanzienkonsum (Stimulanzienkonsumstörung)

A. Ein Muster des Konsums von Substanzen des Amphetamin-Typs, von Kokain oder eines anderen Stimulans führt in klinisch bedeutsamer Weise zu Beeinträchtigungen oder Leiden, wobei mindestens zwei der folgenden Kriterien innerhalb eines Zeitraums von 12 Monaten vorliegen:

1. Stimulanzien werden häufig in größeren Mengen oder länger als beabsichtigt konsumiert.
2. Anhaltender Wunsch oder erfolglose Versuche, den Stimulanzienkonsum zu verringern oder zu kontrollieren.
3. Hoher Zeitaufwand, um Stimulanzien zu beschaffen, zu konsumieren oder sich von ihrer Wirkung zu erholen.
4. Craving oder ein starkes Verlangen, Stimulanzien zu konsumieren.
5. Wiederholter Stimulanzienkonsum, der zu einem Versagen bei der Erfüllung wichtiger Verpflichtungen bei der Arbeit, in der Schule oder zu Hause führt.
6. Fortgesetzter Stimulanzienkonsum trotz ständiger oder wiederholter sozialer oder zwischenmenschlicher Probleme, die durch die Auswirkungen der Stimulanzien verursacht oder verstärkt werden.
7. Wichtige soziale, berufliche oder Freizeitaktivitäten werden aufgrund des Stimulanzienkonsums aufgegeben oder eingeschränkt.
8. Wiederholter Stimulanzienkonsum in Situationen, in denen der Konsum zu einer körperlichen Gefährdung führt.
9. Fortgesetzter Stimulanzienkonsum trotz Kenntnis eines anhaltenden oder wiederkehrenden körperlichen oder psychischen Problems, das wahrscheinlich durch Stimulanzien verursacht wurde oder verstärkt wird.
10. Toleranzentwicklung, definiert durch eines der folgenden Kriterien:
    a. Verlangen nach ausgeprägter Dosissteigerung, um einen Intoxikationszustand oder einen erwünschten Effekt herbeizuführen,
    b. Deutlich verminderte Wirkung bei fortgesetztem Konsum derselben Menge an Stimulanzien.

    Beachte: Dieses Kriterium wird nicht berücksichtigt, wenn der Konsum stimulierender Medikamente ausschließlich unter angemessener ärztlicher Aufsicht stattfindet, wie z.B. von Medikamenten gegen die Aufmerksamkeitsdefizit-/Hyperaktivitätsstörung oder Narkolepsie.
11. Entzugssymptome, die sich durch eines der folgenden Kriterien äußern:
    a. Charakteristisches Entzugssyndrom des jeweiligen Stimulans (siehe Kriterien A und B der Kriterien für Stimulanzienentzug).

b. Stimulanzien (oder eine sehr ähnliche Substanz) werden konsumiert, um Entzugssymptome zu lindern oder zu vermeiden.

Beachte: Dieses Kriterium wird nicht berücksichtigt, wenn der Konsum stimulierender Medikamente ausschließlich unter angemessener medizinischer Überwachung stattfindet, wie z.B. von Medikamenten gegen die Aufmerksamkeitsdefizit-/Hyperaktivitätsstörung oder Narkolepsie.

Bestimme, ob:

Frühremittiert: Nachdem zuvor die Kriterien für eine Stimulanzienkonsumstörung vollständig erfüllt waren, wird seit mindestens 3, aber weniger als 12 Monaten keines der Kriterien für eine Stimulanzienkonsumstörung erfüllt (mit der Ausnahme des Kriteriums A4 „Craving oder ein starkes Verlangen, Stimulanzien zu konsumieren").

Anhaltend Remittiert: Nachdem zuvor die Kriterien für eine Stimulanzienkonsumstörung vollständig erfüllt waren, wird zu keinem Zeitpunkt der letzten 12 Monate oder länger eines der Kriterien für eine Stimulanzienkonsumstörung erfüllt (mit der Ausnahme des Kriteriums A4 „Craving oder ein starkes Verlangen, Stimulanzien zu konsumieren").

Bestimme, ob:

In Geschützter Umgebung: Diese Zusatzcodierung wird vergeben, wenn sich die Person in einer Umgebung befindet, in der der Zugang zu Stimulanzien eingeschränkt ist.

Codierung auf der Grundlage des aktuellen Schweregrades/der Remission: Liegt eine Intoxikation durch Substanzen des Amphetamin-Typs, ein mit Substanzen des Amphetamin-Typs in Zusammenhang stehender Entzug oder eine durch Substanzen des Amphetamin-Typs induzierte psychische Störung ebenfalls vor, werden die untenstehenden Codierungen für eine Störung durch Konsum von Substanzen des Amphetamin-Typs nicht verwendet. Die komorbide Störung durch Konsum von Substanzen des Amphetamin-Typs wird in diesem Fall an der 4. Stelle der Codierung für die durch Substanzen des Amphetamin-Typs induzierte Störung vermerkt (siehe Codierhinweis für die Intoxikation durch Substanzen des Amphetamin-Typs, den mit diesen Substanzen in Verbindung stehenden Entzug oder eine spezifische durch Substanzen des Amphetamin-Typs induzierte psychische

Störung). Liegen z. B. komorbid eine Amphetamininduzierte Depressive Störung und eine Amphetaminkonsumstörung vor, wird nur die Codierung für die Amphetamininduzierte Depressive Störung verwendet, wobei deren 4. Ziffer angibt, ob die komorbide Amphetaminkonsumstörung leicht-, mittel- oder schwergradig ist: F15.14 für eine Leichtgradige Amphetaminkonsumstörung mit einer Amphetamininduzierten Depressiven Störung oder F15.24 für eine Mittel- oder Schwergradige Amphetaminkonsumstörung mit einer Amphetamininduzierten Depressiven Störung (die Codieranleitung für Substanzen des Amphetamin-Typs ist auch auf die Intoxikation, den Entzug oder die induzierte psychische Störung in Zusammenhang mit anderen oder nicht näher bezeichneten Stimulanzien anzuwenden). Ebenso gilt: Liegen komorbid eine Kokaininduzierte Depressive Störung und eine Kokainkonsumstörung vor, wird nur die Kokaininduzierte Depressive Störung codiert, wobei die 4. Ziffer angibt, ob die komorbide Kokainkonsumstörung leicht-, mittel- oder schwergradig ist: F14.14 für eine Leichtgradige Kokainkonsumstörung mit einer Kokaininduzierten Depressiven Störung oder F14.24 für eine Mittel- oder Schwergradige Kokainkonsumstörung mit einer Kokaininduzierten Depressiven Störung.

Bestimme den aktuellen Schweregrad/Remission:

Leicht: 2 bis 3 Symptomkriterien sind erfüllt.

- **F15.10** Substanzen des Amphetamin-Typs
- **F14.10** Kokain
- **F15.10** Andere oder Nicht Näher Bezeichnete Stimulanzien

Leicht, Frühremittiert

- **F15.11** Substanzen des Amphetamin-Typs
- **F14.11** Kokain
- **F15.11** Andere oder Nicht Näher Bezeichnete Stimulanzien

Leicht, Anhaltend Remittiert

- **F15.11** Substanzen des Amphetamin-Typs
- **F14.11** Kokain.
- **F15.11** Andere oder Nicht Näher Bezeichnete Stimulanzien

Mittel: 4 bis 5 Symptomkriterien sind erfüllt.

- **F15.20** Substanzen des Amphetamin-Typs
- **F14.20** Kokain
- **F15.20** Andere oder Nicht Näher Bezeichnete Stimulanzien

Mittel, Frühremittiert

- **F15.21** Substanzen des Amphetamin-Typs

F14.21 Kokain
F15.21 Andere oder Nicht Näher Bezeichnete Stimulanzien

Mittel, Anhaltend Remittiert

F15.21 Substanzen des Amphetamin-Typs
F14.21 Kokain
F15.21 Andere oder Nicht Näher Bezeichnete Stimulanzien

Schwer: 6 oder mehr Symptomkriterien sind erfüllt.

F15.20 Substanzen des Amphetamin-Typs
F14.20 Kokain
F15.20 Andere oder Nicht Näher Bezeichnete Stimulanzien

Schwer, Frühremittiert

F15.21 Substanzen des Amphetamin-Typs
F14.21 Kokain
F15.21 Andere oder Nicht Näher Bezeichnete Stimulanzien

Schwer, Anhaltend Remittiert

F15.21 Substanzen des Amphetamin-Typs
F14.21 Kokain
F15.21 Andere oder Nicht Näher Bezeichnete Stimulanzien

Stimulanzienintoxikation

A. Kurz zurückliegender Konsum von Substanzen des Amphetamin-Typs, von Kokain oder anderen Stimulanzien.

B. Klinisch bedeutsame verhaltensbezogene oder psychische Veränderungen (z. B. Euphorie oder affektive Verflachung; Veränderungen der Geselligkeit; erhöhte Wachheit; zwischenmenschliches Einfühlungsvermögen; Angst, Anspannung oder Wut; stereotypes Verhalten; eingeschränktes Urteilsvermögen), die sich während oder kurz nach dem Konsum von Stimulanzien entwickelt haben.

C. Mindestens zwei der folgenden Anzeichen oder Symptome, die sich während oder kurz nach dem Konsum von Stimulanzien entwickeln:
1. Beschleunigter oder verlangsamter Herzschlag.
2. Pupillenerweiterung.
3. Erhöhter oder erniedrigter Blutdruck.
4. Schwitzen oder Frösteln.
5. Übelkeit oder Erbrechen.
6. Gewichtsverlust.
7. Psychomotorische Unruhe oder Verlangsamung.

8. Muskelschwäche, Atemdepression, Brustschmerzen oder Herz-Rhythmus-Störungen.
9. Verwirrtheit, Krampfanfälle, Störung von Bewegungsabläufen, Muskelverkrampfungen oder Koma.

D. Die Anzeichen oder Symptome gehen nicht auf einen anderen medizinischen Krankheitsfaktor zurück und können nicht besser durch eine andere psychische Störung, einschließlich einer Intoxikation durch eine andere Substanz, erklärt werden.

Bestimme **die jeweilige Substanz** (d.h. eine Substanz des Amphetamin-Typs, Kokain oder ein anderes Stimulans).

Bestimme, ob:

Mit Wahrnehmungsstörungen: Diese Zusatzcodierung kann verwendet werden, wenn Halluzinationen bei intakter Realitätskontrolle oder akustische, visuelle oder taktile Sinnestäuschungen bei Fehlen eines Delirs auftreten.

Codierhinweis: Die ICD-10-CM-Codierung hängt davon ab, ob die Substanz eine Substanz des Amphetamin-Typs, Kokain oder ein sonstiges Stimulans ist; ob eine komorbide Störung durch Konsum von Substanzen des Amphetamin-Typs, von Kokain oder anderer Stimulanzien vorliegt und ob Wahrnehmungsstörungen auftreten.

Für eine Intoxikation durch Substanzen des Amphetamin-Typs, Kokain oder Andere Stimulanzien, ohne Wahrnehmungsstörungen: Liegt eine komorbide Leichtgradige Störung durch Konsum von Substanzen des Amphetamin-Typs oder anderer Stimulanzien vor, lautet die ICD-10-CM-Codierung **F15.120,** liegt eine komorbide Mittel- oder Schwergradige Störung durch Konsum von Substanzen des Amphetamin-Typs oder anderer Stimulanzien vor, lautet die ICD-10-CM-Codierung **F15.220**. Liegt keine komorbide Störung durch Konsum von Substanzen des Amphetamin-Typs oder anderer Stimulanzien vor, wird die ICD-10-CM-Codierung **F15.920** verwendet. Ebenso gilt: Liegt eine komorbide Leichtgradige Kokainkonsumstörung vor, lautet die ICD-10-CM-Codierung **F14.120,** liegt eine komorbide Mittel- oder Schwergradige Kokainkonsumstörung vor, lautet die ICD-10-CM-Codierung **F14.220**. Liegt keine komorbide Kokainkonsumstörung vor, wird die ICD-10-CM-Codierung **F14.920** verwendet.

Für eine Intoxikation durch Substanzen des Amphetamin-Typs, Kokain oder Andere Stimulanzien, mit Wahrneh-

mungsstörungen: Liegt eine komorbide Leichtgradige Störung durch Konsum von Substanzen des Amphetamin-Typs oder eines andere Stimulanzien vor, lautet die ICD-10-CM-Codierung **F15.122,** liegt eine komorbide Mittel- oder Schwergradige Störung durch Konsum von Substanzen des Amphetamin-Typs oder anderer Stimulanzien vor, lautet die ICD-10-CM-Codierung **F15.222.** Liegt keine komorbide Störung durch Konsum von Substanzen des Amphetamin-Typs oder anderer Stimulanzien vor, wird die ICD-10-CM-Codierung **F15.922** verwendet. Ebenso gilt: Liegt eine komorbide Leichtgradige Kokainkonsumstörung vor, lautet die ICD-10-CM-Codierung **F14.122,** liegt eine komorbide Mittel- oder Schwergradige Kokainkonsumstörung vor, lautet die ICD-10-CM-Codierung **F14.222.** Liegt keine komorbide Kokainkonsumstörung vor, wird die ICD-10-CM-Codierung **F14.922** verwendet.

Stimulanzienentzug

A. Beendigung (oder Reduktion) von langandauerndem Konsum von Substanzen des Amphetamin-Typs, von Kokain oder von anderen Stimulanzien.

B. Dysphorische Stimmung und mindestens zwei der folgenden körperlichen Veränderungen, die sich innerhalb weniger Stunden bis einiger Tage nach Auftreten von Kriterium A entwickeln:
   1. Müdigkeit.
   2. Lebhafte, unangenehme Träume.
   3. Insomnie oder Hypersomnie.
   4. Gesteigerter Appetit.
   5. Psychomotorische Verlangsamung oder Unruhe.

C. Die Anzeichen oder Symptome aus Kriterium B verursachen in klinisch bedeutsamer Weise Leiden oder Beeinträchtigungen in sozialen, beruflichen oder anderen wichtigen Funktionsbereichen.

D. Die Anzeichen oder Symptome gehen nicht auf einen anderen medizinischen Krankheitsfaktor zurück und können nicht besser durch eine andere psychische Störung, einschließlich Intoxikation oder Entzug im Zusammenhang mit einer anderen Substanz erklärt werden.

Bestimme **die jeweilige Substanz, die das Entzugssyndrom hervorruft** (d.h. eine Substanz des Amphetamin-Typs, Kokain oder ein anderes Stimulans).

Codierhinweis: Die ICD-10-CM-Codierung hängt davon ab, ob die Substanz eine Substanz des Amphetamin-Typs, Kokain oder ein anderes Stimulans ist und ob eine komorbide Störung durch Konsum von Substanzen des Amphetamin-Typs, von Kokain oder anderer Stimulanzien vorliegt. Liegt eine komorbide Leichtgradige Störung durch Konsum von Substanzen des Amphetamin-Typs oder anderer Stimulanzien vor, lautet die ICD-10-CM-Codierung für einen Entzug von Substanzen des Amphetamin-Typs oder anderen Stimulanzien **F15.13.** Liegt eine komorbide Mittel- oder Schwergradige Störung durch Konsum von Substanzen des Amphetamin-Typs oder anderer Stimulanzien vor, lautet die ICD-10-CM-Codierung **F15.23.** Liegt keine komorbide Störung durch Konsum von Substanzen des Amphetamin-Typs oder anderer Stimulanzien vor (z. B. die betroffene Person konsumiert Amphetamine ausschließlich unter regelrechter ärztlicher Überwachung) lautet die ICD-10-CM-Codierung **15.93.** Liegt eine komorbide Leichtgradige Kokainkonsumstörung vor, lautet die ICD-10-CM-Codierung für Kokainentzug **F14.13**, liegt eine komorbide Mittel- oder Schwergradige Kokainkonsumstörung vor, lautet die ICD-10-CM-Codierung **F14.23**. Für den Kokainentzug ohne bestehende Kokainkonsumstörung lautet die ICD-10-CM-Codierung **F14.93.**

Stimulanzieninduzierte psychische Störungen

Die folgenden stimulanzieninduzierten psychischen Störungen im Zusammenhang mit Substanzen des Amphetamin-Typs, Kokain und anderen Stimulanzien werden in den anderen Kapiteln des Manuals gemeinsam mit den Störungen beschrieben, mit denen sie sich die Phänomenologie teilen (siehe die substanz-/medikamenteninduzierten psychischen Störungen in diesen Kapiteln): Stimulanzieninduzierte Psychotische Störung („Schizophrenie-Spektrum und andere psychotische Störungen"), Stimulanzieninduzierte Bipolare und verwandte Störungen („Bipolare und verwandte Störungen"), Stimulanzieninduzierte Depressive Störung („Depressive Störungen"), Stimulanzieninduzierte Angststörung („Angststörungen"), Stimulanzieninduzierte Zwangsstörung („Zwangsstörung und verwandte Störungen"), Stimulanzieninduzierte Schlafstörung („Schlaf-Wach-Störungen"), Stimulanzieninduzierte Sexuelle Funktionsstörung („Sexuelle Funktionsstörungen") und Stimulanzieninduzierte Leichte Neurokognitive Störung („Neurokognitive Störungen"). Für das Stimulanzienintoxikationsdelir und das Delir durch regulär verordnete Stimulanzien siehe die Kriterien und den Begleittext zum Delir im Kapitel „Neurokognitive Störungen". Diese stimulanzieninduzierten psychischen Störungen werden nur dann anstelle einer Stimulanzienintoxikation oder eines Stimulanzienentzugs diagnostiziert, wenn die Symptome schwer genug sind, um eine eigenständige klinische Beachtung zu rechtfertigen.

Nicht Näher Bezeichnete Störung im Zusammenhang mit Stimulanzien

Diese Kategorie gilt für Erscheinungsbilder, bei denen charakteristische Symptome einer Störung aus der Klasse der Störungen im Zusammenhang mit Stimulanzien vorherrschen, die in klinisch bedeutsamer Weise Leiden oder Beeinträchtigungen in sozialen, beruflichen oder anderen wichtigen Funktionsbereichen verursachen, bei denen die Kriterien für eine bestimmte Störung im Zusammenhang mit Stimulanzien oder für eine andere Störung im Zusammenhang mit psychotropen Substanzen und abhängigen Verhaltensweisen aber nicht vollständig erfüllt sind.

Codierhinweis: Die ICD-10-CM-Codierung hängt davon ab, ob das Stimulans eine Substanz des Amphetamin-Typs, Kokain oder ein anderes Stimulans ist. Die ICD-10-CM-Codierung für eine Nicht Näher Bezeichnete Störung im Zusammenhang mit Substanzen des Amphetamin-Typs oder Anderen Stimulanzien ist **F15.99**. Die ICD-10-CM-Codierung für eine Nicht Näher Bezeichnete Störung im Zusammenhang mit Kokain ist **F14.99**.

Störungen im Zusammenhang mit Tabak

Störung durch Tabakkonsum (Tabakkonsumstörung)

A. Ein problematisches Muster von Tabakkonsum führt in klinisch bedeutsamer Weise zu Beeinträchtigungen oder Leiden, wobei mindestens zwei der folgenden Kriterien innerhalb eines Zeitraums von 12 Monaten vorliegen:

1. Tabak wird häufig in größeren Mengen oder länger als beabsichtigt konsumiert.
2. Anhaltender Wunsch oder erfolglose Versuche, den Tabakkonsum zu verringern oder zu kontrollieren.
3. Hoher Zeitaufwand, um Tabak zu beschaffen oder zu konsumieren.
4. Craving oder ein starkes Verlangen, Tabak zu konsumieren.
5. Wiederholter Tabakkonsum, der zu einem Versagen bei der Erfüllung wichtiger Verpflichtungen bei der Arbeit, in der Schule oder zu Hause führt (z. B. Behinderung der Arbeit).
6. Fortgesetzter Tabakkonsum trotz ständiger oder wiederholter sozialer oder zwischenmenschlicher Probleme, die durch die Auswirkungen des Tabaks verursacht oder verstärkt werden (z. B. Streit mit anderen über den Tabakkonsum).
7. Wichtige soziale, berufliche oder Freizeitaktivitäten werden aufgrund des Tabakkonsums aufgegeben oder eingeschränkt.
8. Wiederholter Tabakkonsum in Situationen, in denen der Konsum zu einer körperlichen Gefährdung führt (z. B. Rauchen im Bett).
9. Fortgesetzter Tabakkonsum trotz Kenntnis eines anhaltenden oder wiederkehrenden körperlichen oder psychischen Problems, das wahrscheinlich durch Tabak verursacht wurde oder verstärkt wird.
10. Toleranzentwicklung definiert durch eines der folgenden Kriterien:
    a. Verlangen nach ausgeprägter Dosissteigerung, um einen erwünschten Effekt herbeizuführen.
    b. Deutlich verminderte Wirkung bei fortgesetztem Konsum derselben Menge an Tabak.
11. Entzugssymptome, die sich durch eines der folgenden Kriterien äußern:
    a. Charakteristisches Entzugssyndrom in Bezug auf Tabak (siehe Kriterium A und B der Kriterien für Tabakentzug).
    b. Tabak (oder eine sehr ähnliche Substanz wie etwa Nikotin) wird konsumiert, um Entzugssymptome zu lindern oder zu vermeiden.

Bestimme, ob:

Frühremittiert: Nachdem zuvor die Kriterien für eine Tabakkonsumstörung vollständig erfüllt waren, wird seit mindestens 3, aber weniger als 12 Monaten keines der Kriterien für eine Tabakkonsumstörung erfüllt (mit der Ausnahme des Kriteriums A4 („Craving oder ein starkes Verlangen, Tabak zu konsumieren“).

Anhaltend Remittiert: Nachdem zuvor die Kriterien für eine Tabakkonsumstörung vollständig erfüllt waren, wird zu keinem Zeitpunkt der letzten 12 Monate oder länger eines der Kriterien für eine Tabakkonsumstörung erfüllt (mit der Ausnahme des Kriteriums A4 („Craving oder ein starkes Verlangen, Tabak zu konsumieren“).

Bestimme, ob:

In Erhaltungstherapie: Die Person nimmt ein Medikament zur langfristigen Erhaltungstherapie, wie etwa ein Nikotinersatzmedikament, und es werden keine Kriterien der Tabakkonsumstörung für diese Klasse von Medikamenten erfüllt (außer Toleranz oder Entzug im Zusammenhang mit dem Nikotinersatzmedikament).

In Geschützter Umgebung: Diese Zusatzcodierung wird vergeben, wenn sich die Person in einer Umgebung befindet, in der der Zugang zu Tabak eingeschränkt ist.

Codierung auf der Grundlage des aktuellen Schweregrades/der Remission: Liegt ein Tabakentzug oder eine Tabakinduzierte Schlafstörung ebenfalls vor, werden die untenstehenden Codierungen für eine Tabakkonsumstörung nicht verwendet. Die komorbide Tabakkonsumstörung wird in diesem Fall an der 4. Stelle der Codierung für die tabakinduzierte Störung vermerkt (siehe Codierhinweis für Tabakentzug oder Tabakinduzierte Schlafstörung). Liegen z. B. komorbid eine Tabakinduzierte Schlafstörung und eine Tabakkonsumstörung vor, wird nur die Codierung für die Tabakinduzierte Schlafstörung verwendet, wobei deren 4. Ziffer angibt, ob die komorbide Tabakkonsumstörung mittel- oder schwergradig ist: **F17.208** für eine Mittel- oder Schwergradige Tabakkonsumstörung mit einer Tabakinduzierten Schlafstörung. Es ist nicht zulässig, eine Leichtgradige Tabakkonsumstörung mit einer Tabakinduzierten Schlafstörung zu diagnostizieren.

Bestimme den aktuellen Schweregrad/Remission:

Z72.0 Leicht: 2 bis 3 Symptomkriterien sind erfüllt.
F17.200 Mittel: 4 bis 5 Symptomkriterien sind erfüllt.
F17.201 Mittel, Frühremittiert
F17.201 Mittel, Anhaltend Remittiert

F17.200 Schwer: 6 der mehr Symptomkriterien sind erfüllt.
F17.201 Schwer, Frühremittiert
F17.201 Schwer, Anhaltend Remittiert

Tabakentzug F17.203

A. Täglicher Tabakkonsum über mindestens mehrere Wochen.
B. Die plötzliche Beendigung des Tabakkonsums oder eine Reduktion der Tabakmenge führt innerhalb von 24 Stunden zu mindestens vier der folgenden Anzeichen oder Symptome:
   1. Reizbarkeit, Enttäuschung oder Ärger.
   2. Angst.
   3. Konzentrationsschwierigkeiten.
   4. Gesteigerter Appetit.
   5. Unruhe.
   6. Depressive Stimmung.
   7. Insomnie.
C. Die Anzeichen oder Symptome aus Kriterium B verursachen in klinisch bedeutsamer Weise Leiden oder Beeinträchtigungen in sozialen, beruflichen oder anderen wichtigen Funktionsbereichen.
D. Die Anzeichen oder Symptome gehen nicht auf einen anderen medizinischen Krankheitsfaktor zurück und können nicht besser durch eine andere psychische Störung, einschließlich Intoxikation oder Entzug im Zusammenhang mit einer anderen Substanz erklärt werden.

Codierhinweis: Die ICD-10-CM-Codierung für das Tabakentzugssyndrom ist F17.203. Beachte, dass die ICD-10-CM-Codierung auch das komorbide Vorliegen einer Mittel- oder Schwergradigen Tabakkonsumstörung erfordert und damit voraussetzt, dass ein Tabakentzug nur gemeinsam mit einer Mittel- oder Schwergradigen Tabakkonsumstörung auftreten kann.

Tabakinduzierte psychische Störungen

Die Tabakinduzierte Schlafstörung wird im Kapitel „Schlaf-Wach-Störungen“ behandelt (siehe Substanz-/Medikamenteninduzierte Schlafstörung

Nicht Näher Bezeichnete Störung im Zusammenhang mit Tabak F17.209

Diese Kategorie gilt für Erscheinungsbilder, bei denen charakteristische Symptome einer Störung im Zusammenhang mit Tabak vorherrschen, die in klinisch bedeutsamer Weise Leiden oder Beeinträchtigungen in sozialen, beruflichen oder anderen wichtigen Funktionsbereichen verursachen, bei denen die Kriterien für eine bestimmte Störung im Zusammenhang mit Tabak oder für eine andere Störung im Zusammenhang mit psychotropen Substanzen und abhängigen Verhaltensweisen aber nicht vollständig erfüllt sind.

Störungen im Zusammenhang mit anderen (oder unbekannten) Substanzen

Störung durch Konsum einer Anderen (oder Unbekannten) Substanz

A. Ein problematisches Muster des Konsums einer psychotropen Substanz, die nicht innerhalb der Kategorien Alkohol, Koffein, Cannabis, Halluzinogene (Phencyclidin und andere), Inhalanzien, Opioide, Sedativa, Hypnotika oder Anxiolytika, Stimulanzien oder Tabak klassifiziert werden kann, führt in klinisch bedeutsamer Weise zu Beeinträchtigungen oder Leiden, wobei mindestens zwei der folgenden Kriterien innerhalb eines Zeitraums von 12 Monaten vorliegen:
   1. Die Substanz wird häufig in größeren Mengen oder länger als beabsichtigt konsumiert.
   2. Anhaltender Wunsch oder erfolglose Versuche, den Substanzkonsum zu verringern oder zu kontrollieren.
   3. Hoher Zeitaufwand, um die Substanz zu beschaffen, zu konsumieren oder sich von ihren Wirkungen zu erholen.
   4. Craving oder ein starkes Verlangen, die Substanz zu konsumieren.
   5. Wiederholter Substanzkonsum, der zu einem Versagen bei der Erfüllung wichtiger Verpflichtungen bei der Arbeit, in der Schule oder zu Hause führt.

6. Fortgesetzter Substanzkonsum trotz ständiger oder wiederholter sozialer oder zwischenmenschlicher Probleme, die durch die Auswirkungen der Substanz verursacht oder verstärkt werden.
7. Wichtige soziale, berufliche oder Freizeitaktivitäten werden aufgrund des Substanzkonsums aufgegeben oder eingeschränkt.
8. Wiederholter Substanzkonsum in Situationen, in denen der Konsum zu einer körperlichen Gefährdung führt.
9. Fortgesetzter Substanzkonsum trotz Kenntnis eines anhaltenden oder wiederkehrenden körperlichen oder psychischen Problems, das wahrscheinlich durch die Substanz verursacht wurde oder verstärkt wird.
10. Toleranzentwicklung, definiert durch eines der folgenden Kriterien:
    a. Verlangen nach ausgeprägter Dosissteigerung, um einen Intoxikationszustand oder erwünschten Effekt herbeizuführen.
    b. Deutlich verminderte Wirkung bei fortgesetztem Konsum derselben Menge der Substanz.
11. Entzugssymptome, die sich durch eines der folgenden Kriterien äußern:
    a. Charakteristisches Entzugssyndrom in Bezug auf eine andere (oder unbekannte) Substanz (siehe Kriterien A und B der Kriterien für den Entzug von einer Anderen (oder Unbekannten) Substanz).
    b. Dieselbe (oder eine sehr ähnliche) Substanz wird konsumiert, um Entzugssymptome zu lindern oder zu vermeiden.

Bestimme, ob:

Frühremittiert: Nachdem zuvor die Kriterien für eine Störung durch Konsum einer Anderen (oder Unbekannten) Substanz vollständig erfüllt waren, wird seit mindestens 3, aber weniger als 12 Monaten keines der Kriterien für eine Störung durch Konsum einer Anderen (oder Unbekannten) Substanz erfüllt (mit der Ausnahme des Kriteriums A4 „Craving oder ein starkes Verlangen, die Substanz zu konsumieren").

Anhaltend Remittiert: Nachdem zuvor die Kriterien für eine Störung durch Konsum einer Anderen (oder Unbekannten) Substanz vollständig erfüllt waren, wird zu keinem Zeitpunkt der letzten 12 Monate oder länger eines der Kriterien für eine Störung durch Konsum einer Anderen (oder Unbekannten) Substanz erfüllt (mit der Ausnahme des Kriteriums A4 „Craving oder ein starkes Verlangen, die Substanz zu konsumieren").

Bestimme, ob:

In Geschützter Umgebung: Diese Zusatzcodierung wird vergeben, wenn sich die Person in einer Umgebung befindet, in der der Zugang zu der Substanz stark eingeschränkt ist.

Codierung auf der Grundlage des aktuellen Schweregrades/ der Remission: Beachte für ICD-10-CM-Codierungen: Liegt eine Intoxikation durch eine Andere (oder Unbekannte) Substanz, ein Entzug von einer Anderen (oder Unbekannten) Substanz oder eine substanzinduzierte psychische Störung durch eine andere (oder unbekannte) Substanz ebenfalls vor, werden die untenstehenden Codierungen für eine Störung durch Konsum einer Anderen (oder Unbekannten) Substanz nicht verwendet. Die komorbide Störung durch Konsum einer Anderen (oder Unbekannten) Substanz wird in diesem Fall an der 4. Stelle der Codierung für die substanzinduzierte Störung durch eine andere (oder unbekannte) Substanz vermerkt (siehe Codierhinweise für die Intoxikation durch eine Andere [oder Unbekannte] Substanz, den Entzug von einer Anderen [oder Unbekannten] Substanz oder für eine bestimmte substanzinduzierte psychische Störung durch eine andere [oder unbekannte] Substanz). Liegen z. B. komorbid eine Substanzinduzierte Depressive Störung durch eine Andere (oder Unbekannte) Substanz und eine Störung durch Konsum einer Anderen (oder Unbekannten) Substanz vor, wird nur die Codierung für die Substanzinduzierte Depressive Störung durch eine Andere (oder Unbekannte) Substanz verwendet, wobei dessen 4. Ziffer angibt, ob die komorbide Störung durch Konsum einer Anderen (oder Unbekannten) Substanz leicht-, mittel- oder schwergradig ist: F19.14 für eine Leichtgradige Störung durch Konsum einer Anderen (oder Unbekannten) Substanz mit einer Substanzinduzierten Depressiven Störung durch eine Andere (oder Unbekannte) Substanz oder F19.24 für eine Mittel- oder Schwergradige Störung durch Konsum einer Anderen (oder Unbekannten) Substanz mit einer Substanzinduzierten Depressiven Störung durch eine Andere (oder Unbekannte) Substanz.

Bestimme den aktuellen Schweregrad/Remission:

F19.10 Leicht: 2 bis 3 Symptomkriterien sind erfüllt.
F19.11 Leicht, Frühremittiert
F19.11 Leicht, Anhaltend Remittiert
F19.20 Mittel: 4 bis 5 Symptomkriterien sind erfüllt.
F19.21 Mittel, Frühremittiert
F19.21 Mittel, Anhaltend Remittiert
F19.20 Schwer: 6 oder mehr Symptomkriterien sind erfüllt.
F19.21 Schwer, Frühremittiert
F19.21 Schwer, Anhaltend Remittiert

Intoxikation durch eine Andere (oder Unbekannte) Substanz

A. Entwicklung eines reversiblen substanzspezifischen Syndroms, das dem kurz zurückliegenden Konsum einer Substanz zugeordnet werden kann, die an keiner anderen Stelle aufgeführt wird oder unbekannt ist.
B. Klinisch bedeutsame verhaltensbezogene oder psychische Veränderungen, die auf die Wirkung der Substanz auf das Zentralnervensystem zurückzuführen sind (z. B. verminderte motorische Koordination, psychomotorische Unruhe oder Verlangsamung, Euphorie, Angst, Streitsucht, Affektlabilität, kognitive Beeinträchtigung, beeinträchtigtes Urteilsvermögen, sozialer Rückzug) und die sich während oder kurz nach dem Substanzkonsum entwickeln.
C. Die Anzeichen oder Symptome gehen nicht auf einen anderen medizinischen Krankheitsfaktor zurück und können nicht besser durch eine andere psychische Störung einschließlich einer Intoxikation durch eine andere Substanz erklärt werden.

Bestimme, ob:

Mit Wahrnehmungsstörungen: Diese Zusatzcodierung kann verwendet werden, wenn Halluzinationen bei intakter Realitätskontrolle oder akustische, optische oder taktile Illusionen bei Fehlen eines Delirs auftreten.

Codierhinweis: Die ICD-10-CM-Codierung hängt davon ab, ob eine komorbide Störung durch Konsum einer Anderen (oder Unbekannten) Substanz des gleichen Typs vorliegt und ob Wahrnehmungsstörungen vorliegen.

Für eine Intoxikation durch eine Andere (oder Unbekannte) Substanz, ohne Wahrnehmungsstörungen: Liegt eine komorbide Leichtgradige Störung durch Konsum einer Anderen (oder Unbekannten) Substanz vor, lautet die ICD-10-CM-Codierung **F19.120**, liegt eine komorbide Mittel- oder Schwergradige Störung durch Konsum einer Anderen (oder Unbekannten) Substanz vor, lautet die ICD-10-CM-Codierung **F19.220**. Liegt keine dieselbe Substanz betreffende komorbide Störung durch Konsum einer Anderen (oder Unbekannten) Substanz vor, wird die ICD-10-CM-Codierung **F19.920** verwendet.
Für eine Intoxikation durch eine Andere (oder Unbekannte) Substanz, mit Wahrnehmungsstörungen: Liegt eine komorbide Leichtgradige Störung durch Konsum einer Anderen (oder Unbekannten) Substanz vor, lautet die ICD-10-CM-Codierung **F19.122**, liegt eine komorbide Mittel- oder Schwergradige Störung durch Konsum einer Anderen (oder Unbekannten) Substanz vor, lautet die ICD-10-CM-Codierung **F19.222**. Liegt keine dieselbe Substanz betreffende komorbide Störung durch Konsum einer Anderen (oder Unbekannten) Substanz vor, wird die ICD-10-CM-Codierung **F19.922** verwendet.

Entzug von einer Anderen (oder Unbekannten) Substanz F19.239

A. Beendigung (oder Reduktion) von schwerem und langandauerndem Substanzkonsum.
B. Entwicklung eines substanzspezifischen Syndroms kurz nach Beendigung (oder Reduktion) des Substanzkonsum.
C. Das substanzspezifische Syndrom verursacht in klinisch bedeutsamer Weise Leiden oder Beeinträchtigungen in sozialen, beruflichen oder anderen wichtigen Funktionsbereichen.
D. Die Symptome gehen nicht auf einen anderen medizinischen Krankheitsfaktor zurück und können nicht besser durch eine andere psychische Störung einschließlich des Entzugs von einer anderen Substanz erklärt werden.
E. Die betroffene Substanz kann nicht in eine der anderen Substanzklassen eingeordnet werden (Alkohol, Koffein, Cannabis, Opioide, Sedativa, Hypnotika oder Anxiolytika, Stimulanzien oder Tabak) oder ist unbekannt.

Bestimme, ob:

Mit Wahrnehmungsstörungen: Diese Zusatzcodierung kann verwendet werden, wenn Halluzinationen bei intakter Realitätskontrolle oder akustische, optische oder taktile Illusionen bei Fehlen eines Delirs auftreten.

Codierhinweis: Die ICD-10-CM-Codierung hängt davon ab, ob eine komorbide Störung durch den Konsum einer Anderen (oder Unbekannten) Substanz vorliegt und ob Wahrnehmungsstörungen vorliegen.

Für den Entzug von einer Anderen (oder Unbekannten) Substanz, ohne Wahrnehmungsstörungen: Liegt eine komorbide Leichtgradige Störung durch Konsum einer Anderen (oder Unbekannten) Substanz vor, lautet die ICD-10-CM-Codierung **F19.130**, liegt eine komorbide Mittel- oder Schwergradige Störung durch Konsum einer Anderen (oder Unbekannten) Substanz vor, lautet die ICD-10-CM-Codierung **F19.230**. Liegt keine komorbide Störung durch Konsum einer Anderen (oder Unbekannten) Substanz vor (z.B. falls ein Patient die andere [oder unbekannte] Substanz ausschließlich unter regelrechter ärztlicher Supervision einnimmt), wird die ICD-10-CM-Codierung **F19.930** verwendet.

Für den Entzug von einer Anderen (oder Unbekannten) Substanz, mit Wahrnehmungsstörungen: Liegt eine komorbide Leichtgradige Störung durch Konsum einer Anderen (oder Unbekannten) Substanz vor, lautet die ICD-10-CM-Codierung **F19.132**, liegt eine komorbide Mittel- oder Schwergradige Störung durch Konsum einer Anderen (oder Unbekannten) Substanz vor, lautet die ICD-10-CM-Codierung **F19.232**. Liegt keine komorbide Störung durch Konsum einer Anderen (oder Unbekannten) Substanz vor (z.B. falls ein Patient die andere [oder unbekannte] Substanz ausschließlich unter regelrechter ärztlicher Supervision einnimmt), wird die ICD-10-CM-Codierung **F19.932** verwendet.

Durch eine andere (oder unbekannte) Substanz induzierte psychische Störungen

Da die Kategorie der anderen oder unbekannten Substanzen grundsätzlich schlecht definiert ist, sind Ausmaß und Verteilung der durch diese Substanzen induzierten psychischen Störungen unklar. Dennoch kommen durch andere (oder unbekannte) Substanzen induzierte psychische Störungen vor; diese sind in anderen Kapiteln des Manuals im Zusammenhang mit Störungen beschrieben, denen sie phänomenologisch ähneln (siehe substanz-/medikamenteninduzierte psychische Störungen in diesen Kapiteln): durch eine Andere (oder Unbekannte) Substanz induzierte Psychotische Störung („Schizophrenie-Spektrum und andere psychotische Störungen"); durch eine Andere (oder Unbekannte) Substanz induzierte Bipolare Störung („Bipolare und verwandte Störungen"); durch eine Andere (oder Unbekannte) Substanz induzierte Depressive Störung („Depressive Störungen"); durch eine Andere (oder Unbekannte) Substanz induzierte Angststörung („Angststörungen"); durch eine Andere (oder Unbekannte) Substanz induzierte Zwangsstörung („Zwangsstörung und verwandte Störungen"); durch eine Andere (oder Unbekannte) Substanz induzierte Schlafstörung („Schlaf-Wach-Störungen"); durch eine Andere (oder Unbekannte) Substanz induzierte Sexuelle Funktionsstörung („Sexuelle Funktionsstörungen"); durch eine Andere (oder Unbekannte) Substanz induzierte Schwere oder Leichte Neurokognitive Störung („Neurokognitive Störungen"). Für das durch eine Andere (oder Unbekannte) Substanz induzierte Intoxikations- oder Entzugsdelir siehe die Kriterien und den Begleittext zum Delir im Kapitel „Neurokognitive Störungen". Diese durch eine andere (oder unbekannte) Substanz induzierten psychischen Störungen werden nur dann anstatt einer Intoxikation oder eines Entzugs durch eine Andere (oder Unbekannte) Substanz diagnostiziert, wenn die Symptome schwer genug sind, um eine eigenständige klinische Beachtung zu rechtfertigen.

Nicht Näher Bezeichnete Störung im Zusammenhang mit einer Anderen (oder Unbekannten) Substanz F19.99

Diese Kategorie gilt für Erscheinungsbilder, bei denen charakteristische Symptome einer Störung im Zusammenhang mit einer anderen (oder unbekannten) Substanz vorherrschen, die in klinisch bedeutsamer Weise Leiden oder Beeinträchtigungen in sozialen, beruflichen oder anderen wichtigen Funktionsbereichen verursachen, bei denen die Kriterien für eine bestimmte Störung im Zusammenhang mit einer anderen (oder unbekannten) Substanz oder für eine andere Störung im Zusammenhang mit psychotropen Substanzen und abhängigen Verhaltensweisen aber nicht vollständig erfüllt sind.

Störungen ohne Substanzbezug

Störung durch Glücksspielen F63.0

A. Dauerhaftes und häufig auftretendes problematisches Glücksspielen führt nach Angaben der Person in klinisch bedeutsamer Weise zu Beeinträchtigungen oder Leiden, wobei mindestens vier der folgenden Kriterien innerhalb eines Zeitraums von 12 Monaten vorliegen:
   1. Notwendigkeit des Glücksspielens mit immer höheren Einsätzen, um eine gewünschte Erregung zu erreichen.
   2. Unruhe und Reizbarkeit bei dem Versuch, das Glücksspielen einzuschränken oder aufzugeben.
   3. Wiederholte erfolglose Versuche, das Glücksspielen zu kontrollieren, einzuschränken oder aufzugeben.
   4. Starke gedankliche Eingenommenheit durch Glücksspielen (z.B. starke Beschäftigung mit gedanklichem Nacherleben vergangener Spielerfahrungen, mit Verhindern oder Planen der nächsten Spielunternehmung, Nachdenken über Wege, Geld zum Glücksspielen zu beschaffen).
   5. Häufiges Glücksspielen in belastenden Gefühlszuständen (z.B. bei Hilflosigkeit, Schuldgefühlen, Angst, depressiver Stimmung).
   6. Rückkehr zum Glücksspielen am nächsten Tag, um Verluste auszugleichen (dem Verlust „hinterherjagen" [„Chasing"]).
   7. Belügen anderer, um das Ausmaß der Verstrickung in das Glücksspielen zu vertuschen.
   8. Gefährdung oder Verlust einer wichtigen Beziehung, eines Arbeitsplatzes, von Ausbildungs- oder Aufstiegschancen aufgrund des Glücksspielens.
   9. Verlassen auf finanzielle Unterstützung durch andere, um die durch das Glücksspielen verursachte finanzielle Notlage zu überwinden.

B. Das Glücksspielen kann nicht besser durch eine manische Episode erklärt werden.

Bestimme, ob:

Episodisch: Die diagnostischen Kriterien werden zu mehr als einem Zeitpunkt erfüllt, wobei die Symptome zwischen den Phasen der Störung durch Glücksspielen für zumindest einige Monate abklingen.

Andauernd: Es werden durchgängig Symptome erlebt, die die diagnostischen Kriterien dauerhaft über mehrere Jahre erfüllen.

Bestimme, ob:

Frühremittiert: Nachdem zuvor die Kriterien für eine Störung durch Glücksspielen vollständig erfüllt waren, wird seit mindestens 3, aber weniger als 12 Monaten keines der Kriterien für eine Störung durch Glücksspielen erfüllt.

Anhaltend Remittiert: Nachdem zuvor die Kriterien für eine Störung durch Glücksspielen vollständig erfüllt waren, wird zu keinem Zeitpunkt der letzten 12 Monate oder länger eines der Kriterien für eine Störung durch Glücksspielen erfüllt.

Bestimme den aktuellen Schweregrad:

Leicht: 4 bis 5 Symptomkriterien sind erfüllt.
Mittel: 6 bis 7 Symptomkriterien sind erfüllt.
Schwer: 8 bis 9 Symptomkriterien sind erfüllt.

Neurokognitive Störungen (NCD)

Die diagnostischen Kriterien für die Schwere und Leichte NCD erlauben es, den Sicherheitsgrad möglicher beeinflussender anderer medizinischer Krankheitsbilder und -faktoren sowie das Ausmaß ihrer kausalen Beeinflussung anzugeben. Die Absicherung solcher medizinischer Krankheitsfaktoren kann bei NCD aufgrund einer Alzheimer-Erkrankung, Frontotemporaler NCD, und NCD aufgrund einer Lewy-Körper-Demenz extrem herausfordernd sein; oft lässt sich die entsprechende Ätiologie erst post mortem abschließend nachweisen und sichern. Für diese NCD-Subtypen sollte der Sicherheitsgrad „wahrscheinlich/möglich" bei der Benennung des medizinischen Krankheitsfaktors vorangestellt werden (z.B. Leichte NCD aufgrund einer Möglichen Alzheimer-Erkrankung oder Schwere NCD aufgrund einer Wahrscheinlichen Frontotemporalen Lobärdegeneration). Da die diagnostischen Kriterien für eine Vaskuläre NCD und eine NCD aufgrund einer Parkinson-Erkrankung einen eindeutigen Nachweis der vaskulären Erkrankung bzw. der Parkinson-Erkrankung erfordern, bezieht sich hier der Sicherheitsgrad auf die Kausalität der Krankheitsfaktoren für die NCD. In diesen Fällen sollte die Angabe lauten „wahrscheinlich aufgrund einer" bzw. „möglichweise aufgrund einer".

Neurokognitive Domänen

Die Kriterien für die verschiedenen NCD basieren auf explizit definierten kognitiven Domänen. Tabelle 1 gibt für jede Hauptdomäne eine Arbeitsdefinition, Beispiele für Symptome oder beobachtete Einschränkungen in Aktivitäten des täglichen Lebens sowie Beispiele für ihre Erfassung und Beurteilung. Die so definierten Domänen und Richtlinien für die Bestimmung der klinisch bedeutsamen Schwellenwerte bilden somit die Grundlage, auf der die NCD, ihre Schwergrade und ihre diagnostischen Subtypen abgeleitet und diagnostiziert werden sollen. Ausführliche Informationen finden sich im DSM-5-TR.

Tabelle 1: Neurokognitive Domänen

Kognitive Domäne	Beispiele für Symptome oder Verhaltensbeobachtungen	Beispiele für die Untersuchung
Komplexe Aufmerksamkeit (Daueraufmerksamkeit, geteilte Aufmerksamkeit, selektive Aufmerksamkeit, Verarbeitungsgeschwindigkeit)	*Schwer:* Hat vermehrt Probleme in Umgebungen mit mehreren Reizquellen (TV, Radio, Unterhaltungen); ist leicht ablenkbar durch konkurrierende Ereignisse in der Umgebung. Kann die Aufmerksamkeit nicht aufrechterhalten, solange die Reizmenge nicht eingeschränkt und vereinfacht wird. Hat Schwierigkeiten, sich neue Informationen zu merken, wie beim Abruf von gerade genannten Telefonnummern oder Adressen oder bei der Wiedergabe von eben Gesagtem. Kann nicht Kopfrechnen. Alle Denkvorgänge dauern länger als gewöhnlich und die Verarbeitungseinheiten müssen zu einer oder zu wenigen vereinfacht werden. *Leicht:* Normale Aufgaben beanspruchen mehr Zeit als früher. Beginnt in Alltagstätigkeiten Fehler zu machen; stellt fest, dass Tätigkeiten im Vergleich zu früher öfter doppelt überprüft werden müssen. Denken gelingt einfacher, wenn es keine anderen Ablenkungsquellen gibt (Radio, TV, andere Unterhaltungen, Handy, Fahren).	*Daueraufmerksamkeit:* Aufrechterhalten der Aufmerksamkeit über die Zeit (z. B. Drücken einer Taste bei jedem Ton und über einen längeren Zeitraum). *Selektive Aufmerksamkeit:* Aufrechterhalten der Aufmerksamkeit trotz konkurrierender und/oder ablenkender Reize: Während man Zahlen und Buchstaben vorgelesen bekommt, soll man nur die Buchstaben zählen. *Geteilte Aufmerksamkeit:* Zwei Aufgaben gleichzeitig beachten: Schnelles Klopfen, während eine vorgelesene Geschichte gelernt wird. Verarbeitungsgeschwindigkeit kann bei jeder Aufgabe durch Zeiterfassung quantifiziert werden (z. B. Zeit, die benötigt wird, um ein Mosaik aus Würfeln zusammenzustellen; Zeit, um Symbolen Zahlen zuzuordnen; Antwortgeschwindigkeit, wie Zählgeschwindigkeit oder Geschwindigkeit beim Rückwärtszählen in Dreierschritten).
Exekutivfunktion (Planen, Entscheidungen treffen, Arbeitsgedächtnis, Verwerten von	*Schwer:* Gibt komplexe Projekte auf. Kann sich nur auf jeweils eine Tätigkeit fokussieren. Ist auf andere angewiesen, um komplexe Alltagsaktivitäten zu planen oder um Entscheidungen zu treffen.	*Planen:* Fähigkeit, aus einem Labyrinth herauszufinden; Interpretation einer sequenziellen Bild- oder Objektanordnung.

Feedback/Fehlerkorrektur, Handeln entgegen der Gewohnheit/Verhaltenshemmung, mentale Flexibilität)	*Leicht:* Es bedarf einer gesteigerten Anstrengung, um mehrstufige Projekte abzuschließen. Hat vermehrt Schwierigkeiten mit parallelen Aufgaben oder hat Schwierigkeiten beim Wiederaufnehmen einer durch einen Besuch oder einen Telefonanruf unterbrochenen Tätigkeit. Klagt über vermehrte Ermüdung aufgrund zusätzlich nötiger Anstrengung beim Organisieren, Planen und Entscheiden. Berichtet, dass größere soziale Zusammenkünfte schwieriger oder weniger angenehm geworden sind, da mehr Anstrengung aufgebracht werden muss, um wechselnden Unterhaltungen folgen zu können.	*Entscheidungen treffen:* Leistung in Entscheidungsaufgaben mit konkurrierenden Alternativen (z.B. simuliertes Glücksspiel). *Arbeitsgedächtnis:* Fähigkeit, Informationen für eine kurze Zeit zu behalten und mit diesen weiterzuarbeiten (z.B. eine Liste von Zahlen aufaddieren oder eine Reihe von Zahlen oder Wörtern rückwärts wiederholen). *Feedback-/Fehlerverwertung:* Fähigkeit, von Feedback zu profitieren, um daraus Regeln zur Problemlösung abzuleiten. *Übergeordnete Gewohnheiten/Hemmung:* Fähigkeit, eine komplexere und aufwendigere Lösung als richtig auszuwählen (z.B. in die entgegengesetzte Richtung der Richtungsweisung eines Pfeiles schauen; die Schriftfarbe eines Wortes benennen anstatt das Farbwort abzulesen). *Mentale/kognitive Flexibilität:* Fähigkeit, zwischen zwei Konzepten, Tätigkeiten oder Antwortregeln zu wechseln (z.B. von Zahlen zu Buchstaben, von der verbalen Antwort zu einer Antwort per Tastendruck, vom Aufaddieren von Zahlen zum Sortieren von Zahlen, vom Objektsortieren nach Größe zum Sortieren nach Farbe).

Tabelle 1: Fortsetzung

Kognitive Domäne	Beispiele für Symptome oder Verhaltensbeobachtungen	Beispiele für die Untersuchung
Lernen und Gedächtnis (unmittelbares Gedächtnis, Kurzzeitgedächtnis [einschließlich freier Abruf, Abruf mit Hinweisreizen und Wiedererkennen], Langzeitgedächtnis [semantisch; autobiografisch], implizites Lernen)	*Schwer:* Wiederholt sich im Gespräch, oft in derselben Unterhaltung. Kann sich keine kurze Liste von Dingen zum Einkaufen oder für die Tagesplanung merken. Benötigt häufige Erinnerung. *Leicht:* Hat Schwierigkeiten, sich an kurz zurückliegende Ereignisse zu erinnern und verlässt sich zunehmend auf das Erstellen von Listen oder auf einen Kalender. Benötigt gelegentlich Erinnerungen oder erneutes Lesen, um in einem Film oder in einem Roman nicht den Faden zu verlieren. Wiederholt Aussagen über sich selbst gegenüber derselben Person innerhalb einiger Wochen. Verliert den Überblick, ob Rechnungen bereits bezahlt wurden. **Beachte:** Außer bei schwergradigen Formen der Schweren Neurokognitiven Störung sind das semantische, autobiografische und das implizite Gedächtnis im Vergleich zum Kurzzeitgedächtnis relativ erhalten.	*Unmittelbare Gedächtnisspanne:* Eine Liste von Wörtern oder Zahlen wiederholen zu können. **Beachte:** Unmittelbares Gedächtnis wird manchmal unter „Arbeitsgedächtnis" gefasst (siehe „Exekutivfunktionen"). *Kurzzeitgedächtnis:* Untersucht wird der Prozess der Encodierung neuer Informationen (z.B. Wortlisten, eine Kurzgeschichte oder grafische Darstellungen). Aspekte des Kurzzeitgedächtnisses, die getestet werden können, sind 1) freier Abruf (die Person wird gebeten, möglichst viele Wörter, Abbildungen oder Elemente einer Geschichte abzurufen); 2) Abruf mit Hinweisreizen (Untersucher gibt beim Abruf Unterstützung durch semantische Hinweisreize, wie „Zählen Sie alle Lebensmittel auf der Liste auf" oder „Nennen Sie alle Kinder in der Geschichte"; und 3) Wiedererkennungsgedächtnis (Untersucher fragt nach bestimmten Items, z.B. „Befand sich ‚Apfel' auf der Liste?" oder „Haben Sie diese Abbildung oder Figur gesehen?"). Weitere Gedächtnisaspekte, die untersucht werden können, beinhalten das semantische Gedächtnis (Gedächtnis für Fakten), das autobiografische Gedächtnis (Gedächtnis für persönliche Ereignisse oder Personen) und implizites (prozedurales) Lernen (unbewusstes Lernen von Fähigkeiten).

Sprache (Sprachproduktion [einschließlich Benennen, Wortfindung, Wortflüssigkeit, Grammatik und Syntax] und Sprachverständnis)	*Schwer:* Hat deutliche Schwierigkeiten mit der Sprachproduktion oder dem Sprachverständnis. Benutzt häufig Phrasen wie „so ein Ding" und „Sie wissen schon, was ich meine", und verwendet lieber allgemeine Pronomen als Namen. Bei starker Beeinträchtigung können nicht einmal Namen von engen Freunden und Familienmitgliedern abgerufen werden. Idiosynkratischer Wortgebrauch, grammatikalische Fehler, unwillkürliche Äußerungen und sparsame Äußerungen treten auf. Stereotypen in der Sprechweise kommen vor; Echolalien und mechanische Sprache gehen typischerweise Mutismus voraus. *Leicht:* Hat auffällige Wortfindungsstörungen. Ersetzt spezifische durch allgemeine Ausdrücke. Vermeidet, Bekannte mit konkreten Namen anzusprechen. Grammatikalische Fehler beinhalten gelegentliche Auslassungen oder den fehlerhaften Gebrauch von Artikeln, Präpositionen, Hilfsverben etc.	*Sprachproduktion:* Konfrontatives Benennen (Identifikation von Objekten oder Bildern); Flüssigkeit (z. B. möglichst viele Begriffe aus einer semantischen [z. B. Tiere] oder phonematischen Kategorie [z. B. Wörter mit dem Anfangsbuchstaben „F"] in 1 Minute nennen). *Grammatik und Syntax* (z. B. Auslassung oder fehlerhafter Gebrauch von Artikeln, Präpositionen, Hilfsverben): Vergleich von Fehlern, die während Benennungs- und Wortflüssigkeitstests aufgetreten sind, mit Normen, um die Fehlerhäufigkeit zu erfassen und mit normalen Versprechern zu vergleichen. *Sprachverständnis:* Verständnis (Wortdefinitions- und Objekt-Zeige-Aufgaben, die lebendige und leblose Stimuli beinhalten): Handlungsdurchführung/Aktivität entsprechend einer verbalen Anweisung.

Tabelle 1: Fortsetzung

Kognitive Domäne	Beispiele für Symptome oder Verhaltensbeobachtungen	Beispiele für die Untersuchung
Perzeptiv-motorisch (beinhaltet Fähigkeiten, die unter den Begriffen visuelle Wahrnehmung, Visuo-Konstruktion, perzeptuell-motorische Fähigkeiten, Praxis und Gnosis gefasst werden)	*Schwer:* Hat deutliche Schwierigkeiten bei vormals vertrauten Aktivitäten (Benutzen von Werkzeugen, Führen eines Kraftfahrzeugs) oder beim Navigieren in vertrauter Umgebung; ist in der Abenddämmerung oft vermehrt irritiert, wenn Schatten und schwindendes Licht die Wahrnehmung verändern. *Leicht:* Verlässt sich bei der Orientierung mehr auf Straßenkarten und auf andere. Verwendet Notizen und folgt anderen, um zu einem fremden Ort zu gelangen. Verläuft sich oder dreht um, wenn nicht ganz bei der Sache. Das Einparken gelingt weniger genau. Muss mehr Anstrengung für räumliche Tätigkeiten wie Handwerksarbeiten, Montage, Handarbeit oder Stricken aufwenden.	*Visuo-Perzeption:* Ein Test zum Linien-Halbieren kann zum Aufdecken grundlegender visueller Defizite oder von aufmerksamkeitsbedingtem Neglect verwendet werden. Wahrnehmungsaufgaben ohne motorische Anforderungen (einschließlich Gesichter wiedererkennen) verlangen die Identifikation und/oder Zuordnung von Figuren – am besten, wenn die Aufgabe nicht verbal vermittelt werden kann (z.B. Figuren sind keine Objekte); einige erfordern die Entscheidung, ob eine Figur aufgrund ihrer Dimensionalität „real" sein könnte. *Visuo-Konstruktion:* Zusammenfügen von Teilen mit Anforderung an die Hand-Auge-Koordination, wie zeichnen, kopieren und Mosaikwürfel anordnen. *Perzeptiv-motorisch:* Integration von Wahrnehmung mit zielgerichteter Bewegung (z.B. Einsetzen von Klötzen in ein Formbrett ohne visuelle Hinweisreize; schnelles Einsetzen von Stiften in ein gelochtes Brett). *Praxis:* Erhaltene Fähigkeit zur Ausführung gelernter Bewegungen, wie Gesten (Winken) oder wie bei der Imitation bei der pantomimischen Benutzung von Objekten nach Aufforderung („Zeigen Sie mir, wie man einen Hammer benutzen würde").

		Gnosis: Perzeptuelle Richtigkeit von Wahrnehmung und Wiedererkennen, wie das Wiedererkennen von Gesichtern und Farben.
Soziale Kognition (Erkennen von Emotionen, Theory of Mind)	*Schwer:* Verhalten widerspricht deutlich sozialen Normen; zeigt sich unsensibel gegenüber sozialen Anstandsregeln bezüglich der Kleidung oder bei politischen, religiösen oder sexuellen Gesprächsthemen. Beharrt übertrieben auf einem Thema trotz Desinteresse der Gruppe oder direktem Feedback. Verfolgt Ziele ohne Rücksicht auf Familie oder Freunde. Trifft Entscheidungen ohne Rücksicht auf Sicherheit (z. B. Kleidung ist unangemessen zum Wetter oder für den sozialen Anlass). Hat typischerweise kaum Einsicht in diese Veränderungen. *Leicht:* Zeigt leichte Veränderungen im Verhalten oder in der Einstellung, oftmals als Persönlichkeitsveränderung beschrieben, wie die verminderte Fähigkeit, soziale Hinweisreize oder Ausdruck in Gesichtern zu erkennen, verminderte Empathie, gesteigerte Extraversion oder Introversion, verminderte Hemmung oder schwach ausgeprägte oder fluktuierende Apathie oder Unruhe.	*Erkennen von Emotionen:* Identifikation von Emotionen in Bildern von Gesichtern, die verschiedene sowohl positive als auch negative Emotionen zeigen. *Theory of Mind:* Fähigkeit, die Befindlichkeit oder das Erleben einer anderen Person zu beachten (Gedanken, Bedürfnisse, Absichten) oder das Erleben – Bildergeschichten mit Fragen, die Informationen über den mentalen Gemütszustand der dargestellten Person liefern sollen, wie „Wo wird das Mädchen nach der verlorenen Tasche suchen?“ oder „Warum ist der Junge traurig?“

Delir

A. Eine Störung der Aufmerksamkeit (d.h. verminderte Fähigkeit, die Aufmerksamkeit auf einzelne Stimuli zu richten, zu fokussieren, aufrechtzuerhalten und gezielt zu wechseln), die begleitet ist von einem verminderten Bewusstsein in Bezug auf die Umgebung.
B. Das Störungsbild entwickelt sich innerhalb eines kurzen Zeitraums (gewöhnlich innerhalb weniger Stunden oder Tage), stellt eine Veränderung des ursprünglichen Aufmerksamkeits- und Bewusstseinszustands dar und der Schweregrad fluktuiert meist im Tagesverlauf.
C. Eine zusätzliche Beeinträchtigung kognitiver Funktionen (z.B. Beeinträchtigung des Gedächtnisses, Desorientiertheit, Störungen des Sprachgebrauchs, der visuell-räumlichen Fähigkeiten oder der Wahrnehmung).
D. Die Störungsbilder aus den Kriterien A und C können nicht besser durch eine andere, vorbestehende, gesicherte oder sich entwickelnde NCD erklärt werden, und sie treten nicht im Kontext einer stark reduzierten bzw. fehlenden Wachheit, wie dem Koma, auf.
E. Es gibt Hinweise aus der Vorgeschichte, körperlichen Untersuchung oder Laboruntersuchungen darauf, dass das Störungsbild die direkte körperliche Folge eines medizinischen Krankheitsfaktors, einer Substanzintoxikation oder eines Substanzentzugs ist (z.B. durch Substanzen mit Missbrauchspotenzial oder durch die Einnahme eines Medikaments) oder Folge der Exposition gegenüber einem Toxin oder durch multiple Ätiologien verursacht ist.

Bestimme, ob:

Akut: über Stunden oder Tage
Andauernd: über Wochen und Monate andauernd

Bestimme, ob:

Hyperaktiv: Die psychomotorische Aktivität ist hyperaktiv und kann mit Stimmungslabilität, Unruhe und/oder Ablehnung medizinischer Behandlung einhergehen.
Hypoaktiv: Die psychomotorische Aktivität ist hypoaktiv und kann mit Antriebslosigkeit und einer Lethargie, die Stupor nahekommt, einhergehen.

Gemischtes Aktivitätsniveau: Die psychomotorische Aktivität ist unauffällig, obwohl die Aufmerksamkeit und das Bewusstsein gestört sind. Ist auch bei fluktuierendem Aktivitätsniveau anzuwenden.

Bestimme ob:

Substanzintoxikationsdelir: Die Diagnose sollte nur dann anstelle der Diagnose Substanzintoxikation verwendet werden, wenn die Symptome der Kriterien A und C im klinischen Bild vorherrschen und schwer genug sind, um klinische Beachtung zu rechtfertigen.

Codierhinweis: Die ICD-10-CM-Codes für das Intoxikationsdelir aufgrund bestimmter Substanzen sind in der untenstehenden Tabelle (S. 330) angegeben. Zu beachten ist, dass die ICD-10-CM-Codierung davon abhängt, ob eine komorbide Substanzkonsumstörung für die gleiche Substanzklasse vorliegt. Wenn eine leichtgradige Substanzkonsumstörung komorbid mit dem Intoxikationsdelir besteht, wird die 4. Stelle mit einer „1" codiert, und der Kliniker sollte eine „Leichtgradige [Substanz-]konsumstörung" vor dem Intoxikationsdelir angeben (z. B. „Leichtgradige Kokainkonsumstörung mit Kokainintoxikationsdelir"). Wenn eine mittelgradige oder schwergradige Substanzkonsumstörung komorbid mit dem Intoxikationsdelir besteht, wird die 4. Stelle mit einer „2" codiert, und der Kliniker sollte eine „Mittelgradige [Substanz-]konsumstörung" oder eine „Schwergradige [Substanz-]konsumstörung", je nach Schweregrad der komorbiden Substanzkonsumstörung, angeben. Wenn keine komorbide Substanzkonsumstörung vorliegt (z. B. nach einem einmaligen, massiven Konsum der Substanz), dann wird die 4. Stelle mit einer „9" codiert, und der Kliniker sollte nur das Intoxikationsdelir angeben.

Substanzentzugsdelir: Diese Diagnose sollte nur dann anstelle der Diagnose eines Substanzentzugs gestellt werden, wenn die Symptome der Kriterien A und C im klinischen Bild vorherrschen und schwer genug sind, um für sich allein genommen klinische Beachtung zu rechtfertigen.

Codierhinweis: Die ICD-10-CM-Codes für das Entzugsdelir aufgrund bestimmter Substanzen sind in der untenstehenden Tabelle (S. 331) angegeben. Zu beachten ist, dass die ICD-10-CM-Codierung davon abhängt, ob eine komor-

	ICD-10-CM		
Substanzintoxikationsdelir	Mit leichtgradiger Substanzkonsumstörung	Mit mittelgradiger oder schwergradiger Substanzkonsumstörung	Ohne Substanzkonsumstörung
Alkohol	F10.121	F10.221	F10.921
Cannabis	F12.121	F12.221	F12.921
Phencyclidin	F16.121	F16.221	F16.921
Andere Halluzinogene	F16.121	F16.221	F16.921
Inhalanzien	F18.121	F18.221	F18.921
Opioide	F11.121	F11.221	F11.921
Sedativa, Hypnotika oder Anxiolytika	F13.121	F13.221	F13.921
Substanzen des Amphetamin-Typs (oder andere Stimulanzien)	F15.121	F15.221	F15.921
Kokain	F14.121	F14.221	F14.921
Andere (oder unbekannte) Substanzen	F19.121	F19.221	F19.921

bide Substanzkonsumstörung für die gleiche Substanzklasse vorliegt. Wenn eine leichtgradige Substanzkonsumstörung komorbid mit dem Entzugsdelir besteht, wird die 4. Stelle mit einer „1“ codiert, und der Kliniker sollte eine „Leichtgradige [Substanz-]konsumstörung“ vor dem Entzugsdelir angeben (z.B. „Leichtgradige Alkoholkonsumstörung mit Alkoholentzugsdelir“). Wenn eine mittelgradige oder schwergradige Substanzkonsumstörung komorbid mit dem Entzugsdelir besteht, wird die 4. Stelle mit einer „2“ konsumstörung codiert, und der Kliniker sollte eine „Mittelgradige [Substanz-]konsumstörung“ oder eine „Schwergradige [Substanz-]konsumstörung“, je nach Schweregrad der ko-

	ICD-10-CM		
Substanzentzugsdelir	**Mit leichtgradiger Substanzkonsumstörung**	**Mit mittelgradiger oder schwergradiger Substanzkonsumstörung**	**Ohne Substanzkonsumstörung**
Alkohol	F10.131	F10.231	F10.931
Opioide	F11.188	F11.288	F11.988
Sedativa, Hypnotika oder Anxiolytika	F13.131	F13.231	F13.931
Andere (oder unbekannte) Substanzen	F19.131	F19.231	F19.931

morbiden Substanzkonsumstörung, angeben. Wenn keine komorbide Substanzkonsumstörung vorliegt (z. B. bei regelmäßiger verschreibungsgerechter Einnahme von Anxiolytika) wird die 4. Stelle mit einer „9" codiert, und der Kliniker sollte nur das Entzugsdelir angeben.

Medikamenteninduziertes Delir: Diese Diagnose trifft zu, wenn die Symptome der Kriterien A und C als Nebenwirkung der therapeutischen Dosis eines eingenommenen Medikaments entstehen.

Codiere [spezifisches Medikament]-induziertes Delir: **F11.921** Opioid in therapeutischer Dosis (oder **F11.988** im Fall eines Entzugs von einem Opioid in therapeutischer Dosis); **F12.921** pharmazeutischer Cannabisrezeptoragonist in therapeutischer Dosis; **F13.921** Sedativum, Hypnotikum oder Anxiolytikum in jeweils therapeutischer Dosis (oder **F13.931** im Fall eines Entzugs von einem Sedativum, Hypnotikum oder Anxiolytikum in therapeutischer Dosis); **F15.921** Substanz des Amphetamin-Typs oder anderes Stimulans in therapeutischer Dosis; **F16.921** ärztlich aus therapeutischen oder anderen medizinischen Gründen verordnetes Ketamin oder anderes Halluzinogen; **F19.921** für Medikamente, die keiner der Klassen zugeordnet werden können (z. B. Dexamethason), und bei Fällen, in denen die Substanz als ätiologischer Faktor bewertet wird, aber die spezifische Substanzklasse unbekannt ist (oder **F19.931** im Fall eines Absetzens von Medikamenten, die keiner der Klassen zugeordnet werden können, in therapeutischer Dosis).

F05 Delir aufgrund eines Anderen Medizinischen Krankheitsfaktors: Es gibt Hinweise aus der Vorgeschichte, körperlichen Untersuchung oder Laboruntersuchungen darauf, dass das Störungsbild die körperliche Folge eines anderen medizinischen Krankheitsfaktors ist.

Codierhinweis: Füge den Namen des medizinischen Krankheitsfaktors der Bezeichnung des Delirs hinzu (z. B. F05 Delir aufgrund einer Hepatischen Enzephalopathie). Der andere medizinische Krankheitsfaktor sollte separat direkt vor dem Delir aufgrund eines Anderen Medizinischen Krankheitsfaktors codiert und gelistet werden (z. B. K76.82 Hepatische Enzephalopathie; F05 Delir aufgrund einer Hepatischen Enzephalopathie).

F05 Delir aufgrund Multipler Ätiologien: Es gibt Hinweise aus der Vorgeschichte, körperlichen Untersuchung oder Laboruntersuchungen, dass das Delir mehr als eine einzige Ursache hat (z. B. mehr als ein ätiologischer medizinischer Krankheitsfaktor; ein anderer medizinischer Krankheitsfaktor sowie Substanzintoxikation oder Medikamentennebenwirkung).

Codierhinweis: Verwende verschiedene separate Codierungen, um die spezifischen Delire mit ihren spezifischen Ätiologien anzugeben (z. B. K76.82 Hepatische Enzephalopathie, F5 Delir aufgrund von Leberversagen; F10.231 Alkoholentzugsdelir). Beachte, dass der ätiologische medizinische Krankheitsfaktor sowohl als ein eigener Code erscheint, der dem Delir-Code vorangestellt wird, als auch in die Rubrik Delir aufgrund eines Anderen Medizinischen Krankheitsfaktors eingesetzt wird.

Codierungs- und Aufzeichnungskonventionen

Substanzintoxikationsdelir

Die Bezeichnung des Substanz-/Medikamentenintoxikationsdelirs beginnt mit der spezifischen Substanz (z.B. Kokain, Dexamethason), die als Ursache des Delirs vermutet wird. Der diagnostische Code wird aus der Tabelle ausgewählt, die dem Kriterienkatalog beigefügt ist, und die auf den Substanzklassen und dem Vorhandensein oder Fehlen einer komorbiden Substanzkonsumstörung basiert. Für Substanzen, die keiner der aufgeführten Klassen zugeordnet werden können (z.B. Dexamethason), sollte die Codierung für „andere Substanzen" benutzt werden; und in Fällen, in denen eine Substanz als ätiologischer Faktor angesehen wird, die spezifische Substanzklasse aber unbekannt ist, sollte die Kategorie „unbekannte Substanzen" benutzt werden.

Bei der Aufzeichnung der Störung wird die komorbide Substanzkonsumstörung (ggf.) zuerst aufgeführt, gefolgt von dem Wort „mit", gefolgt von dem Namen des Substanz-/Medikamentenintoxikationsdelirs, gefolgt von der Bezeichnung des Verlaufs (z.B. akut, andauernd), gefolgt von der Spezifikation des psychomotorischen Aktivitätsniveaus (hyperaktiv, hypoaktiv, gemischtes Aktivitätsniveau). Zum Beispiel lautet im Fall eines akuten hyperaktiven Intoxikationsdelirs, das bei einer Person mit einer Schwergradigen Kokainkonsumstörung auftritt, die Diagnose F14.221 Schwergradige Kokainkonsumstörung mit Kokainintoxikationsdelir, Akut, Hyperaktiv. Eine eigenständige Diagnose der komorbiden Schwergradigen Kokainkonsumstörung wird nicht vergeben. Wenn das Intoxikationsdelir ohne eine komorbide Substanzkonsumstörung auftritt (z.B. nach einem einmaligen, massiven Konsum der Substanz), wird keine begleitende Substanzkonsumstörung vermerkt (z.B. F16.921 Phencyclidinintoxikationsdelir, Akut, Hypoaktiv).

Substanzentzugsdelir

Die Bezeichnung des Substanz-/Medikamentenentzugsdelirs beginnt mit der spezifischen Substanz (z.B. Alkohol), die als Ursache des Entzugsdelirs vermutet wird. Der diagnostische Code wird aus den substanzspezifischen Codierungen ausgewählt, die im Codierhinweis im Kriterienkatalog aufgeführt sind. Bei der Aufzeichnung der Störung wird die komorbide Substanzkonsumstörung (ggf.) zuerst aufgeführt, gefolgt von dem Wort „mit", gefolgt von dem

Namen des Substanz-/Medikamentenentzugsdelirs, gefolgt von der Bezeichnung des Verlaufs (z.B. akut, andauernd), gefolgt von der Spezifikation des psychomotorischen Aktivitätsniveaus (hyperaktiv, hypoaktiv, gemischtes Aktivitätsniveau). Zum Beispiel lautet im Fall eines akuten hyperaktiven Entzugsdelirs, das bei einer Person mit einer Schwergradigen Alkoholkonsumstörung auftritt, die Diagnose F10.231 Schwergradige Alkoholkonsumstörung mit Alkoholintoxikationsdelir, Akut, Hyperaktiv. Eine eigenständige Diagnose der komorbiden Schwergradigen Alkoholkonsumstörung wird nicht vergeben.

Medikamenteninduziertes Delir

Die Bezeichnung des Medikamenteninduzierten Delirs beginnt mit der spezifischen Substanz (z.B. Dexamethason), die als Ursache des Delirs vermutet wird. Dem Namen der Störung folgt die Bezeichnung des Verlaufs (z.B. akut, andauernd), gefolgt von der Spezifikation des psychomotorischen Aktivitätsniveaus (z.B. hyperaktiv, hypoaktiv, gemischtes Aktivitätsniveau). Zum Beispiel lautet im Fall eines akuten hyperaktiven Medikamenteninduzierten Delirs, das bei einer Person, die Dexamethason in therapeutischer Dosis einnimmt, auftritt, die Diagnose F19.921 Dexamethasoninduziertes Delir, Akut, Hyperaktiv.

Anderes Näher Bezeichnetes Delir F05

Diese Kategorie gilt für Erscheinungsbilder, bei denen charakteristische Symptome eines Delirs vorherrschen, die in klinisch bedeutsamer Weise Leiden oder Beeinträchtigungen in sozialen, beruflichen oder anderen wichtigen Funktionsbereichen verursachen, bei denen die Kriterien eines Delirs oder einer anderen NCD aber nicht vollständig erfüllt sind. Die Kategorie Anderes Näher Bezeichnetes Delir wird in Situationen vergeben, in denen der Kliniker den Grund angeben möchte, warum die Kriterien für ein Delir oder eine andere spezifische NCD nicht erfüllt sind. In diesem Fall wird „Anderes Näher Bezeichnetes Delir" codiert, gefolgt vom jeweiligen Grund (z.B. „subsyndromales Delir").

Ein Beispiel für ein klinisches Erscheinungsbild, das mithilfe der Kategorie „Anderes Näher Bezeichnetes Delir" beschrieben werden kann, ist das folgende:

Subsyndromales Delir: Ein Delir-ähnliches Bild mit Störungen der Aufmerksamkeit, kognitiven Störungen höherer Ordnung und Störungen des zirkadianen Rhythmus, bei denen die Schwere der kognitiven Beeinträchtigung geringer ist als in den Diagnosekriterien für das Delir gefordert.

Nicht Näher Bezeichnetes Delir — F05

Diese Kategorie gilt für Erscheinungsbilder, bei denen charakteristische Symptome eines Delirs vorherrschen, die in klinisch bedeutsamer Weise Leiden oder Beeinträchtigungen in sozialen, beruflichen oder anderen wichtigen Funktionsbereichen verursachen, bei denen die Kriterien eines Delirs oder einer anderen NCD aber nicht vollständig erfüllt sind. Die Kategorie Nicht Näher Bezeichnetes Delir wird in Situationen vergeben, in denen der Kliniker den Grund *nicht* angeben möchte, warum die Kriterien für ein Delir oder eine andere spezifische NCD nicht erfüllt sind. Sie beinhaltet auch Beschwerdebilder, für die nicht genügend Informationen vorliegen, um eine genauere Diagnose stellen zu können (z. B. bei Notaufnahmen).

Schwere und Leichte NCD

Schwere NCD

A. Nachweis einer erheblichen Abnahme kognitiver Leistung, relativ zum vorherigen Leistungsniveau in einem oder mehreren kognitiven Bereichen (komplexe Aufmerksamkeit, exekutive Funktionen, Lernvermögen und Gedächtnis, Sprache, perzeptiv-motorische Kognition oder soziale Kognition) auf Basis von:
   1. Besorgtheit des Patienten oder eines sachkundigen Informanten oder des Klinikers, dass eine erhebliche Abnahme der kognitiven Leistungsfähigkeiten stattgefunden hat, und
   2. eine erhebliche Beeinträchtigung der kognitiven Leistungsfähigkeit, vorzugsweise durch eine standardisierte neuropsy-

chologische Testung bzw. bei deren Fehlen durch eine sonstige quantifizierte klinische Bewertung dokumentiert.

B. Die kognitiven Einschränkungen beeinträchtigen die Unabhängigkeit in der Verrichtung alltäglicher Aktivitäten (d.h. zumindest ist Hilfe bei komplexen instrumentellen Alltagsaktivitäten wie Bezahlen von Rechnungen oder Einnahme von Medikamenten notwendig).

C. Die kognitiven Einschränkungen treten nicht ausschließlich im Zusammenhang mit einem Delir auf.

D. Die kognitiven Einschränkungen können nicht besser durch eine andere psychische Störung erklärt werden (z.B. Major Depression, Schizophrenie).

Bestimme, ob die Schwere NCD vorliegt aufgrund von:

Beachte: Jeder der folgenden Subtypen hat eigene spezifische Kriterien, die jeweils gemeinsam mit einem erläuternden Text im Anschluss an die allgemeinen Erläuterungen Schwerer und Leichter NCD dargestellt werden.

Einer Alzheimer-Erkrankung
Einer Frontotemporalen Lobärdegeneration
Einer Lewy-Körper-Demenz
Einer Vaskulären Erkrankung
Eines Schädel-Hirn-Traumas
Von Substanz-/Medikamentenkonsum
Einer HIV-Infektion
Einer Prionen-Erkrankung
Einer Parkinson-Erkrankung
Einer Huntington-Erkrankung
Eines Anderen Medizinischen Krankheitsfaktors
Multipler Ätiologien
Unbekannter Ätiologie

Codierhinweis: Die Codierung basiert auf medizinischen und substanzbezogenen Ursachen. Eine Zusatzcodierung für den verursachenden ätiologischen medizinischen Krankheitsfaktor, sofern dieser bekannt ist, muss dem diagnostischen Code für Schwere NCD in den meisten Fällen – wie in der Codierungstabelle auf S. 341–344 vermerkt – unmittelbar vorangestellt werden. Es wird kein zusätzlicher Code für die medizinischen Ätiologien, die als „mögliche" Ursache für die NCD angesehen werden, vergeben (z.B. Schwere NCD aufgrund einer Möglichen Alzheimer-Erkrankung, aufgrund einer Möglichen Frontotemporalen Lobärdegeneration, aufgrund einer Möglichen Lewy-Körper-Demenz, möglicherweise aufgrund einer Vaskulären Erkrankung, möglicherweise aufgrund einer Parkinson-Erkrankung).

Bestimme den aktuellen Schweregrad (siehe Codierungstabelle für Details):

Leicht: Einschränkungen bei instrumentellen Alltagsaktivitäten (z. B. Hausarbeit, Umgang mit Geld).
Mittel: Einschränkungen bei grundlegenden Alltagsaktivitäten (z. B. Nahrungsaufnahme, Ankleiden).
Schwer: Vollständig abhängig.

Bestimme, ob (siehe Codierungstabelle für Details):

Mit Agitiertheit: Falls die kognitive Störung mit einer klinisch relevanten Agitiertheit einhergeht.
Mit Angst: Falls die kognitive Störung mit klinisch relevanter Angst einhergeht.
Mit Affektiven Symptomen: Falls die kognitive Störung mit klinisch relevanten affektiven Symptomen (z. B. Dysphorie, Reizbarkeit, Euphorie) einhergeht.
Mit Psychotischen Merkmalen: Falls die kognitive Störung mit Wahn oder Halluzinationen einhergeht.
Mit einer anderen Verhaltensstörung oder Psychischen Auffälligkeit: Falls die kognitive Störung mit einer anderen klinisch relevanten Verhaltensstörung oder psychischen Auffälligkeit einhergeht (z. B. Apathie, Aggression, Enthemmung, disruptive Verhaltensweisen oder Vokalisationen, Störung des Schlafs oder Appetits/Essverhaltens).
Ohne Verhaltensstörung oder Psychische Auffälligkeiten: Falls die kognitive Störung nicht mit einer klinisch relevanten Verhaltensstörung oder psychischen Auffälligkeit einhergeht.

Codierungs- und Aufzeichnungskonventionen

Die folgenden Beispiele sollen die Codierungs- und Aufzeichnungskonventionen für die verschiedenen Subtypen der Schweren NCD verdeutlichen. Wenn mehr als eine assoziierte Verhaltensstörung oder psychische Auffälligkeit vorliegt, wird jede einzelne davon aufgelistet *(weitere Informationen finden sich in der Codierungstabelle auf S. 341–344 sowie in den Codierhinweisen der spezifischen diagnostischen Kriterien für jeden Subtyp der Leichten und Schweren NCD)*:

Schwere NCD aufgrund einer wahrscheinlichen Alzheimer-Erkrankung, Leichtgradig, mit Angst: G30.9 Alzheimer-Erkrankung, **F02.A4** Schwere NCD aufgrund einer wahrscheinlichen Alzheimer-Erkrankung, Leichtgradig, mit Angst.
Schwere NCD aufgrund einer möglichen Alzheimer-Erkrankung, Mittelgradig, mit Affektiven Symptomen: F03.B3 Schwere NCD aufgrund einer möglichen Alzheimer-Erkrankung, Mittelgradig, mit Affektiven Symptomen.
Schwere NCD aufgrund eines Schädel-Hirn-Traumas (SHT), Mittelgradig, mit Psychotischen Merkmalen und Agitiertheit: S06.2XAS diffuses SHT mit Bewusstlosigkeit unbekannter Dauer, Folgeerscheinungen; **F02.B2** Schwere NCD aufgrund eines SHT, Mittelgradig, mit Psychotischen Merkmalen, **F02.B11** Schwere NCD aufgrund eines SHT, Mittelgradig, mit Agitiertheit.
Schwere NCD aufgrund Unbekannter Ätiologie, Schwergradig, mit Affektiven Symptomen: F03.C3 Schwere NCD aufgrund Unbekannter Ätiologie, Schwergradig, mit Affektiven Symptomen.

Leichte NCD

A. Nachweis einer mäßigen Abnahme kognitiver Leistung relativ zum vorherigen Leistungsniveau in einem oder mehreren kognitiven Bereichen (komplexe Aufmerksamkeit, exekutive Funktion, Lernvermögen und Gedächtnis, Sprache, perzeptiv-motorische Kognition oder soziale Kognition) auf Basis von:
   1. Besorgtheit des Patienten oder eines sachkundigen Informanten oder des Klinikers, dass eine leichte Abnahme der kognitiven Leistungsfähigkeiten stattgefunden hat, und
   2. eine mäßige Beeinträchtigung der kognitiven Leistungsfähigkeit, vorzugsweise durch eine standardisierte neuropsychologische Testung bzw. bei deren Fehlen durch eine sonstige quantifizierte klinische Bewertung dokumentiert.

B. Die kognitiven Einschränkungen beeinträchtigen *nicht* die Fähigkeit zur selbstständigen Verrichtung alltäglicher Aktivitäten (d.h. das Verrichten komplexer instrumenteller Alltagsaktivitäten, wie Bezahlen von Rechnungen oder Einnahme von Medikamenten, ist weiter selbstständig möglich, aber dazu können größere Anstrengungen, Kompensationsstrategien oder Anpassungen erforderlich sein).

C. Die kognitiven Einschränkungen treten nicht ausschließlich im Zusammenhang mit einem Delir auf.

D. Die kognitiven Einschränkungen können nicht besser durch eine andere psychische Störung erklärt werden (z. B. Major Depression, Schizophrenie).

Bestimme, ob die Leichte NCD vorliegt aufgrund:

Beachte: Für jeden der folgenden genannten Subtypen bestehen spezifische diagnostische Kriterien, die jeweils gemeinsam mit einem erläuternden Text im Anschluss an die allgemeinen Erläuterungen zur Schweren und Leichten NCD dargestellt werden.

Einer Alzheimer-Erkrankung
Einer Frontotemporalen Lobärdegeneration
Einer Lewy-Körper-Demenz
Einer Vaskulären Erkrankung
Eines Schädel-Hirn-Traumas
Von Substanz-/Medikamentenkonsum
Einer HIV-Infektion
Einer Prionen-Erkrankung
Einer Parkinson-Erkrankung
Einer Huntington-Erkrankung
Eines Anderen Medizinischen Krankheitsfaktors
Multipler Ätiologien
Unbekannter Ätiologie

Codierhinweis: Die Codierung basiert auf medizinischen und substanzbezogenen Ursachen. Eine Zusatzcodierung für den verursachenden ätiologischen medizinischen Krankheitsfaktor muss dem diagnostischen Code **F06.7z** für Leichte NCD aufgrund eines medizinischen Krankheitsfaktors unmittelbar vorangestellt werden. Es wird kein zusätzlicher Code für die medizinischen Ätiologien, die als „mögliche" Ursache für die NCD angesehen werden, vergeben (z. B. Leichte NCD aufgrund einer Möglichen Alzheimer-Erkrankung, aufgrund einer Möglichen Frontotemporalen Lobärdegeneration, aufgrund einer Möglichen Lewy-Körper-Demenz, möglicherweise aufgrund einer Vaskulären Erkrankung, möglicherweise aufgrund einer Parkinson-Erkrankung). Siehe Codierungstabelle auf S. 341–344. Bei Substanz-/Medikamenteninduzierter Leichter NCD basiert der diagnostische Code auf der Substanzklasse; siehe

„Substanz-/Medikamenteninduzierte Schwere oder Leichte NCD“. *Beachte:* Der Code G31.84 wird vergeben für Leichte NCD aufgrund Unbekannter Ätiologie und für Leichte NCD aufgrund einer möglichen medizinischen Ätiologie (z. B. mögliche Alzheimer-Erkrankung); keine zusätzlichen Codes für die medizinischen oder substanzbezogenen Ursachen verwenden.

Bestimme, ob (siehe Codierungstabelle für Details):

Ohne Verhaltensstörung: Falls die kognitive Störung nicht mit einer klinisch relevanten Verhaltensstörung einhergeht.

Mit Verhaltensstörung *(bestimme die spezifische Symptomatik):* Falls die kognitive Störung mit einer klinisch relevanten Verhaltensstörung einhergeht (z. B. Apathie, Agitiertheit, Angst, affektiven Symptomen, psychotischen Merkmalen oder anderen Verhaltenssymptomen).

Codierhinweis: Das Vorliegen klinisch bedeutsamer Symptome einer psychischen Störung, die auf die gleiche medizinische Erkrankung zurückgeführt werden können wie die Leichte NCD soll durch eine zusätzliche Codierung angezeigt werden (z. B. **F06.2** Psychotische Störung aufgrund eines Schädel-Hirn-Traumas (SHT), mit Wahn; **F06.32** Depressive Störung aufgrund einer HIV-Infektion, mit Major-Depression-Ähnlicher Episode). **Beachte:** Psychische Störungen aufgrund eines anderen medizinischen Krankheitsfaktors sind zu berücksichtigen, wenn sie die gleiche Phänomenologie teilen (z. B. Depressive Störungen aufgrund eines Anderen medizinischen Krankheitsfaktors, siehe das Kapitel „Depressive Störungen“).

Codierungs- und Aufzeichnungskonventionen

Die folgenden Beispiele sollen die Codierungs- und Aufzeichnungskonventionen für Leichte NCD verdeutlichen. *(Weitere Informationen finden sich in der Codierungstabelle auf S. 341–344 sowie in den Codierhinweisen der spezifischen diagnostischen Kriterien für jeden Subtyp der Leichten und Schweren NCD)*:

Leichte NCD aufgrund einer wahrscheinlichen Alzheimer-Erkrankung ohne Verhaltensstörung: G30.9 Alzheimer-Erkrankung, **F06.70** Leichte NCD aufgrund einer wahrscheinlichen Alzheimer-Erkrankung ohne Verhaltensstörung.

Leichte NCD aufgrund einer möglichen Alzheimer-Erkrankung ohne Verhaltensstörung: G31.84 Leichte NCD aufgrund einer möglichen Alzheimer-Erkrankung ohne Verhaltensstörung.

Ätiologischer Subtyp	„Medizinischer" Code für die assoziierte, ätiologisch für die Schwere oder Leichte NCD relevante Erkrankung	Code für Schwere NCD	Code für Leichte NCD
Alzheimer-Erkrankung, wahrscheinlich	G30.9[a]	F02.xy[b, c]	F06.7z[d]
Alzheimer-Erkrankung, möglich	Kein zusätzlicher „medizinischer" Code	F03.xy[b, c]	G31.84
Frontotemporale Lobärdegeneration, wahrscheinlich	G31.09[a]	F02.xy[b, c]	F06.7z[d]
Frontotemporale Lobärdegeneration, möglich	Kein zusätzlicher „medizinischer" Code	F03.xy[b, c]	G31.84
Lewy-Körper-Demenz, wahrscheinlich	G31.83[a]	F02.xy[b, c]	F06.7z[d]
Lewy-Körper-Demenz, möglich	Kein zusätzlicher „medizinischer" Code	F03.xy[b, c]	G31.84
Vaskuläre Erkrankung, wahrscheinlich aufgrund einer	I67.9 (nur für Leichte Vaskuläre NCD verwenden)	F01.xy[b, c] Keinen zusätzlichen Code verwenden.	F06.7z[d]
Vaskuläre Erkrankung, möglicherweise aufgrund einer	Kein zusätzlicher „medizinischer" Code	F03.xy[b, c]	G31.84

Ätiologischer Subtyp	„Medizinischer" Code für die assoziierte, ätiologisch für die Schwere oder Leichte NCD relevante Erkrankung	Code für Schwere NCD	Code für Leichte NCD
Schädel-Hirn-Trauma	S06.2XAS[a]	F02.xy[b, c]	F06.7z[d]
Substanz-/Medikamenteninduziert	Kein zusätzlicher Code.	Diagnostische Codierung basiert auf dem Substanztyp, der die Schwere NCD verursacht.[e, f, g]	Diagnostische Codierung basiert auf dem Substanztyp, der die Leichte NCD verursacht.[e, g]
HIV-Infektion	B20[a]	F02.xy[b, c]	F06.7z[d]
Prionen-Erkrankung	A81.9[a]	F02.xy[b, c]	F06.7z[d]
Parkinson-Erkrankung, wahrscheinlich aufgrund einer	G20.C[a]	F02.xy[b, c]	F06.7z[d]
Parkinson-Erkrankung, möglicherweise aufgrund einer	Kein zusätzlicher „medizinischer" Code	F03.xy[b, c]	G31.84
Huntington-Erkrankung	G10[a]	F02.xy[b, c]	F06.7z[d]

Ätiologischer Subtyp	„Medizinischer“ Code für die assoziierte, ätiologisch für die Schwere oder Leichte NCD relevante Erkrankung	Code für Schwere NCD	Code für Leichte NCD
Aufgrund eines Anderen Medizinischen Krankheitsfaktors	Codiere zuerst den anderen medizinischen Krankheitsfaktor (z. B. G35 Multiple Sklerose).	F02.xy[b, c]	F06.7z[d]
Aufgrund Multipler Ätiologien	Codiere zuerst alle ätiologisch relevanten medizinischen Krankheitsfaktoren. Falls eine vaskuläre Erkrankung zur Leichten NCD beiträgt, codiere I67.9 (zerebrovaskuläre Erkrankung) gemeinsam mit den anderen ätiologisch relevanten medizinischen Krankheitsfaktoren; I67.9 wird nicht für Schwere NCD verwendet.	F02.xy[b, c] (codiere einmalig für Schwere NCD aufgrund aller zutreffenden Ätiologien) Codiere zusätzlich F01.xy[b, c] für Schwere NCD, wahrscheinlich aufgrund einer Vaskulären Erkrankung, falls diese vorliegt. Codiere zusätzlich die relevanten Substanz-/Medikamenteninduzierten Schweren NCDs, falls Substanzen oder Medikamente in der Ätiologie eine Rolle spielen.	F06.7z[d] (codiere einmalig für Leichte NCD aufgrund aller zutreffenden Ätiologien, einschließlich Leichte NCD, wahrscheinlich aufgrund einer Vaskulären Erkrankung, falls diese vorliegt) Codiere zusätzlich die relevanten Substanz-/Medikamenteninduzierten Leichten NCDs, falls Substanzen oder Medikamente in der Ätiologie eine Rolle spielen.

Ätiologischer Subtyp	„Medizinischer“ Code für die assoziierte, ätiologisch für die Schwere oder Leichte NCD relevante Erkrankung	Code für Schwere NCD	Code für Leichte NCD
Aufgrund Unbekannter Ätiologie	Kein zusätzlicher „medizinischer“ Code	F03.xy[b, c]	G31.84

Anmerkung: Fußnoten a – d gelten nicht für Substanz-/Medikamenteninduzierte NCD.

a Codiere zuerst den ätiologischen medizinischen Krankheitsfaktor (d. h. vor dem Code für die Schwere oder Leichte NCD).

b Schwere NCD: Codiere als nächstes den Schweregrad (4. Stelle [Platzhalter „x“ in der Tabelle]) wie folgt: .Ay Leichtgradig, .By Mittelgradig, .Cy Schwergradig. *(„y“ ist der Platzhalter für eine assoziierte Verhaltensstörung oder psychische Auffälligkeit, erläutert in der folgenden Fußnote c.)*

c Schwere NCD: Codiere nachfolgend jegliche assoziierte Verhaltensstörung oder psychische Auffälligkeit (5. und 6. Stelle [Platzhalter „y“ in der Tabelle]: .x11 mit Agitiertheit; .x4 mit Angst; .x3 mit Affektiven Symptomen; .x2 mit Psychotischen Merkmalen; .x18 mit einer anderen Verhaltensstörung oder Psychischen Auffälligkeit (z. B. Apathie); .x0 ohne Verhaltensstörung oder Psychische Auffälligkeit.

d Leichte NCD: Die Codierung basiert auf der assoziierten Verhaltensstörung, falls diese vorliegt (5. Stelle [Platzhalter „z“ in der Tabelle]): entweder F06.70 ohne Verhaltensstörung oder F06.71 mit Verhaltensstörung (z. B. Apathie, Agitiertheit, Angst, affektive Symptome, psychotische Merkmale oder andere Verhaltenssymptome).

e Siehe Codierungstabelle bei „Substanz-/Medikamenteninduzierte Schwere oder Leichte NCD“ bezüglich des ICD-10-CM-Codes.

f Die Zusatzcodierungen für den Schwergrad, „leicht“, „mittel“ und „schwer“, für die Substanz-/Medikamenteninduzierte Schwere NCD können nicht codiert werden, sollten aber dennoch schriftlich vermerkt werden.

g Die Zusatzcodierungen für die assoziierte Symptomatik „mit Agitiertheit“, „mit Angst“, „mit Affektiven Symptomen“, „mit Psychotischen Merkmalen“, „mit einer anderen Verhaltensstörung oder Psychischen Auffälligkeit“ und „ohne Verhaltensstörung oder Psychische Auffälligkeit“ können nicht codiert werden, sollten aber dennoch schriftlich vermerkt werden.

Leichte NCD aufgrund eines Schädel-Hirn-Traumas (SHT) mit Verhaltensstörung: S06.2XAS diffuses SHT mit Bewusstlosigkeit unbekannter Dauer, Folgeerscheinungen; **F06.71** Leichte NCD aufgrund eines SHT mit Verhaltensstörung *[Depression]*; **F06.31** Depressive Störung aufgrund eines SHT, mit Depressiven Merkmalen.

Codierhinweis: Für Schwere NCD aufgrund von [medizinischer Ätiologie] und **wahrscheinliche** (einschließlich „wahrscheinlich aufgrund von") Ätiologien sind, im Falle von vorliegenden multiplen klinisch bedeutsamen Verhaltensstörungen und psychischen Auffälligkeiten, *multiple ICD-10-CM-Codes erforderlich.* Zum Beispiel werden im Falle einer Schweren NCD aufgrund einer Wahrscheinlichen Alzheimer-Erkrankung, Schwergradig, begleitet von Agitiertheit, Wahn und Depression, vier Codes benötigt: G30.9 Alzheimer-Erkrankung; F02.C11 (mit Agitiertheit); F02.C2 (mit Psychotischen Merkmalen) und F02.C3 (mit Affektiven Symptomen).

Für Schwere NDC aufgrund Unbekannter Ätiologie und **möglicher** (einschließlich „möglicherweise aufgrund von") Ätiologien sind, im Falle von vorliegenden multiplen klinisch bedeutsamen Verhaltensstörungen und psychischen Auffälligkeiten, *multiple ICD-10-CM-Codes erforderlich.* Zum Beispiel werden im Falle einer Schweren NCD aufgrund einer Möglichen Alzheimer-Erkrankung, Schwergradig, begleitet von Agitiertheit, Wahn und Depression, drei Codes benötigt: F03.C11 (mit Agitiertheit); F03.C2 (mit Psychotischen Merkmalen) und F03.C3 (mit Affektiven Symptomen).

Schwere oder Leichte NCD aufgrund einer Alzheimer-Erkrankung

A. Die Kriterien für eine Schwere oder Leichte NCD sind erfüllt.
B. Es liegen ein schleichender Beginn und allmähliches Fortschreiten der Beeinträchtigungen in einem oder mehreren kognitiven Bereichen vor (für die Schwere NCD müssen mindestens zwei Bereiche beeinträchtigt sein).
C. Folgende Kriterien für eine Wahrscheinliche oder eine Mögliche Alzheimer-Erkrankung sind erfüllt:

Für eine Schwere NCD:

Eine **Wahrscheinliche Alzheimer-Erkrankung** wird diagnostiziert, wenn eines der folgenden Kriterien erfüllt ist; andernfalls sollte eine **Mögliche Alzheimer-Erkrankung** diagnostiziert werden:

1. Nachweis einer ursächlich zur Alzheimer-Erkrankung führenden genetischen Mutation aufgrund der Familienanamnese oder durch genetische Testung belegt.
2. Die beiden folgenden Kriterien sind erfüllt:
   a. Eindeutiger Nachweis für eine Abnahme der Gedächtnis- und Lernleistung und der Leistung in mindestens einem anderen kognitiven Bereich (basierend auf detaillierter Anamnese oder wiederholter neuropsychologischer Testung).
   b. Stetig fortschreitende, allmähliche Abnahme der kognitiven Fähigkeiten, ohne zeitlich ausgedehnte Plateaus.

Für eine Leichte NCD:

Eine **Wahrscheinliche Alzheimer-Erkrankung** wird diagnostiziert, wenn Nachweise für eine ursächliche genetische Mutation aufgrund genetischer Testung oder der Familienanamnese vorliegen.

Eine **Mögliche Alzheimer-Erkrankung** wird diagnostiziert, wenn keine Nachweise für eine ursächliche genetische Mutation aufgrund genetischer Testung oder der Familienanamnese vorliegen und die beiden folgenden Kriterien erfüllt sind:

1. Eindeutiger Nachweis für eine Abnahme der Gedächtnis- und Lernleistung.
2. Stetig fortschreitende, allmähliche Abnahme der kognitiven Fähigkeiten, ohne zeitlich ausgedehnte Plateaus.

D. Das Störungsbild kann nicht besser durch eine zerebrovaskuläre Erkrankung oder durch eine andere neurodegenerative Erkrankung oder durch die Wirkung einer Substanz oder durch andere psychische, neurologische oder systemische Erkrankungen erklärt werden.

Codierhinweis (siehe Codierungstabelle auf S. 341–344):

Für eine Schwere NCD aufgrund einer Wahrscheinlichen Alzheimer-Erkrankung: 1) Codiere zuerst **G30.9** Alzheimer-Erkrankung, 2) gefolgt von **F02.** 3) Codiere als nächstes den aktuellen Schweregrad der kognitiven Beeinträchtigung (leicht, mittel, schwer) und 4) ob eine assoziierte Verhaltensstörung oder psychische Auffälligkeit vorliegt oder nicht. Zum Beispiel lautet für eine Schwere NCD aufgrund einer Wahrscheinlichen Alzheimer-Erkrankung, Mittelgradig, mit Psychotischen Merkmalen, der ICD-10-CM-Code **F02.B2**.

Für eine Schwere NCD aufgrund einer Möglichen Alzheimer-Erkrankung: 1) Codiere zuerst **F03** (es gibt keinen zusätzlichen „medizinischen" Code). 2) Codiere als nächstes den aktuellen Schweregrad der kognitiven Beeinträchtigung (leicht, mittel, schwer) und 3) ob eine assoziierte Verhaltensstörung oder psychische Auffälligkeit vorliegt oder nicht. Zum Beispiel lautet für eine Schwere NCD aufgrund einer Möglichen Alzheimer-Erkrankung, Leichtgradig, mit Affektiven Symptomen, der ICD-10-CM-Code **F03.A3**.

Für eine Leichte NCD aufgrund einer Wahrscheinlichen Alzheimer-Erkrankung: 1) Codiere zuerst **G30.9** Alzheimer-Erkrankung, 2) gefolgt von entweder **F07.70** für Leichte NCD aufgrund einer Alzheimer-Erkrankung ohne Verhaltensstörung oder **F07.71** für Leichte NCD aufgrund einer Alzheimer-Erkrankung mit Verhaltensstörung. Es werden zusätzliche Codierungen vorgenommen, wenn klinisch bedeutsame Symptome einer psychischen Störung aufgrund der Alzheimer-Erkrankung vorliegen (z. B. **F06.2** Psychotische Störung aufgrund einer Alzheimer-Erkrankung, mit Wahn; **F06.32** Depressive Störung aufgrund einer Alzheimer-Erkrankung, mit Major-Depression-Ähnlicher Episode).

Für eine Leichte NCD aufgrund einer Möglichen Alzheimer-Erkrankung wird **G31.84** codiert. (**Beachte:** Es gibt keinen zusätzlichen „medizinischen" Code, „Mit Verhaltensstörung" und „ohne Verhaltensstörung" kann nicht codiert werden, sollte aber dennoch schriftlich vermerkt werden.)

Schwere oder Leichte Frontotemporale NCD

A. Die Kriterien für eine Schwere oder Leichte NCD sind erfüllt.
B. Die Störung zeigt einen schleichenden Beginn und allmähliches Fortschreiten.
C. Entweder (1) oder (2) liegt vor:
   1. Behaviorale Variante (Verhaltensvariante):

   a. Drei oder mehr der folgenden Verhaltenssymptome:
      i. Enthemmtes Verhalten.
      ii. Apathie oder Trägheit.
      iii. Verlust von Mitgefühl oder Einfühlungsvermögen.
      iv. Perseverierendes, stereotypes oder zwanghaftes/ritualisiertes Verhalten.
      v. Hyperoralität und Veränderungen der Ernährungsgewohnheiten.
   b. Deutlicher Abbau der sozialen Kognition und/oder der exekutiven Fähigkeiten.
2. Sprachliche Variante:
   a. Deutliche Abnahme der sprachlichen Fähigkeiten im Hinblick auf Sprachproduktion, Wortfindung, Objektbezeichnung, Grammatik oder Wortverständnis.

D. Relativ geringe Beeinträchtigung des Lernens und der Gedächtnisfunktionen sowie der perzeptuell-motorischen Funktionen.
E. Die Störung kann nicht besser erklärt werden durch eine zerebrovaskuläre Erkrankung, eine andere neurodegenerative Erkrankung, die Wirkung einer Substanz oder andere psychische, neurologische oder systemische Erkrankungen.

Eine **Wahrscheinliche Frontotemporale NCD** ist zu diagnostizieren, wenn eines der folgenden Merkmale festgestellt wird; andernfalls sollte eine **Mögliche Frontotemporale NCD** diagnostiziert werden.

1. Nachweis einer die Frontotemporale NCD verursachenden Genmutation aufgrund der Familienanamnese oder genetischer Testung.
2. Nachweis für eine übermäßige Frontal- und/oder Temporallappenbeteiligung durch zerebrale Bildgebung.

Eine **Mögliche Frontotemporale NCD** wird diagnostiziert, wenn es keine Nachweise für eine ursächliche genetische Mutation gibt und ein Hirnbildgebungsverfahren nicht durchgeführt wurde.

Codierhinweis (siehe Codierungstabelle auf S. 341–344):

Für eine Schwere NCD aufgrund einer Wahrscheinlichen Frontotemporalen Lobärdegeneration: 1) Codiere zuerst **G31.09** Frontotemporale Lobärdegeneration, 2) gefolgt von **F02.** 3) Codiere als nächstes den aktuellen Schweregrad der kognitiven Beeinträchtigung (leicht, mittel, schwer) und 4) ob eine assoziierte Verhaltensstörung oder psychische Auffälligkeit vorliegt oder nicht. Zum Beispiel lautet für eine Schwere NCD aufgrund einer Wahrscheinlichen Frontotemporalen Lobärdegeneration, Mittelgradig, mit Psychotischen Merkmalen, der ICD-10-CM-Code **F02.B2**.

Für eine Schwere NCD aufgrund einer Möglichen Frontotemporalen Lobärdegeneration: 1) Codiere zuerst **F03** (es gibt keinen zusätzlichen „medizinischen" Code). 2) Codiere als nächstes den aktuellen Schweregrad der kognitiven Beeinträchtigung (leicht, mittel, schwer) und 3) ob eine assoziierte Verhaltensstörung oder psychische Auffälligkeit vorliegt oder nicht. Zum Beispiel lautet für eine Schwere NCD aufgrund einer Möglichen Frontotemporalen Lobärdegeneration, Leichtgradig, mit Affektiven Symptomen, der ICD-10-CM-Code **F03.A3**.

Für eine Leichte NCD aufgrund einer Wahrscheinlichen Frontotemporalen Lobärdegeneration: 1) Codiere zuerst **G31.09** Frontotemporale Lobärdegeneration, 2) gefolgt von entweder **F06.70** für Leichte NCD aufgrund einer Frontotemporalen Lobärdegeneration ohne Verhaltensstörung oder **F06.71** für Leichte NCD aufgrund einer Frontotemporalen Lobärdegeneration mit Verhaltensstörung. Es werden zusätzliche Codierungen vorgenommen, wenn klinisch bedeutsame Symptome einer psychischen Störung aufgrund der frontotemporalen Lobärdegenration vorliegen (z. B. **F06.33** Bipolare und Verwandte Störung aufgrund der frontotemporalen Lobärdegeneration, mit Manischen Merkmalen; **F07.0** Persönlichkeitsveränderung aufgrund einer Frontotemporalen Lobärdegeneration, Enthemmter Typ).

Für eine Leichte NCD aufgrund einer Möglichen Frontotemporalen Lobärdegeneration wird **G31.84** codiert. (**Beachte:** Es gibt keinen zusätzlichen „medizinischen" Code. „Mit Verhaltensstörung" und „ohne Verhaltensstörung" kann nicht codiert werden, sollte aber dennoch schriftlich vermerkt werden.)

Schwere oder Leichte NCD aufgrund einer Lewy-Körper-Demenz

A. Die Kriterien für eine Schwere oder Leichte NCD sind erfüllt.
B. Die Störung zeigt einen schleichenden Beginn und allmähliches Fortschreiten.

C. Die Störung weist eine Kombination aus diagnostischen Hauptmerkmalen und diagnostisch hinweisenden Merkmalen für eine NCD aufgrund entweder einer Wahrscheinlichen oder einer Möglichen Lewy-Körper-Demenz auf. Für eine **Schwere oder Leichte NCD aufgrund einer Wahrscheinlichen Lewy-Körper-Demenz** müssen entweder zwei Hauptmerkmale oder ein diagnostisch hinweisendes Merkmal zusammen mit einem oder mehreren Hauptmerkmalen vorliegen. Bei einer **Schweren oder Leichten NCD aufgrund einer Möglichen Lewy-Körper-Demenz** liegen nur ein Hauptmerkmal oder eines oder mehrere diagnostisch hinweisende Merkmale vor.
   1. Diagnostische Hauptmerkmale:
      a. Fluktuation der Kognition mit deutlicher Variabilität der Aufmerksamkeit und Wachheit.
      b. Wiederkehrende ausgeformte und detaillierte visuelle Halluzinationen.
      c. Spontane Parkinson-Symptome, die zeitlich nach dem Beginn des kognitiven Abbaus auftreten.
   2. Diagnostisch hinweisende Merkmale:
      a. Die Kriterien für eine REM-Schlaf-Verhaltensstörung sind erfüllt.
      b. Es besteht eine ausgeprägte Überempfindlichkeit gegenüber Neuroleptika.

D. Das Störungsbild kann nicht besser durch eine zerebrovaskuläre Erkrankung, eine andere neurodegenerative Erkrankung, die Wirkung einer Substanz oder eine andere psychische, neurologische oder systemische Erkrankung erklärt werden.

Codierhinweis (siehe Codierungstabelle auf S. 341–344):

Für eine Schwere NCD aufgrund einer Wahrscheinlichen Lewy-Körper-Demenz: 1) Codiere zuerst **G31.83** Lewy-Körper-Demenz, 2) gefolgt von **F02.** 3) Codiere als nächstes den aktuellen Schweregrad der kognitiven Beeinträchtigung (leicht, mittel, schwer) und 4) ob eine assoziierte Verhaltensstörung oder psychische Auffälligkeit vorliegt oder nicht. Zum Beispiel lautet für eine Schwere NCD aufgrund einer Wahrscheinlichen Lewy-Körper-Demenz, Mittelgradig, mit Psychotischen Merkmalen, der ICD-10-CM-Code **F02.B2.**

Für eine Schwere NCD aufgrund einer Möglichen Lewy-Körper-Demenz: 1) Codiere zuerst **F03** (es gibt keinen zusätzlichen „medizinischen" Code). 2) Codiere als nächstes den aktuellen Schweregrad der kognitiven Beeinträchtigung (leicht, mittel, schwer) und 3) ob eine assoziierte Verhaltensstörung oder psychische Auffälligkeit vorliegt oder nicht. Zum Beispiel lautet für eine Schwere NCD aufgrund einer Möglichen Lewy-Körper-Demenz, Leichtgradig, mit Affektiven Symptomen, der ICD-10-CM-Code **F03.A3**.

Für eine Leichte NCD aufgrund einer Wahrscheinlichen Lewy-Körper-Demenz: 1) Codiere zuerst **G31.83** Lewy-Körper-Demenz, 2) gefolgt von entweder **F06.70** für Leichte NCD aufgrund einer Lewy-Körper-Demenz ohne Verhaltensstörung oder **F06.71** für Leichte NCD aufgrund einer Lewy-Körper-Demenz mit Verhaltensstörung. Es werden zusätzliche Codierungen vorgenommen, wenn klinisch bedeutsame Symptome einer psychischen Störung aufgrund der Lewy-Körper-Demenz vorliegen (z.B. **F06.0** Psychotische Störung aufgrund einer Lewy-Körper-Demenz, mit Halluzinationen; **F06.31** Depressive Störung aufgrund einer Lewy-Körper-Demenz, mit Depressiven Merkmalen).

Für eine Leichte NCD aufgrund einer Möglichen Lewy-Körper-Demenz wird **G31.84** codiert. (**Beachte:** Es gibt keinen zusätzlichen „medizinischen" Code. „Mit Verhaltensstörung" und „ohne Verhaltensstörung" kann nicht codiert werden, sollte aber dennoch schriftlich vermerkt werden.)

Schwere oder Leichte Vaskuläre NCD

A. Die Kriterien für eine Schwere oder Leichte NCD sind erfüllt.
B. Das klinische Erscheinungsbild stimmt mit einer vaskulären Ätiologie überein, die sich aus einem der folgenden Punkte ergibt:
   1. Der Beginn der kognitiven Beeinträchtigungen steht in zeitlichem Zusammenhang mit einem oder mehreren zerebrovaskulären Ereignissen.
   2. Die Beeinträchtigungen manifestieren sich insbesondere bei komplexen Aufmerksamkeitsleistungen (einschließlich Verarbeitungsgeschwindigkeit) und in den frontalen Exekutivfunktionen.
C. Es gibt Hinweise auf eine zerebrovaskuläre Erkrankung aus der Vorgeschichte, körperlichen Untersuchung und/oder zerebraler Bildgebung, die die neurokognitiven Defizite erklären können.
D. Die NCD kann nicht besser durch andere zerebrale oder systemische Erkrankungen erklärt werden.

Eine **NCD, wahrscheinlich aufgrund einer Vaskulären Erkrankung,** wird bei Vorliegen eines der folgenden Kriterien diagnostiziert, sonst sollte eine **NCD, möglicherweise aufgrund einer Vaskulären Erkrankung,** diagnostiziert werden:

1. Die klinischen Merkmale werden durch bildgebende Befunde gestützt, die eine signifikante Parenchym-Schädigung durch eine zerebrovaskuläre Erkrankung nachweisen.
2. Das Auftreten der kognitiven Defizite steht in zeitlichem Zusammenhang mit einem oder mehreren dokumentierten zerebrovaskulären Ereignissen.
3. Es gibt sowohl klinische als auch genetische Hinweise (z.B. zerebrale autosomal-dominante Arteriopathie mit subkortikalen Infarkten und Leukenzephalopathie) auf eine zerebrovaskuläre Erkrankung.

Eine **NCD, möglicherweise aufgrund einer Vaskulären Erkrankung,** wird diagnostiziert, wenn die klinischen Kriterien erfüllt sind, aber keine Bildgebung vorliegt und der zeitliche Zusammenhang zwischen dem neurokognitiven Syndrom und einem oder mehreren zerebrovaskulären Ereignissen nicht bekannt ist.

Codierhinweis (siehe Codierungstabelle auf S. 341–344):

Für eine Schwere NCD, wahrscheinlich aufgrund einer Vaskulären Erkrankung: 1) Codiere zuerst **F01** (es gibt keinen zusätzlichen „medizinischen“ Code). 2) Codiere als nächstes den aktuellen Schweregrad der kognitiven Beeinträchtigung (leicht, mittel, schwer) und 3) ob eine assoziierte Verhaltensstörung oder psychische Auffälligkeit vorliegt oder nicht. Zum Beispiel lautet für eine Schwere NCD, wahrscheinlich aufgrund einer Vaskulären Erkrankung, Mittelgradig, mit Psychotischen Merkmalen, der ICD-10-CM-Code **F01.B2.**

Für eine Schwere NCD, möglicherweise aufgrund einer Vaskulären Erkrankung: 1) Codiere zuerst **F03** (es gibt keinen zusätzlichen „medizinischen“ Code). 2) Codiere als nächstes den aktuellen Schweregrad der kognitiven Beeinträchtigung (leicht, mittel, schwer) und 3) ob eine assoziierte Verhaltensstörung oder psychische Auffälligkeit vorliegt oder nicht. Zum Beispiel lautet für eine Schwere NCD, möglicherweise aufgrund einer Vaskulären Erkrankung, Leichtgradig, mit Affektiven Symptomen, der ICD-10-CM-Code **F03.A3.**

Für eine Leichte NCD, wahrscheinlich aufgrund einer Vaskulären Erkrankung: 1) Codiere zuerst **I67.9** zerebrovaskuläre Erkrankung, 2) gefolgt von entweder **F06.70** für Leichte Vaskuläre NCD ohne Verhaltensstörung oder **F06.71** für Leichte Vaskuläre NCD mit Verhaltensstörung. Es werden zusätzliche Codierungen vorgenommen, wenn klinisch bedeutsame Symptome einer psychischen Störung aufgrund der zerebrovaskulären Erkrankung vorliegen (z. B. **F06.2** Psychotische Störung aufgrund einer zerebrovaskulären Erkrankung, mit Wahn; **F06.32** Depressive Störung aufgrund einer zerebrovaskulären Erkrankung, mit Major-Depression-Ähnlicher Episode).

Für eine Leichte NCD, möglicherweise aufgrund einer Vaskulären Erkrankung, wird **G31.84** codiert. (**Beachte:** Es gibt keinen zusätzlichen „medizinischen" Code. „Mit Verhaltensstörung" und „ohne Verhaltensstörung" kann nicht codiert werden, sollte aber dennoch schriftlich vermerkt werden.)

Schwere oder Leichte NCD aufgrund eines Schädel-Hirn-Traumas (SHT)

A. Die Kriterien für eine Schwere oder Leichte NCD sind erfüllt.
B. Es gibt Hinweise auf ein bekanntes Schädel-Hirn-Trauma (SHT), d. h. Schlag auf den Kopf oder andere Mechanismen mit schneller Bewegung oder Verschiebung des Gehirns innerhalb des Schädels, mit mindestens einem der folgenden Merkmale:
   1. Bewusstlosigkeit.
   2. Posttraumatische Amnesie.
   3. Orientierungsstörung und Verwirrtheit.
   4. Neurologische Symptome (z. B. Nachweis von Schädigungen in der zerebralen Bildgebung, Gesichtsfeldeinbußen, Anosmie, Hemiparese, hemisensorischer Verlust, kortikale Blindheit, Aphasie, Apraxie, Schwäche, Gleichgewichtsverlust, anderer sensorischer Verlust, der nicht durch periphere oder periphere Störungen erklärt werden kann).
C. Die NCD tritt unmittelbar nach dem SHT oder unmittelbar nach Wiedererlangen des Bewusstseins auf und hält über die Akutphase der Schädigung an.

Codierhinweis (siehe Codierungstabelle auf S. 341–344):

Für eine Schwere NCD aufgrund eines Schädel-Hirn-Traumas (SHT): 1) Codiere zuerst **S06.2XAS** diffuses Hirntrauma mit Bewusstseinsverlust von unbekannter Dauer, Folgeschäden, 2) gefolgt von **F02.** 3) Codiere als nächstes den aktuellen Schweregrad der kognitiven Beeinträchtigung (leicht, mittel, schwer) und 4) ob eine assoziierte Verhaltensstörung oder psychische Auffälligkeit vorliegt oder nicht. Zum Beispiel lautet für eine Schwere NCD aufgrund eines SHT, Mittelgradig, mit Psychotischen Merkmalen, der ICD-10-CM-Code **F02.B2.**

Für eine Schwere NCD mit multiplen klinisch bedeutsamen Verhaltensstörungen und psychischen Auffälligkeiten sind multiple ICD-10-CM-Codes erforderlich. Zum Beispiel werden im Falle einer Schweren NCD aufgrund eines SHT, Schwergradig, begleitet von Agitiertheit, Wahn und Depression, vier Codes benötigt: **S06.2XAS** diffuses Hirntrauma mit Bewusstseinsverlust von unbekannter Dauer, Folgeschäden; **F02.C11** (mit Agitiertheit); **F02.C2** (mit Psychotischen Merkmalen) und **F02.C3** (mit Affektiven Symptomen).

Für eine Leichte NCD aufgrund eines SHT: 1) Codiere zuerst **S06.2XAS** diffuses Hirntrauma mit Bewusstseinsverlust von unbekannter Dauer, Folgeschäden; 2) gefolgt von entweder **F06.70** für Leichte NCD aufgrund eines SHT ohne Verhaltensstörung oder **F06.71** für Leichte NCD aufgrund eines SHT mit Verhaltensstörung. Es werden zusätzliche Codierungen vorgenommen, wenn klinisch bedeutsame Symptome einer psychischen Störung aufgrund des SHT vorliegen (z. B. **F06.0** Psychotische Störung aufgrund eines SHT, mit Halluzinationen; **F06.31** Depressive Störung aufgrund eines SHT, mit Depressiven Merkmalen).

Substanz-/Medikamenteninduzierte Schwere oder Leichte NCD

A. Die Kriterien für eine Schwere oder Leichte NCD sind erfüllt.
B. Die neurokognitiven Defizite treten nicht ausschließlich während eines Delirs auf und persistieren über die übliche Dauer einer Intoxikation und eines akuten Entzugs hinaus.

C. Die Substanz oder das Medikament und die Dauer sowie das Ausmaß des Substanzkonsums sind in der Lage, die neurokognitiven Defizite hervorzurufen.
D. Der zeitliche Verlauf der neurokognitiven Defizite ist übereinstimmend mit dem Zeitverlauf des Substanz- bzw. Medikamentenkonsums und der Abstinenz (d.h. die Defizite sind stabil bzw. verbessern sich nach einer abstinenten Periode).
E. Die NCD kann nicht auf einen anderen medizinischen Krankheitsfaktor zurückgeführt werden und nicht besser durch eine andere psychische Störung erklärt werden.

Codierhinweis (siehe auch Codierungstabelle auf S. 341–344):

Die ICD-10-CM-Codes für die [Spezifische Substanz-/Medikamenten-]induzierten NCD sind in der untenstehenden Tabelle angegeben. Zu beachten ist, dass die ICD-10-CM-Codierung davon abhängt, ob eine komorbide Substanzkonsumstörung für die gleiche Substanzklasse vorliegt. In jedem Fall wird keine zusätzliche separate Diagnose einer Substanzkonsumstörung vergeben.

Substanzinduzierte Schwere NCD: Wenn eine leichtgradige Substanzkonsumstörung komorbid mit der Substanzinduzierten Schweren NCD besteht, wird die 4. Stelle mit einer „1" codiert, und der Kliniker sollte eine „Leichtgradige [Substanz-]konsumstörung" vor der Substanzinduzierten Schweren NCD angeben (z.B. „Leichtgradige Inhalanzienkonsumstörung mit Inhalanzieninduzierter Schwerer NCD"). Für einige Substanzklassen (Alkohol, Sedativa, Hypnotika, Anxiolytika) ist es nicht zulässig, eine komorbide leichtgradige Substanzkonsumstörung gemeinsam mit einer Substanzinduzierten Schweren NCD zu codieren; deshalb gibt es auch keine entsprechenden ICD-10-Codierungen für solche Substanzmuster. Wenn eine mittelgradige oder schwergradige Substanzkonsumstörung komorbid mit der Substanzinduzierten Schweren NCD besteht, wird die 4. Stelle mit einer „2" codiert, und der Kliniker sollte eine „Mittelgradige [Substanz-]konsumstörung" oder eine „Schwergradige [Substanz-]konsumstörung", je nach Schweregrad der komorbiden Substanzkonsumstörung, angeben. Wenn keine komorbide Substanzkonsumstörung vorliegt (z.B. nach einem einmaligen, massiven Konsum der Substanz), dann wird die 4. Stelle mit einer „9" codiert, und der Kliniker sollte nur die Substanzinduzierte Schwere NCD angeben. **Beachte:** *Die Zusatzcodierungen für den Schwergrad der NCD, „leicht", „mittel" und*

„schwer", können nicht codiert werden, sollten aber dennoch schriftlich vermerkt werden.

Substanzinduzierte Leichte NCD: Wenn eine leichtgradige Substanzkonsumstörung komorbid mit der Substanzinduzierten Leichten NCD besteht, wird die 4. Stelle mit einer „1" codiert, und der Kliniker sollte eine „Leichtgradige [Substanz-]konsumstörung" vor der Substanzinduzierten Leichten NCD angeben (z. B. „Leichtgradige Kokainkonsumstörung mit Kokaininduzierter Leichter NCD). Wenn eine mittelgradige oder schwergradige Substanzkonsumstörung komorbid mit der Substanzinduzierten Leichten NCD besteht, wird die 4. Stelle mit einer „2" codiert, und der Kliniker sollte eine Mittelgradige [Substanz-]konsumstörung" oder eine „Schwergradige [Substanz-]konsumstörung", je nach Schweregrad der komorbiden Substanzkonsumstörung, angeben. Wenn keine komorbide Substanzkonsumstörung vorliegt (z. B. nach einem einmaligen, massiven Konsum der Substanz), dann wird die 4. Stelle mit einer „9" codiert, und der Kliniker sollte nur die Substanzinduzierte Leichte NCD angeben.

Substanzinduzierte Schwere oder Leichte NCD: Die Zusatzcodierungen für die assoziierte Symptomatik bei einer Schweren NCD („mit Agitiertheit", „mit Angst", „mit Affektiven Symptomen", „mit Psychotischen Merkmalen", „mit einer anderen Verhaltensstörung oder Psychischen Auffälligkeit" und „ohne Verhaltensstörung oder Psychische Auffälligkeit") können nicht codiert werden, sollten aber dennoch schriftlich vermerkt werden. Die Zusatzcodierungen für die assoziierte Symptomatik bei einer Leichten NCD („mit Verhaltensstörung" und „ohne Verhaltensstörung") können ebenfalls nicht codiert werden, sollten aber dennoch schriftlich vermerkt werden.

	ICD-10-CM		
	Mit Leichtgradiger Substanzkonsumstörung	Mit Mittelgradiger oder Schwergradiger Substanzkonsumstörung	Ohne Substanzkonsumstörung
Substanzinduzierte Schwere NCD			
Alkohol (Schwere NCD), Nichtamnestisch-Konfabulatorischer Typ	NA	F10.27	F10.97
Alkohol (Schwere NCD), Amnestisch-Konfabulatorischer Typ	NA	F10.26	F10.96
Inhalanzien (Schwere NCD)	F18.17	F18.27	F18.97
Sedativa, Hypnotika oder Anxiolytika (Schwere NCD)	NA	F13.27	F13.97
Andere (oder unbekannte) Substanzen (Schwere NCD)	F19.17	F19.27	F19.97
Substanzinduzierte Leichte NCD			
Alkohol (Leichte NCD)	F10.188	F10.288	F10.988
Inhalanzien (Leichte NCD)	F18.188	F18.288	F18.988
Sedativa, Hypnotika oder Anxiolytika (Leichte NCD)	F13.188	F13.288	F13.988
Substanzen des Amphetamin-Typs (oder andere Stimulanzien) (Leichte NCD)	F15.188	F15.288	F15.988

	ICD-10-CM		
	Mit Leichtgradiger Substanzkonsumstörung	Mit Mittelgradiger oder Schwergradiger Substanzkonsumstörung	Ohne Substanzkonsumstörung
Kokain (Leichte NCD)	F14.188	F14.288	F14.988
Andere (oder unbekannte) Substanzen (Leichte NCD)	F19.188	F19.288	F19.988

Bestimme, ob:

Andauernde NCD: Die neurokognitiven Defizite dauern in bedeutsamer Weise nach einer längeren Abstinenzperiode an.

Codierungs- und Aufzeichnungskonventionen

Die Bezeichnung der Substanz-/Medikamenteninduzierten NCD beginnt mit der spezifischen Substanz (z.B. Alkohol), die vermutlich die neurokognitiven Symptome verursacht. Der ICD-10-CM-Code, der der zutreffenden Substanzklasse entspricht, wird aus der Tabelle ausgewählt, die dem Kriterienkatalog beigefügt ist. Für Substanzen, die keiner der aufgeführten Klassen zugeordnet werden können (z.B. intrathekales Methotrexat), sollte die Codierung für „andere (oder unbekannte) Substanzen" benutzt und der Name der spezifischen Substanz aufgezeichnet werden (z.B. F19.988 Durch intrathekales Methotrexat Induzierte Leichte NCD). In Fällen, in denen eine Substanz als ätiologischer Faktor angesehen wird, die spezifische Substanzklasse aber unbekannt ist, wird der ICD-10-CM-Code für die Substanzklasse „andere (oder unbekannte) Substanz" verwendet, und die Tatsache, dass die Substanz unbekannt ist, wird vermerkt (z.B. F19.97 Durch eine Unbekannte Substanz Induzierte Schwere NCD).

Bei der Aufzeichnung der Störung wird die komorbide Substanzkonsumstörung (ggf.) zuerst aufgeführt, gefolgt von dem Wort „mit", gefolgt von dem Namen der Störung (z.B. [Spezifische Substanz-/Medikamenten-]induzierte Schwere NCD oder [Spezifische Substanz-/Medikamenten-]induzierte Leichte NCD), im Fall von Alkohol gefolgt vom entsprechenden Typ (z. B. Nichtamnestisch-Konfabulatorischer Typ, Amnestisch-Konfabulatorischer Typ), gefolgt von der Spezifikation der Dauer (z. B. andauernd). Zum Beispiel lautet im Fall von andauernden amnestisch-konfabulatorischen Symptomen, die bei einer Person mit einer Schwergradigen Alkoholkonsumstörung auftreten, die Diagnose F10.26 Schwergradige Alkoholkonsumstörung mit Alkoholinduzierter Schwerer NCD, Amnestisch-Konfabulatorischer Typ, Andauernd. Eine eigenständige Diagnose der komorbiden Schwergradigen Alkoholkonsumstörung wird nicht vergeben. Wenn die Substanz-/Medikamenten-induzierte NCD ohne eine komorbide Substanzkonsumstörung auftritt (z. B. nach einem einmaligen, massiven Inhalanzienkonsum), wird keine komorbide Substanzkonsumstörung vermerkt (z. B. F18.988 Inhalanzieninduzierte Leichte NCD).

Schwere oder Leichte NCD aufgrund einer HIV-Infektion

A. Die Kriterien für eine Schwere oder Leichte NCD sind erfüllt.
B. Es liegt eine gesicherte Infektion mit dem Humanen Immundefizienz-Virus (HIV) vor.
C. Die NCD kann nicht besser durch andere Faktoren als die HIV-Infektion erklärt werden. Dazu gehören auch sekundäre Hirnerkrankungen wie die progressive multifokale Leukoenzephalopathie oder die Kryptokokken-Meningitis.
D. Die NCD ist nicht Folge eines anderen medizinischen Krankheitsfaktors und kann nicht besser durch eine psychische Störung erklärt werden.

Codierhinweis (siehe Codierungstabelle auf S. 341–344):

Für eine Schwere NCD aufgrund einer HIV-Infektion: 1) Codiere zuerst **B20** HIV-Infektion, 2) gefolgt von **F02.** 3) Codiere als nächstes den aktuellen Schweregrad der kognitiven Beeinträchtigung (leicht, mittel, schwer) und 4) ob eine assoziierte Verhaltensstörung oder psychische Auffälligkeit vorliegt oder nicht. Zum Beispiel lautet für eine Schwere NCD aufgrund einer HIV-Infektion, Mittelgradig, mit Psychotischen Merkmalen, der ICD-10-CM-Code **F02.B2.**

Für eine Schwere NCD mit multiplen klinisch bedeutsamen Verhaltensstörungen und psychischen Auffälligkeiten sind multiple

ICD-10-CM-Codes erforderlich. Zum Beispiel werden im Falle einer Schweren NCD aufgrund einer HIV-Infektion, Schwergradig, begleitet von Agitiertheit, Wahn und Depression, vier Codes benötigt: **B20** HIV-Infektion; **F02.C11** (mit Agitiertheit); **F02.C2** (mit Psychotischen Merkmalen) und **F02.C3** (mit Affektiven Symptomen).

Für eine Leichte NCD aufgrund einer HIV-Infektion: 1) Codiere zuerst **B20** HIV-Infektion; 2) gefolgt von entweder **F06.70** für Leichte NCD aufgrund einer HIV-Infektion ohne Verhaltensstörung oder **F06.71** für Leichte NCD aufgrund eines SHT mit Verhaltensstörung. Es werden zusätzliche Codierungen vorgenommen, wenn klinisch bedeutsame Symptome einer psychischen Störung aufgrund der HIV-Infektion vorliegen (z. B. **F06.34** Bipolare und Verwandte Störung aufgrund einer HIV-Infektion, mit Gemischten Merkmalen; **F07.0** Persönlichkeitsveränderung aufgrund einer HIV-Infektion, Apathischer Typ).

Schwere oder Leichte NCD aufgrund einer Prionen-Erkrankung

1. Die Kriterien für eine Schwere oder Leichte NCD sind erfüllt.
2. Es liegen ein schleichender Beginn und typischerweise rasches Fortschreiten der Beeinträchtigungen vor.
3. Es treten motorische Symptome einer Prionen-Erkrankung, wie z. B. Myoklonie, Ataxie, auf, oder es liegen aussagekräftige Biomarker-Ergebnisse vor.
4. Die NCD ist nicht Folge eines anderen medizinischen Krankheitsfaktors und kann nicht besser durch eine psychische Störung erklärt werden.

Codierhinweis (siehe Codierungstabelle auf S. 341–344):

Für eine Schwere NCD aufgrund einer Prionen-Erkrankung: 1) Codiere zuerst **A81.9** Prionen-Erkrankung, 2) gefolgt von **F02**. 3) Codiere als nächstes den aktuellen Schweregrad der kognitiven Beeinträchtigung (leicht, mittel, schwer) und 4) ob eine assoziierte Verhaltensstörung oder psychische Auffälligkeit vorliegt oder nicht. Zum Beispiel lautet für eine Schwere NCD aufgrund einer Prionen-Erkrankung, Mittelgradig, mit Psychotischen Merkmalen, der ICD-10-CM-Code **F02.B2**.

Für eine Schwere NCD mit multiplen klinisch bedeutsamen Verhaltensstörungen und psychischen Auffälligkeiten sind multiple ICD-10-CM-Codes erforderlich. Zum Beispiel werden im Falle einer Schweren NCD aufgrund einer Prionen-Erkrankung, Schwergradig, begleitet von Agitiertheit, Wahn und Depression, vier Codes benötigt: **A81.9** Prionen-Erkrankung; **F02.C11** (mit Agitiertheit); **F02.C2** (mit Psychotischen Merkmalen) und **F02.C3** (mit Affektiven Symptomen).

Für eine Leichte NCD aufgrund einer Prionen-Erkrankung: 1) Codiere zuerst **A81.9** Prionen-Erkrankung; 2) gefolgt von entweder **F06.70** für Leichte NCD aufgrund einer Prionen-Erkrankung ohne Verhaltensstörung oder **F06.71** für Leichte NCD aufgrund einer Prionen-Erkrankung mit Verhaltensstörung. Es werden zusätzliche Codierungen vorgenommen, wenn klinisch bedeutsame Symptome einer psychischen Störung aufgrund der Prionen-Erkrankung vorliegen (z. B. **F06.34** Bipolare und Verwandte Störung aufgrund einer Prionen-Erkrankung, mit Gemischten Merkmalen; **F07.0** Persönlichkeitsveränderung aufgrund einer Prionen-Erkrankung, Apathischer Typ).

Schwere oder Leichte NCD aufgrund einer Parkinson-Erkrankung

A. Die Kriterien für eine Schwere oder Leichte NCD sind erfüllt.
B. Das Störungsbild tritt im Rahmen einer manifesten Parkinson-Erkrankung auf.
C. Es liegen ein schleichender Beginn und allmähliches Fortschreiten der Beeinträchtigungen vor.
D. Die NCD ist nicht Folge eines anderen medizinischen Krankheitsfaktors und kann nicht besser durch eine psychische Störung erklärt werden.

Eine **Schwere oder Leichte NCD, wahrscheinlich aufgrund einer Parkinson-Erkrankung,** sollte dann diagnostiziert werden, wenn die beiden folgenden Kriterien 1 und 2 erfüllt sind. Eine **Schwere oder Leichte NCD, möglicherweise aufgrund einer Parkinson-Erkrankung,** sollte diagnostiziert werden, wenn entweder Kriterium 1 oder Kriterium 2 erfüllt ist:

1. Es gibt keinen Beleg für eine gemischte Ätiologie (d. h. keine weitere neurodegenerative oder vaskuläre Erkrankung und

keine weitere neurologische, psychische oder systemische Erkrankung oder Bedingung, die wahrscheinlich zur kognitiven Verschlechterung beitragen könnte).

2. Der Beginn der Parkinson-Erkrankung liegt eindeutig vor dem Beginn der NCD.

Codierhinweis (siehe Codierungstabelle auf S. 341–344):

Für eine Schwere NCD, wahrscheinlich aufgrund einer Parkinson-Erkrankung: 1) Codiere zuerst **G20.C** Parkinson-Erkrankung, 2) gefolgt von **F02**. 3) Codiere als nächstes den aktuellen Schweregrad der kognitiven Beeinträchtigung (leicht, mittel, schwer) und 4) ob eine assoziierte Verhaltensstörung oder psychische Auffälligkeit vorliegt oder nicht. Zum Beispiel lautet für eine Schwere NCD, wahrscheinlich aufgrund einer Parkinson-Erkrankung, Mittelgradig, mit Psychotischen Merkmalen, der ICD-10-CM-Code **F02.B2**.

Für eine Schwere NCD, möglicherweise aufgrund einer Parkinson-Erkrankung: 1) Codiere zuerst **F03** (es gibt keinen zusätzlichen „medizinischen" Code). 2) Codiere als nächstes den aktuellen Schweregrad der kognitiven Beeinträchtigung (leicht, mittel, schwer) und 3) ob eine assoziierte Verhaltensstörung oder psychische Auffälligkeit vorliegt oder nicht. Zum Beispiel lautet für eine Schwere NCD, möglicherweise aufgrund einer Parkinson-Erkrankung, Leichtgradig, mit Affektiven Symptomen, der ICD-10-CM-Code **F03.A3**.

Für eine Leichte NCD, wahrscheinlich aufgrund einer Parkinson-Erkrankung: 1) Codiere zuerst **G20.C** Parkinson-Erkrankung, 2) gefolgt von entweder **F06.70** für Leichte NCD aufgrund einer Parkinson-Erkrankung ohne Verhaltensstörung oder **F06.71** für Leichte NCD aufgrund einer Parkinson-Erkrankung mit Verhaltensstörung. Es werden zusätzliche Codierungen vorgenommen, wenn klinisch bedeutsame Symptome einer psychischen Störung aufgrund der Parkinson-Erkrankung vorliegen (z. B. **F06.2** Psychotische Störung aufgrund einer Parkinson-Erkrankung, mit Halluzinationen; **F07.0** Persönlichkeitsveränderung aufgrund einer Parkinson-Erkrankung, Apathischer Typ).

Für eine Leichte NCD, möglicherweise aufgrund einer Parkinson-Erkrankung, wird **G31.84** codiert. (**Beachte:** Es gibt keinen zusätzlichen „medizinischen" Code. „Mit Verhaltensstörung" und „ohne Verhaltensstörung" kann nicht codiert werden, sollte aber dennoch schriftlich vermerkt werden.)

Schwere oder Leichte NCD aufgrund einer Huntington-Erkrankung

1. Die Kriterien für eine Schwere oder Leichte NCD sind erfüllt.
2. Es liegen ein schleichender Beginn und allmähliches Fortschreiten der Beeinträchtigungen vor.
3. Es liegt eine klinisch bestätigte Huntington-Erkrankung vor oder aufgrund der Familienanamnese oder einer genetischen Testung ein substanzielles Risiko für die Huntington-Erkrankung.

Codierhinweis (siehe Codierungstabelle auf S. 341–344):

Für eine Schwere NCD aufgrund einer Huntington-Erkrankung: 1) Codiere zuerst **G10** Huntington-Erkrankung, 2) gefolgt von **F02.** 3) Codiere als nächstes den aktuellen Schweregrad der kognitiven Beeinträchtigung (leicht, mittel, schwer) und 4) ob eine assoziierte Verhaltensstörung oder psychische Auffälligkeit vorliegt oder nicht. Zum Beispiel lautet für eine Schwere NCD aufgrund einer Huntington-Erkrankung, Mittelgradig, mit Psychotischen Merkmalen, der ICD-10-CM-Code **F02.B2.**

Für eine Schwere NCD mit multiplen klinisch bedeutsamen Verhaltensstörungen und psychischen Auffälligkeiten sind multiple ICD-10-CM-Codes erforderlich. Zum Beispiel werden im Falle einer Schweren NCD aufgrund einer Huntington-Erkrankung, Schwergradig, begleitet von Agitiertheit, Wahn und Depression, vier Codes benötigt: **G10** Huntington-Erkrankung; **F02.C11** (mit Agitiertheit); **F02.C2** (mit Psychotischen Merkmalen) und **F02.C3** (mit Affektiven Symptomen).

Für eine Leichte NCD aufgrund einer Huntington-Erkrankung: 1) Codiere zuerst **G10** Huntington-Erkrankung; 2) gefolgt von entweder **F06.70** für Leichte NCD aufgrund einer Huntington-Erkrankung ohne Verhaltensstörung oder **F06.71** für Leichte NCD aufgrund einer Huntington-Erkrankung mit Verhaltensstörung. Es werden zusätzliche Codierungen vorgenommen, wenn klinisch bedeutsame Symptome einer psychischen Störung aufgrund der Huntington-Erkrankung vorliegen (z.B. **F06.31** Depressive Störung aufgrund einer Huntington-Erkrankung, mit Depressiven Merkmalen; **F06.4** Angststörung aufgrund einer Huntington-Erkrankung).

Schwere oder Leichte NCD aufgrund eines Anderen Medizinischen Krankheitsfaktors

A. Die Kriterien für eine Schwere oder Leichte NCD sind erfüllt.
B. Es gibt Hinweise aus der Vorgeschichte, körperlichen Untersuchung oder Laboruntersuchungen, die zeigen, dass die NCD eine direkte pathophysiologische Folge eines anderen medizinischen Krankheitsfaktors ist (z. B. Multiple Sklerose).
C. Die kognitiven Defizite können nicht besser durch eine andere psychische Störung (z. B. Major Depression) oder eine andere NCD (z. B. Schwere NCD aufgrund einer Alzheimer-Erkrankung) erklärt werden.

Codierhinweis (siehe Codierungstabelle auf S. 341–344):

Für eine Schwere NCD aufgrund eines Anderen Medizinischen Krankheitsfaktors: 1) Codiere zuerst den anderen medizinischen Krankheitsfaktor (z. B. **G35** Multiple Sklerose), 2) gefolgt von **F02.** 3) Codiere als nächstes den aktuellen Schweregrad der kognitiven Beeinträchtigung (leicht, mittel, schwer) und 4) ob eine assoziierte Verhaltensstörung oder psychische Auffälligkeit vorliegt oder nicht. Zum Beispiel lautet für eine Schwere NCD aufgrund einer Multiplen Sklerose, Mittelgradig, mit Psychotischen Merkmalen, der ICD-10-CM-Code **F02.B2.**

Für eine Schwere NCD mit multiplen klinisch bedeutsamen Verhaltensstörungen und psychischen Auffälligkeiten sind multiple ICD-10-CM-Codes erforderlich. Zum Beispiel werden im Falle einer Schweren NCD aufgrund einer Multiplen Sklerose, Schwergradig, begleitet von Agitiertheit, Wahn und Depression, vier Codes benötigt: **G35** Multiple Sklerose; **F02.C11** (mit Agitiertheit); **F02.C2** (mit Psychotischen Merkmalen) und **F02.C3** (mit Affektiven Symptomen).

Für eine Leichte NCD aufgrund eines Anderen Medizinischen Krankheitsfaktors: 1) Codiere zuerst den anderen medizinischen Krankheitsfaktor (z. B. **G35** Multiple Sklerose); 2) gefolgt von entweder **F06.70** für Leichte NCD aufgrund einer Multiplen Sklerose ohne Verhaltensstörung oder **F06.71** für Leichte NCD aufgrund einer Multiplen Sklerose mit Verhaltensstörung. Es werden zusätzliche Codierungen vorgenommen, wenn klinisch bedeutsame Symptome einer psychischen Störung aufgrund des anderen medizinischen Krankheitsfaktors vorliegen (z. B. **F06.31** Depressive Störung aufgrund einer Multiplen Sklerose, mit Depressiven Merkmalen; **F06.4** Angststörung aufgrund einer Multiplen Sklerose).

Schwere oder Leichte NCD aufgrund Multipler Ätiologien

A. Die Kriterien für eine Schwere oder Leichte NCD sind erfüllt.

B. Es gibt Hinweise aus der Vorgeschichte, körperlichen Untersuchung oder Laboruntersuchungen, die zeigen, dass die NCD eine direkte pathophysiologische Folge mehr als nur eines ursächlichen Prozesses, außer Substanzen, ist (z. B. NCD aufgrund einer Alzheimer-Erkrankung mit nachfolgender Entwicklung einer Vaskulären NCD).

Beachte: Hinsichtlich der Festlegung spezifischer Ursachen sollte auf die diagnostischen Kriterien der jeweiligen NCD bei spezifischen medizinischen Faktoren Bezug genommen werden.

C. Die kognitiven Defizite können nicht besser durch eine andere psychische Störung erklärt werden und treten nicht ausschließlich im Rahmen eines Delirs auf.

Codierhinweis (siehe Codierungstabelle auf S. 341–344):

Für eine Schwere NCD aufgrund Multipler Ätiologien, einschließlich wahrscheinlicher Ätiologien: 1) Codiere zuerst alle ätiologisch relevanten medizinischen Krankheitsfaktoren (mit Ausnahme der zerebrovaskulären Erkrankung, die nicht codiert wird), 2) gefolgt von **F02**. 3) Codiere als nächstes den aktuellen Schweregrad der kognitiven Beeinträchtigung (leicht, mittel, schwer) und 4) ob eine assoziierte Verhaltensstörung oder psychische Auffälligkeit vorliegt oder nicht. 5) Falls eine zerebrovaskuläre Erkrankung unter den multiplen ätiologisch relevanten medizinischen Krankheitsfaktoren ist, codiere als nächstes **F01** (es gibt keinen zusätzlichen „medizinischen" Code), gefolgt von Codes für den aktuellen Schweregrad der kognitiven Beeinträchtigung (leicht, mittel, schwer) und ob eine assoziierte Verhaltensstörung oder psychische Auffälligkeit vorliegt oder nicht. Zum Beispiel wäre im Falle einer Schweren NCD, Mittelgradig, mit Psychotischen Merkmalen, die ätiologisch als bedingt beurteilt wird durch eine Alzheimer-Erkrankung, eine zerebrovaskuläre Erkrankung, eine HIV-Infektion sowie zusätzlich durch schwergradigen Alkoholkonsum kompliziert wird, wie folgt zu codieren: **G30.9** Alzheimer-Erkrankung; **B20** HIV-Infektion; **F02.B2** Schwere NCD aufgrund einer Alzheimer Erkrankung und einer HIV-Infektion, Mittelgradig, mit Psychotischen Merkmalen; **F01.B2** Schwere NCD, wahrscheinlich aufgrund einer Vaskulären Erkrankung, Mittelgradig, mit Psychotischen Merkmalen, und **F10.27** Alkoholinduzierte Schwere NCD, Nichtamnestisch-Konfabulatorischer Typ, mit Mittelgradiger Alkoholkonsumstörung.

Für eine Leichte NCD aufgrund Multipler Ätiologien, einschließlich wahrscheinlicher Ätiologien: 1) Codiere zuerst alle relevanten medizinischen Ätiologien (einschließlich **I67.9** zerebrovaskuläre Erkrankung, falls zutreffend), 2) gefolgt von entweder **F06.70** für Leichte NCD aufgrund Multipler Ätiologien ohne Verhaltensstörung oder **F06.71** für Leichte NCD aufgrund Multipler Ätiologien mit Verhaltensstörung. Zum Beispiel wäre im Falle einer Leichten NCD ohne Verhaltensstörung, die ätiologisch als bedingt beurteilt wird durch sowohl eine Alzheimer-Erkrankung als auch eine Vaskuläre Erkrankung, wie folgt zu codieren: **G30.9** Alzheimer-Erkrankung, **I67.9** zerebrovaskuläre Erkrankung; **F06.70** für Leichte NCD aufgrund einer Wahrscheinlichen Alzheimer-Erkrankung und einer Vaskulären Erkrankung, ohne Verhaltensstörung. Es werden zusätzliche Codierungen vorgenommen, wenn klinisch bedeutsame Symptome einer psychischen Störung aufgrund der multiplen Ätiologien vorliegen (z. B. **F06.31** Depressive Störung aufgrund einer zerebrovaskulären Erkrankung, mit Depressiven Merkmalen; **F06.4** Angststörung aufgrund einer Alzheimer-Erkrankung).

Schwere oder Leichte NCD aufgrund Unbekannter Ätiologie

A. Die Kriterien für eine Schwere oder Leichte NCD sind erfüllt.
B. Es gibt Hinweise aus der Vorgeschichte, körperlichen Untersuchung oder Laboruntersuchungen, die darauf hinweisen, dass die NCD eine direkte pathophysiologische Folge eines angenommenen medizinischen Krankheitsfaktors, einer Kombination mehrerer medizinischer Krankheitsfaktoren oder einer Kombination aus medizinischen Krankheitsfaktoren und Substanzen oder Medikamenten ist; jedoch liegen keine ausreichenden Informationen vor, um eine spezifische Ursache auszumachen.

C. Die kognitiven Defizite können nicht besser durch eine andere psychische Störung oder eine Substanz-/Medikamenteninduzierte NCD erklärt werden und treten nicht ausschließlich im Rahmen eines Delirs auf.

Codierhinweis (siehe Codierungstabelle auf S. 341–344):

Für eine Schwere NCD aufgrund Unbekannter Ätiologie: 1) Codiere zuerst **F03** (es gibt keinen zusätzlichen „medizinischen" Code). 2) Codiere als nächstes den aktuellen Schweregrad der kognitiven Beeinträchtigung (leicht, mittel, schwer) und 3) ob eine assoziierte Verhaltensstörung oder psychische Auffälligkeit vorliegt oder nicht. Zum Beispiel lautet für eine Schwere NCD aufgrund Unbekannter Ätiologie, Mittelgradig, mit Psychotischen Merkmalen, der ICD-10-CM-Code **F03.B2.**

Für eine Schwere NCD mit multiplen klinisch bedeutsamen Verhaltensstörungen und psychischen Auffälligkeiten sind multiple ICD-10-CM-Codes erforderlich. Zum Beispiel werden im Falle einer Schweren NCD aufgrund Unbekannter Ätiologie, Schwergradig, begleitet von Agitiertheit, Wahn und Depression, drei Codes benötigt: **F02.C11** (mit Agitiertheit); **F02.C2** (mit Psychotischen Merkmalen) und **F02.C3** (mit Affektiven Symptomen).

Für eine Leichte NCD aufgrund Unbekannter Ätiologie wird **G31.84** codiert. (**Beachte:** „Mit Verhaltensstörung" und „ohne Verhaltensstörung" kann nicht codiert werden, sollte aber dennoch schriftlich vermerkt werden.)

Nicht Näher Bezeichnete NCD R41.9

Diese Kategorie gilt für Erscheinungsbilder, bei denen charakteristische Symptome einer NCD vorherrschen, die in klinisch bedeutsamer Weise Leiden oder Beeinträchtigungen in sozialen, beruflichen oder anderen wichtigen Funktionsbereichen verursachen, bei denen die Kriterien für eine bestimmte NCD aber nicht vollständig erfüllt sind

Persönlichkeitsstörungen

Allgemeine Persönlichkeitsstörung

A. Ein überdauerndes Muster von innerem Erleben und Verhalten, das merklich von den Erwartungen der soziokulturellen Umgebung abweicht. Dieses Muster manifestiert sich in mindestens zwei der folgenden Bereiche:
   1. Kognition (d.h. die Art, sich selbst, andere Menschen und Ereignisse wahrzunehmen und zu interpretieren).
   2. Affektivität (d.h. die Variationsbreite, Intensität, Labilität und Angemessenheit emotionaler Reaktionen).
   3. Gestaltung zwischenmenschlicher Beziehungen.
   4. Impulskontrolle.

B. Das überdauernde Muster ist unflexibel und tiefgreifend in einem weiten Bereich persönlicher und sozialer Situationen.

C. Das überdauernde Muster führt in klinisch bedeutsamer Weise zu Leiden oder Beeinträchtigungen in sozialen, beruflichen oder anderen wichtigen Funktionsbereichen.

D. Das Muster ist stabil und lang andauernd, und sein Beginn ist mindestens bis in die Adoleszenz oder ins frühe Erwachsenenalter zurückzuverfolgen.

E. Das überdauernde Muster lässt sich nicht besser als Manifestation oder Folge einer anderen psychischen Störung erklären.

F. Das überdauernde Muster ist nicht Folge der physiologischen Wirkung einer Substanz (z.B. Substanz mit Missbrauchspotenzial, Medikament) oder eines medizinischen Krankheitsfaktors (z.B. Hirnverletzung).

Cluster-A-Persönlichkeitsstörungen

Paranoide Persönlichkeitsstörung F60.0

A. Tiefgreifendes Misstrauen und Argwohn gegenüber anderen, sodass deren Motive als böswillig ausgelegt werden. Der Beginn liegt im frühen Erwachsenenalter, und das Muster zeigt sich in verschiedenen Situationen. Mindestens vier der folgenden Kriterien müssen erfüllt sein:
   1. Verdächtigt andere ohne hinreichenden Grund, ihn/sie auszunutzen, zu schädigen oder zu täuschen.
   2. Ist stark eingenommen von ungerechtfertigten Zweifeln an der Loyalität und Vertrauenswürdigkeit von Freunden oder Partnern.
   3. Vertraut sich nur zögernd anderen Menschen an, aus ungerechtfertigter Angst, die Informationen könnten in böswilliger Weise gegen ihn/sie verwendet werden.
   4. Liest in harmlose Bemerkungen oder Vorkommnisse eine versteckte abwertende oder bedrohliche Bedeutung hinein.
   5. Ist lange nachtragend (d.h. verzeiht Kränkungen, Verletzungen oder Herabsetzungen nicht).
   6. Nimmt Angriffe auf den eigenen Charakter oder das Ansehen wahr, die anderen nicht so vorkommen, und reagiert schnell zornig oder startet rasch einen Gegenangriff.
   7. Verdächtigt wiederholt ohne jede Berechtigung den Ehe- oder Sexualpartner der Untreue.

B. Tritt nicht ausschließlich im Verlauf einer Schizophrenie, einer bipolaren Störung oder depressiven Störung mit psychotischen Merkmalen oder einer anderen psychotischen Störung auf und ist nicht Folge der physiologischen Wirkung eines medizinischen Krankheitsfaktors.

Beachte: Wenn die Kriterien vor dem Auftreten einer Schizophrenie erfüllt waren, ist „prämorbid“ hinzuzufügen, d.h. „Paranoide Persönlichkeitsstörung (Prämorbid)“.

Schizoide Persönlichkeitsstörung F60.1

A. Ein tiefgreifendes Muster, das durch Distanziertheit in sozialen Beziehungen und eine eingeschränkte Bandbreite des Gefühlsausdrucks im zwischenmenschlichen Bereich gekennzeichnet ist. Der Beginn liegt im frühen Erwachsenenalter, und das Muster zeigt sich in verschiedenen Situationen. Mindestens vier der folgenden Kriterien müssen erfüllt sein:
   1. Hat weder den Wunsch nach engen Beziehungen noch Freude daran, einschließlich der Tatsache, Teil einer Familie zu sein.
   2. Wählt fast immer einzelgängerische Unternehmungen.
   3. Hat, wenn überhaupt, wenig Interesse an sexuellen Erfahrungen mit einem anderen Menschen.
   4. Wenn überhaupt, dann bereiten nur wenige Tätigkeiten Freude.
   5. Hat keine engen Freunde oder Vertraute, außer Verwandten ersten Grades.
   6. Erscheint gleichgültig gegenüber Lob und Kritik von Seiten anderer.
   7. Zeigt emotionale Kälte, Distanziertheit oder eingeschränkte Affektivität.

B. Tritt nicht ausschließlich im Verlauf einer Schizophrenie, einer bipolaren Störung oder depressiven Störung mit psychotischen Merkmalen, einer anderen psychotischen Störung oder einer Autismus-Spektrum-Störung auf und ist nicht Folge der physiologischen Wirkungen eines medizinischen Krankheitsfaktors.

Beachte: Falls die Kriterien vor dem Beginn einer Schizophrenie erfüllt waren, ist „prämorbid" hinzuzufügen, z. B. „Schizoide Persönlichkeitsstörung (Prämorbid)".

Schizotype Persönlichkeitsstörung F21

A. Ein tiefgreifendes Muster sozialer und zwischenmenschlicher Defizite, das durch akutes Unbehagen in und mangelnde Fähigkeit zu engen Beziehungen gekennzeichnet ist. Weiterhin treten Verzerrungen der Wahrnehmung oder des Denkens und eigentümliches Verhalten auf. Der Beginn liegt im frühen Erwachsenenalter, und das Muster zeigt sich in verschiedenen Situationen. Mindestens fünf der folgenden Kriterien müssen erfüllt sein:

1. Beziehungsideen (jedoch kein Beziehungswahn).
2. Seltsame Überzeugungen oder magische Denkinhalte, die das Verhalten beeinflussen und nicht mit den Normen der jeweiligen subkulturellen Gruppe übereinstimmen (z. B. Aberglaube, Glaube an Hellseherei, Telepathie oder an den „sechsten Sinn"; bei Kindern und Jugendlichen bizarre Fantasien und Beschäftigungen).
3. Ungewöhnliche Wahrnehmungserfahrungen einschließlich körperbezogener Illusionen.
4. Seltsame Denk- und Sprechweise (z. B. vage, umständlich, metaphorisch, übergenau, stereotyp).
5. Argwohn oder paranoide Vorstellungen.
6. Inadäquater oder eingeschränkter Affekt.
7. Verhalten oder äußere Erscheinung sind seltsam, exzentrisch oder merkwürdig.
8. Mangel an engen Freunden oder Vertrauten außer Verwandten ersten Grades.
9. Ausgeprägte soziale Angst, die nicht mit zunehmender Vertrautheit abnimmt und die eher mit paranoiden Befürchtungen als mit negativer Selbstbeurteilung zusammenhängt.

B. Tritt nicht ausschließlich im Verlauf einer Schizophrenie, einer bipolaren Störung oder depressiven Störung mit psychotischen Merkmalen, einer anderen psychotischen Störung oder einer Autismus-Spektrum-Störung auf.

Beachte: Wenn die Kriterien vor dem Beginn einer Schizophrenie erfüllt waren, ist „prämorbid" hinzuzufügen, d. h. „Schizotype Persönlichkeitsstörung (Prämorbid)".

Cluster-B-Persönlichkeitsstörungen

Antisoziale Persönlichkeitsstörung F60.2

A. Ein tiefgreifendes Muster von Missachtung und Verletzung der Rechte anderer, das seit dem Alter von 15 Jahren auftritt. Mindestens drei der folgenden Kriterien müssen erfüllt sein:

1. Versagen, sich in Bezug auf gesetzmäßiges Verhalten gesellschaftlichen Normen anzupassen, was sich in wiederholtem Begehen von Handlungen äußert, die einen Grund für eine Festnahme darstellen.
2. Falschheit, die sich in wiederholtem Lügen, dem Gebrauch von Decknamen oder dem Betrügen anderer zum persönlichen Vorteil oder Vergnügen äußert.
3. Impulsivität oder Versagen, vorausschauend zu planen.
4. Reizbarkeit und Aggressivität, die sich in wiederholten Schlägereien oder Überfällen äußert.
5. Rücksichtslose Missachtung der eigenen Sicherheit oder der Sicherheit anderer.
6. Durchgängige Verantwortungslosigkeit, die sich im wiederholten Versagen zeigt, eine dauerhafte Tätigkeit auszuüben oder finanziellen Verpflichtungen nachzukommen.
7. Fehlende Reue, die sich in Gleichgültigkeit oder Rationalisierung äußert, wenn die Person andere Menschen gekränkt, misshandelt oder bestohlen hat.

B. Die Person ist mindestens 18 Jahre alt.
C. Eine Störung des Sozialverhaltens war bereits vor Vollendung des 15. Lebensjahres erkennbar.
D. Das antisoziale Verhalten tritt nicht ausschließlich im Verlauf einer Schizophrenie oder einer bipolaren Störung auf.

Borderline-Persönlichkeitsstörung F60.3

Ein tiefgreifendes Muster von Instabilität in zwischenmenschlichen Beziehungen, im Selbstbild und in den Affekten sowie von deutlicher Impulsivität. Der Beginn liegt im frühen Erwachsenenalter, und das Muster zeigt sich in verschiedenen Situationen. Mindestens fünf der folgenden Kriterien müssen erfüllt sein:

1. Verzweifeltes Bemühen, tatsächliches oder vermutetes Verlassenwerden zu vermeiden. (**Beachte:** Hier werden keine suizidalen oder selbstverletzenden Handlungen berücksichtigt, die in Kriterium 5 enthalten sind.)
2. Ein Muster instabiler und intensiver zwischenmenschlicher Beziehungen, das durch einen Wechsel zwischen den Extremen der Idealisierung und Entwertung gekennzeichnet ist.
3. Identitätsstörung: ausgeprägte und andauernde Instabilität des Selbstbildes oder der Selbstwahrnehmung.

4. Impulsivität in mindestens zwei potenziell selbstschädigenden Bereichen (Geldausgaben, Sexualität, Substanzmissbrauch, rücksichtsloses Fahren, „Essanfälle"). (**Beachte:** Hier werden keine suizidalen oder selbstverletzenden Handlungen berücksichtigt, die in Kriterium 5 enthalten sind.)
5. Wiederholte suizidale Handlungen, Selbstmordandeutungen oder -drohungen oder Selbstverletzungsverhalten.
6. Affektive Instabilität infolge einer ausgeprägten Reaktivität der Stimmung (z. B. hochgradige episodische Dysphorie, Reizbarkeit oder Angst, wobei diese Verstimmungen gewöhnlich einige Stunden und nur selten mehr als einige Tage andauern).
7. Chronische Gefühle von Leere.
8. Unangemessene, heftige Wut oder Schwierigkeiten, die Wut zu kontrollieren (z. B. häufige Wutausbrüche, andauernde Wut, wiederholte körperliche Auseinandersetzungen).
9. Vorübergehende, durch Belastungen ausgelöste paranoide Vorstellungen oder schwere dissoziative Symptome.

Histrionische Persönlichkeitsstörung F60.4

Ein tiefgreifendes Muster übermäßiger Emotionalität oder Strebens nach Aufmerksamkeit. Der Beginn liegt im frühen Erwachsenenalter, und das Muster zeigt sich in verschiedenen Situationen. Mindestens fünf der folgenden Kriterien müssen erfüllt sein:

1. Fühlt sich unwohl in Situationen, in denen er/sie nicht im Mittelpunkt der Aufmerksamkeit steht.
2. Die Interaktion mit anderen ist oft durch ein unangemessen sexuell verführerisches oder provokantes Verhalten charakterisiert.
3. Zeigt rasch wechselnden und oberflächlichen Gefühlsausdruck.
4. Setzt durchweg die körperliche Erscheinung ein, um die Aufmerksamkeit auf sich zu lenken.
5. Hat einen übertrieben impressionistischen, wenig detaillierten Sprachstil.
6. Zeigt Selbstdramatisierung, Theatralik und übertriebenen Gefühlsausdruck.
7. Ist suggestibel (d. h. leicht beeinflussbar durch andere Personen oder Umstände).
8. Fasst Beziehungen enger auf, als sie tatsächlich sind.

Narzisstische Persönlichkeitsstörung F60.81

Ein tiefgreifendes Muster von Großartigkeit (in Fantasie oder Verhalten), Bedürfnis nach Bewunderung und Mangel an Empathie. Der Beginn liegt im frühen Erwachsenenalter, und das Muster zeigt sich in verschiedenen Situationen. Mindestens fünf der folgenden Kriterien müssen erfüllt sein:

1. Hat ein grandioses Gefühl der eigenen Wichtigkeit (z. B. übertreibt die eigenen Leistungen und Talente; erwartet, ohne entsprechende Leistungen als überlegen anerkannt zu werden).
2. Ist stark eingenommen von Fantasien grenzenlosen Erfolgs, Macht, Glanz, Schönheit oder idealer Liebe.
3. Glaubt von sich, „besonders" und einzigartig zu sein und nur von anderen besonderen oder angesehenen Personen (oder Institutionen) verstanden zu werden oder nur mit diesen verkehren zu können.
4. Verlangt nach übermäßiger Bewunderung.
5. Legt ein Anspruchsdenken an den Tag (d. h. übertriebene Erwartungen an eine besonders bevorzugte Behandlung oder automatisches Eingehen auf die eigenen Erwartungen).
6. Ist in zwischenmenschlichen Beziehungen ausbeuterisch (d. h. zieht Nutzen aus anderen, um die eigenen Ziele zu erreichen).
7. Zeigt einen Mangel an Empathie: Ist nicht willens, die Gefühle und Bedürfnisse anderer zu erkennen oder sich mit ihnen zu identifizieren.
8. Ist häufig neidisch auf andere oder glaubt, andere seien neidisch auf ihn/sie.
9. Zeigt arrogante, überhebliche Verhaltensweisen oder Haltungen.

Cluster-C-Persönlichkeitsstörungen

Vermeidend-Selbstunsichere Persönlichkeitsstörung F60.6

Ein tiefgreifendes Muster von sozialer Gehemmtheit, Insuffizienzgefühlen und Überempfindlichkeit gegenüber negativer Beurteilung. Der Beginn liegt im frühen Erwachsenenalter, und das Muster zeigt sich in verschiedenen Situationen. Mindestens vier der folgenden Kriterien müssen erfüllt sein:

1. Vermeidet aus Angst vor Kritik, Missbilligung oder Zurückweisung berufliche Aktivitäten, die engere zwischenmenschliche Kontakte mit sich bringen.
2. Lässt sich nur widerwillig mit Menschen ein, sofern er/sie sich nicht sicher ist, dass er/sie gemocht wird.
3. Zeigt Zurückhaltung in intimen Beziehungen, aus Angst beschämt oder lächerlich gemacht zu werden.
4. Ist stark davon eingenommen, in sozialen Situationen kritisiert oder abgelehnt zu werden.
5. Ist aufgrund von Gefühlen der eigenen Unzulänglichkeit in neuen zwischenmenschlichen Situationen gehemmt.
6. Hält sich für gesellschaftlich unbeholfen, persönlich unattraktiv oder anderen gegenüber unterlegen.
7. Nimmt außergewöhnlich ungern persönliche Risiken auf sich oder irgendwelche neuen Unternehmungen in Angriff, weil sich dies als beschämend erweisen könnte.

Dependente Persönlichkeitsstörung F60.7

Ein tiefgreifendes und überstarkes Bedürfnis versorgt zu werden, das zu unterwürfigem und anklammerndem Verhalten und Trennungsängsten führt. Der Beginn liegt im frühen Erwachsenenalter, und das Muster zeigt sich in verschiedenen Situationen. Mindestens fünf der folgenden Kriterien müssen erfüllt sein:

1. Hat Schwierigkeiten, alltägliche Entscheidungen zu treffen, ohne ausgiebig den Rat und die Bestätigung anderer einzuholen.

2. Benötigt andere, damit diese die Verantwortung für seine/ihre wichtigsten Lebensbereiche übernehmen.
3. Hat Schwierigkeiten, anderen Menschen gegenüber eine andere Meinung zu vertreten, aus Angst, Unterstützung und Zustimmung zu verlieren. (**Beachte:** Hier bleiben realistische Ängste vor Bestrafung unberücksichtigt.)
4. Hat Schwierigkeiten, Unternehmungen selbst zu beginnen oder Dinge unabhängig durchzuführen (eher aufgrund von mangelndem Vertrauen in die eigene Urteilskraft oder die eigenen Fähigkeiten als aus mangelnder Motivation oder Tatkraft).
5. Tut alles Erdenkliche, um die Versorgung und Zuwendung anderer zu erhalten bis hin zur freiwilligen Übernahme unangenehmer Tätigkeiten.
6. Fühlt sich alleine unwohl oder hilflos aus übertriebener Angst, nicht für sich selbst sorgen zu können.
7. Sucht dringend eine andere Beziehung als Quelle der Fürsorge und Unterstützung, wenn eine enge Beziehung endet.
8. Ist in unrealistischer Weise von Ängsten eingenommen, verlassen zu werden und für sich selbst sorgen zu müssen.

Zwanghafte Persönlichkeitsstörung F60.5

Ein tiefgreifendes Muster von starker Beschäftigung mit Ordnung, Perfektion und psychischer sowie zwischenmenschlicher Kontrolle auf Kosten von Flexibilität, Aufgeschlossenheit und Effizienz. Der Beginn liegt im frühen Erwachsenenalter, und das Muster zeigt sich in verschiedenen Situationen. Mindestens vier der folgenden Kriterien müssen erfüllt sein:

1. Beschäftigt sich übermäßig mit Details, Regeln, Listen, Ordnung, Organisation oder Plänen, sodass der wesentliche Gesichtspunkt der Aktivität dabei verlorengeht.
2. Zeigt einen Perfektionismus, der die Aufgabenerfüllung behindert (z. B. kann ein Vorhaben nicht beendet werden, da die eigenen überstrengen Normen nicht erfüllt werden).
3. Verschreibt sich übermäßig der Arbeit und Produktivität unter Ausschluss von Freizeitaktivitäten und Freundschaften (nicht auf offensichtliche finanzielle Notwendigkeit zurückzuführen).
4. Ist übermäßig gewissenhaft, skrupulös und rigide in Fragen von Moral, Ethik oder Werten (nicht auf kulturelle und religiöse Orientierung zurückzuführen).

5. Ist nicht in der Lage, verschlissene oder wertlose Dinge wegzuwerfen; selbst wenn sie nicht einmal Gefühlswert besitzen.
6. Delegiert nur widerwillig Aufgaben an andere oder arbeitet nur ungern mit anderen zusammen, wenn diese nicht genau die eigene Arbeitsweise übernehmen.
7. Ist geizig sich selbst und anderen gegenüber; Geld muss im Hinblick auf befürchtete künftige Katastrophen gehortet werden.
8. Zeigt Rigidität und Halsstarrigkeit.

Andere Persönlichkeitsstörungen

Persönlichkeitsveränderung aufgrund eines Anderen Medizinischen Krankheitsfaktors F07.0

A. Eine anhaltende Persönlichkeitsstörung, die eine Veränderung der individuellen vorherigen charakteristischen Persönlichkeitsmuster darstellt.
Beachte: Bei Kindern beinhaltet die Störung ein deutliches Abweichen von der normalen Entwicklung oder eine bedeutsame Veränderung im üblichen Verhaltensmuster des Kindes, die mindestens ein Jahr anhält.
B. Es gibt Hinweise aus der Vorgeschichte, der körperlichen Untersuchung oder aus Laborbefunden, dass das Störungsbild die direkte körperliche Folge eines medizinischen Krankheitsfaktors ist.
C. Das Störungsbild kann nicht besser durch eine andere psychische Störung erklärt werden (einschließlich einer anderen psychischen Störung aufgrund eines medizinischen Krankheitsfaktors).
D. Das Störungsbild tritt nicht ausschließlich im Verlauf eines Delirs auf.
E. Das Störungsbild verursacht in klinisch bedeutsamer Weise Leiden oder Beeinträchtigungen in sozialen, beruflichen oder anderen wichtigen Funktionsbereichen.

Bestimme, ob:

Labiler Typ: Wenn das vorherrschende Merkmal affektive Labilität ist.

Enthemmter Typ: Wenn das vorherrschende Merkmal mangelnde Impulskontrolle ist, was durch sexuelle Aufdringlichkeit etc. zum Ausdruck kommt.
Aggressiver Typ: Wenn das vorherrschende Merkmal aggressives Verhalten ist.
Apathischer Typ: Wenn das vorherrschende Merkmal Apathie und emotionale Indifferenz ist.
Paranoider Typ: Wenn vorherrschende Merkmale argwöhnisches Misstrauen oder paranoide Vorstellungen sind.
Anderer Typ: Wenn keine Charakteristika der oben genannten Subtypen vorliegen.
Gemischter Typ: Wenn mehr als ein Merkmal im klinischen Erscheinungsbild vorherrscht.
Nicht Näher Bezeichneter Typ

Codierhinweis: Die Kennzeichnung des anderen medizinischen Krankheitsfaktors (z. B. F07.0 Persönlichkeitsveränderung aufgrund einer Temporallappenepilepsie) wird mit einbezogen. Der andere medizinische Krankheitsfaktor sollte direkt vor der Persönlichkeitsveränderung aufgrund eines Anderen Medizinischen Krankheitsfaktors codiert und getrennt aufgeführt werden (z. B. G40.209 Temporallappenepilepsie; F07.0 Persönlichkeitsveränderung aufgrund einer Temporallappenepilepsie).

Andere Näher Bezeichnete Persönlichkeitsstörung F60.89

Diese Kategorie gilt für Erscheinungsbilder, bei denen charakteristische Symptome einer Persönlichkeitsstörung vorherrschen, die in klinisch bedeutsamer Weise Leiden oder Beeinträchtigungen in sozialen, beruflichen oder anderen wichtigen Funktionsbereichen verursachen, bei denen die Kriterien für eine der Persönlichkeitsstörungen aber nicht vollständig erfüllt sind. Die Kategorie Andere Näher Bezeichnete Persönlichkeitsstörung wird in Situationen vergeben, in denen der Kliniker den Grund angeben möchte, warum die Kriterien für eine bestimmte Persönlichkeitsstörung nicht erfüllt sind. In diesem Fall wird „Andere Näher Bezeichnete Persönlichkeitsstörung" codiert, gefolgt vom jeweiligen Grund (z. B. „gemischte Persönlichkeitszüge").

Nicht Näher Bezeichnete Persönlichkeitsstörung F60.9

Diese Kategorie gilt für Erscheinungsbilder, bei denen charakteristische Symptome einer Persönlichkeitsstörung vorherrschen, die in klinisch bedeutsamer Weise Leiden oder Beeinträchtigungen in sozialen, beruflichen oder anderen wichtigen Funktionsbereichen verursachen, bei denen die Kriterien für eine der Persönlichkeitsstörungen aber nicht vollständig erfüllt sind. Die Kategorie Nicht Näher Bezeichnete Persönlichkeitsstörung wird in Situationen vergeben, in denen der Kliniker den Grund *nicht* angeben möchte, warum die Kriterien für eine bestimmte Persönlichkeitsstörung nicht erfüllt sind. Sie beinhaltet auch Beschwerdebilder, für die nicht genügend Informationen vorliegen, um eine genauere Diagnose stellen zu können.

Paraphile Störungen

Voyeuristische Störung F65.3

A. Über einen Zeitraum von mindestens 6 Monaten wiederkehrende und intensive sexuelle Erregung durch das Beobachten einer nichtsahnenden Person, die nackt ist, sich gerade entkleidet oder sexuelle Handlungen ausführt, was sich in Fantasien, dranghaften Bedürfnissen oder Verhaltensweisen zeigt.

B. Die betroffene Person hat diese sexuell dranghaften Bedürfnisse mit einer nicht einwilligenden Person ausgelebt, oder die sexuell dranghaften Bedürfnisse oder Fantasien verursachen in klinisch bedeutsamer Weise Leiden oder Beeinträchtigungen in sozialen, beruflichen oder anderen wichtigen Funktionsbereichen.

C. Die Person, die diese Erregung erlebt und/oder die dranghaften Bedürfnisse auslebt, ist mindestens 18 Jahre alt.

Bestimme, ob:

In Geschützter Umgebung: Diese Zusatzcodierung wird in erster Linie an Personen vergeben, die in institutionellen Einrichtungen oder anderen Umgebungen leben, in denen die Möglichkeiten, sich voyeuristisch zu betätigen, eingeschränkt sind.

Vollremittiert: Die Person hat die dranghaften Bedürfnisse gegenüber nicht einwilligenden Personen nicht ausgelebt, und es bestehen weder Leiden noch Beeinträchtigungen in sozialen, beruflichen oder anderen Funktionsbereichen. Dies gilt seit mindestens 5 Jahren in einer ungeschützten Umgebung.

Exhibitionistische Störung F65.2

A. Über einen Zeitraum von mindestens 6 Monaten wiederkehrende und intensive sexuelle Erregung durch das Zur-Schau-Stellen der eigenen Genitalien gegenüber einer nichtsahnenden Person, was sich in Fantasien, dranghaften Bedürfnissen oder Verhaltensweisen zeigt.

B. Die Person hat diese sexuell dranghaften Bedürfnisse mit einer nicht einwilligenden Person ausgelebt, oder die sexuell dranghaften Bedürfnisse oder Fantasien verursachen in klinisch bedeutsamer Weise Leiden oder Beeinträchtigungen in sozialen, beruflichen oder anderen wichtigen Funktionsbereichen.

Bestimme, ob:

Sexuell erregt durch das Entblößen der Genitalien gegenüber präpubertären Kindern

Sexuell erregt durch das Entblößen der Genitalien gegenüber körperlich reifen Personen

Sexuell erregt durch das Entblößen der Genitalien gegenüber präpubertären Kindern und körperlich reifen Personen

Bestimme, ob:

In Geschützter Umgebung: Diese Zusatzcodierung wird in erster Linie an Personen vergeben, die in institutionellen Einrichtungen oder anderen Umgebungen leben, in denen die Möglichkeiten des Zur-Schau-Stellens der eigenen Genitalien eingeschränkt sind.

Vollremittiert: Die Person hat die dranghaften Bedürfnisse gegenüber nicht einwilligenden Personen nicht ausgelebt, und es bestehen weder Leiden noch Beeinträchtigungen in sozialen, beruflichen oder anderen Funktionsbereichen. Dies gilt seit mindestens 5 Jahren in einer ungeschützten Umgebung.

Frotteuristische Störung F65.81

A. Über einen Zeitraum von mindestens 6 Monaten wiederkehrende oder intensive sexuelle Erregung durch das Berühren oder Sich-Reiben an einer nicht einwilligenden Person, was sich in Fantasien, dranghaften Bedürfnissen oder Verhaltensweisen zeigt.

B. Die Person hat diese sexuell dranghaften Bedürfnisse an einer nicht einwilligenden Person ausgelebt, oder die sexuell dranghaften Bedürfnisse oder Fantasien verursachen in klinisch bedeutsamer Weise Leiden oder Beeinträchtigungen in sozialen, beruflichen oder anderen wichtigen Funktionsbereichen.

Bestimme, ob:

In Geschützter Umgebung: Diese Zusatzcodierung wird in erster Linie an Personen vergeben, die in institutionellen Einrichtungen oder anderen Umgebungen leben, in denen die Möglichkeiten, nicht einwilligende Personen anzufassen oder sich an ihnen zu reiben, eingeschränkt sind.

Vollremittiert: Die Person hat die dranghaften Bedürfnisse gegenüber nicht einwilligenden Personen nicht ausgelebt, und es bestehen weder Leiden noch Beeinträchtigungen in sozialen, beruflichen oder anderen Funktionsbereichen. Dies gilt seit mindestens 5 Jahren in einer ungeschützten Umgebung.

Sexuell Masochistische Störung F65.51

A. Über einen Zeitraum von mindestens 6 Monaten wiederkehrende intensive sexuelle Erregung aufgrund von Handlungen, die Gedemütigt-, Geschlagen- oder Gefesseltwerden umfassen oder auf andere Weise Leiden hervorrufen. Die sexuelle Erregung äußert sich in Fantasien, dranghaften Bedürfnissen oder Verhaltensweisen.

B. Die Fantasien, sexuell dranghaften Bedürfnisse oder Verhaltensweisen verursachen in klinisch bedeutsamer Weise Leiden oder Beeinträchtigungen in sozialen, beruflichen oder anderen wichtigen Funktionsbereichen.

Bestimme, ob:

Mit Asphyxiophilie: Falls die Person Praktiken anwendet, bei denen sexuelle Erregung durch Atmungseinschränkung hervorgerufen wird.

Bestimme, ob:

In Geschützter Umgebung: Diese Zusatzcodierung wird in erster Linie an Personen vergeben, die in institutionellen Einrichtungen oder anderen Umgebungen leben, in denen die Möglichkeiten für das Ausleben sexuell masochistischer Verhaltensweisen eingeschränkt sind.

Vollremittiert: Seit mindestens 5 Jahren bestehen in einer ungeschützten Umgebung keine Leiden oder Beeinträchtigungen in sozialen, beruflichen oder anderen Funktionsbereichen.

Sexuell Sadistische Störung F65.52

A. Über einen Zeitraum von mindestens 6 Monaten wiederkehrende intensive sexuelle Erregung aufgrund des physischen oder psychischen Leidens einer anderen Person. Die sexuelle Erregung äußert sich in Fantasien, dranghaften Bedürfnissen oder Verhaltensweisen.

B. Die Person hat das sexuell dranghafte Bedürfnis mit einer nicht einwilligenden Person ausgelebt, oder die sexuell dranghaften Bedürfnisse oder Fantasien verursachen in klinisch bedeutsamer Weise Leiden oder Beeinträchtigungen in sozialen, beruflichen oder anderen wichtigen Funktionsbereichen.

Bestimme, ob:

In Geschützter Umgebung: Diese Zusatzcodierung wird in erster Linie an Personen vergeben, die in institutionellen Einrichtungen oder anderen Umgebungen leben, in denen die Möglichkeiten für das Ausleben sexuell sadistischer Verhaltensweisen eingeschränkt sind.

Vollremittiert: Die Person hat das sexuell dranghafte Bedürfnis mit nicht einwilligenden Personen nicht ausgelebt, und es bestehen weder Leiden oder Beeinträchtigungen in sozialen, beruflichen oder anderen wichtigen Funktionsbereichen. Dies gilt seit mindestens 5 Jahren in einer ungeschützten Umgebung.

Pädophile Störung F65.4

A. Über einen Zeitraum von mindestens 6 Monaten wiederkehrende intensive sexuell erregende Fantasien, sexuell dranghafte Bedürfnisse oder Verhaltensweisen, die sexuelle Handlungen mit einem präpubertären Kind oder Kindern (in der Regel 13 Jahre oder jünger) beinhalten.

B. Die Person hat die sexuell dranghaften Bedürfnisse ausgelebt, oder die sexuell dranghaften Bedürfnisse oder Fantasien verursachen deutliches Leiden oder zwischenmenschliche Schwierigkeiten.

C. Die Person ist mindestens 16 Jahre alt und mindestens 5 Jahre älter als das Kind oder die Kinder nach Kriterium A.
Beachte: Spätadoleszente, die sich in einer dauerhaften sexuellen Beziehung mit einem bzw. einer 12- bis 13-jährigen Partner bzw. Partnerin befinden, sind nicht einzubeziehen.

Bestimme, ob:

Ausschließlicher Typ (nur auf Kinder orientiert)
Nicht Ausschließlicher Typ

Bestimme, ob:

Sexuell orientiert auf Jungen
Sexuell orientiert auf Mädchen
Sexuell orientiert auf Jungen und Mädchen

Bestimme, ob:

Beschränkt auf Inzest

Fetischistische Störung F65.0

A. Über einen Zeitraum von mindestens 6 Monaten wiederkehrende und intensive sexuelle Erregung durch entweder den Gebrauch von unbelebten Objekten oder einen ausgeprägten spezifischen Fokus auf mindestens ein nichtgenitales Körperteil, was sich in Fantasien, dranghaften Bedürfnissen oder Verhaltensweisen zeigt.
B. Die Fantasien, sexuell dranghaften Bedürfnisse oder Verhaltensweisen verursachen in klinisch bedeutsamer Weise Leiden oder Beeinträchtigungen in sozialen, beruflichen oder anderen wichtigen Funktionsbereichen.
C. Die fetischistischen Objekte beschränken sich nicht auf Teile der Kleidung, die zum Cross-Dressing verwendet werden (wie beim Transvestitischen Fetischismus) oder auf Objekte, die zum Zweck der genitalen Stimulation hergestellt wurden (z. B. Vibrator).

Bestimme:

Körperteil(e)
Unbelebte Objekte
Anderes

Bestimme, ob:

In Geschützter Umgebung: Diese Zusatzcodierung wird in erster Linie an Personen vergeben, die in institutionellen Einrichtungen oder anderen Umgebungen leben, in denen die Möglichkeiten, fetischistisches Verhalten auszuüben, eingeschränkt sind.

Vollremittiert: Seit mindestens 5 Jahren bestehen in einer ungeschützten Umgebung keine Leiden oder Beeinträchtigungen in sozialen, beruflichen oder anderen Funktionsbereichen.

Transvestitische Störung F65.1

A. Über einen Zeitraum von mindestens 6 Monaten wiederkehrende und intensive sexuelle Erregung durch das Tragen der Kleidung des anderen Geschlechts (Cross-Dressing), was sich in Fantasien, dranghaften Bedürfnissen oder Verhaltensweisen zeigt.
B. Die Fantasien, sexuell dranghaften Bedürfnisse oder Verhaltensweisen verursachen in klinisch bedeutsamer Weise Leiden oder Beeinträchtigungen in sozialen, beruflichen oder anderen wichtigen Funktionsbereichen.

Bestimme, ob:

Mit Fetischismus: Bei sexueller Erregung durch Stoffe, Materialien oder Kleidungsstücke.
Mit Autogynophilie: Bei sexueller Erregung durch den Gedanken oder die Vorstellung, eine Frau zu sein.

Bestimme, ob:

In Geschützter Umgebung: Diese Zusatzcodierung wird in erster Linie an Personen vergeben, die in institutionellen Einrichtungen oder anderen Umgebungen leben, in der die Möglichkeiten, Cross-Dressing auszuüben, eingeschränkt sind.
Vollremittiert: Seit mindestens 5 Jahren bestehen in einer ungeschützten Umgebung keine Leiden oder Beeinträchtigungen in sozialen, beruflichen oder anderen Funktionsbereichen.

Andere Näher Bezeichnete Paraphile Störung F65.89

Diese Kategorie gilt für Erscheinungsbilder, bei denen charakteristische Symptome einer paraphilen Störung vorherrschen, die in klinisch bedeutsamer Weise Leiden oder Beeinträchtigungen in sozialen, beruflichen oder anderen wichtigen Funktionsbereichen verursachen, bei denen die Kriterien für eine der paraphilen Störungen aber nicht vollständig erfüllt sind. Die Kategorie Andere Näher Bezeichnete Paraphile Störung wird in Situationen vergeben, in denen der Kliniker den Grund angeben möchte, warum die Kriterien für eine bestimmte paraphile Störung nicht erfüllt sind. In diesem Fall wird „Andere Näher Bezeichnete Paraphile Störung" codiert, gefolgt vom jeweiligen Grund (z.B. „Zoophilie").

Beispiele für Erscheinungsbilder, die mithilfe der Kategorie „Andere Näher Bezeichnete Paraphile Störung“ beschrieben werden können, sind u. a.: wiederkehrende und intensive sexuelle Erregung durch *telefonische Scatologie* (obszöne Telefonanrufe), *Nekrophilie* (Leichen), *Zoophilie* (Tiere), *Koprophilie* (Fäkalien), *Klysmaphilie* (Klistierspritzen) und *Urophilie* (Urin), die seit mindestens 6 Monaten auftreten und in klinisch bedeutsamer Weise Leiden oder Beeinträchtigungen in sozialen, beruflichen oder anderen wichtigen Funktionsbereichen verursachen. Die Andere Näher Bezeichnete Paraphile Störung kann zusätzlich als vollremittiert und/oder in geschützter Umgebung auftretend codiert werden.

Nicht Näher Bezeichnete Paraphile Störung F65.9

Diese Kategorie gilt für Erscheinungsbilder, bei denen charakteristische Symptome der paraphilen Störung vorherrschen, die in klinisch bedeutsamer Weise Leiden oder Beeinträchtigungen in sozialen, beruflichen oder anderen wichtigen Funktionsbereichen verursachen, bei denen die Kriterien für eine der paraphilen Störungen aber nicht vollständig erfüllt sind. Die Kategorie Nicht Näher Bezeichnete Paraphile Störung wird in Situationen vergeben, in denen der Kliniker den Grund *nicht* angeben möchte, warum die Kriterien für eine bestimmte paraphile Störung nicht erfüllt sind. Sie gilt auch für Beschwerdebilder, für die nicht genügend Informationen vorliegen, um eine genauere Diagnose stellen zu können.

Andere psychische Störungen und Zusatzcodierungen

Andere Näher Bezeichnete Psychische Störung aufgrund eines Anderen Medizinischen Krankheitsfaktors F06.8

Diese Kategorie gilt für Erscheinungsbilder, bei denen charakteristische Symptome einer psychischen Störung aufgrund eines anderen medizinischen Krankheitsfaktors vorherrschen, die in klinisch bedeutsamer Weise Leiden oder Beeinträchtigungen in sozialen, beruflichen oder anderen wichtigen Funktionsbereichen verursachen, bei denen die Kriterien für eine bestimmte psychische Störung aufgrund eines anderen medizinischen Krankheitsfaktors aber nicht vollständig erfüllt sind. Die Kategorie Andere Näher Bezeichnete Psychische Störung aufgrund eines Anderen Medizinischen Krankheitsfaktors wird in Situationen vergeben, in denen der Kliniker den Grund angeben möchte, warum die Kriterien für eine bestimmte psychische Störung aufgrund eines anderen medizinischen Krankheitsfaktors nicht erfüllt sind. In diesem Fall wird in der Diagnosebezeichnung anstelle der Bezeichnung „Anderen Medizinischen Krankheitsfaktors" die spezifische äthiologische Bedingung eingesetzt. Zusätzlich sollte angegeben werden, welche spezifischen Symptome vorliegen, die nicht die Kriterien für eine bestimmte psychische Störung aufgrund eines anderen medizinischen Krankheitsfaktors erfüllen. Zusätzlich muss der diagnostische Code für den medizinischen Krankheitsfaktor angegeben werden, und zwar unmittelbar vor der Codierung der Anderen Näher Bezeichneten Psychischen Störung aufgrund eines Anderen Medizinischen Krankheitsfaktors. Beispielsweise würden dissoziative Symptome aufgrund komplexer partieller Krampfanfälle wie folgt codiert und aufgezeichnet werden: G40.209 Komplexe Partielle Krampfanfälle, F06.8 Andere Näher Bezeichnete Psychische Störung aufgrund Komplexer Partieller Krampfanfälle, Dissoziative Symptome.

Ein Beispiel, das mithilfe der Kategorie „Andere Näher Bezeichnete Psychische Störung aufgrund eines Anderen Medizinischen Krankheitsfaktors“ beschrieben werden kann, ist:

Dissoziative Symptome: Dies schließt Symptome ein, die z.B. im Kontext komplexer partieller Krampfanfälle auftreten können.

Nicht Näher Bezeichnete Psychische Störung aufgrund eines Anderen Medizinischen Krankheitsfaktors F09

Diese Kategorie gilt für Erscheinungsbilder, bei denen charakteristische Symptome einer psychischen Störung aufgrund eines anderen medizinischen Krankheitsfaktors vorherrschen, die in klinisch bedeutsamer Weise Leiden oder Beeinträchtigungen in sozialen, beruflichen oder anderen wichtigen Funktionsbereichen verursachen, bei denen die Kriterien für eine psychische Störung aufgrund eines anderen medizinischen Krankheitsfaktors aber nicht vollständig erfüllt sind. Die Kategorie Nicht Näher Bezeichnete Psychische Störung aufgrund eines Anderen Medizinischen Krankheitsfaktors wird in Situationen vergeben, in denen der Kliniker den Grund *nicht* angeben möchte, warum die Kriterien für eine psychische Störung aufgrund eines anderen medizinischen Krankheitsfaktors nicht erfüllt sind. Sie beinhaltet auch Beschwerdebilder, für die nicht genügend Informationen vorliegen, um eine genauere Diagnose stellen zu können (z.B. bei Notaufnahmen). In diesem Fall wird in der Diagnosebezeichnung anstelle der Bezeichnung „Anderen Medizinischen Krankheitsfaktors“ die spezifische äthiologische Bedingung eingesetzt. Zusätzlich muss der diagnostische Code für den medizinischen Krankheitsfaktor angegeben werden, und zwar unmittelbar vor der Codierung der Nicht Näher Bezeichneten Psychischen Störung aufgrund eines Anderen Medizinischen Krankheitsfaktors. Beispielsweise würden dissoziative Symptome aufgrund komplexer partieller Krampfanfälle wie folgt codiert und aufgezeichnet werden: G40.209 Komplexe Partielle Krampfanfälle, F06.9 Nicht Näher Bezeichnete Psychische Störung aufgrund Komplexer Partieller Krampfanfälle.

Andere Näher Bezeichnete Psychische Störung F99

Diese Kategorie gilt für Erscheinungsbilder, bei denen charakteristische Symptome einer psychischen Störung vorherrschen, die in klinisch bedeutsamer Weise Leiden oder Beeinträchtigungen in sozialen, beruflichen oder anderen wichtigen Funktionsbereichen verursachen, bei denen die Kriterien für eine psychische Störung aber nicht vollständig erfüllt sind. Die Kategorie Andere Näher Bezeichnete Psychische Störung wird in Situationen vergeben, in denen der Kliniker den Grund angeben möchte, warum die Kriterien für eine bestimmte psychische Störung nicht erfüllt sind. In diesem Fall wird „Andere Näher Bezeichnete Psychische Störung" codiert, gefolgt vom jeweiligen Grund.

Nicht Näher Bezeichnete Psychische Störung F99

Diese Kategorie gilt für Erscheinungsbilder, bei denen charakteristische Symptome einer psychischen Störung vorherrschen, die in klinisch bedeutsamer Weise Leiden oder Beeinträchtigungen in sozialen, beruflichen oder anderen wichtigen Funktionsbereichen verursachen, bei denen die Kriterien für eine psychische Störung aber nicht vollständig erfüllt sind. Die Kategorie Nicht Näher Bezeichnete Psychische Störung wird in Situationen vergeben, in denen der Kliniker den Grund *nicht* angeben möchte, warum die Kriterien für eine bestimmte psychische Störung nicht erfüllt sind. Sie beinhaltet auch Beschwerdebilder, für die nicht genügend Informationen vorliegen, um eine genauere Diagnose stellen zu können (z. B. bei Notaufnahmen).

Zusatzcodierungen

Z03.89 Keine Diagnose einer Psychischen Störung

Diese Codierung soll verwendet werden, wenn der Untersucher nach klinischer Untersuchung und Beurteilung feststellt, dass bei einer Person keine psychische Störung vorliegt bzw. dass keine der diagnostischen Kriterien für eine psychische Störung erfüllt sind.

Medikamenteninduzierte Bewegungsstörungen und andere unerwünschte Wirkungen von Medikamenten

Medikamenteninduzierte Bewegungsstörungen wurden in Teil II des DSM-5-TR aufgenommen, weil sie häufig von Bedeutung sind 1) bei der medikamentösen Behandlung psychischer Störungen oder anderer medizinischer Erkrankungen und 2) bei der Differenzialdiagnose psychischer Störungen (z. B. Angststörung vs. medikamenteninduzierte Akathisie; maligne Katatonie [eine besonders schwere und potenziell lebensbedrohliche Form der Katatonie] vs. malignes neuroleptisches Syndrom; tardive Dyskinesie vs. Chorea). Obwohl diese Bewegungsstörungen als „medikamenteninduziert" bezeichnet werden, ist es oft schwierig, einen kausalen Zusammenhang zwischen der Medikamentenexposition und der Entwicklung der Bewegungsstörung herzustellen, insbesondere weil einige dieser Bewegungsstörungen auch ohne Medikamentenexposition auftreten. Bei den in diesem Kapitel aufgeführten Erkrankungen und Problemen handelt es sich nicht um psychische Störungen.

Der Begriff *Neuroleptikum* ist nicht mehr zeitgemäß, da er die Neigung antipsychotischer Medikamente, abnorme Bewegungen zu verursachen, hervorhebt, und in vielen Zusammenhängen wird er durch den Begriff *antipsychotische Medikamente und andere Dopaminrezeptor-blockierende Substanzen* ersetzt. Auch wenn neuere antipsychotische Medikamente mit geringerer Wahrscheinlichkeit bestimmte medikamenteninduzierte Bewegungsstörungen verursachen, treten diese Störungen immer noch auf. Zu den antipsychotischen Medikamenten und anderen Dopaminrezeptorblockern gehören sogenannte konventionelle, „typische" oder Antipsychotika der ersten Generation (z. B. Chlorpromazin, Haloperidol, Fluphenazin); „atypische" Antipsychotika oder Antipsychotika der zweiten Generation (z. B. Clozapin, Risperidon, Olanzapin, Quetiapin); bestimmte Dopaminrezeptor-blockierende Medikamente, die zur Behandlung von Symptomen wie Übelkeit und Gastroparese eingesetzt werden (z. B. Prochlorperazin, Promethazin, Trimethobenzamid, Thiethylperazin, Metoclopramid); und Amoxapin, das für die Behandlung von Depression angezeigt ist.

Medikamenteninduzierter Parkinsonismus

G21.11 Durch antipsychotische Medikamente und andere Dopaminrezeptor-blockierende Substanzen induzierter Parkinsonismus

G21.19 Anderer medikamenteninduzierter Parkinsonismus

Medikamenteninduzierter Parkinsonismus (MIP), die zweithäufigste Ursache für Parkinsonismus nach der Parkinson-Krankheit, ist mit erheblicher Morbidität, Behinderung und mangelnder Therapietreue verbunden, insbesondere bei Personen mit psychischen Störungen. Da eine frühzeitige Erkennung wichtig ist, sollte bei jedem neuen Fall von Parkinsonismus eine gründliche Medikamentenanamnese durchgeführt werden, die für die Diagnose von MIP unerlässlich ist. Es sollte ein zeitlicher Zusammenhang zwischen dem Beginn der Medikation und dem Auftreten des Parkinsonismus ersichtlich sein. Eine ganze Reihe von Wirkstoffen, die Personen mit psychischen Störungen verschrieben werden, kann ebenfalls Parkinsonismus auslösen, aber MIP tritt am häufigsten bei Einnahme von Antipsychotika auf, welche die Dopamin-D2-Rezeptoren blockieren. MIP tritt häufiger bei Antipsychotika auf, die eine höhere Potenz für den Dopamin-D2-Rezeptor haben, wie z.B. Haloperidol, Fluphenazin und Risperidon, aber es gibt keine Unterschiede hinsichtlich der klinischen Merkmale des Parkinsonismus zwischen Antipsychotika der ersten und zweiten Generation.

Andere Medikamente, die MIP auslösen können, sind Kalziumkanalantagonisten (z.B. Flunarizin, Cinnarizin), Dopamin-abbauende Mittel (z.B. Reserpin, Tetrabenazin), Antiepileptika (z.B. Phenytoin, Valproat, Levetiracetam), Antidepressiva (z.B., selektive Serotonin-Wiederaufnahmehemmer, Monoaminoxidasehemmer), Lithium, Chemotherapeutika (z.B. Cystosinarabinosid, Cyclophosphamid, Vincristin, Doxorubicin, Paclitaxel, Etoposid) und Immunsuppressiva (z.B. Cyclosporin, Tacrolimus). Toxine (z.B. 1-Methyl-4-phenyl-1,2,3,6-tetrahydropyridin [MPTP], Organophosphat-Pestizide, Mangan, Methanol, Zyanid, Kohlenmonoxid und Schwefelkohlenstoff) können ebenfalls MIP verursachen.

Der zeitliche Verlauf der Entwicklung von MIP ist unterschiedlich. In der Regel entwickelt sich MIP einige Wochen nach dem Beginn der Einnahme oder der Dosissteigerung eines Medikaments, von dem bekannt ist, dass es Parkinsonismus verursacht, oder nach der Reduzierung eines Antiparkinsonmittels (z.B. eines Anticholinergikums), das zur Behandlung oder Vorbeugung von medikamenteninduzierter Dystonie oder Parkinson-Symptomen eingesetzt wird. MIP kann sich jedoch auch rasch nach Beginn der Einnahme oder Dosissteigerung eines Medikaments entwickeln oder schleichend nach vielen Monaten der Exposition einsetzen. Bei antipsychotischen Medikamenten oder anderen Dopaminrezeptorblockern entwickelt sich die MIP typischerweise 2 bis 4 Wochen nach Beginn der Medikation und in der Regel innerhalb von 3 Monaten. Vor allem bei Kalziumkanalblockern wird ein zweiter Höhepunkt des Symptombeginns nach etwa 1 Jahr berichtet.

Das Fehlen von Standard-Diagnosekriterien, eine falsche Diagnose oder die falsche Zuschreibung von MIP-Symptomen zur Lewy-Körper-Demenz (z.B. Parkinson-Krankheit) oder zu einer psychischen Erkrankung sowie eine allgemeine diagnostische Verkennung haben einen Einfluss auf die gemeldeten MIP-Raten, insbesondere bei leichteren Fällen. Es wird geschätzt, dass mindestens 50 % der ambulanten Patienten, die eine langfristige antipsychotische Behandlung mit typischen Wirkstoffen erhalten, zu irgendeinem Zeitpunkt während der Behandlung parkinsonistische Anzeichen oder Symptome entwickeln.

Es gibt keine klinischen Merkmale, die MIP zuverlässig von der Parkinson-Krankheit unterscheiden. Da die motorischen Anzeichen und Symptome bei der Parkinson- Krankheit einseitig beginnen und asymmetrisch verlaufen, deutet das subakute Auftreten von beidseitigem Parkinsonismus innerhalb weniger Wochen nach Beginn der Einnahme eines Antipsychotikums oder eines anderen MIP-auslösenden Wirkstoffs in hohem Maße auf MIP hin. Parkinson'sche Anzeichen sind bei MIP oft symmetrisch, aber asymmetrische Muster sind nicht ungewöhnlich und sollten eine MIP-Diagnose nicht ausschließen. Darüber hinaus sollten Verlauf und Auftreten des Parkinsonismus nicht besser durch psychische Phänomene erklärt werden können, wie eine Katatonie, schizophrene Negativsymptome oder psychomotorische Verlangsamung im Rahmen einer Episode einer Major Depression, andere, nicht durch Parkinson-Medikamente induzierte Bewegungsstörungen, eine andere neurologische Erkrankung oder einen medizinischen Krankheitsfaktor (z.B. Morbus Parkinson, Morbus Wilson) oder eine durch Antipsychotika verschlimmerte Parkinson-Krankheit.

Bei MIP sind Steifheit (Rigidität) und Bradykinesie häufiger vorhanden, während Tremor etwas seltener auftritt und auch fehlen kann. Der Parkinson-Tremor, der auch als „Pillendreher Tremor" bezeichnet wird, ist eine gleichmäßige, rhythmische oszillatorische Bewegung (3 bis 6 Zyklen pro Sekunde), die im Ruhezustand auftritt und in der Regel langsamer ist als andere Tremore. Er kann intermittierend, ein- oder beidseitig auftreten oder von der Position der Gliedmaßen abhängen (d.h. positioneller Tremor). Der Tremor kann die Gliedmaßen, den Kopf, den Kiefer, den Mund, die Lippen („Rabbit-Syndrom") oder die Zunge betreffen. Da er im Ruhezustand auftritt, kann der Tremor unterdrückt werden, vor allem wenn der Betroffene versucht, eine Aufgabe mit der zitternden Gliedmaße auszuführen. Die Betroffenen können den Tremor als „Schütteln" beschreiben und berichten, dass er sich bei Angst, Stress oder Müdigkeit verschlimmern kann.

Parkinson'sche Rigidität wird als unwillkürliche Steifheit und Unbeweglichkeit der Muskeln der Gliedmaßen, der Schultern, des Nackens oder des Rumpfes empfunden. Die Steifheit wird durch die Bewertung des Muskeltonus beurteilt, d.h. des Widerstands, der entsteht, wenn der Untersucher eine Gliedmaße passiv um ein Gelenk herum bewegt (und die Muskeln dehnt). Bei der „bleirohrartigen" Rigidität ist der erhöhte Tonus über den gesamten Bewegungsbereich konstant (im Gegensatz zur Spastik bei der Klappmesserrigidität). Bei der Zahnradsteifheit geht man davon aus, dass es sich um einen Tremor handelt, der die Steifheit überlagert. Sie tritt am häufigsten in den Handgelenken und Ellenbogen auf und äußert sich als rhythmischer, ratschenartiger Widerstand (wie über ein Zahnrad laufend), wenn die Muskeln passiv um ein Gelenk herumbewegt werden. Menschen mit Parkinson'scher Rigidität können über allgemeine Muskelverspannungen oder -steifheit, Engegefühl in den Gliedmaßen, Muskel- oder Gelenkschmerzen, Körperschmerzen oder mangelnde Koordination klagen.

Bradykinesie und Akinesie sind beobachtbare Zustände verminderter bzw. fehlender spontaner motorischer Aktivität. Es kommt zu einer globalen Verlangsamung sowie zu einer Verlangsamung bei der Einleitung und Ausführung von Bewegungen. Alltägliche Verhaltensweisen (z. B. Körperpflege) lassen sich nur schwer normal ausführen und können eingeschränkt sein. Die Betroffenen können über Lustlosigkeit, mangelnde Spontaneität und Antriebslosigkeit oder Müdigkeit klagen. Parkinson'sche Rigidität und Bradykinesie äußern sich in Ganganomalien, einschließlich einer Verminderung der Schrittlänge, des Armschwungs oder der allgemeinen Spontaneität beim Gehen. Weitere Anzeichen sind eine gebückte Haltung mit vorgebeugtem Hals und hängenden Schultern, ein starrender Gesichtsausdruck und kleine schlurfende Schritte. „Sabbern" kann als Folge der verminderten pharyngealen Motorik und des Schluckens auftreten, ist aber aufgrund der anticholinergen Eigenschaften dieser Medikamente bei durch antipsychotische Medikamente induziertem Parkinsonismus im Vergleich zu anderen Medikamenten, die MIP verursachen, weniger häufig.

MIP steht mit vermehrten Gangstörungen, Stürzen und der Unterbringung in einem Pflegeheim in Verbindung. MIP ist demnach eine ernste iatrogene Bewegungsstörung bei älteren Menschen, die erkannt und frühzeitig diagnostiziert werden sollte. Zu den begleitenden Verhaltenssymptomen können Depressionen und eine Verschlimmerung der Negativsymptomatik einer Schizophrenie gehören. Zu den weiteren Anzeichen und Symptomen des Parkinsonismus gehören eine kleine Handschrift (Mikrographie), verminderte motorische Geschicklichkeit, Hypophonie, verminderter Würgereflex, Dysphagie, Haltungsinstabilität, verminderte Mimik und Blinzeln sowie Seborrhoe. Wenn der Parkinsonismus mit einer stark verminderten motorischen Aktivität einhergeht, gehören zu den medizinischen Komplikationen des Parkinsonismus Kontrakturen, Wundliegen, Lungenembolien, Harninkontinenz, Aspirationspneumonie, Gewichtsverlust und Hüftfrakturen.

Übereinstimmende Risikofaktoren sind weibliches Geschlecht, höheres Alter, kognitive Beeinträchtigung, andere gleichzeitige neurologische Erkrankungen, HIV-Infektion, Parkinson-Störungen in der Familiengeschichte und schwere psychische Störungen. MIP als Folge der Einnahme von Antipsychotika wird auch bei Kindern berichtet. Das Risiko einer MIP ist geringer, wenn die Betroffenen anticholinerge Medikamente einnehmen.

Differenzialdiagnose

Parkinson-Krankheit und Parkinson-Plus-Erkrankungen, wie die multiple Systematrophie, die progrediente supranukleäre Lähmung und die Wilson-Krankheit, unterscheiden sich von der MIP durch andere Anzeichen und Symptome, die den Parkinsonismus begleiten. Zum Beispiel wird die Parkinson-Krankheit durch den Nachweis von drei oder mehr Kardinalmerkmalen der Parkinson-Krankheit (z. B. Ruhetremor, Rigidität, Bradykinesie, posturale Instabilität), Hyposmie, Schlafstörungen wie Rapid-Eye-Movement-(REM)-Schlaf-Verhaltensstörung sowie Harn- und andere autonome Symptome, die für die Parkinson-Krankheit typisch sind, nahegelegt. Diese Merkmale sind bei MIP seltener zu finden. Bei Personen mit primären neurologischen Ursachen für Parkinsonismus kann es auch zu einer Verschlimmerung der Symptome kommen, wenn sie mit Medikamenten behandelt werden, die MIP auslösen.

Nicht-Parkinson-Tremor ist in der Regel feiner (z. B. mit geringerer Amplitude) und schneller (10 Zyklen pro Sekunde) und verschlimmert sich, wenn etwas beabsichtigt wird (z. B., wenn man nach einem Gegenstand greift). Bei einem Substanzentzug sind in der Regel Hyperreflexie und verstärkte autonome Zeichen zu beobachten. Bei Kleinhirnkrankheiten verschlimmert sich der Tremor intentional und kann mit Nystagmus, Ataxie oder Sprachstörungen einhergehen. Choreiforme Bewegungen im Zusammenhang mit tardiver Dyskinesie weisen nicht die gleichmäßige Rhythmik eines parkinsonistischen Tremors auf. Schlaganfälle und andere Läsionen des Zentralnervensystems können fokale neurologische Anzeichen oder Immobilität durch schlaffe oder spastische Lähmungen verursachen; diese sind gekennzeichnet durch verminderte Muskelkraft und erhöhten Tonus bei passiven Bewegungen, die bei weiterem Druck nachgeben (d. h. Taschenmessersteifheit). Dies steht im Gegensatz zu der „bleirohrartigen" Rigidität und der normalen Muskelkraft bei der MIP.

Weitere diagnostische Alternativen zu MIP eröffnen sich bei einer Familienanamnese einer vererbten neurologischen Erkrankung, einem rasch fortschreitenden Parkinsonismus, der nicht durch kürzlich erfolgte psychopharmakologische Veränderungen erklärt werden kann, oder bei Vorhandensein fokaler neurologischer Zeichen (z. B. frontale Enthemmungszeichen, Hirnnervenanomalien, ein positives Babinski-Zeichen). Das maligne neuroleptische Syndrom geht mit schwerer Akinese und Rigidität, aber auch mit charakteristischen physischen und Laborbefunden (z.B. Fieber, erhöhte Kreatinphosphokinase) einher.

Psychomotorische Verlangsamung, Inaktivität und Apathie, wie sie bei einer Major Depression auftreten, können von der motorischen Verlangsamung oder Akinese bei MIP nicht unterschieden werden, bei einer Major Depression treten jedoch eher vegetative Anzeichen (z.B. frühmorgendliches Erwachen), Hoffnungslosigkeit und Verzweiflung auf. Negativsymptome einer Schizophrenie, einer Katatonie in Verbindung mit einer Schizophrenie oder einer affektiven Störung mit katatonen Merkmalen können ebenfalls schwer von medikamenteninduzierter Akinesie zu unterscheiden sein. Rigidität kann auch bei psychotischen Störungen, Delir, Schwerer Neurokognitiver Störung, Angststörungen und der Störung mit Funktionellen Neurologischen Symptomen (Konversionsstörung) auftreten. Bei der Parkinson'schen Rigidität ist der Widerstand gegen passive Bewegungen über den gesamten Bewegungsumfang konstant, während er bei psychischen Störungen oder anderen neurologischen Erkrankungen, die mit Rigidität einhergehen, inkonsistent ist. Im Allgemeinen hilft die Konstellation der damit verbundenen körperlichen Anzeichen bei der Untersuchung und der mit dem Tremor, der Rigidität und der Bradykinesie des Parkinsonismus verbundenen Symptome, die MIP-bedingte Rigidität und Bradykinesie von anderen primären psychischen Ursachen der Rigidität und Bewegungseinschränkung zu unterscheiden.

Malignes neuroleptisches Syndrom

G21.0 Malignes neuroleptisches Syndrom

Personen mit malignem neuroleptischem Syndrom haben in der Regel innerhalb von 72 Stunden vor dem Auftreten der Symptome einen Dopamin-Antagonisten erhalten. Hyperthermie (>100.4°F oder >38.0°C bei mindestens zwei Gelegenheiten, oral gemessen), die mit profusem Schweißausbruch einhergeht, ist ein charakteristisches Merkmal des malignen neuroleptischen Syndroms, das sich von anderen neurologischen Nebenwirkungen von antipsychotischen Medikamenten und anderen Dopaminrezeptorblockern unterscheidet. Extreme Erhöhungen der Körpertemperatur, die eine Störung der zentralen Thermoregulation widerspiegeln, stützen eher die Diagnose des malignen neuroleptischen Syndroms. Generalisierte Rigidität, die in ihrer schwersten Form als „bleirohrartig" beschrieben wird und in der Regel nicht auf Antiparkinsonmittel anspricht, ist ein wesentliches Merkmal der Erkrankung und kann mit anderen neurologischen Symptomen einhergehen (z. B. Tremor, Sialorrhoe, Akinesie, Dystonie, Trismus, Myoklonus, Dysarthrie, Dysphagie, Rhabdomyolyse). Eine Erhöhung der Kreatinkinase um mindestens das Vierfache der oberen Normgrenze wird häufig beobachtet. Psychische Veränderungen, gekennzeichnet durch Delir oder Bewusstseinsstörungen, die von Stupor bis Koma reichen, sind häufig ein frühes Anzeichen für ein malignes neuroleptisches Syndrom. Betroffene Personen können wach, aber benommen und nicht ansprechbar erscheinen, was einem katatonen Stupor entspricht. Autonome Aktivierung und Instabilität – erkennbar an Tachykardie (Frequenz >25 % über dem Ausgangswert), Diaphorese, Blutdruckerhöhung (systolisch oder diastolisch ≥25 % über dem Ausgangswert) oder -fluktuation (≥20 mmHg diastolische Veränderung oder ≥25 mmHg systolische Veränderung innerhalb von 24 Stunden), Harninkontinenz und Blässe – können jederzeit auftreten, liefern jedoch einen frühen Hinweis auf die Diagnose. Tachypnoe (Frequenz >50 % über dem Ausgangswert) ist häufig, und es kann zu Atemnot kommen, die durch metabolische Azidose, Hypermetabolismus, Brustwandstarre, Aspirationspneumonie oder Lungenembolie verursacht wird und zu plötzlichem Atemstillstand führen kann.

Obwohl mehrere Laboranomalien mit dem malignen neuroleptischen Syndrom in Verbindung gebracht werden, ist keine einzelne Anomalie spezifisch für die Diagnose. Personen mit malignem neuroleptischem Syndrom können Leukozytose, metabolische Azidose, Hypoxie, verminderte Eisenwerte im Serum sowie erhöhte Muskelenzyme und Katecholamine aufweisen. Die Ergebnisse der Liquoranalyse und der bildgebenden Untersuchungen sind im Allgemeinen unauffällig, während die Elektroenzephalografie eine allgemeine Verlangsamung zeigt. Die Autopsiebefunde sind in vielen Fällen unspezifisch und variieren je nach Komplikationen.

Aus Datenbankstudien geht hervor, dass die Inzidenzrate des malignen neuroleptischen Syndroms bei Personen, die mit Antipsychotika behandelt werden, zwischen 0.01 % und 0.02 % liegt. Eine in Hongkong durchgeführte bevölkerungsbezogene Studie ergab ein Inzidenzrisiko von 0.11 % bei Personen, die mit Antipsychotika behandelt wurden.

Der zeitliche Verlauf der Anzeichen und Symptome liefert wichtige Anhaltspunkte für die Diagnose und Prognose des malignen neuroleptischen Syndroms. Veränderungen des psychischen Zustandbildes und andere neurologische Anzeichen gehen den systemischen Anzeichen typischerweise voraus. Das Auftreten der Symptome variiert zwischen Stunden und Tagen nach Beginn der Einnahme. Einige Fälle entwickeln sich innerhalb von 24 Stunden nach Behandlungsbeginn, die meisten innerhalb der ersten Woche und praktisch alle Fälle innerhalb von 30 Tagen. Sobald das Syndrom diagnostiziert und die oralen Antipsychotika und andere Dopaminrezeptorblocker abgesetzt sind, ist das maligne neuroleptische Syndrom in den meisten Fällen selbstlimitierend. Die durchschnittliche Erholungszeit nach dem Absetzen der Medikamente beträgt 7 bis 10 Tage, wobei sich die meisten Personen innerhalb einer Woche und fast alle innerhalb von 30 Tagen erholen. Die Dauer kann sich verlängern, wenn lang wirkende antipsychotische Medikamente zum Einsatz kommen. Es gibt Berichte über Personen, bei denen nach dem Abklingen der akuten hypermetabolischen Symptome noch wochenlang neurologische Symptome vorhanden waren. In den meisten Fällen des malignen neuroleptischen Syndroms können die Symptome vollständig beseitigt werden; es wurde jedoch von Todesfällen in Höhe von 10–20 % berichtet, wenn die Erkrankung nicht erkannt wird. Bei vielen Menschen tritt das maligne neuroleptische Syndrom nicht wieder auf, wenn sie erneut mit antipsychotischen Medikamenten behandelt werden, bei einigen jedoch schon, vor allem, wenn die antipsychotischen Medikamente kurz nach einer Episode wieder eingenommen werden.

Das maligne neuroleptische Syndrom ist ein potenzielles Risiko für jede Person nach der Verabreichung eines antipsychotischen Medikaments oder eines anderen Dopaminrezeptorblockers. Es ist nicht spezifisch für eine Diagnose einer neuropsychiatrischen Erkrankung und kann bei Personen auftreten, die keine diagnostizierbare psychische Störung aufweisen und Dopamin-Antagonisten erhalten. Zu den klinischen, systemischen und metabolischen Faktoren, die mit einem erhöhten Risiko eines malignen neuroleptischen Syndroms in Verbindung gebracht werden, gehören Unruhe, Erschöpfung, Dehydration und Eisenmangel. Eine frühere

Episode im Zusammenhang mit antipsychotischen Medikamenten und anderen Dopaminrezeptorblockern wurde in 15 % bis 20 % der Indexfälle beschrieben, was auf eine zugrunde liegende Anfälligkeit bei einigen Personen hindeutet; genetische Befunde auf der Grundlage von Neurotransmitterrezeptor-Polymorphismen konnten jedoch nicht konsistent repliziert werden.

Nahezu alle antipsychotischen Medikamente und andere Dopaminrezeptorblocker wurden mit dem malignen neuroleptischen Syndrom in Verbindung gebracht, wobei hochpotente Antipsychotika im Vergleich zu niedrigpotenten Mitteln und atypischen Antipsychotika ein größeres Risiko darstellen. Partielle oder mildere Formen können mit neueren Antipsychotika in Verbindung gebracht werden, aber das maligne neuroleptische Syndrom variiert in seinem Schweregrad auch bei älteren Medikamenten. Dopaminrezeptorblocker, die in der Medizin eingesetzt werden (z. B. Metoclopramid, Prochlorperazin), wurden ebenfalls mit dem malignen neuroleptischen Syndrom in Verbindung gebracht. Parenterale Verabreichungsformen, schnelle Titrationsraten und höhere Gesamtdosen wurden mit einem erhöhten Risiko in Verbindung gebracht; das maligne neuroleptische Syndrom tritt jedoch in der Regel innerhalb des therapeutischen Dosierungsbereichs von Antipsychotika und anderen Dopaminrezeptorblockern auf.

Differenzialdiagnose

Das maligne neuroleptische Syndrom sollte von anderen schweren neurologischen oder medizinischen Krankheitsfaktoren unterschieden werden, einschließlich Infektionen des zentralen Nervensystems, Entzündungs- oder Autoimmunerkrankungen, Status epilepticus, subkortikale strukturelle Läsionen und systemische Erkrankungen (z. B. Phäochromozytom, Thyreotoxikose, Tetanus, Hitzschlag).

Das maligne neuroleptische Syndrom sollte auch von ähnlichen Syndromen unterschieden werden, die auf die Einnahme anderer Substanzen oder Medikamente zurückzuführen sind, wie z. B. das Serotonin-Syndrom, das Parkinson'sche Hyperthermie-Syndrom nach abruptem Absetzen von Dopaminagonisten, Alkohol- oder Sedativa-Entzug, maligne Hyperthermie während einer Anästhesie, Hyperthermie in Verbindung mit dem Missbrauch von Stimulanzien und Halluzinogenen und Atropin-Vergiftung durch Anticholinergika.

In seltenen Fällen können Personen mit Schizophrenie oder einer affektiven Erkrankung eine maligne Katatonie aufweisen, die nicht von einem malignen neuroleptischen Syndrom zu unterscheiden ist. Einige Forschende betrachten das maligne neuroleptische Syndrom als eine medikamenteninduzierte Form der malignen Katatonie.

Medikamenteninduzierte akute Dystonie

G24.02 Medikamenteninduzierte akute Dystonie

Das wesentliche Merkmal der medikamenteninduzierten akuten Dystonie sind anhaltende abnorme Muskelkontraktionen (erhöhter Muskeltonus) und Körperhaltungen, die sich in Verbindung mit der Einnahme eines Medikaments entwickeln, das bekanntermaßen akute Dystonie verursacht. Jedes Medikament, das Dopamin-D2-ähnliche Rezeptoren blockiert, kann eine akute dystone Reaktion (ADR) hervorrufen. Am häufigsten treten ADR nach der Einnahme von Antipsychotika, Antiemetika und Prokinetika auf. Auch von einer Reihe anderer Medikamentenklassen wird berichtet, dass sie zu unerwünschten Wirkungen geführt haben, darunter selektive Serotonin-Wiederaufnahmehemmer, Cholinesterasehemmer, Opioide und Methylphenidat.

Dystone Reaktionen variieren stark in Schwere und Lokalisation und können fokal, segmental oder generalisiert sein. Sie betreffen meist die Kopf- und Nackenmuskulatur, können sich aber auch auf die oberen und unteren Gliedmaßen oder den Rumpf ausweiten. Eine häufige Erscheinungsform ist die akute oromandibuläre (Kiefer-)Dystonie, die Zunge und Mund mit Zungenvorwölbung oder klaffenden oder grimassierenden Haltungen betrifft, welche das Sprechen (Dysarthrie) und Schlucken (Dysphagie) beeinträchtigen, und die sich zu einem offenkundigen Trismus (Kiefersperre) entwickeln kann. Die Beteiligung der Augenmuskeln (okulogyrische Krise) äußert sich in unwillkürlichen, erzwungenen und anhaltenden konjugierten Augenbewegungen nach oben, unten oder zur Seite, die Minuten bis Stunden dauern können. Auch ein Blepharospasmus kann auftreten. Zervikale (Hals-)Dystonien zeigen sich als abnorme Vorwärts-, Rückwärts-, Seitwärts- oder Drehstellungen von Kopf und Hals im Verhältnis zum Körper (z.B. Antecollis, Retrocollis, Laterocollis und Torticollis). Fokale Dystonien der Gliedmaßen, die in der Regel eher distal als proximal auftreten, das Pisa-Syndrom (seitliche Beugung des Rumpfes mit der Tendenz, sich auf eine Seite zu neigen) und Rückenbeugen, die sich zu Opisthotonos (Rückwärtsbeugen von Kopf, Hals und Wirbelsäule) entwickeln können, können ebenfalls auftreten. Akute laryngeale Dystonie ist lebensbedrohlich, da sie die Atemwege blockiert und sich als „Umklammerung des Halses", Stridor, Dysphonie, Dysphagie, Dyspnoe und Atemnot aufgrund der Auswirkungen der Medikamente auf die Stimmbänder und die Kehlkopfmuskulatur manifestiert.

Mindestens 50 % der Betroffenen entwickeln innerhalb von 24 bis 48 Stunden nach Beginn der Einnahme oder rascher Dosissteigerung eines antipsychotischen Medikaments oder eines anderen Dopaminrezeptorblockers oder nach Reduzierung eines Medikaments, das zur Behandlung oder Vorbeugung akuter extrapyramidaler Symptome eingesetzt wird (z.B. Anticholinergika), Anzeichen oder Symptome einer unerwünschten Wirkung. Bei etwa 90 % der betroffenen Personen treten die unerwünschten Wirkungen innerhalb von 5 Tagen auf. Die Symptome dürfen nicht besser durch eine psychische Störung (z.B. Katatonie) zu erklären sein und nicht auf eine primär neurologische oder andere medizinische Erkrankung oder eine durch Medikamente induzierte tardive Bewegungsstörung zurückzuführen sein.

Angst und Beklemmung sind häufig Begleiterscheinungen von ADRs, da sie sehr intensiv sind, der Betroffene die Bewegungen nicht kontrollieren oder stoppen kann und gegebenenfalls Schwierigkeiten beim Atmen, Sprechen oder Schlucken hat. Einige Personen verspüren Schmerzen oder Krämpfe in den betroffenen Muskeln. Personen, die sich der Möglichkeit der Entwicklung einer medikamenteninduzierten Dystonie nicht bewusst sind, können besonders beunruhigt sein, was die Wahrscheinlichkeit erhöht, dass sie später die Medikamente nicht einnehmen. Denkstörungen, Wahnvorstellungen oder Manierismen bei einer Person mit Psychose können dazu führen, dass die betroffene Person oder andere Personen ihre dystonen Symptome fälschlicherweise als ein Merkmal der psychischen Erkrankung ansehen, was zu einer erhöhten Dosierung des verursachenden

Medikaments führen kann. Das Risiko, eine unerwünschte Arzneimittelwirkung zu entwickeln, ist bei Kindern und Erwachsenen unter 40 Jahren mit einer Psychose am größten, wobei Männer sowohl im Kindes- als auch im Erwachsenenalter häufiger betroffen sind als Frauen. Weitere Risikofaktoren für die Entwicklung von unerwünschten Wirkungen sind frühere dystone Reaktionen auf antipsychotische Medikamente oder andere Dopaminrezeptorblocker sowie die Einnahme hochwirksamer typischer antipsychotischer Medikamente.

Differenzialdiagnose

Es ist wichtig, zwischen medikamentenbedingten ADRs und anderen Ursachen der Dystonie zu unterscheiden, insbesondere bei Personen, die mit Antipsychotika oder anderen Dopaminrezeptorblockern behandelt werden. Eine primär neurologische oder andere medizinische Erkrankung lässt sich anhand des zeitlichen Verlaufs und der Entwicklung der dystonischen Phänomene (z. B. wenn die Dystonie vor der Einnahme des antipsychotischen Medikaments auftritt oder ohne Änderung der Medikation fortschreitet) und möglicherweise anderer Hinweise auf fokale neurologische Zeichen erkennen. Idiopathische fokale oder segmentale Dystonien bestehen in der Regel unabhängig von der Medikation über mehrere Tage oder Wochen. Es kann auch eine familiäre Vorgeschichte von Dystonie vorliegen. Die tardive Dystonie als Folge einer Medikamentenexposition, einschließlich antipsychotischer Medikamente oder anderer Dopaminrezeptorblocker, tritt nicht akut auf und kann sich zeigen, wenn die Dosis eines antipsychotischen Medikaments verringert wird. Andere neurologische Erkrankungen (z. B. epileptische Anfälle, virale und bakterielle Infektionen, Traumata, raumfordernde Läsionen im peripheren oder zentralen Nervensystem) und Endokrinopathien (z. B. Hypoparathyreoidismus) können ebenfalls Symptome (z. B. Tetanie) hervorrufen, die einer medikamenteninduzierten akuten Dystonie ähneln. Andere Diagnosen, die eine akute medikamenteninduzierte Dystonie nachahmen, sind Anaphylaxie, tardive laryngeale Dystonie und respiratorische Dyskinesie. Das maligne neuroleptische Syndrom kann eine Dystonie hervorrufen, unterscheidet sich aber dadurch, dass es auch von Fieber und generalisierter Rigidität begleitet wird.

Katatonie im Zusammenhang mit einer affektiven Störung oder Schizophrenie lässt sich durch den zeitlichen Zusammenhang zwischen den Symptomen und der antipsychotischen Behandlung (z. B. Dystonie vor der antipsychotischen Behandlung) und der Reaktion auf pharmakologische Maßnahmen (z. B. keine Besserung nach Senkung der Antipsychotikadosis oder nach Verabreichung von Anticholinergika) unterscheiden. Darüber hinaus sind Personen mit medikamenteninduzierter akuter Dystonie im Allgemeinen über die dystonische Reaktion beunruhigt und begeben sich in der Regel in Behandlung. Im Gegensatz dazu sind Personen mit der retardierten Form der Katatonie typischerweise stumm und zurückgezogen und äußern keine subjektive Verzweiflung über ihren Zustand.

Medikamenteninduzierte akute Akathisie

G25.71 Medikamenteninduzierte akute Akathisie

Die wesentlichen Merkmale der medikamenteninduzierten akuten Akathisie sind subjektive Beschwerden über Unruhe und mindestens eine der folgenden beobachteten Bewegungen: unruhige Bewegungen oder Schwingen der Beine beim Sitzen, Wippen von einem Fuß auf den anderen oder „Gehen auf der Stelle", Umhergehen, um die Unruhe zu lindern, oder die Unfähigkeit, mindestens mehrere Minuten lang still zu sitzen oder zu stehen. Bei der schwersten Form der medikamenteninduzierten akuten Akathisie sind die Betroffenen unter Umständen nicht in der Lage, eine Position länger als ein paar Sekunden zu halten. Zu den subjektiven Beschwerden gehören ein Gefühl der inneren Unruhe, meist in den Beinen, ein Zwang, die Beine zu bewegen, Verzweiflung, wenn man aufgefordert wird, die Beine nicht zu bewegen, sowie Dysphorie und Angst. Die Symptome treten in der Regel innerhalb von 4 Wochen nach Beginn der Einnahme oder Dosissteigerung eines Medikaments auf, das Akathisie verursachen kann. Dazu gehören antipsychotische Medikamente und andere Dopaminrezeptorblocker, trizyklische Antidepressiva, selektive Serotonin-Wiederaufnahmehemmer, Dopaminagonisten und Kalziumkanalblocker. Die Symptome können gelegentlich nach der Reduzierung von Medikamenten auftreten, die zur Behandlung oder Vorbeugung akuter extrapyramidaler Symptome eingesetzt werden (z. B. Anticholinergika). Die Symptome lassen sich nicht besser durch eine psychische Störung erklären (z. B. Schizophrenie, Substanzentzug, Erregung nach einer schweren depressiven oder manischen Episode, Hyperaktivität bei Aufmerksamkeitsdefizit-/Hyperaktivitätsstörung) und sind nicht auf einen neurologischen oder anderen medizinischen Krankheitsfaktor zurückzuführen (z. B. Parkinson-Krankheit, Eisenmangelanämie).

Der subjektive Leidensdruck, der sich aus der Akathisie ergibt, ist erheblich und kann dazu führen, dass die antipsychotische oder antidepressive Behandlung nicht eingehalten wird. Akathisie kann mit Dysphorie, Reizbarkeit, Aggression oder Suizidversuchen einhergehen. Eine Verschlimmerung der psychotischen Symptome oder der Schwierigkeiten der Verhaltenskontrolle kann zu einer Erhöhung der Medikamentendosis führen, wodurch sich das Problem weiter verschlimmern kann. Akathisie kann sich sehr schnell nach der Einführung oder Erhöhung der ursächlichen Medikation entwickeln. Die Entwicklung von Akathisie scheint dosisabhängig zu sein und häufiger mit bestimmten hochwirksamen antipsychotischen Medikamenten oder Medikamenten mit höherer Affinität zu zentralen Dopaminrezeptoren in Verbindung zu stehen. Die akute Akathisie bleibt in der Regel so lange bestehen, wie das verursachende Medikament eingenommen wird, wobei die Intensität im Laufe der Zeit schwanken kann. Die gemeldete Prävalenz von Akathisie bei Personen, die antipsychotische Medikamente oder andere Dopaminrezeptorblocker erhalten, schwankt stark (20 % bis 75 %). Diese Schwankungen in der gemeldeten Prävalenz können auf mangelnde Konsistenz in der Definition, die Verschreibungspraxis von Antipsychotika, das Studiendesign und die demografische Zusammensetzung der untersuchten Population zurückzuführen sein.

Differenzialdiagnose

Die medikamenteninduzierte akute Akathisie kann klinisch nicht von Syndromen der Unruhe aufgrund bestimmter neurologischer oder anderer medizinischer Krankheitsfaktoren sowie von Unruhezuständen im Rahmen einer psychischen Störung (z. B. einer manischen Episode) unterschieden werden. Die Akathisie der Parkinson-Krankheit und der Eisenmangelanämie ähnelt phänomenologisch der medikamenteninduzierten akuten Akathisie. Die medikamenteninduzierte akute Akathisie zeichnet sich in der Regel durch das häufig abrupte Auftreten der Unruhe kurz nach Beginn der Einnahme oder Erhöhung der Medikation aus.

Antidepressiva mit serotoninspezifischen Wiederaufnahmehemmern können eine Akathisie hervorrufen, die in ihrer Phänomenologie und ihrem Ansprechen auf die Behandlung mit der Akathisie identisch zu sein scheint, die durch antipsychotische Medikamente oder andere Dopaminrezeptorblocker induziert wird. Die tardive Dyskinesie weist häufig auch eine Komponente der allgemeinen Unruhe auf, die bei Personen, die mit antipsychotischen Medikamenten oder anderen Dopaminblockern behandelt werden, neben der Akathisie auftreten kann. Die durch antipsychotische Medikamente und andere Dopaminblocker induzierte akute Akathisie unterscheidet sich von der durch antipsychotische Medikamente und andere Dopaminblocker induzierten tardiven Dyskinesie durch die Art der Bewegungen und ihren Zusammenhang mit dem Beginn der Medikation. Der zeitliche Verlauf des Auftretens der Symptome im Verhältnis zur Änderung der Medikamentendosis kann bei dieser Unterscheidung hilfreich sein. Eine Erhöhung der antipsychotischen Medikation führt häufig zu einer Verschlimmerung der Akathisie, während sie die Symptome der tardiven Dyskinesie oft vorübergehend lindert.

Eine medikamenteninduzierte akute Akathisie sollte von Symptomen unterschieden werden, die besser durch eine psychische Störung erklärt werden können. Personen mit depressiven Episoden, manischen Episoden, Generalisierter Angststörung, Schizophrenie und anderen psychotischen Störungen, Aufmerksamkeitsdefizit-/Hyperaktivitätsstörung, Schwerer Neurokognitiver Störung, Delir, Substanzintoxikation (z. B. mit Kokain) oder Substanzentzug (z. B. von einem Opioid) können ebenfalls eine Unruhe zeigen, die schwer von einer Akathisie zu unterscheiden ist. Einige dieser Personen sind in der Lage, Akathisie von Angst, Unruhe und Erregung zu unterscheiden, die für eine psychische Störung charakteristisch sind, da sie die Akathisie als etwas anderes empfinden als zuvor erlebte Gefühle. Weitere Anhaltspunkte dafür, dass Unruhe oder Erregung besser durch eine psychische Störung erklärt werden können, sind das Auftreten von Unruhe vor der Exposition gegenüber dem verursachenden Medikament, das Fehlen einer zunehmenden Unruhe mit steigender Dosis des verursachenden Medikaments und das Fehlen einer Linderung durch pharmakologische Interventionen (z. B. keine Besserung nach Verringerung der Dosis des verursachenden Medikaments oder Behandlung mit einem anderen Medikament zur Behandlung der Akathisie).

Tardive Dyskinesie

G24.01 Tardive Dyskinesie

Die wesentlichen Merkmale der tardiven Dyskinesie (Spätdyskinesie) sind anormale, unwillkürliche Bewegungen der Zunge, des Kiefers, des Rumpfes oder der Extremitäten, die sich in Verbindung mit der Einnahme von Medikamenten entwickeln, die postsynaptische Dopaminrezeptoren blockieren, wie z. B. antipsychotische Medikamente der ersten und zweiten Generation und andere Medikamente wie Metoclopramid gegen Magen-Darm-Erkrankungen. Die Bewegungen treten über einen Zeitraum von mindestens 4 Wochen auf und können choreiform (schnell, ruckartig, nicht repetitiv), athetoid (langsam, gewunden, kontinuierlich) oder semirhythmisch (z. B. Stereotypien) sein; die Bewegungen unterscheiden sich jedoch deutlich von dem rhythmischen (3–6 Hz) Tremor, der häufig bei medikamenteninduziertem Parkinsonismus (MIP) auftritt. Anzeichen oder Symptome einer tardiven Dyskinesie entwickeln sich während der Einnahme des antipsychotischen Medikaments oder eines anderen Dopaminblockers oder innerhalb von 4 Wochen nach Absetzen eines oralen Medikaments (oder innerhalb von 8 Wochen nach Absetzen eines langwirksamen injizierbaren Medikaments). Das betreffende Mittel muss seit mindestens 3 Monaten (bzw. 1 Monat bei Personen ab 60 Jahren) eingenommen worden sein. Obwohl eine große Anzahl epidemiologischer Studien den ätiologischen Zusammenhang zwischen der Einnahme von Dopaminblockern und Spätdyskinesien nachgewiesen hat, ist jede Dyskinesie bei einer Person, die antipsychotische Medikamente erhält, nicht unbedingt eine Spätdyskinesie.

Abnormale orofaziale Bewegungen sind die offensichtlichsten Manifestationen der tardiven Dyskinesie und werden bei den meisten Betroffenen beobachtet. Bei etwa der Hälfte der Betroffenen können jedoch auch die Gliedmaßen betroffen sein, und bei bis zu einem Viertel der Betroffenen kann es zu einer axialen Dyskinesie des Nackens, der Schultern oder des Rumpfes kommen. Die Beteiligung anderer Muskelgruppen (z. B. Rachen, Zwerchfell, Bauch) kann vorkommen, ist aber selten, vor allem wenn keine Dyskinesie im orofazialen Bereich, an den Gliedmaßen oder am Rumpf vorliegt. Dyskinesien der Gliedmaßen oder des Rumpfes ohne orofaziale Beteiligung können bei jüngeren Menschen häufiger auftreten, während orofaziale Dyskinesien typisch für ältere Menschen sind.

Die Symptome der tardiven Dyskinesie werden in der Regel durch Stimulanzien, den Entzug von Antipsychotika und Anticholinergika (wie Benzatropin, das häufig zur Behandlung von MIP eingesetzt wird) verschlimmert und können sich vorübergehend durch emotionale Erregung, Stress und Ablenkung bei willkürlichen Bewegungen in nicht betroffenen Körperteilen verschlimmern. Die abnormalen Bewegungen der Dyskinesie werden durch Entspannung und willkürliche Bewegungen in den betroffenen Körperteilen vorübergehend reduziert. Während des Schlafs sind sie im Allgemeinen nicht vorhanden. Die Dyskinesie kann zumindest vorübergehend durch erhöhte Dosen antipsychotischer Medikamente unterdrückt werden.

Die Gesamtprävalenz von Spätdyskinesien bei Personen, die eine Langzeitbehandlung mit antipsychotischen Medikamenten erhalten haben, liegt zwischen 20 % und 30 %. Die Gesamtinzidenz bei jüngeren Menschen liegt zwischen 3 % und 5 % pro Jahr. Bei Personen mittleren Alters und älteren Menschen scheint die tardive Dyskinesie häufiger aufzutreten, wobei die Prävalenz bis zu 50 % und die Inzidenz von 25 % bis 30 % nach einer durchschnittlichen kumulativen Exposition von 1 Jahr mit antipsychotischen Medikamenten angegeben wird. Die Prävalenz variiert auch je nach Umgebung, wobei tardive Dyskinesien tendenziell häufiger bei chronisch institutionalisierten Personen auftreten. Die Schwankungen in der gemeldeten Prävalenz können auf eine uneinheitliche Definition der tardiven Dyskinesie, die Verschreibungspraxis von Antipsychotika, das Studiendesign und die demografische Zusammensetzung der untersuchten Population zurückzuführen sein.

Es gibt keinen offensichtlichen geschlechtsspezifischen Unterschied in der Anfälligkeit für Spätdyskinesien, obwohl das Risiko bei Frauen nach der Menopause etwas höher sein kann. Eine höhere kumulative Menge an antipsychotischen Medikamenten und die frühe Entwicklung akuter extrapyramidaler Nebenwirkungen (wie MIP) sind zwei der beständigsten Risikofaktoren für Spätdyskinesien. Affektive Störungen (insbesondere Major Depression), neurologische Erkrankungen und Alkoholkonsumstörungen haben sich bei einigen Personengruppen ebenfalls als Risikofaktoren erwiesen. Antipsychotika der zweiten Generation werden mit einer etwas geringeren Inzidenz von Spätdyskinesien in Verbindung gebracht als Antipsychotika der ersten Generation, aber der Unterschied ist nicht so groß wie früher angenommen, insbesondere wenn die Dosis des Antipsychotikums der ersten Generation berücksichtigt wird; die wichtigsten Risikofaktoren sind Alter und kumulative Exposition.

Die Anzeichen sind zu Beginn typischerweise minimal bis leicht und werden nur von einem aufmerksamen Beobachter bemerkt. In vielen Fällen ist die tardive Dyskinesie objektiv leicht, kann aber, obwohl sie als kosmetisches Problem angesehen wird, mit erheblichem Leidensdruck und sozialer Vermeidung verbunden sein. In schweren Fällen kann sie mit medizinischen Komplikationen einhergehen (z. B. Geschwüre an Wangen und Zunge, Zahnverlust, Makroglossie, Schwierigkeiten beim Gehen, Schlucken oder Atmen, gedämpfte Sprache, Gewichtsverlust, Depressionen, Suizidgedanken). Bei älteren Menschen ist die Wahrscheinlichkeit größer, dass die tardive Dyskinesie bei fortgesetzter Einnahme von Antipsychotika schwerer oder generalisierter wird. Wenn antipsychotische Medikamente abgesetzt werden, bessern sich die Symptome bei manchen Menschen im Laufe der Zeit; bei anderen kann die tardive Dyskinesie jedoch dauerhaft bestehen bleiben.

Differenzialdiagnose

Eine Unterscheidung zwischen MIP und tardiver Dyskinesie ist unbedingt erforderlich, da die üblichen Behandlungsverfahren bei MIP (d. h. anticholinerge Medikamente) die mit tardiver Dyskinesie verbundenen abnormen motorischen Bewegungen verschlimmern können. Darüber hinaus können Maßnahmen zur Behandlung der tardiven Dyskinesie (z. B. VMAT2-Hemmer) die Symptome des MIP verschlimmern.

Dyskinesien, die während des Absetzens eines Antipsychotikums oder eines anderen Dopaminrezeptorblockers auftreten, können bei fortgesetztem Absetzen des Medikaments wieder abklingen. Wenn die Dyskinesie mindestens 4 Wochen lang anhält, kann die Diagnose einer tardiven Dyskinesie gerechtfertigt sein. Die tardive Dyskinesie muss von anderen Ursachen für orofaziale und körperliche Dyskinesien unterschieden werden. Dazu gehören die Huntington-Krankheit, die Wilson-Krankheit, die Sydenham-Chorea (rheumatische Chorea), der systemische Lupus erythematodes, die Thyreotoxikose, Schwermetallvergiftungen, schlechtsitzende Zahnprothesen, Dyskinesien aufgrund anderer Medikamente wie L-

Dopa oder Bromocriptin sowie spontane Dyskinesien. Hinweise darauf, dass die Symptome vor der Einnahme des antipsychotischen Medikaments oder eines anderen Dopaminrezeptorblockers auftraten oder dass andere fokale neurologische Anzeichen vorhanden sind, können für die Unterscheidung hilfreich sein. Es ist zu beachten, dass andere Bewegungsstörungen mit tardiver Dyskinesie koexistieren können. Da spontane Dyskinesien bei mehr als 5 % der Menschen auftreten können und auch bei älteren Menschen häufiger vorkommen, kann es schwierig sein, nachzuweisen, dass antipsychotische Medikamente bei einer bestimmten Person eine tardive Dyskinesie verursacht haben. Die tardive Dyskinesie muss von Symptomen unterschieden werden, die auf eine medikamenteninduzierte akute Bewegungsstörung zurückzuführen sind (z. B. MIP, akute Dystonie, akute Akathisie). Akute Dystonie und akute Akathisie können sich schnell innerhalb von Stunden bis Tagen entwickeln, und MIP entwickelt sich innerhalb von Wochen nach Beginn der Einnahme oder Dosissteigerung eines Antipsychotikums oder eines anderen Dopaminrezeptorblockers (oder nach Verringerung der Dosis eines Medikaments zur Behandlung der akuten extrapyramidalen Symptome). Die tardive Dyskinesie hingegen entwickelt sich im Allgemeinen nach einer längeren Exposition gegenüber antipsychotischen Medikamenten (Monate bis Jahre) und kann nach dem Absetzen der antipsychotischen Medikamente auftreten; die für die Diagnose der tardiven Dyskinesie erforderliche Mindestexposition ist die Einnahme von antipsychotischen Medikamenten über einen Zeitraum von mindestens 3 Monaten (oder 1 Monat bei Personen mittleren Alters und älteren Menschen).

Tardive Dystonie

Tardive Akathisie

G24.09 Tardive Dystonie
G25.71 Tardive Akathisie

In diese Kategorie fallen tardive Syndrome mit anderen Arten von Bewegungsstörungen wie Dystonie oder Akathisie, die sich dadurch auszeichnen, dass sie erst spät im Verlauf der Behandlung auftreten und möglicherweise über Monate bis Jahre anhalten, selbst wenn ein antipsychotisches Medikament oder ein anderer Dopaminrezeptorblocker abgesetzt oder die Dosis reduziert wird.

Medikamenteninduzierter posturaler Tremor

G25.1 Medikamenteninduzierter posturaler Tremor

Das wesentliche Merkmal dieser Erkrankung ist ein feiner Tremor, der bei dem Versuch auftritt, eine Körperhaltung beizubehalten, und der sich in Verbindung mit der Einnahme von Medikamenten entwickelt. Zu den Medikamenten, mit denen ein solcher Tremor in Verbindung gebracht werden kann, gehören Lithium, β-adrenerge Medikamente (z.B. Isoproterenol), Stimulanzien (z.B. Amphetamin), dopaminerge Medikamente, antikonvulsive Medikamente (z.B. Valproinsäure), antidepressive Medikamente und Methylxanthine (z.B. Koffein, Theophyllin). Der Tremor ist eine regelmäßige, rhythmische Oszillation der Gliedmaßen (meist Hände und Finger), des Kopfes, des Mundes oder der Zunge, meist mit einer Frequenz zwischen 8 und 12 Zyklen pro Sekunde. Er ist am leichtesten zu beobachten, wenn das betroffene Körperteil in einer anhaltenden Haltung gehalten wird (z.B. ausgestreckte Hände, offener Mund). Der Tremor kann sich verschlimmern, wenn der betroffene Körperteil absichtlich bewegt wird (kinetischer Tremor oder Aktionstremor). Wenn eine Person einen Tremor beschreibt, der mit einem posturalen Tremor übereinstimmt, der Kliniker den Tremor aber nicht direkt beobachten kann, kann es hilfreich sein, die Situation nachzustellen, in der der Tremor auftritt (z.B. Trinken aus einer Tasse mit Untertasse).

Die meisten verfügbaren Informationen betreffen den lithiuminduzierten Tremor. Der Lithiumtremor ist eine übliche, normalerweise gutartige und gut verträgliche Nebenwirkung therapeutischer Dosen. Bei einigen Personen kann er jedoch zu sozialer Verlegenheit, beruflichen Schwierigkeiten und mangelnder Compliance führen. Wenn sich der Serum-Lithium-Spiegel toxischen Werten nähert, kann der Tremor gröber werden und von Muskelzuckungen, Faszikulationen oder Ataxie begleitet sein. Ein nichttoxischer Lithiumtremor kann sich mit der Zeit spontan bessern. Eine Reihe von Faktoren kann das Risiko eines Lithiumtremors erhöhen (z.B. zunehmendes Alter, hohe Serum-Lithium-Spiegel, gleichzeitige Einnahme von Antidepressiva oder Antipsychotika oder eines anderen Dopaminrezeptorblockers, übermäßige Koffeineinnahme, Tremor in der persönlichen oder familiären Vorgeschichte, Vorliegen einer Alkoholkonsumstörung und damit verbundene Angstzustände). Die Häufigkeit der Beschwerden über den Tremor scheint mit der Dauer der Lithiumbehandlung abzunehmen. Zu den Faktoren, die den Tremor verschlimmern können, gehören Angst, Stress, Müdigkeit, Hypoglykämie, Thyreotoxikose, Phäochromozytom, Hypothermie und Alkoholentzug. Tremor kann auch ein frühes Merkmal des Serotonin-Syndroms sein.

Differenzialdiagnose

Ein medikamenteninduzierter posturaler Tremor sollte von einem bereits bestehenden Tremor unterschieden werden, der nicht durch die Wirkung eines Medikaments verursacht wird. Zu den Faktoren, die helfen, festzustellen, dass der Tremor bereits vorher bestand, gehören der zeitliche Zusammenhang mit dem Beginn der Medikation, die fehlende Korrelation mit den Serumspiegeln des Medikaments und das Fortbestehen nach Absetzen des Medikaments. Liegt ein vorbestehender, nicht medikamenteninduzierter Tremor vor (z. B. essenzieller Tremor), der sich unter der Medikation verschlechtert, so würde ein solcher Tremor nicht als medikamenteninduzierter posturaler Tremor angesehen werden. Die oben beschriebenen Faktoren, die zur Schwere eines medikamenteninduzierten posturalen Tremors beitragen können (z. B. Angst, Stress, Müdigkeit, Hypoglykämie, Thyreotoxikose, Phäochromozytom, Hypothermie, Alkoholentzug), können auch unabhängig von der Medikation eine Ursache für den Tremor sein.

Ein medikamenteninduzierter posturaler Tremor wird nicht diagnostiziert, wenn der Tremor besser durch medikamenteninduzierten Parkinsonismus (MIP) erklärt werden kann. Ein medikamenteninduzierter posturaler Tremor ist in der Regel im Ruhezustand nicht vorhanden und verstärkt sich, wenn der betroffene Körperteil in Bewegung gebracht oder in einer anhaltenden Position gehalten wird. Im Gegensatz dazu ist der Tremor im Zusammenhang mit MIP in der Regel niedriger in der Frequenz (3 bis 6 Hz), er verschlimmert sich im Ruhezustand, wird bei absichtlicher Bewegung unterdrückt und tritt in der Regel in Verbindung mit anderen Symptomen des MIP auf (z. B. Akinesie, Rigidität).

Andere medikamenteninduzierte Bewegungsstörung

G25.79 Andere medikamenteninduzierte Bewegungsstörung

Diese Kategorie bezieht sich auf medikamenteninduzierte Bewegungsstörungen, die von keiner der zuvor aufgeführten spezifischen Störungen erfasst werden. Beispiele sind 1) Erscheinungsformen, die dem malignen neuroleptischen Syndrom ähneln und mit anderen Medikamenten als Antipsychotika und anderen Dopaminrezeptorblockern in Verbindung gebracht werden, und 2) andere medikamenteninduzierte tardive Zustände.

Syndrom des Absetzens von Antidepressiva

T43.205A Erstkontakt
T43.205D Folgekontakt
T43.205S Folgeerscheinungen

Nach der Behandlung mit allen Arten von Antidepressiva können Absetzsymptome auftreten. Das Auftreten dieses Syndroms hängt von der Dosierung und der Halbwertszeit des eingenommenen Medikaments sowie von der Geschwindigkeit ab, mit der das Medikament abgesetzt wird. Das größte Risiko besteht bei Medikamenten mit kurzer Halbwertszeit, die abrupt abgesetzt werden (oder wenn die Dosis erheblich reduziert wird) und nicht schrittweise abgesetzt werden. Die kurz wirksamen Antidepressiva Paroxetin und Venlafaxin sind die Mittel, die am häufigsten mit Absetzsymptomen in Verbindung gebracht werden. Das Syndrom des Absetzens von Antidepressiva kann im Zusammenhang mit einer zeitweiligen Nichteinhaltung der Behandlung auftreten und daher bei einigen Personen, die das Medikament nicht wirklich abgesetzt haben, unregelmäßig auftreten. Dies gilt insbesondere für Medikamente mit sehr kurzer Halbwertszeit (z. B. Venlafaxin). Im Gegensatz dazu treten bei Medikamenten mit langer Halbwertszeit, wie Fluoxetin, nur selten signifikante Absetzerscheinungen auf.

Im Gegensatz zu Entzugssyndromen im Zusammenhang mit Opioiden, Alkohol und anderen Substanzen gibt es beim Syndrom des Absetzens von Antidepressiva keine pathognomonischen Symptome. Stattdessen sind die Symptome eher vage und variabel. Die Symptome beginnen in der Regel 2 bis 4 Tage nach der letzten Einnahme des Antidepressivums. Bei selektiven Serotonin-Wiederaufnahmehemmern werden Symptome wie Schwindel, Tinnitus, „Stromschlag"-ähnliche Empfindungen, Schlaflosigkeit und akute Angstzustände beschrieben. Die Einnahme von Antidepressiva vor dem Absetzen darf nicht zu einer Hypomanie oder einem gemischten Zustand geführt haben (d.h. es sollte die Gewissheit bestehen, dass das Absetzsyndrom nicht das Ergebnis von Schwankungen der Stimmungsstabilität im Zusammenhang mit der vorherigen Behandlung ist). Bei den trizyklischen Antidepressiva wurde das plötzliche Absetzen mit gastrointestinalen Symptomen (Krämpfe, die auf eine cholinerge Überaktivität nach dem Absetzen eines anticholinergen trizyklischen Antidepressivums zurückzuführen sind) sowie mit einer Rebound-Hypomanie in Verbindung gebracht.

Das Syndrom des Absetzens von Antidepressiva beruht ausschließlich auf pharmakologischen Faktoren und hat nichts mit den verstärkenden Wirkungen eines Antidepressivums zu tun. Im Gegensatz zum Absetzen von Substanzen mit verstärkender Wirkung, wie Opioiden, tritt kein Verlangen nach der Droge auf. Auch wenn ein Stimulans als Ergänzung zu einem Antidepressivum verwendet wird, kann ein abruptes Absetzen eher zu Stimulanzienentzugssymptomen führen (siehe „Stimulanzienentzug" im Kapitel „Störungen im Zusammenhang mit psychotropen Substanzen und abhängigen Verhaltensweisen") als zu dem hier beschriebenen Syndrom des Absetzens von Antidepressiva.

Die Prävalenz des Absetzsyndroms bei Antidepressiva ist nicht bekannt, es wird jedoch angenommen, dass sie von folgenden Faktoren abhängt: von der Dosis vor dem Absetzen, von der Halbwertszeit (d.h., sie tritt häufiger bei Medikamenten mit kurzer Halbwertszeit auf) und der Rezeptorbindungsaffinität des Medikaments (z.B. häufiger bei Serotonin-Wiederaufnahmehemmern) sowie möglicherweise von der genetisch bedingten Metabolisierungsrate der betroffenen Person für dieses Medikament. Daher treten Absetzreaktionen häufiger bei Medikamenten mit kurzer Halbwertszeit auf, können aber auch durch den Status eines schnellen oder ultraschnellen Metabolisierers von Cytochrom-Enzymen, die das Antidepressivum metabolisieren, beeinflusst werden.

Da Längsschnittstudien fehlen, ist wenig über den klinischen Verlauf des Absetzsyndroms von Antidepressiva bekannt. Die Symptome scheinen im Laufe der Zeit mit einer sehr allmählichen Dosisreduzierung abzunehmen. Die Symptome sind in der Regel kurzlebig, dauern nicht länger als 2 Wochen und treten selten länger als 3 Wochen nach dem Absetzen auf.

Differenzialdiagnose

Die Differenzialdiagnose des Syndrom des Absetzens von Antidepressiva umfasst einen Rückfall der Störung, für die das Medikament verschrieben wurde (z.B. Depression oder Panikstörung), Somatische Belastungsstörung, Bipolar-I- oder Bipolar-II-Störung mit gemischten Merkmalen, eine Substanzkonsumstörung, Migräne oder ein zerebrovaskuläres Ereignis. Absetzsymptome ähneln oft den Symptomen einer anhaltenden Angststörung oder einer Rückkehr der somatischen Symptome der Depression, gegen die das Medikament ursprünglich verabreicht wurde. Es ist wichtig, das Absetzsyndrom nicht mit einem Rückfall der ursprünglichen depressiven Störung oder Angststörung zu verwechseln, gegen die das Medikament verschrieben wurde. Das Absetzsyndrom bei Antidepressiva unterscheidet sich vom Substanzentzug dadurch, dass Antidepressiva selbst keine verstärkenden oder euphorisierenden Wirkungen haben. Die Betroffenen erhöhen in der Regel nicht von sich aus die Medikamentendosis, und sie verhalten sich im Allgemeinen nicht drogensüchtig, um zusätzliche Medikamente zu erhalten. Die Kriterien für eine Substanzkonsumstörung sind nicht erfüllt.

Andere unerwünschte Wirkungen von Medikamenten

T50.905A Erstkontakt
T50.905D Folgekontakt
T50.905S Folgeerscheinungen

Diese Kategorie kann von Klinikern fakultativ verwendet werden, um Nebenwirkungen von Medikamenten (mit Ausnahme von Bewegungssymptomen) zu codieren, wenn diese unerwünschten Wirkungen in den Mittelpunkt der klinischen Aufmerksamkeit rücken. Beispiele hierfür sind schwere Hypotonie, Herz-Rhythmus-Störungen und Priapismus.

Andere klinisch relevante Probleme

Dieses Kapitel beinhaltet Bedingungen und Probleme, die im Fokus der klinischen Aufmerksamkeit stehen oder die Diagnose, den Verlauf, die Prognose oder die Behandlung psychischer Störungen beeinflussen können. Diese Krankheitsfaktoren werden mit den zugehörigen ICD-10-CM-Codierungen (gewöhnlich Z-Codierungen) dargestellt. Eine Bedingung oder ein Problem aus diesem Kapitel wird dann verschlüsselt, wenn sie bzw. es (1) Anlass für das aktuelle Hilfesuchverhalten ist, (2) relevant ist für die Indikation und Ableitung diagnostischer, therapeutischer oder anderer Maßnahme, (3) eine Rolle für das Verständnis des Beginns oder einer Exazerbation einer psychischen Störung spielt oder (4) bedeutsam für die Gestaltung des Gesamtbehandlungsplans ist.

Bei den in diesem Kapitel aufgeführten Zuständen, Bedingungen und Problemen handelt es sich nicht um psychische Störungen. Ihre Aufnahme in das DSM-5-TR soll die Aufmerksamkeit auf den Umfang zusätzlicher Probleme lenken, die in der klinischen Routinepraxis auftreten können, und eine systematische Auflistung bieten, die für Kliniker bei der Dokumentation dieser Probleme hilfreich sein kann. Eine Übersicht über alle Codes in diesem Abschnitt bietet die DSM-5-TR-Klassifikation.

Die Zustände und Probleme, die im Mittelpunkt der klinischen Aufmerksamkeit stehen können, werden wie folgt aufgeführt:

1. **Suizidales Verhalten** (potenziell selbstverletzendes Verhalten mit zumindest einer gewissen Todesabsicht) und **nichtsuizidale Selbstverletzung** (sich selbst absichtlich ohne Suizidabsicht körperliche Verletzungen zufügen).
2. **Missbrauch, Misshandlung und Vernachlässigung** (z. B. Probleme im Zusammenhang mit Missbrauch, Misshandlung und Vernachlässigung eines Kindes oder Erwachsener, einschließlich körperlicher Misshandlung oder Gewalt, sexuellem Missbrauch oder sexueller Gewalt, Vernachlässigung und psychischer Misshandlung).
3. **Beziehungsprobleme** (z. B. Beziehungsproblem zwischen Eltern und Kind, Beziehungsproblem zwischen Geschwistern,

Problem in der Beziehung zum (Ehe-)Partner, Zerrüttung der Familie durch Trennung oder Scheidung).

4. **Probleme im Zusammenhang mit Schule und Ausbildung** (z.B. Analphabetismus und geringe Lese- und Schreibfähigkeit, nicht verfügbare und unerreichbare Schulbildung, nicht bestandene Schulprüfungen, schlechte schulische Leistungen.
5. **Berufsprobleme** (z.B. Arbeitslosigkeit, Wechsel des Arbeitsplatzes, Bedrohung durch Arbeitsplatzverlust, stressige Arbeitszeiten, Unstimmigkeiten mit Vorgesetzten und Arbeitskollegen).
6. **Probleme im Zusammenhang mit Wohnbedingungen** (z.B. Obdachlosigkeit, inadäquate Unterkunft, Unstimmigkeit mit Nachbarn, Mietern oder Vermieter).
7. **Probleme im Zusammenhang mit wirtschaftlichen Verhältnissen** (z.B. unsichere Nahrungsmittelversorgung, Mangel an sicherer Trinkwasserversorgung, äußerste Armut, niedriges Einkommen).
8. **Probleme im Zusammenhang mit der sozialen Umgebung** (z.B. Problem im Zusammenhang mit dem Alleinleben, kulturelles Anpassungsproblem, soziale Ausgrenzung oder Ablehnung).
9. **Probleme im Zusammenhang mit dem Rechtssystem** (z.B. Verurteilung in Strafverfahren, Inhaftierung oder anderer Freiheitsentzug, Probleme im Zusammenhang mit der Entlassung aus dem Gefängnis, Probleme im Zusammenhang mit anderen rechtlichen Angelegenheiten).
10. **Probleme im Zusammenhang mit anderen psychosozialen, persönlichen und umweltbedingten Umständen** (z.B. Probleme im Zusammenhang mit einer ungewollten Schwangerschaft, Opfer eines Verbrechens, Opfer von Terrorismus).
11. **Probleme im Zusammenhang mit dem Zugang zu medizinischer und anderer Gesundheitsversorgung** (z.B. Nichtverfügbarkeit oder Unzugänglichkeit von Einrichtungen des Gesundheitswesens).
12. **Umstände der persönlichen Vorgeschichte** (z.B. persönliche Vorgeschichte eines psychologischen Traumas, persönliche Vorgeschichte eines Militäreinsatzes).
13. **Anderweitige Inanspruchnahme des Gesundheitswesens zur psychischen und medizinischen Beratung** (z.B. Sexualberatung, sonstige Beratung oder Konsultation).

14. **Weitere Bedingungen oder Probleme, die im Fokus der klinischen Aufmerksamkeit stehen können** (z. B. Umherirren in Verbindung mit einer psychischen Störung, unkomplizierter Trauerfall, Problem in einer Lebensphase).

Suizidales Verhalten und nichtsuizidale Selbstverletzungen

Codierhinweis für ICD-10-CM Suizidales Verhalten

Nur bei T-Codes sollte die 7. Stelle wie folgt codiert werden:

A (Erstkontakt) – Anzuwenden, wenn die Person aktuell eine aktive Behandlung aufgrund ihres Verhaltens erhält (z. B. Kontakt in der Notaufnahme, Beurteilung und Behandlung durch einen neuen klinischen Urteiler oder Behandler) oder

D (Folgekontakt) – Anzuwenden bei Folgekontakten, nach einer aktiven Behandlung aufgrund ihres Verhaltens und bei einer Routineversorgung während der Genesungs- oder Erholungsphase (z. B. Anpassung der Medikation, andere Nachsorge- und Folgeuntersuchungen).

Suizidales Verhalten

Diese Kategorie kann für Personen verwendet werden, die ein potenziell selbstverletzendes Verhalten gezeigt haben, bei dem zumindest die Absicht bestand, sich das Leben zu nehmen. Die Absicht, dem eigenen Leben ein Ende zu setzen, kann explizit oder durch das Verhalten oder die Umstände belegt sein. Ein Suizidversuch kann, muss aber nicht zu einer tatsächlichen Selbstverletzung führen. Wenn die Person von einer anderen Person davon abgehalten wird oder ihre Meinung ändert, bevor sie das Verhalten beginnt, trifft diese Kategorie nicht zu.

Aktuelles suizidales Verhalten

T14.91XA Erstkontakt: Wenn suizidales Verhalten Thema des Erstkontakts ist

T14.91XD Folgekontakt: Wenn suizidales Verhalten Thema der nachfolgenden Kontakte ist

Z91.51 Vorgeschichte suizidalen Verhaltens

Wenn suizidales Verhalten im Laufe des Lebens der Person aufgetreten ist.

Nichtsuizidale Selbstverletzungen

Diese Kategorie kann für Personen verwendet werden, die sich selbst absichtlich körperliche Verletzungen zugefügt haben, die Blutungen, Blutergüsse oder Schmerzen hervorrufen können (z. B. Schneiden, Verbrennen, Stechen, Schlagen, übermäßiges Reiben), ohne dass eine Suizidabsicht vorlag.

R45.88 Gegenwärtige nichtsuizidale Selbstverletzung

Wenn nichtsuizidales selbstverletzendes Verhalten Teil der klinischen Präsentation ist

Z91.52 Vorgeschichte nichtsuizidaler Selbstverletzung

Wenn nichtsuizidales selbstverletzendes Verhalten im Laufe des Lebens der Person aufgetreten ist

Missbrauch, Misshandlung und Vernachlässigung

Misshandlung durch ein Familienmitglied (z. B. Elternteil, erwachsener Partner) oder durch einen Nichtverwandten kann im Fokus der klinischen Aufmerksamkeit liegen, oder eine derartige Misshandlung kann ein bedeutsamer Faktor bei der Untersuchung und Behandlung eines Patienten mit einer psychischen Störung oder einer körperlichen Erkrankung sein. Aufgrund der rechtlichen Folgen von Missbrauch, Misshandlung und Vernachlässigung ist bei der Untersuchung und Codierung dieser Bedingungen mit besonderer Sorgfalt vorzugehen. Eine Vorgeschichte von Missbrauch, Misshandlung oder Vernachlässigung kann die Diagnose und den Behandlungsverlauf bei einer Reihe psychischer Störungen beeinflussen und daher zusammen mit einer Diagnose dokumentiert werden.

Neben den Codierungen eines gesicherten oder vermuteten Falles von Missbrauch, Misshandlung oder Vernachlässigung werden unterschiedliche Codierungen verwendet, wenn der aktuelle klinische Kontaktanlass die Inanspruchnahme von Diensten der psychischen Gesundheitsfürsorge durch Opfer oder durch Verursacher des Missbrauchs, der Misshandlung oder der Vernachlässigung darstellt. Außerdem wird eine separate Verschlüsselung verwendet, um einen Missbrauch, eine Misshandlung oder eine Vernachlässigung in der Vorgeschichte zu dokumentieren.

Codierhinweis für ICD-10-CM-Angaben zu Missbrauch, Misshandlung und Vernachlässigung

Nur bei T-Codierungen sollte die 7. Stelle wie folgt codiert werden:

A (Erstkontakt) – Anzuwenden, wenn die Person aktuell eine aktive Behandlung aufgrund von Missbrauch, Misshandlung oder Vernachlässigung erhält (z. B. chirurgische Behandlung, Kontakt in der Notaufnahme, Untersuchung und Behandlung durch einen neuen klinischen Urteiler oder Behandler).

D (Folgekontakt) – Anzuwenden bei Folgekontakten, nach einer aktiven Behandlung aufgrund von Missbrauch, Misshandlung oder Vernachlässigung und bei einer Routineversorgung während der Genesungs- oder Erholungsphase (z. B. Verbandswechsel oder -abnahme, Entfernung von externen oder internen Fixationsmitteln, Anpassung der Medikation, andere Nachsorge- und Folgeuntersuchungen).

Probleme im Zusammenhang mit Missbrauch, Misshandlung und Vernachlässigung eines Kindes

Körperliche Misshandlung eines Kindes

Diese Kategorie kann verwendet werden, wenn körperliche Misshandlung eines Kindes im Fokus der klinischen Aufmerksamkeit steht. Die körperliche Misshandlung eines Kindes ist eine gezielte körperliche Verletzung eines Kindes durch ein Elternteil, eine Bezugsperson oder eine andere Person, welche für das Kind Verantwortung trägt, – von geringfügigen Blutergüssen bis hin zu ernsthaften Frakturen oder dem Tod. Diese Verletzungen sind Folge von Fausthieben, Prügel, Treten, Beißen, Schütteln, Werfen, Stechen, Würgen, Schlagen (mit der Hand, einem Stock, einem Gürtel oder einem anderen Objekt), Verbrennen oder irgendeiner anderen Methode. Diese Verletzung wird als Misshandlung betrachtet, unabhängig davon, ob die Bezugsperson die Absicht hatte, das Kind tatsächlich zu verletzten. Körperliche Züchtigung wie Prügeln oder Versohlen wird nicht als Misshandlung betrachtet, solange sie maßvoll ist und dem Kind dadurch kein körperlicher Schaden entsteht.

Körperliche Misshandlung eines Kindes, Gesichert

T74.12XA Erstkontakt
T74.12XD Folgekontakt

Körperliche Misshandlung eines Kindes, Verdacht auf

T76.12XA Erstkontakt
T76.12XD Folgekontakt

Andere Umstände im Zusammenhang mit körperlicher Misshandlung eines Kindes

Z69.010 Inanspruchnahme von Gesundheitsdiensten durch ein Kind, das Opfer von körperlicher Misshandlung durch ein Elternteil geworden ist
Z69.020 Inanspruchnahme von Gesundheitsdiensten durch ein Kind, das Opfer von körperlicher Misshandlung durch eine andere Person (kein Elternteil) geworden ist
Z62.810 Persönliche Vorgeschichte von körperlicher Misshandlung in der Kindheit
Z69.011 Inanspruchnahme von Gesundheitsdiensten durch einen Täter (Elternteil), der körperliche Kindesmisshandlung ausgeübt hat
Z69.021 Inanspruchnahme von Gesundheitsdiensten durch einen Täter (kein Elternteil), der körperliche Kindesmisshandlung ausgeübt hat

Sexueller Missbrauch eines Kindes

Diese Kategorie kann verwendet werden, wenn sexueller Missbrauch eines Kindes im Fokus der klinischen Aufmerksamkeit steht. Der sexuelle Missbrauch eines Kindes umfasst jegliche sexuelle Handlung, welche ein Kind einbezieht und dazu dient, einem Elternteil, einer Bezugsperson oder einer anderen Person, welche für das Kind Verantwortung trägt, sexuelle Befriedigung zu verschaffen. Sexueller Missbrauch beinhaltet Aktivitäten wie die Manipulation kindlicher Geschlechtsteile, Penetration, Inzest, Vergewaltigung, Sodomie und unsittliche Entblößung. Sexueller Missbrauch beinhaltet außerdem die berührungslose sexuelle Ausbeutung des Kindes durch ein Elternteil oder eine Bezugsperson – z. B. das Kind zur Teilnahme an Handlungen zur sexuellen Befriedigung anderer zu bringen durch Zwang, Täuschung, Verführung, Drohung oder Bedrängen des Kindes ohne direkten Körperkontakt zwischen Kind und missbrauchender Person.

Sexueller Missbrauch eines Kindes, Gesichert

T74.22XA Erstkontakt
T74.22XD Folgekontakt

Sexueller Missbrauch eines Kindes, Verdacht auf

T76.22XA Erstkontakt
T76.22XD Folgekontakt

Andere Umstände im Zusammenhang mit sexuellem Missbrauch eines Kindes

Z69.010 Inanspruchnahme von Gesundheitsdiensten durch ein Kind, das Opfer von sexuellem Missbrauch durch ein Elternteil geworden ist
Z69.020 Inanspruchnahme von Gesundheitsdiensten durch ein Kind, das Opfer von sexuellem Missbrauch durch eine andere Person (kein Elternteil) geworden ist
Z62.810 Persönliche Vorgeschichte von sexuellem Missbrauch in der Kindheit
Z69.011 Inanspruchnahme von Gesundheitsdiensten durch einen Täter (Elternteil), der sexuellen Kindesmissbrauch ausgeübt hat
Z69.021 Inanspruchnahme von Gesundheitsdiensten durch einen Täter (kein Elternteil), der sexuellen Kindesmissbrauch ausgeübt hat

Vernachlässigung eines Kindes

Diese Kategorie kann verwendet werden, wenn Vernachlässigung eines Kindes im Fokus der klinischen Aufmerksamkeit steht. Die Vernachlässigung eines Kindes wird definiert als jegliche vermutete oder bestätigte schwerwiegende Handlung oder Unterlassung durch ein Elternteil oder eine andere Bezugsperson, welche das Kind depriviert hinsichtlich grundlegender altersentsprechender Bedürfnisse und welche demzufolge in körperlichem oder seelischem Schaden für das Kind resultiert oder einen solchen mit großer Wahrscheinlichkeit potenziell verursachen könnte. Die Vernachlässigung eines Kindes umfasst das Aussetzen des Kindes, mangelnde Aufsicht, Nichtbeachten der nötigen emotionalen und seelischen Bedürfnisse des Kindes und fehlende Bereitstellung der nötigen Schulbildung, medizinischen Versorgung, Nahrung, Unterkunft und/oder Kleidung.

Vernachlässigung eines Kindes, Gesichert

T74.02XA Erstkontakt
T74.02XD Folgekontakt

Vernachlässigung eines Kindes, Verdacht auf

T76.02XA Erstkontakt
T76.02XD Folgekontakt

Andere Umstände im Zusammenhang mit Vernachlässigung eines Kindes

Z69.010 Inanspruchnahme von Gesundheitsdiensten durch ein Kind, das Opfer von Vernachlässigung durch ein Elternteil geworden ist
Z69.020 Inanspruchnahme von Gesundheitsdiensten durch ein Kind, das Opfer von Vernachlässigung durch eine andere Person (kein Elternteil) geworden ist
Z62.812 Persönliche Vorgeschichte von Vernachlässigung in der Kindheit
Z69.011 Inanspruchnahme von Gesundheitsdiensten durch einen Täter (Elternteil), der Kindesvernachlässigung ausgeübt hat
Z69.021 Inanspruchnahme von Gesundheitsdiensten durch einen Täter (kein Elternteil), der Kindesvernachlässigung ausgeübt hat

Psychische Misshandlung eines Kindes

Diese Kategorie kann verwendet werden, wenn eine psychische Misshandlung eines Kindes im Fokus der klinischen Aufmerksamkeit steht. Die psychische Misshandlung eines Kindes ist eine gezielte verbale oder symbolische Handlung durch ein Elternteil oder eine andere Bezugsperson, welche eine erhebliche seelische Schädigung des Kindes verursacht oder mit großer Wahrscheinlichkeit potenziell verursachen könnte. (Körperlich misshandelnde und sexuell missbrauchende Handlungen sind aus dieser Kategorie ausgeschlossen.) Beispiele für psychische Misshandlung eines Kindes beinhalten das Beschimpfen, Erniedrigen oder Demütigen des Kindes; dem Kind damit drohen, Menschen oder Dinge, die ihm wichtig sind, zu schädigen/wegzunehmen – oder das Andeuten, dass vermeintliche Verursacher diese schädigen/wegnehmen könnten; das Kind seiner Freiheit zu berauben (wie durch das Zusammenbinden von Armen oder Beinen eines Kindes, das Fesseln eines Kindes an Möbel oder andere Objekte oder das Einsperren eines Kindes in einem kleinen geschlossenen Bereich [z. B. einem Schrank]); das Kind als Sündenbock zu behandeln; das Kind zu nötigen, sich selbst Schmerzen zuzufügen, und exzessive körperliche oder nichtkörperliche Züchtigung des Kindes (z. B. extrem häufig oder extrem lang andauernd, selbst wenn das Maß für eine körperliche Misshandlung noch nicht erreicht ist).

Psychische Misshandlung eines Kindes, Gesichert

T74.32XA Erstkontakt
T74.32XD Folgekontakt

Psychische Misshandlung eines Kindes, Verdacht auf

T76.32XA Erstkontakt
T76.32XD Folgekontakt

Andere Umstände im Zusammenhang mit psychischer Misshandlung eines Kindes

Z69.010 Inanspruchnahme von Gesundheitsdiensten durch ein Kind, das Opfer von psychischer Misshandlung durch ein Elternteil geworden ist
Z69.020 Inanspruchnahme von Gesundheitsdiensten durch ein Kind, das Opfer von psychischer Misshandlung durch eine andere Person (kein Elternteil) geworden ist
Z62.811 Persönliche Vorgeschichte von psychischer Misshandlung in der Kindheit

Z69.011 Inanspruchnahme von Gesundheitsdiensten durch einen Täter (Elternteil), der psychische Kindesmisshandlung ausgeübt hat

Z69.021 Inanspruchnahme von Gesundheitsdiensten durch einen Täter (kein Elternteil), der psychische Kindesmisshandlung ausgeübt hat

Probleme im Zusammenhang mit Missbrauch, Misshandlung und Vernachlässigung Erwachsener

Körperliche Gewalt durch den Ehe- oder Lebenspartner

Diese Kategorie kann verwendet werden, wenn körperliche Misshandlung im Fokus der klinischen Aufmerksamkeit steht. Körperliche Gewalt durch den Ehepartner oder Partner ist eine nicht zufällige körperliche Gewaltanwendung, die zu einer körperlichen Schädigung des Intimpartners führt oder führen kann, oder die bei dem Partner erhebliche Angst auslöst. Absichtliche Handlungen körperlicher Gewalt umfassen Schubsen, Ohrfeigen/Schlagen, an den Haaren ziehen, Kneifen, Festhalten, Schütteln, Werfen, Beißen, Treten, mit der Faust oder einem Gegenstand schlagen, Verbrennungen zufügen, Vergiften, Gewalt auf den Hals ausüben, die Luft abschnüren, den Kopf unter Wasser drücken und eine Waffe benutzen. Handlungen, die dazu dienen, den Partner oder sich selbst zu verteidigen/zu schützen, sind ausgeschlossen.

Körperliche Gewalt durch den Ehe- oder Lebenspartner, Gesichert

T74.11XA Erstkontakt
T74.11XD Folgekontakt

Körperliche Gewalt durch den Ehe- oder Lebenspartner, Verdacht auf

T76.11XA Erstkontakt
T76.11XD Folgekontakt

Andere Umstände im Zusammenhang mit körperlicher Gewalt durch den Ehe- oder Lebenspartner

Z69.11 Inanspruchnahme von Gesundheitsdiensten durch eine Person, die Opfer von körperlicher Gewalt durch den Ehe- oder Lebenspartner geworden ist

Z91.410 Persönliche Vorgeschichte von körperlicher Gewalt durch den Ehe- oder Lebenspartner

Z69.12 Inanspruchnahme von Gesundheitsdiensten durch einen Täter, der körperliche Gewalt gegenüber dem Ehe- oder Lebenspartner ausgeübt hat

Sexuelle Gewalt durch den Ehe- oder Lebenspartner

Diese Kategorie sollte verwendet werden, wenn erzwungene oder unfreiwillige sexuelle Handlungen mit einem intimen Partner aufgetreten sind und im Fokus der klinischen Aufmerksamkeit stehen. Sexuelle Gewalt kann körperliche Gewalt oder psychischen Zwang umfassen und dient dazu, den Partner gegen ihren oder seinen Willen zu sexuellen Handlungen zu nötigen, unabhängig davon, ob die sexuelle Handlung vollzogen wurde oder nicht. In diese Kategorie inbegriffen sind auch sexuelle Handlungen an einem intimen Partner, der nicht in der Lage ist, diesen zuzustimmen.

Sexuelle Gewalt durch den Ehe- oder Lebenspartner, Gesichert

T74.21XA Erstkontakt
T74.21XD Folgekontakt

Sexuelle Gewalt durch den Ehe- oder Lebenspartner, Verdacht auf

T76.21XA Erstkontakt
T76.21XD Folgekontakt

Andere Umstände im Zusammenhang mit sexueller Gewalt durch den Ehe- oder Lebenspartner

Z69.81 Inanspruchnahme von Gesundheitsdiensten durch eine Person, die Opfer von sexueller Gewalt durch den Ehe- oder Lebenspartner geworden ist

Z91.410 Persönliche Vorgeschichte von sexueller Gewalt durch den Ehe- oder Lebenspartner

Z69.12 Inanspruchnahme von Gesundheitsdiensten durch einen Täter, der sexuelle Gewalt gegenüber dem Ehe- oder Lebenspartner ausgeübt hat

Vernachlässigung durch den Ehe- oder Lebenspartner

Diese Kategorie kann verwendet werden, wenn Vernachlässigung durch den Ehe- oder Lebenspartner im Fokus der klinischen Aufmerksamkeit steht. Eine Vernachlässigung des Partners ist jedwede schwerwiegende Handlung oder Unterlassung, bei der ein Partner einem abhängigen Partner die Erfüllung basaler Bedürfnisse versagt, was dazu führt oder potenziell dazu führen könnte, dass dem abhängigen Partner körperlicher oder psychischer Schaden zugefügt wird. Diese Kategorie wird im Kontext von Beziehungskonstellationen verwendet, bei der ein Partner extrem abhängig von der Fürsorge oder Unterstützung des anderen für die Regelung des alltäglichen Lebens ist – z. B. ein Partner, der aufgrund erheblicher körperlicher, psychischer/intellektueller oder kultureller Beschränkungen unfähig ist, sich selbst zu versorgen (z. B. Unvermögen, mit anderen zu kommunizieren, oder Unvermögen, das alltägliche Leben wegen kultureller Beschränkungen zu verrichten).

Vernachlässigung durch den Ehe- oder Lebenspartner, Gesichert

T74.01XA Erstkontakt
T74.01XD Folgekontakt

Vernachlässigung durch den Ehe- oder Lebenspartner, Verdacht auf

T76.01XA Erstkontakt
T76.01XD Folgekontakt

Andere Umstände im Zusammenhang mit Vernachlässigung durch den Ehe- oder Lebenspartner

Z69.11 Inanspruchnahme von Gesundheitsdiensten durch eine Person, die Opfer von Vernachlässigung durch den Ehe- oder Lebenspartner geworden ist

Z91.412 Persönliche Vorgeschichte von Vernachlässigung durch den Ehe- oder Lebenspartner

Z69.12 Inanspruchnahme von Gesundheitsdiensten durch einen Täter, der Vernachlässigung gegenüber dem Ehe- oder Lebenspartner ausgeübt hat

Psychische Misshandlung durch den Ehe- oder Lebenspartner

Diese Kategorie kann verwendet werden, wenn eine psychische Misshandlung durch den Ehe- oder Lebenspartner im Fokus der klinischen Aufmerksamkeit steht. Psychische Misshandlung in der Partnerschaft beinhaltet alle beabsichtigten verbalen oder symbolischen Handlungen durch einen Partner, die dazu führen oder potenziell dazu führen können, dass dem anderen Partner erheblicher Schaden zugefügt wird. Psychische Misshandlungen umfassen Beschimpfungen oder Beleidigungen eines Opfers; Ausfragen eines Opfers; Beschränkung der Freiheit eines Opfers zu kommen und zu gehen; Behinderung des Zugangs eines Opfers zu Unterstützung (z. B. Rechtsberatung, soziale, gesundheitsdienstliche, medizinische Ressourcen); Drohungen körperlicher Gewalt oder sexueller Übergriffe gegenüber einem Opfer; Dinge, die einem Opfer wichtig sind, zu schädigen oder damit zu drohen, diese zu schädigen; ungerechtfertigte Beschränkungen des Zugangs eines Opfers zur Nutzung wirtschaftlicher Ressourcen; ein Opfer von Familie, Freunden oder Netzwerken sozialer Unterstützung zu isolieren; Stalking oder Versuche, die psychische Gesundheit des Opfers infrage zu stellen („Gaslighting").

Psychische Misshandlung durch den Ehe- oder Lebenspartner, Gesichert

T74.31XA Erstkontakt
T74.31XD Folgekontakt

Psychische Misshandlung durch den Ehe- oder Lebenspartner, Verdacht auf

T76.31XA Erstkontakt
T76.31XD Folgekontakt

Andere Umstände im Zusammenhang mit psychischer Misshandlung durch den Ehe- oder Lebenspartner

Z69.11 Inanspruchnahme von Gesundheitsdiensten durch eine Person, die Opfer von psychischer Misshandlung durch den Ehe- oder Lebenspartner geworden ist

Z91.411 Persönliche Vorgeschichte von psychischer Misshandlung durch den Ehe- oder Lebenspartner

Z69.12 Inanspruchnahme von Gesundheitsdiensten durch einen Täter, der psychische Misshandlung gegenüber dem Ehe- oder Lebenspartner ausgeübt hat

Misshandlung eines Erwachsenen durch eine Person, die nicht der Ehe- oder Lebenspartner ist

Diese Kategorie kann verwendet werden, wenn Misshandlung einer erwachsenen Person durch einen anderen Erwachsenen, der kein intimer Partner ist, im Fokus der klinischen Aufmerksamkeit steht. Beispiele für Misshandlung im Erwachsenenalter umfassen beabsichtigte Handlungen körperlicher Gewalt (z.B. Schubsen/Stoßen, Kratzen, Ohrfeigen/Schlagen, etwas Werfen, das verletzen könnte, mit der Faust schlagen, Beißen), die zu körperlichen Verletzungen führten – oder potenziell dazu führen könnten oder erhebliche Angst verursachen; erzwungene oder unfreiwillige sexuelle Handlungen und verbale oder symbolische Handlungen, die das Potenzial haben, psychische Schäden zu verursachen (z.B. eine Person beschimpfen oder beleidigen; eine Person ausfragen; Beschränkung der Freiheit einer Person zu kommen und zu gehen; Behinderung des Zugangs einer Person zu Unterstützung; Bedrohungen einer Person, jemanden oder etwas schädigen oder verletzen, die oder das einer Person wichtig ist oder damit zu drohen; Beschränkungen des Zugangs oder der Nutzung wirtschaftlicher Ressourcen; eine Person von Familie, Freunden oder Netzwerken sozialer Unterstützung isolieren; Verfolgen einer Person [Stalking] oder Versuche, einer Person glauben zu machen, dass er oder sie verrückt sei). Handlungen, die dazu dienen, sich selbst zu verteidigen/zu schützen, sind ausgeschlossen.

Körperliche Misshandlung durch eine Person, die nicht der Ehe- oder Lebenspartner ist, Gesichert

T74.11XA Erstkontakt
T74.11XD Folgekontakt

Körperliche Misshandlung durch eine Person, die nicht der Ehe- oder Lebenspartner ist, Verdacht auf

T76.11XA Erstkontakt
T76.11XD Folgekontakt

Sexuelle Misshandlung durch eine Person, die nicht der Ehe- oder Lebenspartner ist, Gesichert

T74.21XA Erstkontakt
T74.21XD Folgekontakt

Sexuelle Misshandlung durch eine Person, die nicht der Ehe- oder Lebenspartner ist, Verdacht auf

T76.21XA Erstkontakt
T76.21XD Folgekontakt

Psychische Misshandlung durch eine Person, die nicht der Ehe- oder Lebenspartner ist, Gesichert

T74.31XA Erstkontakt
T74.31XD Folgekontakt

Psychische Misshandlung durch eine Person, die nicht der Ehe- oder Lebenspartner ist, Verdacht auf

T76.31XA Erstkontakt
T76.31XD Folgekontakt

Andere Umstände im Zusammenhang mit einer Misshandlung eines Erwachsenen durch eine Person, die nicht der Ehe- oder Lebenspartner ist

Z69.81 Inanspruchnahme von Gesundheitsdiensten durch einen Erwachsenen, der Opfer von Misshandlung durch eine andere Person (nicht der Ehe- oder Lebenspartner) geworden ist

Z69.82 Inanspruchnahme von Gesundheitsdiensten durch einen Täter, der Misshandlung gegenüber einem anderen Erwachsenen (nicht der Ehe- oder Lebenspartner) ausgeübt hat

Beziehungsprobleme

Wichtige Beziehungen, insbesondere intime Partnerbeziehungen zwischen Erwachsenen und Beziehungen zwischen Eltern/Betreuenden und Kindern, haben einen erheblichen Einfluss auf die Gesundheit der Menschen, die in diesen Beziehungen leben. Diese Beziehungen können gesundheitsfördernd und schützend, neutral oder gesundheitsschädigend sein. Im Extremfall können diese engen Beziehungen mit Misshandlung oder Vernachlässigung einhergehen, was erhebliche medizinische und psychologische Folgen für die betroffene Person hat. Ein Beziehungsproblem kann die klinische Aufmerksamkeit auf sich ziehen, entweder als Grund dafür, dass die betroffene Person medizinische Versorgung in Anspruch nimmt, oder als Problem, das den Verlauf, die Prognose oder die Behandlung der psychischen Störung oder einer körperlichen Erkrankung der betroffenen Person beeinflusst.

Beziehungsproblem zwischen Eltern und Kind

Z62.820 Elternteil – Biologisches Kind
Z62.821 Elternteil – Adoptivkind
Z62.822 Elternteil – Pflegekind

Z62.898 Andere Bezugsperson – Kind

In dieser Kategorie bezieht sich der Begriff *Elternteil* auf eine der Hauptbezugspersonen des Kindes, bei der es sich um ein biologisches Elternteil, ein Adoptiv- oder Pflegeelternteil oder um einen anderen Verwandten (z.B. ein Großelternteil) handeln kann, der eine elterliche Rolle für das Kind übernimmt. Diese Kategorie kann verwendet werden, wenn der Schwerpunkt der klinischen Aufmerksamkeit auf der Qualität der Eltern-Kind-Beziehung liegt oder wenn die Qualität der Eltern-Kind-Beziehung den Verlauf, die Prognose oder die Behandlung einer psychischen Störung oder einer körperlichen Erkrankung beeinträchtigt. In der Regel geht das Eltern-Kind-Beziehungsproblem mit einer Beeinträchtigung des Verhaltens, der Kognition oder der Affektivität einher. Beispiele für Verhaltensprobleme sind unzureichende elterliche Kontrolle, Aufsicht und Einbeziehung des Kindes, elterliche Überbehütung, übermäßiger elterlicher Druck, Streitigkeiten, die bis zur Androhung körperlicher Gewalt eskalieren, und Vermeidung ohne Lösung von

Problemen. Zu den kognitiven Problemen können negative Zuschreibungen der Absichten des anderen, Feindseligkeit oder Sündenbockmentalität gegenüber dem anderen und ungerechtfertigte Gefühle der Entfremdung gehören. Affektive Probleme können Gefühle von Traurigkeit, Apathie oder Wut über die andere Person in der Beziehung umfassen. Kliniker sollten die entwicklungspsychologischen Bedürfnisse des Kindes und den kulturellen Kontext berücksichtigen.

Z62.891 Beziehungsproblem zwischen Geschwistern

Diese Kategorie kann verwendet werden, wenn der Schwerpunkt der klinischen Aufmerksamkeit auf einem Interaktionsmuster zwischen Geschwistern liegt, das mit einer signifikanten Beeinträchtigung des individuellen oder familiären Funktionierens oder mit der Entwicklung von Symptomen bei einem oder mehreren Geschwistern in Zusammenhang steht, oder wenn ein Beziehungsproblem zwischen Geschwistern den Verlauf, die Prognose oder die Behandlung einer psychischen Störung oder einer körperlichen Erkrankung eines Geschwisters beeinträchtigt. Diese Kategorie kann sowohl für Kinder als auch für Erwachsene verwendet werden, wenn der Schwerpunkt auf der Geschwisterbeziehung liegt. Geschwister in diesem Zusammenhang umfassen Voll-, Halb-, Stief-, Pflege- und Adoptivgeschwister.

Z63.0 Problem in der Beziehung zum (Ehe-)Partner

Diese Kategorie kann verwendet werden, wenn der Hauptschwerpunkt des klinischen Kontakts auf der Qualität der intimen Beziehung (Ehepartner oder Partner) liegt oder wenn die Qualität dieser Beziehung den Verlauf, die Prognose oder die Behandlung einer psychischen Störung oder eines anderen medizinischen Zustands beeinflusst. Die Partner können gleichen oder unterschiedlichen Geschlechts sein. Typischerweise geht die Beziehungsstörung mit einer Beeinträchtigung der Funktionsfähigkeit in verhaltensbezogenen, kognitiven oder affektiven Bereichen einher. Beispiele für Verhaltensprobleme sind Schwierigkeiten bei der Konfliktlösung, Rückzug und übermäßiges Engagement. Kognitive Probleme können sich in chronisch negativen Einschätzungen der Absichten des anderen oder in der Ablehnung der positiven Verhaltensweisen des Partners äußern. Affektive Probleme sind z. B. chronische Traurigkeit, Apathie und/oder Wut über den anderen Partner.

Probleme im Zusammenhang mit dem familiären Umfeld

Z62.29 Erziehung außerhalb des Elternhauses (institutioneller Aufenthalt und institutionelle Erziehung)

Diese Kategorie kann verwendet werden, wenn der Schwerpunkt der klinischen Aufmerksamkeit auf Problemen im Zusammenhang mit einem Kind liegt, das nicht bei den Eltern aufwächst, oder wenn diese getrennte Erziehung den Verlauf, die Prognose oder die Behandlung einer psychischen Störung oder einer körperlichen Erkrankung beeinträchtigt. Es kann sich um ein Kind handeln, das unter staatlicher Obhut steht und bei Verwandten oder in einer Pflegefamilie untergebracht ist. Es kann sich auch um ein Kind handeln, das bei einem nichtelterlichen Verwandten oder bei Freunden lebt, dessen Unterbringung außerhalb des Elternhauses jedoch nicht gerichtlich angeordnet oder sanktioniert ist. Probleme im Zusammenhang mit einem Kind, das in einer Wohngruppe oder einem Waisenhaus lebt, sind ebenfalls eingeschlossen. Diese Kategorie schließt Probleme im Zusammenhang mit Z59.3 Probleme im Zusammenhang mit dem Leben in einer beschützenden Wohneinrichtung aus.

Z62.898 Kind, das von elterlichen Beziehungsproblemen betroffen ist

Diese Kategorie kann verwendet werden, wenn der Schwerpunkt der klinischen Aufmerksamkeit auf den negativen Auswirkungen der Unstimmigkeiten in der Beziehung der Eltern (z.B. ein hohes Maß an Konflikten, Kummer oder Verunglimpfung) auf ein Kind in der Familie liegt, einschließlich der Auswirkungen auf die psychische Störung oder eine körperliche Erkrankung des Kindes.

Z63.5 Zerrüttung der Familie durch Trennung oder Scheidung

Diese Kategorie kann verwendet werden, wenn die erwachsenen Partner einer intimen Partnerschaft aufgrund von Beziehungsproblemen getrennt leben oder sich scheiden lassen.

Z63.8 Hoher Grad an „expressed emotions“ innerhalb der Familie

Expressed emotions sind ein Konstrukt, das als qualitatives Maß für das „Ausmaß“ an kritischen Emotionsäußerungen im familiären Umfeld – insbesondere Feindseligkeit, emotionales Überengagement und Kritik an einem Familienmitglied, das ein identifizierter Patient ist – verwendet wird. Diese Kategorie kann verwendet werden, wenn das hohe Maß an expressed emotions in einer Familie im Mittelpunkt der klinischen Aufmerksamkeit steht oder den Verlauf, die Prognose oder die Behandlung der psychischen Störung oder einer körperlichen Erkrankung eines Familienmitglieds beeinträchtigt.

Probleme im Zusammenhang mit Schule und Ausbildung

Diese Kategorie sollte verwendet werden, wenn ein Problem in Schule oder Ausbildung im Fokus der klinischen Aufmerksamkeit steht oder die Diagnose, Behandlung oder Prognose einer Person beeinflusst. Probleme, die in Betracht gezogen werden können, sind Analphabetismus oder geringe Lese- und Rechtschreibfähigkeiten; fehlender Zugang zur schulischen Ausbildung aufgrund von Nichtverfügbarkeit oder Unerreichbarkeit; Probleme mit Leistungen im Studium (z. B. Nichtbestehen von schulischen Tests, Erreichen von nur mangelhaften Noten oder Nichtbestehen) oder bedeutsame Leistungsmängel (unterhalb dessen, was angesichts der intellektuellen Fähigkeiten der Person zu erwarten wäre); Unstimmigkeiten mit Lehrkräften, Mitarbeitenden der Schule oder Mitschülern/Kommilitonen, Probleme im Zusammenhang mit unangemessenem Unterricht und sonstige Probleme bezogen auf die Ausbildung und/oder den Bildungsstand oder die Lese- und Schreibfähigkeit.

Z55.0 Analphabetismus und geringe Lese- und Schreibfähigkeit
Z55.1 Nicht verfügbare und unerreichbare Schulbildung
Z55.2 Nicht bestandene Schulprüfungen
Z55.3 Schlechte schulische Leistungen
Z55.4 Schulische Fehlanpassung und Unstimmigkeiten mit Lehrkräften und Mitschülern

Z55.8 Probleme im Zusammenhang mit unzureichendem Unterricht

Z55.9 Sonstige Probleme im Zusammenhang mit Bildung und Lese- und Schreibfähigkeit

Berufsprobleme

Diese Kategorie kann verwendet werden, wenn ein Berufsproblem im Fokus der klinischen Aufmerksamkeit steht oder einen Einfluss auf die Behandlung oder Prognose einer Person hat. Bereiche, die zu berücksichtigen sind, beinhalten Probleme mit der Berufstätigkeit oder dem Arbeitsumfeld, einschließlich des militärischen Einsatzstatus; Arbeitslosigkeit; kürzlichem Wechsel des Arbeitsplatzes; Unzufriedenheit im Beruf; einem anstrengenden Arbeitsplan; Unsicherheit über Karriereaussichten; sexuelle Belästigung am Arbeitsplatz; andere Unstimmigkeiten mit Vorgesetzten, Abteilungsleitern, Kollegen oder anderen Personen im Arbeitsumfeld; unangenehme oder feindliche Arbeitsumfelder; andere psychosoziale Belastungen im Zusammenhang mit der Arbeit und sonstige Probleme bezogen auf den Arbeitsplatz und/oder die Berufstätigkeit.

Z56.82 Problem im Zusammenhang mit dem aktuellen militärischen Einsatzstatus

Diese Kategorie kann verwendet werden, wenn ein berufliches Problem, das direkt mit dem militärischen Einsatzstatus einer Person zusammenhängt, im Mittelpunkt der klinischen Aufmerksamkeit steht oder sich auf die Diagnose, Behandlung oder Prognose der Person auswirkt. Psychologische Reaktionen auf den Einsatz sind in dieser Kategorie nicht enthalten; solche Reaktionen werden besser als Anpassungsstörung oder andere psychische Störung erfasst.

Z56.0 Arbeitslosigkeit

Z56.1 Wechsel des Arbeitsplatzes

Z56.2 Bedrohung durch Arbeitsplatzverlust

Z56.3 Stressige Arbeitszeiten

Z56.4 Unstimmigkeiten mit Vorgesetzten und Arbeitskollegen

Z56.5 Unangenehme Arbeitsumgebung

Z56.6 Sonstige körperliche und seelische Belastungen im Zusammenhang mit der Arbeit

Z56.81 Sexuelle Belästigung am Arbeitsplatz
Z56.9 Sonstige Probleme im Zusammenhang mit der Beschäftigung

Probleme im Zusammenhang mit Wohnbedingungen

Z59.01 Beherbergte Obdachlosigkeit

Diese Kategorie kann verwendet werden, wenn geschützte Obdachlosigkeit einen Einfluss auf die Behandlung oder Prognose einer Person hat. Eine Person gilt als von geschützter Obdachlosigkeit betroffen, wenn der primäre nächtliche Aufenthaltsort eine Obdachlosenunterkunft, eine Wärmeschutzeinrichtung, eine Einrichtung zur Bekämpfung häuslicher Gewalt, ein Motel oder eine vorübergehende Wohnsituation ist.

Z59.02 Obdachlosigkeit

Diese Kategorie kann verwendet werden, wenn die Obdachlosigkeit einen Einfluss auf die Behandlung oder Prognose einer Person hat. Eine Person gilt als obdachlos, wenn sie sich dauerhaft an einem Ort aufhält, der nicht für die Unterbringung von Menschen gedacht ist, wie z.B. ein öffentlicher Raum (z.B. ein Tunnel, ein Bahnhof, ein Einkaufszentrum), ein Gebäude, das nicht für Wohnzwecke gedacht ist (z.B. ein verlassenes Gebäude, eine ungenutzte Fabrik), ein Auto, eine Höhle, ein Pappkarton oder eine andere Ad-hoc-Wohnsituation.

Z59.10 Inadäquate Unterkunft

Diese Kategorie kann verwendet werden, wenn das Fehlen einer adäquaten Unterkunft die Behandlung oder Prognose einer Person beeinflusst. Beispiele für Bedingungen im Sinne einer inadäquaten Unterkunft beinhalten fehlende Heizung (bei niedrigen Temperaturen) oder Elektrizität, Insekten- oder Nagerbefall, inadäquate Sanitär- und Toilettenanlagen, Überfüllung, fehlende adäquate Schlafräume und exzessiven Lärm. Wichtig ist es, vor der Anwendung dieser Kategorie kulturelle Normen zu berücksichtigen.

Z59.2 Unstimmigkeit mit Nachbarn, Mietern oder Vermieter

Diese Kategorie kann verwendet werden, wenn Unstimmigkeiten mit Nachbarn, Mietern oder einem Vermieter im Fokus der klinischen Aufmerksamkeit stehen oder die Behandlung oder Prognose einer Person beeinflussen.

Z59.3 Problem im Zusammenhang mit dem Leben in einer beschützenden Wohneinrichtung

Diese Kategorie kann verwendet werden, wenn ein Problem (oder Probleme) mit Bezug auf das Leben in einer beschützenden Wohneinrichtung im Mittelpunkt der klinischen Aufmerksamkeit steht oder die Behandlung oder Prognose einer Person beeinflusst. Psychische Reaktionen auf eine Veränderung der Wohnsituation sind in diese Kategorie nicht eingeschlossen; solche Reaktionen sollten besser als Anpassungsstörung erfasst werden.

Z59.9 Anderes Problem im Zusammenhang mit Wohnbedingungen

Diese Kategorie kann verwendet werden, wenn es ein Problem im Zusammenhang mit den Wohnverhältnissen gibt, das nicht bei den oben genannten Kategorien aufgeführt ist.

Probleme im Zusammenhang mit wirtschaftlichen Verhältnissen

Diese Kategorien können verwendet werden, wenn ein wirtschaftliches Problem im Mittelpunkt der klinischen Aufmerksamkeit steht oder sich auf die Behandlung oder Prognose der Person auswirkt. Zu den zu berücksichtigenden Bereichen gehören der Mangel an angemessener Ernährung (Ernährungsunsicherheit) oder sauberem Trinkwasser, extreme Armut, niedriges Einkommen, unzureichende Sozial- oder Krankenversicherung oder Sozialhilfe oder andere wirtschaftliche Probleme.

Z59.41 Unsichere Nahrungsmittelversorgung
Z58.6 Mangel an sicherer Trinkwasserversorgung
Z59.5 Äußerste Armut
Z59.6 Niedriges Einkommen

Z59.71 Unzureichende Krankenversicherung

Diese Kategorie kann verwendet werden, wenn eine unzureichende Krankenversicherung sich auf die Behandlung oder Prognose der Person auswirkt.

Z59.72 Unzureichende Sozialhilfe

Diese Kategorie kann verwendet werden, wenn eine unzureichende Sozialhilfe sich auf die Behandlung oder Prognose der Person auswirkt.

Z59.9 Anderes Problem im Zusammenhang mit wirtschaftlichen Verhältnissen

Diese Kategorie kann verwendet werden, wenn es ein anderes Problem in Bezug auf die wirtschaftlichen Verhältnisse gibt als oben spezifiziert.

Probleme im Zusammenhang mit der sozialen Umgebung

Z60.2 Problem im Zusammenhang mit dem Alleinleben

Diese Kategorie kann verwendet werden, wenn ein Problem im Zusammenhang mit dem Alleinleben im Zentrum der klinischen Aufmerksamkeit steht oder die Behandlung oder Prognose einer Person beeinflusst. Beispiele für derartige Probleme beinhalten chronische Gefühle der Einsamkeit, Isolation und fehlende Strukturierung der Aktivitäten des alltäglichen Lebens (z. B. unregelmäßige Mahlzeiten oder Schlafenszeiten, inkonsistente Leistungen bei der Haushaltsführung).

Z60.3 Kulturelles Anpassungsproblem

Diese Kategorie kann verwendet werden, wenn ein Problem im Zusammenhang mit der Anpassung an eine andere Kultur (z. B. nach Migration) im Zentrum der klinischen Aufmerksamkeit steht oder die Behandlung oder Prognose einer Person beeinflusst.

Z60.4 Soziale Ausgrenzung oder Ablehnung

Diese Kategorie kann verwendet werden, wenn ein Ungleichgewicht sozialer Macht im Sinne einer wiederkehrenden sozialen

Ausgrenzung oder Ablehnung durch andere besteht. Beispiele für soziale Ablehnung sind Mobbing/Schikanieren, Hänseln und Einschüchterungsversuche durch andere; zum Ziel verbaler Attacken oder Beleidigungen zu werden und absichtlich von den Aktivitäten Gleichaltriger, Kollegen oder anderer Personen der sozialen Umwelt ausgeschlossen zu werden.

Z60.5 Zielscheibe (wahrgenommener) feindlicher Diskriminierung oder Verfolgung

Diese Kategorie kann verwendet werden, wenn eine erlebte oder wahrgenommene Diskriminierung oder Verfolgung einer Person aufgrund ihrer Zugehörigkeit zu einer bestimmten Kategorie (oder wahrgenommenen Zugehörigkeit) besteht. Typischerweise umfassen derartige Kategorien das Gender oder die Geschlechtsidentität, Ethnizität, sexuelle Orientierung, Herkunftsland, politische Orientierung, Behindertenstatus, Kaste, sozialen Status, Gewicht und äußere Erscheinung.

Z60.9 Anderes Problem im Zusammenhang mit der sozialen Umgebung

Diese Kategorie sollte verwendet werden, wenn ein anderes als die oben benannten Probleme mit Bezug auf die soziale Umgebung einer Person vorliegt.

Probleme im Zusammenhang mit dem Rechtssystem

Diese Kategorien können verwendet werden, wenn ein Problem im Zusammenhang mit dem Rechtssystem im Mittelpunkt der klinischen Aufmerksamkeit steht oder Auswirkungen auf die Behandlung oder die Prognose der Person hat. Zu den zu berücksichtigenden Bereichen gehören Verurteilung in einem Strafverfahren, Inhaftierung oder anderer Freiheitsentzug, Probleme im Zusammenhang mit der Entlassung aus dem Gefängnis und Probleme im Zusammenhang mit anderen rechtlichen Angelegenheiten (z.B. Zivilrechtsstreitigkeiten, Sorgerechts- oder Unterhaltsverfahren).

Z65.0 Verurteilung in Strafverfahren, ohne Freiheitsstrafe

Z65.1 Inhaftierung oder anderer Freiheitsentzug

Z65.2 **Probleme im Zusammenhang mit der Entlassung aus dem Gefängnis**

Z65.3 **Probleme im Zusammenhang mit anderen rechtlichen Angelegenheiten (z. B. zivilrechtliche Streitigkeiten, Verfahren zur Unterstützung des Sorgerechts)**

Probleme im Zusammenhang mit anderen psychosozialen, persönlichen und umweltbedingten Umständen

Z72.9 **Probleme im Zusammenhang mit der Lebensführung**

Diese Kategorie kann verwendet werden, wenn ein Problem des Lebensstils ein spezifischer Behandlungsschwerpunkt ist oder den Verlauf, die Prognose oder die Behandlung einer psychischen Störung oder einer körperlichen Erkrankung direkt beeinflusst. Beispiele für Probleme der Lebensführung sind Bewegungsmangel, unangemessene Ernährung, risikoreiches Sexualverhalten und schlechte Schlafhygiene. Ein Problem, das auf ein Symptom einer psychischen Störung zurückzuführen ist, sollte nicht codiert werden, es sei denn, dieses Problem ist ein spezifischer Schwerpunkt der Behandlung oder wirkt sich direkt auf den Verlauf, die Prognose oder die Behandlung der Person aus. In solchen Fällen sollten sowohl die psychische Störung als auch das Lebensstilproblem codiert werden.

Z64.0 **Probleme im Zusammenhang mit einer ungewollten Schwangerschaft**

Z64.1 **Probleme im Zusammenhang mit Multiparität**

Z64.4 **Unstimmigkeiten mit Sozialdienstleistern, einschließlich Bewährungshelfer, Fallmanager oder Sozialdienstmitarbeiter**

Z65.4 **Opfer eines Verbrechens**

Z65.4 **Opfer von Terrorismus oder Folter**

Z65.5 **Opfer von Katastrophen, Krieg oder anderen Feindseligkeiten**

Probleme im Zusammenhang mit dem Zugang zu medizinischer und anderer Gesundheitsversorgung

Diese Kategorien können verwendet werden, wenn ein Problem im Zusammenhang mit dem Zugang zu medizinischer oder anderer Gesundheitsversorgung im Mittelpunkt der klinischen Aufmerksamkeit steht oder Auswirkungen auf die Behandlung oder Prognose der Person hat.

Z75.3 **Nichtverfügbarkeit oder Unzugänglichkeit von Einrichtungen des Gesundheitswesens**

Z75.4 **Nichtverfügbarkeit oder Unzugänglichkeit anderer Hilfsorganisationen**

Umstände der persönlichen Vorgeschichte

Z91.49 **Persönliche Vorgeschichte eines psychologischen Traumas**

Z91.82 **Persönliche Vorgeschichte eines Militäreinsatzes**

Anderweitige Inanspruchnahme des Gesundheitswesens zur psychischen und medizinischen Beratung

Z31.5 **Genetische Beratung**

Diese Kategorie kann für Personen verwendet werden, die eine genetische Beratung in Anspruch nehmen, um die Risiken der Entwicklung einer psychischen Störung mit einer signifikanten genetischen Komponente (z. B. bipolare Störung) für sich selbst und andere Familienmitglieder, einschließlich ihrer vorhandenen Kinder, sowie die Risiken für ihre zukünftigen Kinder zu verstehen.

Z70.9 **Sexualberatung**

Diese Kategorie kann verwendet werden, wenn Personen Beratung in Bezug auf sexuelle Aufklärung, sexuelles Verhalten, sexuelle Orientierung, sexuelle Einstellungen (Verlegenheit, Schüchternheit), sexuelle Orientierung und sexuelles Verhalten anderer (z.B. Ehepartner, Partner, Kind), sexuelle Befriedigung oder jedwede anderen geschlechtsspezifischen Fragen suchen.

Z71.3 Diätetische Beratung

Diese Kategorie kann verwendet werden, wenn die Person eine Beratung zu Ernährungsfragen wie Gewichtsmanagement aufsucht.

Z71.9 Sonstige Beratung oder Konsultation

Diese Kategorie kann verwendet werden, wenn für ein Problem, das oben oder an anderer Stelle in diesem Kapitel nicht aufgeführt ist (z.B. Beratung zur Vorbeugung von Drogenmissbrauch bei einem Jugendlichen), eine Beratung durchgeführt oder ein Ratschlag/eine Konsultation eingeholt wird.

Weitere Bedingungen oder Probleme, die im Fokus der klinischen Aufmerksamkeit stehen können

Z91.83 Umherirren in Verbindung mit einer psychischen Störung

Diese Kategorie kann für Personen mit einer psychischen Störung verwendet werden, deren Bedürfnis umherzulaufen zu bedeutsamen klinischen Maßnahmen oder Sicherheitsbedenken führt. Zum Beispiel können Personen mit Schwerer Neurokognitiver Störung (NCD) oder Störungen der neuronalen und mentalen Entwicklung einen ruhelosen Drang verspüren umherzulaufen, der sie in Gefahr bringt zu stürzen und der sie dazu veranlasst, eine geschützte Umgebung ohne benötigte Begleitung zu verlassen. Diese Kategorie schließt Personen aus, die absichtsvoll einer unerwünschten Unterbringung entkommen wollen (z.B. Kinder, die von zu Hause fortlaufen; Patienten, die nicht mehr länger in einem Krankenhaus sein möchten) oder Personen, die aufgrund einer Medikamenteninduzierten Akathisie laufen oder gehen.

Codierhinweis: Codiere zuerst die psychische Störung (z.B. Schwere Neurokognitive Störung [NCD], Autismus-Spektrums-Störung), codiere dann Z91.83 Umherirren in Verbindung mit [spezifische psychische Störung].

Z63.4 Unkomplizierter Trauerfall

Diese Kategorie kann verwendet werden, wenn der Schwerpunkt der klinischen Aufmerksamkeit eine normale Reaktion auf den Tod eines geliebten Menschen ist. Als Teil ihrer Reaktion auf einen solchen Verlust treten bei einigen Trauernden Symptome auf, die für eine Episode einer Major Depression charakteristisch sind, z.B. Gefühle der Traurigkeit und damit verbundene Symptome wie Schlaflosigkeit, Appetitlosigkeit und Gewichtsverlust. Die trauernde Person betrachtet die depressive Stimmung in der Regel als „normal", obwohl sie möglicherweise professionelle Hilfe in Anspruch nimmt, um die damit verbundenen Symptome wie Schlaflosigkeit oder Magersucht zu lindern. Die Dauer und Ausdrucksform eines „normalen" Trauerfalls sind in den verschiedenen kulturellen Gruppen sehr unterschiedlich. Weitere Hinweise zur Abgrenzung der Trauer von der Episode einer Major Depression und von einer Anhaltenden Trauerstörung finden sich in den entsprechenden Texten.

Z60.0 Problem in einer Lebensphase

Diese Kategorie kann verwendet werden, wenn ein Problem bei der Anpassung an einen Übergang im Lebenszyklus (eine bestimmte Entwicklungsphase) im Mittelpunkt der klinischen Aufmerksamkeit steht oder sich auf die Behandlung oder Prognose der Person auswirkt. Beispiele für solche Übergänge sind der Eintritt in die Schule oder der Schulabschluss, das Verlassen des elterlichen Haushalts, die Heirat, der Berufseinstieg, die Elternschaft, die Anpassung an ein „leeres Nest", nachdem die Kinder das Haus verlassen haben, und der Ruhestand.

Z65.8 Religiöses oder spirituelles Problem

Diese Kategorie kann verwendet werden, wenn ein religiöses oder spirituelles Problem im Mittelpunkt der klinischen Aufmerksamkeit steht. Beispiele sind belastende Erfahrungen, die den Verlust oder das Infragestellen von Glaubensvorstellungen nach sich ziehen, Probleme im Zusammenhang mit der Konvertierung zu einem anderen Glauben oder das Infragestellen spiritueller Werte, auch unabhängig von einer organisierten Kirche oder religiösen Institution.

Z72.811 Antisoziales Verhalten im Erwachsenenalter

Diese Kategorie kann verwendet werden, wenn im Zentrum der klinischen Aufmerksamkeit antisoziales Verhalten im Erwachsenenalter steht, das nicht durch eine psychische Störung bedingt ist (z. B. Störung des Sozialverhaltens, Antisoziale Persönlichkeitsstörung). Beispiele beinhalten das Verhalten mancher professioneller Diebe, Gangster oder Dealer.

Z72.810 Antisoziales Verhalten in der Kindheit oder Adoleszenz

Diese Kategorie kann verwendet werden, wenn im Zentrum der klinischen Aufmerksamkeit antisoziales Verhalten bei einem Kind oder Jugendlichen steht, das nicht durch eine psychische Störung bedingt ist (z. B. Intermittierende Explosible Störung, Störung des Sozialverhaltens). Beispiele hierfür sind einzelne antisoziale Handlungen (nicht ein Muster antisozialen Verhaltens).

Z91.199 Nichtbefolgen von Behandlungsanweisungen

Diese Kategorie kann verwendet werden, wenn im Zentrum der klinischen Aufmerksamkeit das Nichtbefolgen wichtiger Aspekte der Behandlung einer psychischen Störung oder anderer medizinischer Krankheitsfaktoren steht. Gründe für ein solches Nichtbefolgen können Beschwerden aufgrund der Behandlung (z. B. Medikamentennebenwirkungen), Kosten der Behandlung, persönliche Werturteile oder religiöse oder kulturelle Anschauungen bezüglich der vorgeschlagenen Behandlung, altersbedingte Schwäche und das Vorhandensein einer psychischen Störung (z. B. Schizophrenie, Persönlichkeitsstörung) sein. Diese Kategorie sollte nur verwendet werden, wenn das Problem schwer genug ist, um für sich allein klinische Beachtung zu rechtfertigen und nicht die diagnostischen Kriterien für die Diagnose „Psychologische Faktoren, die eine Körperliche Krankheit Beeinflussen“, erfüllt sind.

E66.9 Übergewicht oder Adipositas

Diese Kategorie kann verwendet werden, wenn Übergewicht oder Adipositas im Fokus der klinischen Aufmerksamkeit steht.

Z76.5 Simulation

Das Hauptmerkmal der Simulation besteht im absichtlichen Erzeugen falscher oder stark übertriebener körperlicher oder psychischer Symptome und ist durch externe Anreize motiviert, z. B. Vermeidung des Militärdienstes, Vermeidung von Arbeit, Erhalt finanzieller Entschädigungen, Entgehen gerichtlicher Verfolgung oder Beschaffung von Drogen. Unter bestimmten Umständen kann Simulation auch angepasstes Verhalten darstellen, so z. B. das Vortäuschen einer Erkrankung in Kriegsgefangenschaft. Simulation ist besonders dann zu vermuten, wenn eine Kombination der folgenden Merkmale auftritt:

1. Die Symptomdarbietung steht in forensischem Kontext (z. B. wenn die Person von einem Anwalt zur Untersuchung geschickt wird oder die Person sich selbst vorstellt, während Gerichtsverfahren oder Tatvorwürfe anhängig sind).
2. Deutliche Diskrepanz zwischen der von der Person berichteten Belastung oder Behinderung und den objektiven Befunden oder Beobachtungen.
3. Mangel an Kooperation bei den diagnostischen Untersuchungen und den verordneten Behandlungsmaßnahmen.
4. Das Vorhandensein einer Antisozialen Persönlichkeitsstörung.

Simulation unterscheidet sich von der Vorgetäuschten Störung darin, dass bei der Simulation die Motivation für die Symptomdarbietung in äußeren Anreizen liegt, während es eine solche Motivation bei der Vorgetäuschten Störung nicht gibt. Der Hinweis auf ein intrapsychisches Bedürfnis, die Krankenrolle beizubehalten, deutet auf eine Vorgetäuschte Störung hin. Die Simulation unterscheidet sich von der Konversionsstörung oder anderen psychischen Störungen, bei denen somatische Symptome im Vordergrund stehen, durch das absichtliche Erzeugen von Symptomen und durch den Bezug zu offensichtlichen externen Anreizen. Sichere Hinweise auf Vortäuschung (etwa klare Belege dafür, dass ein Funktionsverlust während der Untersuchung, aber nicht zu Hause, vorliegt) legen die Diagnose einer Vorgetäuschten Störung nahe, wenn es das augenscheinliche Ziel der Person ist, die Krankenrolle einzunehmen, oder wenn ein Anreiz erhalten werden kann, etwa Geld.

R41.81 Altersbedingter kognitiver Verfall

Diese Kategorie kann verwendet werden, wenn der Schwerpunkt der klinischen Aufmerksamkeit auf einer objektiv festgestellten Abnahme der kognitiven Leistungsfähigkeit – als Folge des Alterungsprozesses innerhalb normaler Grenzen angesichts des Alters der Person – liegt. Betroffene Personen können über Probleme berichten, sich Namen oder Termine zu merken, oder sie haben Schwierigkeiten, komplexe Probleme zu lösen. Diese Kategorie sollte erst dann in Betracht gezogen werden, wenn festgestellt wurde, dass die kognitive Beeinträchtigung nicht besser durch eine spezifische psychische Störung erklärt werden kann oder auf eine neurologische Erkrankung zurückzuführen ist.

R41.83 Grenzbereich der intellektuellen Leistungsfähigkeit

Diese Kategorie kann verwendet werden, wenn die intellektuelle Leistungsfähigkeit einer Person im Grenzbereich liegt und im Mittelpunkt der klinischen Aufmerksamkeit steht oder die Behandlung oder Prognose einer Person beeinflusst. Die Abgrenzung zwischen dem Grenzbereich der intellektuellen Leistungsfähigkeit und einer leichten Intellektuellen Entwicklungsstörung (Intellektuellen Beeinträchtigung) verlangt eine sorgfältige Bewertung der intellektuellen und adaptiven Funktionen und ihrer Abweichungen, insbesondere wenn zugleich psychische Störungen vorliegen, die das Befolgen standardisierter Testprozeduren und -anweisungen (z. B. Schizophrenie oder Aufmerksamkeitsdefizit-/Hyperaktivitätsstörung mit schwerer Impulsivität) beeinflussen können.

R45.89 Beeinträchtigung durch emotionale Ausbrüche

Diese Kategorie kann verwendet werden, wenn der Schwerpunkt der klinischen Aufmerksamkeit auf Äußerungen von Wut, Kummer und Leiden liegt, die sich verbal (z. B. verbaler Zorn, unkontrolliertes Weinen) und/oder offen verhaltensbezogen (z. B. körperliche Aggression gegenüber Menschen, Eigentum oder sich selbst) manifestieren und zu erheblichen Funktionsbeeinträchtigungen führen. Sie können nicht nur im Zusammenhang mit einer Reihe verschiedener psychischer Störungen auftreten (z. B. Aufmerksamkeitsdefizit-/Hyperaktivitätsstörung, Autismus-Spektrum-Störung, Störung mit Oppositionellem Trotzverhalten, Generalisierte Angststörung, Posttraumatische Belastungsstörung, affektive und psychotische Störungen), sondern auch unabhängig von anderen Erkrankungen auftreten, wie es bei kleinen Kindern häufig der Fall ist.

Numerische Liste der DSM-5-Diagnosen und Codes (ICD-10-CM und ICD-11)

Updates zum DSM-5-TR in Bezug auf die Codierungen und andere Inhalte werden regelmäßig auf www.dsm5.org zur Verfügung gestellt.

Warnhinweis: Die folgenden Codierungsangaben für ICD-11 beruhen – insbesondere hinsichtlich Schweregrad und Remissionsstatus – auf der Interpretation der Herausgeber auf Grundlage der ICD-11-Codierungsbeispiele in der vorläufigen Entwurfsfassung des Bundesinstituts für Arzneimittel und Medizinprodukte (BfArM; Stand: Mai 2024). Zukünftige Änderungen in der Schlussfassung hinsichtlich der Aufzeichnungskonventionen sind nicht auszuschließen.

Allgemeiner Hinweis zu den Codierungen nach ICD-11: Schweregrade sind mit XS5W = leichtgradig, XS0T = mittelgradig, XS25 = schwergradig codiert. Bei den Substanzkonsumstörungen ist der Schweregrad nur im Falle einer Substanzabhängigkeit angegeben. Bei substanzinduziertem Delir (6Cxx.5) durch Intoxikation oder Entzug wird jeweils auch der Code für Intoxikation (6Cxx.3) oder Entzug (6Cxx.4) mit angegeben.

ICD-10-CM	ICD-11	Störung, Erscheinungsbild oder Problem
E66.9	5B80 oder 5B81	Übergewicht oder Adipositas
F01.50	6D81	Schwere NCD, wahrscheinlich aufgrund einer Vaskulären Erkrankung, nicht näher bezeichneter Schweregrad, ohne Verhaltensstörung oder Psychische Auffälligkeit (kein zusätzlicher „medizinischer“ Code)
F01.511	6D81/6D86.4	Schwere NCD, wahrscheinlich aufgrund einer Vaskulären Erkrankung, nicht näher bezeichneter Schweregrad, mit Agitiertheit (kein zusätzlicher „medizinischer“ Code)
F01.518	6D81/6D86.Y	Schwere NCD, wahrscheinlich aufgrund einer Vaskulären Erkrankung, nicht näher bezeichneter Schweregrad, mit einer anderen Verhaltensstörung oder Psychischen Auffälligkeit (kein zusätzlicher „medizinischer“ Code)

ICD-10-CM	ICD-11	Störung, Erscheinungsbild oder Problem
F01.52	6D81/6D86.0	Schwere NCD, wahrscheinlich aufgrund einer Vaskulären Erkrankung, nicht näher bezeichneter Schweregrad, mit Psychotischen Merkmalen (kein zusätzlicher „medizinischer" Code)
F01.53	6D81/6D86.1	Schwere NCD, wahrscheinlich aufgrund einer Vaskulären Erkrankung, nicht näher bezeichneter Schweregrad, mit Affektiven Symptomen (kein zusätzlicher „medizinischer" Code)
F01.54	6D81/6D86.2	Schwere NCD, wahrscheinlich aufgrund einer Vaskulären Erkrankung, nicht näher bezeichneter Schweregrad, mit Angst (kein zusätzlicher „medizinischer" Code)
F01.A0	6D81&XS5W	Schwere NCD, wahrscheinlich aufgrund einer Vaskulären Erkrankung, Leichtgradig, ohne Verhaltensstörung oder Psychische Auffälligkeit (kein zusätzlicher „medizinischer" Code)
F01.A11	6D81&XS5W/ 6D86.4	Schwere NCD, wahrscheinlich aufgrund einer Vaskulären Erkrankung, Leichtgradig, mit Agitiertheit (kein zusätzlicher „medizinischer" Code)
F01.A18	6D81&XS5W/ 6D86.Y	Schwere NCD, wahrscheinlich aufgrund einer Vaskulären Erkrankung, Leichtgradig, mit einer anderen Verhaltensstörung oder Psychischen Auffälligkeit (kein zusätzlicher „medizinischer" Code)
F01.A2	6D81&XS5W/ 6D86.0	Schwere NCD, wahrscheinlich aufgrund einer Vaskulären Erkrankung, Leichtgradig, mit Psychotischen Merkmalen (kein zusätzlicher „medizinischer" Code)
F01.A3	6D81&XS5W/ 6D86.1	Schwere NCD, wahrscheinlich aufgrund einer Vaskulären Erkrankung, Leichtgradig, mit Affektiven Symptomen (kein zusätzlicher „medizinischer" Code)
F01.A4	6D81&XS5W/ 6D86.2	Schwere NCD, wahrscheinlich aufgrund einer Vaskulären Erkrankung, Leichtgradig, mit Angst (kein zusätzlicher „medizinischer" Code)
F01.B0	6D81&XS0T	Schwere NCD, wahrscheinlich aufgrund einer Vaskulären Erkrankung, Mittelgradig, ohne Verhaltensstörung oder Psychische Auffälligkeit (kein zusätzlicher „medizinischer" Code)

ICD-10-CM	ICD-11	Störung, Erscheinungsbild oder Problem
F01.B11	6D81&XS0T/ 6D86.4	Schwere NCD, wahrscheinlich aufgrund einer Vaskulären Erkrankung, Mittelgradig, mit Agitiertheit (kein zusätzlicher „medizinischer“ Code)
F01.B18	6D81&XS0T/ 6D86.Y	Schwere NCD, wahrscheinlich aufgrund einer Vaskulären Erkrankung, Mittelgradig, mit einer anderen Verhaltensstörung oder Psychischen Auffälligkeit (kein zusätzlicher „medizinischer“ Code)
F01.B2	6D81&XS0T/ 6D86.0	Schwere NCD, wahrscheinlich aufgrund einer Vaskulären Erkrankung, Mittelgradig, mit Psychotischen Merkmalen (kein zusätzlicher „medizinischer“ Code)
F01.B3	6D81&XS0T/ 6D86.1	Schwere NCD, wahrscheinlich aufgrund einer Vaskulären Erkrankung, Mittelgradig, mit Affektiven Symptomen (kein zusätzlicher „medizinischer“ Code)
F01.B4	6D81&XS0T/ 6D86.2	Schwere NCD, wahrscheinlich aufgrund einer Vaskulären Erkrankung, Mittelgradig, mit Angst (kein zusätzlicher „medizinischer“ Code)
F01.C0	6D81&XS25	Schwere NCD, wahrscheinlich aufgrund einer Vaskulären Erkrankung, Schwergradig, ohne Verhaltensstörung oder Psychische Auffälligkeit (kein zusätzlicher „medizinischer“ Code)
F01.C11	6D81&XS25/ 6D86.4	Schwere NCD, wahrscheinlich aufgrund einer Vaskulären Erkrankung, Schwergradig, mit Agitiertheit (kein zusätzlicher „medizinischer“ Code)
F01.C18	6D81&XS25/ 6D86.Y	Schwere NCD, wahrscheinlich aufgrund einer Vaskulären Erkrankung, Schwergradig, mit einer anderen Verhaltensstörung oder Psychischen Auffälligkeit (kein zusätzlicher „medizinischer“ Code)
F01.C2	6D81&XS25/ 6D86.0	Schwere NCD, wahrscheinlich aufgrund einer Vaskulären Erkrankung, Schwergradig, mit Psychotischen Merkmalen (kein zusätzlicher „medizinischer“ Code)
F01.C3	6D81&XS25/ 6D86.1	Schwere NCD, wahrscheinlich aufgrund einer Vaskulären Erkrankung, Schwergradig, mit Affektiven Symptomen (kein zusätzlicher „medizinischer“ Code)

ICD-10-CM	ICD-11	Störung, Erscheinungsbild oder Problem
F01.C4	6D81&XS25/ 6D86.2	Schwere NCD, wahrscheinlich aufgrund einer Vaskulären Erkrankung, Schwergradig, mit Angst (kein zusätzlicher „medizinischer" Code)
F02.80	6D85.3	Schwere NCD aufgrund einer HIV-Infektion, nicht näher bezeichneter Schweregrad, ohne Verhaltensstörung oder Psychische Auffälligkeit (codiere zuerst B20 HIV-Infektion)
F02.80	6D85.1	Schwere NCD aufgrund einer Huntington-Erkrankung, nicht näher bezeichneter Schweregrad, ohne Verhaltensstörung oder Psychische Auffälligkeit (codiere zuerst G10 Huntington-Erkrankung)
F02.80	6D85.5	Schwere NCD aufgrund einer Prionen-Erkrankung, nicht näher bezeichneter Schweregrad, ohne Verhaltensstörung oder Psychische Auffälligkeit (codiere zuerst A81.9 Prionen-Erkrankung)
F02.80	6D80	Schwere NCD aufgrund einer Wahrscheinlichen Alzheimer-Erkrankung, nicht näher bezeichneter Schweregrad, ohne Verhaltensstörung oder Psychische Auffälligkeit (codiere zuerst G30.9 Alzheimer-Erkrankung)
F02.80	6D83	Schwere NCD aufgrund einer Wahrscheinlichen Frontotemporalen Lobärdegeneration, nicht näher bezeichneter Schweregrad, ohne Verhaltensstörung oder Psychische Auffälligkeit (codiere zuerst G31.09 Frontotemporale Erkrankung)
F02.80	6D82	Schwere NCD aufgrund einer Wahrscheinlichen Lewy-Körper-Demenz, nicht näher bezeichneter Schweregrad, ohne Verhaltensstörung oder Psychische Auffälligkeit (codiere zuerst G31.83 Lewy-Körper-Demenz)
F02.80	6D85.Y	Schwere NCD aufgrund eines Anderen Medizinischen Krankheitsfaktors, nicht näher bezeichneter Schweregrad, ohne Verhaltensstörung oder Psychische Auffälligkeit (codiere zuerst den anderen medizinischen Krankheitsfaktor)

ICD-10-CM	ICD-11	Störung, Erscheinungsbild oder Problem
F02.80	6D85.7	Schwere NCD aufgrund eines Schädel-Hirn-Traumas, nicht näher bezeichneter Schweregrad, ohne Verhaltensstörung oder Psychische Auffälligkeit (codiere zuerst S06.2XAS diffuses Hirntrauma mit Bewusstseinsverlust von unbekannter Dauer, Folgeschäden)
F02.80	6D85	Schwere NCD aufgrund Multipler Ätiologien, nicht näher bezeichneter Schweregrad, ohne Verhaltensstörung oder Psychische Auffälligkeit (codiere zuerst den anderen medizinischen Krankheitsfaktor)
F02.80	6D85.0	Schwere NCD, wahrscheinlich aufgrund einer Parkinson-Erkrankung, nicht näher bezeichneter Schweregrad, ohne Verhaltensstörung oder Psychische Auffälligkeit (codiere zuerst G20.C Parkinson-Erkrankung)
F02.811	6D85.3/6D86.4	Schwere NCD aufgrund einer HIV-Infektion, nicht näher bezeichneter Schweregrad, mit Agitiertheit (codiere zuerst B20 HIV-Infektion)
F02.811	6D85.1/6D86.4	Schwere NCD aufgrund einer Huntington-Erkrankung, nicht näher bezeichneter Schweregrad, mit Agitiertheit (codiere zuerst G10 Huntington-Erkrankung)
F02.811	6D85.5/6D86.4	Schwere NCD aufgrund einer Prionen-Erkrankung, nicht näher bezeichneter Schweregrad, mit Agitiertheit (codiere zuerst A81.9 Prionen-Erkrankung)
F02.811	6D80/6D86.4	Schwere NCD aufgrund einer Wahrscheinlichen Alzheimer-Erkrankung, nicht näher bezeichneter Schweregrad, mit Agitiertheit (codiere zuerstG30.9 Alzheimer-Erkrankung)
F02.811	6D83/6D86.4	Schwere NCD aufgrund einer Wahrscheinlichen Frontotemporalen Lobärdegeneration, nicht näher bezeichneter Schweregrad, mit Agitiertheit (codiere zuerst G31.09 Frontotemporale Erkrankung)
F02.811	6D82/6D86.4	Schwere NCD aufgrund einer Wahrscheinlichen Lewy-Körper-Demenz, nicht näher bezeichneter Schweregrad, mit Agitiertheit (codiere zuerst G31.83 Lewy-Körper-Demenz)

ICD-10-CM	ICD-11	Störung, Erscheinungsbild oder Problem
F02.811	6D85.Y/6D86.4	Schwere NCD aufgrund eines Anderen Medizinischen Krankheitsfaktors, nicht näher bezeichneter Schweregrad, mit Agitiertheit (codiere zuerst den anderen medizinischen Krankheitsfaktor)
F02.811	6D85.7/6D86.4	Schwere NCD aufgrund eines Schädel-Hirn-Traumas, nicht näher bezeichneter Schweregrad, mit Agitiertheit (codiere zuerst S06.2XAS diffuses Hirntrauma mit Bewusstseinsverlust von unbekannter Dauer, Folgeschäden)
F02.811	6D85/6D86.4	Schwere NCD aufgrund Multipler Ätiologien, nicht näher bezeichneter Schweregrad, mit Agitiertheit (codiere zuerst den anderen medizinischen Krankheitsfaktor)
F02.811	6D85.0/6D86.4	Schwere NCD, wahrscheinlich aufgrund einer Parkinson-Erkrankung, nicht näher bezeichneter Schweregrad, mit Agitiertheit (codiere zuerst G20.C Parkinson-Erkrankung)
F02.818	6D85.3/6D86.Y	Schwere NCD aufgrund einer HIV-Infektion, nicht näher bezeichneter Schweregrad, mit einer anderen Verhaltensstörung oder Psychischen Auffälligkeit (codiere zuerst B20 HIV-Infektion)
F02.818	6D85.1/6D86.Y	Schwere NCD aufgrund einer Huntington-Erkrankung, nicht näher bezeichneter Schweregrad, mit einer anderen Verhaltensstörung oder Psychischen Auffälligkeit (codiere zuerst G10 Huntington-Erkrankung)
F02.818	6D85.5/6D86.Y	Schwere NCD aufgrund einer Prionen-Erkrankung, nicht näher bezeichneter Schweregrad, mit einer anderen Verhaltensstörung oder Psychischen Auffälligkeit (codiere zuerst A81.9 Prionen-Erkrankung)
F02.818	6D80/6D86.Y	Schwere NCD aufgrund einer Wahrscheinlichen Alzheimer-Erkrankung, nicht näher bezeichneter Schweregrad, mit einer anderen Verhaltensstörung oder Psychischen Auffälligkeit (codiere zuerstG30.9 Alzheimer-Erkrankung)

ICD-10-CM	ICD-11	Störung, Erscheinungsbild oder Problem
F02.818	6D83/6D86.Y	Schwere NCD aufgrund einer Wahrscheinlichen Frontotemporalen Lobärdegeneration, nicht näher bezeichneter Schweregrad, mit einer anderen Verhaltensstörung oder Psychischen Auffälligkeit (codiere zuerst G31.09 Frontotemporale Erkrankung)
F02.818	6D82/6D86.Y	Schwere NCD aufgrund einer Wahrscheinlichen Lewy-Körper-Demenz, nicht näher bezeichneter Schweregrad, mit einer anderen Verhaltensstörung oder Psychischen Auffälligkeit (codiere zuerst G31.83 Lewy-Körper-Demenz)
F02.818	6D85.Y/6D86.Y	Schwere NCD aufgrund eines Anderen Medizinischen Krankheitsfaktors, nicht näher bezeichneter Schweregrad, mit einer anderen Verhaltensstörung oder Psychischen Auffälligkeit (codiere zuerst den anderen medizinischen Krankheitsfaktor)
F02.818	6D85.7/6D86.Y	Schwere NCD aufgrund eines Schädel-Hirn-Traumas, nicht näher bezeichneter Schweregrad, mit einer anderen Verhaltensstörung oder Psychischen Auffälligkeit (codiere zuerst S06.2XAS diffuses Hirntrauma mit Bewusstseinsverlust von unbekannter Dauer, Folgeschäden)
F02.818	6D85/6D86.Y	Schwere NCD aufgrund Multipler Ätiologien, nicht näher bezeichneter Schweregrad, mit einer anderen Verhaltensstörung oder Psychischen Auffälligkeit (codiere zuerst den anderen medizinischen Krankheitsfaktor)
F02.818	6D85.0/6D86.Y	Schwere NCD, wahrscheinlich aufgrund einer Parkinson-Erkrankung, nicht näher bezeichneter Schweregrad, mit einer anderen Verhaltensstörung oder Psychischen Auffälligkeit (codiere zuerst G20.C Parkinson-Erkrankung)
F02.82	6D85.3/6D86.0	Schwere NCD aufgrund einer HIV-Infektion, nicht näher bezeichneter Schweregrad, mit Psychotischen Merkmalen (codiere zuerst B20 HIV-Infektion)

ICD-10-CM	ICD-11	Störung, Erscheinungsbild oder Problem
F02.82	6D85.1/6D86.0	Schwere NCD aufgrund einer Huntington-Erkrankung, nicht näher bezeichneter Schweregrad, mit Psychotischen Merkmalen (codiere zuerst G10 Huntington-Erkrankung)
F02.82	6D85.5/6D86.0	Schwere NCD aufgrund einer Prionen-Erkrankung, nicht näher bezeichneter Schweregrad, mit Psychotischen Merkmalen (codiere zuerst A81.9 Prionen-Erkrankung)
F02.82	6D80/6D86.0	Schwere NCD aufgrund einer Wahrscheinlichen Alzheimer-Erkrankung, nicht näher bezeichneter Schweregrad, mit Psychotischen Merkmalen (codiere zuerst G30.9 Alzheimer-Erkrankung)
F02.82	6D83/6D86.0	Schwere NCD aufgrund einer Wahrscheinlichen Frontotemporalen Lobärdegeneration, nicht näher bezeichneter Schweregrad, mit Psychotischen Merkmalen (codiere zuerst G31.09 Frontotemporale Erkrankung)
F02.82	6D82/6D86.0	Schwere NCD aufgrund einer Wahrscheinlichen Lewy-Körper-Demenz, nicht näher bezeichneter Schweregrad, mit Psychotischen Merkmalen (codiere zuerst G31.83 Lewy-Körper-Demenz)
F02.82	6D85.Y/6D86.0	Schwere NCD aufgrund eines Anderen Medizinischen Krankheitsfaktors, nicht näher bezeichneter Schweregrad, mit Psychotischen Merkmalen (codiere zuerst den anderen medizinischen Krankheitsfaktor)
F02.82	6D85.7/6D86.0	Schwere NCD aufgrund eines Schädel-Hirn-Traumas, nicht näher bezeichneter Schweregrad, mit Psychotischen Merkmalen (codiere zuerst S06.2XAS diffuses Hirntrauma mit Bewusstseinsverlust von unbekannter Dauer, Folgeschäden)
F02.82	6D85/6D86.0	Schwere NCD aufgrund Multipler Ätiologien, nicht näher bezeichneter Schweregrad, mit Psychotischen Merkmalen (codiere zuerst den anderen medizinischen Krankheitsfaktor)
F02.82	6D85.0/6D86.0	Schwere NCD, wahrscheinlich aufgrund einer Parkinson-Erkrankung, nicht näher bezeichneter Schweregrad, mit Psychotischen Merkmalen (codiere zuerst G20.C Parkinson-Erkrankung)

ICD-10-CM	ICD-11	Störung, Erscheinungsbild oder Problem
F02.83	6D85.3/6D86.1	Schwere NCD aufgrund einer HIV-Infektion, nicht näher bezeichneter Schweregrad, mit Affektiven Symptomen (codiere zuerst B20 HIV-Infektion)
F02.83	6D85.1/6D86.1	Schwere NCD aufgrund einer Huntington-Erkrankung, nicht näher bezeichneter Schweregrad, mit Affektiven Symptomen (codiere zuerst G10 Huntington-Erkrankung)
F02.83	6D85.5/6D86.1	Schwere NCD aufgrund einer Prionen-Erkrankung, nicht näher bezeichneter Schweregrad, mit Affektiven Symptomen (codiere zuerst A81.9 Prionen-Erkrankung)
F02.83	6D80/6D86.1	Schwere NCD aufgrund einer Wahrscheinlichen Alzheimer-Erkrankung, nicht näher bezeichneter Schweregrad, mit Affektiven Symptomen (codiere zuerstG30.9 Alzheimer-Erkrankung)
F02.83	6D83/6D86.1	Schwere NCD aufgrund einer Wahrscheinlichen Frontotemporalen Lobärdegeneration, nicht näher bezeichneter Schweregrad, mit Affektiven Symptomen (codiere zuerst G31.09 Frontotemporale Erkrankung)
F02.83	6D82/6D86.1	Schwere NCD aufgrund einer Wahrscheinlichen Lewy-Körper-Demenz, nicht näher bezeichneter Schweregrad, mit Affektiven Symptomen (codiere zuerst G31.83 Lewy-Körper-Demenz)
F02.83	6D85.Y/6D86.1	Schwere NCD aufgrund eines Anderen Medizinischen Krankheitsfaktors, nicht näher bezeichneter Schweregrad, mit Affektiven Symptomen (codiere zuerst den anderen medizinischen Krankheitsfaktor)
F02.83	6D85.7/6D86.1	Schwere NCD aufgrund eines Schädel-Hirn-Traumas, nicht näher bezeichneter Schweregrad, mit Affektiven Symptomen (codiere zuerst S06.2XAS diffuses Hirntrauma mit Bewusstseinsverlust von unbekannter Dauer, Folgeschäden)
F02.83	6D85/6D86.1	Schwere NCD aufgrund Multipler Ätiologien, nicht näher bezeichneter Schweregrad, mit Affektiven Symptomen (codiere zuerst den anderen medizinischen Krankheitsfaktor)

ICD-10-CM	ICD-11	Störung, Erscheinungsbild oder Problem
F02.83	6D85.0/6D86.1	Schwere NCD, wahrscheinlich aufgrund einer Parkinson-Erkrankung, nicht näher bezeichneter Schweregrad, mit Affektiven Symptomen (codiere zuerst G20.C Parkinson-Erkrankung)
F02.84	6D85.3/6D86.2	Schwere NCD aufgrund einer HIV-Infektion, nicht näher bezeichneter Schweregrad, mit Angst (codiere zuerst B20 HIV-Infektion)
F02.84	6D85.1/6D86.2	Schwere NCD aufgrund einer Huntington-Erkrankung, nicht näher bezeichneter Schweregrad, mit Angst (codiere zuerst G10 Huntington-Erkrankung)
F02.84	6D85.5/6D86.2	Schwere NCD aufgrund einer Prionen-Erkrankung, nicht näher bezeichneter Schweregrad, mit Angst (codiere zuerst A81.9 Prionen-Erkrankung)
F02.84	6D80/6D86.2	Schwere NCD aufgrund einer Wahrscheinlichen Alzheimer-Erkrankung, nicht näher bezeichneter Schweregrad, mit Angst (codiere zuerstG30.9 Alzheimer-Erkrankung)
F02.84	6D83/6D86.2	Schwere NCD aufgrund einer Wahrscheinlichen Frontotemporalen Lobärdegeneration, nicht näher bezeichneter Schweregrad, mit Angst (codiere zuerst G31.09 Frontotemporale Erkrankung)
F02.84	6D82/6D86.2	Schwere NCD aufgrund einer Wahrscheinlichen Lewy-Körper-Demenz, nicht näher bezeichneter Schweregrad, mit Angst (codiere zuerst G31.83 Lewy-Körper-Demenz)
F02.84	6D85.Y/6D86.2	Schwere NCD aufgrund eines Anderen Medizinischen Krankheitsfaktors, nicht näher bezeichneter Schweregrad, mit Angst (codiere zuerst den anderen medizinischen Krankheitsfaktor)
F02.84	6D85.7/6D86.2	Schwere NCD aufgrund eines Schädel-Hirn-Traumas, nicht näher bezeichneter Schweregrad, mit Angst (codiere zuerst S06.2XAS diffuses Hirntrauma mit Bewusstseinsverlust von unbekannter Dauer, Folgeschäden)

ICD-10-CM	ICD-11	Störung, Erscheinungsbild oder Problem
F02.84	6D85/6D86.2	Schwere NCD aufgrund Multipler Ätiologien, nicht näher bezeichneter Schweregrad, mit Angst (codiere zuerst den anderen medizinischen Krankheitsfaktor)
F02.84	6D85.0/6D86.2	Schwere NCD, wahrscheinlich aufgrund einer Parkinson-Erkrankung, nicht näher bezeichneter Schweregrad, mit Angst (codiere zuerst G20.C Parkinson-Erkrankung)
F02.A0	6D85.3&XS5W	Schwere NCD aufgrund einer HIV-Infektion, Leichtgradig, ohne Verhaltensstörung oder Psychische Auffälligkeit (codiere zuerst B20 HIV-Infektion)
F02.A0	6D85.1&XS5W	Schwere NCD aufgrund einer Huntington-Erkrankung, Leichtgradig, ohne Verhaltensstörung oder Psychische Auffälligkeit (codiere zuerst G10 Huntington-Erkrankung)
F02.A0	6D85.5&XS5W	Schwere NCD aufgrund einer Prionen-Erkrankung, Leichtgradig, ohne Verhaltensstörung oder Psychische Auffälligkeit (codiere zuerst A81.9 Prionen-Erkrankung)
F02.A0	6D80&XS5W	Schwere NCD aufgrund einer Wahrscheinlichen Alzheimer-Erkrankung, Leichtgradig, ohne Verhaltensstörung oder Psychische Auffälligkeit (codiere zuerstG30.9 Alzheimer-Erkrankung)
F02.A0	6D83&XS5W	Schwere NCD aufgrund einer Wahrscheinlichen Frontotemporalen Lobärdegeneration, Leichtgradig, ohne Verhaltensstörung oder Psychische Auffälligkeit (codiere zuerst G31.09 Frontotemporale Erkrankung)
F02.A0	6D82&XS5W	Schwere NCD aufgrund einer Wahrscheinlichen Lewy-Körper-Demenz, Leichtgradig, ohne Verhaltensstörung oder Psychische Auffälligkeit (codiere zuerst G31.83 Lewy-Körper-Demenz)
F02.A0	6D85.Y&XS5W	Schwere NCD aufgrund eines Anderen Medizinischen Krankheitsfaktors, Leichtgradig, ohne Verhaltensstörung oder Psychische Auffälligkeit (codiere zuerst den anderen medizinischen Krankheitsfaktor)

ICD-10-CM	ICD-11	Störung, Erscheinungsbild oder Problem
F02.A0	6D85.7&XS5W	Schwere NCD aufgrund eines Schädel-Hirn-Traumas, Leichtgradig, ohne Verhaltensstörung oder Psychische Auffälligkeit (codiere zuerst S06.2XAS diffuses Hirntrauma mit Bewusstseinsverlust von unbekannter Dauer, Folgeschäden)
F02.A0	6D85&XS5W	Schwere NCD aufgrund Multipler Ätiologien, Leichtgradig, ohne Verhaltensstörung oder Psychische Auffälligkeit (codiere zuerst den anderen medizinischen Krankheitsfaktor)
F02.A0	6D85.0&XS5W	Schwere NCD, wahrscheinlich aufgrund einer Parkinson-Erkrankung, Leichtgradig, ohne Verhaltensstörung oder Psychische Auffälligkeit (codiere zuerst G20.C Parkinson-Erkrankung)
F02.A11	6D85.3&XS5W/ 6D86.4	Schwere NCD aufgrund einer HIV-Infektion, Leichtgradig, mit Agitiertheit (codiere zuerst B20 HIV-Infektion)
F02.A11	6D85.1&XS5W/ 6D86.4	Schwere NCD aufgrund einer Huntington-Erkrankung, Leichtgradig, mit Agitiertheit (codiere zuerst G10 Huntington-Erkrankung)
F02.A11	6D85.5&XS5W/ 6D86.4	Schwere NCD aufgrund einer Prionen-Erkrankung, Leichtgradig, mit Agitiertheit (codiere zuerst A81.9 Prionen-Erkrankung)
F02.A11	6D80&XS5W/ 6D86.4	Schwere NCD aufgrund einer Wahrscheinlichen Alzheimer-Erkrankung, Leichtgradig, mit Agitiertheit (codiere zuerstG30.9 Alzheimer-Erkrankung)
F02.A11	6D83&XS5W/ 6D86.4	Schwere NCD aufgrund einer Wahrscheinlichen Frontotemporalen Lobärdegeneration, Leichtgradig, mit Agitiertheit (codiere zuerst G31.09 Frontotemporale Erkrankung)
F02.A11	6D82&XS5W/ 6D86.4	Schwere NCD aufgrund einer Wahrscheinlichen Lewy-Körper-Demenz, Leichtgradig, mit Agitiertheit (codiere zuerst G31.83 Lewy-Körper-Demenz)
F02.A11	6D85.Y&XS5W/ 6D86.4	Schwere NCD aufgrund eines Anderen Medizinischen Krankheitsfaktors, Leichtgradig, mit Agitiertheit (codiere zuerst den anderen medizinischen Krankheitsfaktor)

ICD-10-CM	ICD-11	Störung, Erscheinungsbild oder Problem
F02.A11	6D85.7&XS5W/ 6D86.4	Schwere NCD aufgrund eines Schädel-Hirn-Traumas, Leichtgradig, mit Agitiertheit (codiere zuerst S06.2XAS diffuses Hirntrauma mit Bewusstseinsverlust von unbekannter Dauer, Folgeschäden)
F02.A11	6D85&XS5W/ 6D86.4	Schwere NCD aufgrund Multipler Ätiologien, Leichtgradig, mit Agitiertheit (codiere zuerst den anderen medizinischen Krankheitsfaktor)
F02.A11	6D85.0&XS5W/ 6D86.4	Schwere NCD, wahrscheinlich aufgrund einer Parkinson-Erkrankung, Leichtgradig, mit Agitiertheit (codiere zuerst G20.C Parkinson-Erkrankung)
F02.A18	6D85.3&XS5W/ 6D86.Y	Schwere NCD aufgrund einer HIV-Infektion, Leichtgradig, mit einer anderen Verhaltensstörung oder Psychischen Auffälligkeit (codiere zuerst B20 HIV-Infektion)
F02.A18	6D85.1&XS5W/ 6D86.Y	Schwere NCD aufgrund einer Huntington-Erkrankung, Leichtgradig, mit einer anderen Verhaltensstörung oder Psychischen Auffälligkeit (codiere zuerst G10 Huntington-Erkrankung)
F02.A18	6D85.5&XS5W/ 6D86.Y	Schwere NCD aufgrund einer Prionen-Erkrankung, Leichtgradig, mit einer anderen Verhaltensstörung oder Psychischen Auffälligkeit (codiere zuerst A81.9 Prionen-Erkrankung)
F02.A18	6D80&XS5W/ 6D86.Y	Schwere NCD aufgrund einer Wahrscheinlichen Alzheimer-Erkrankung, Leichtgradig, mit einer anderen Verhaltensstörung oder Psychischen Auffälligkeit (codiere zuerstG30.9 Alzheimer-Erkrankung)
F02.A18	6D83&XS5W/ 6D86.Y	Schwere NCD aufgrund einer Wahrscheinlichen Frontotemporalen Lobärdegeneration, Leichtgradig, mit einer anderen Verhaltensstörung oder Psychischen Auffälligkeit (codiere zuerst G31.09 Frontotemporale Erkrankung)
F02.A18	6D82&XS5W/ 6D86.Y	Schwere NCD aufgrund einer Wahrscheinlichen Lewy-Körper-Demenz, Leichtgradig, mit einer anderen Verhaltensstörung oder Psychischen Auffälligkeit (codiere zuerst G31.83 Lewy-Körper-Demenz)

ICD-10-CM	ICD-11	Störung, Erscheinungsbild oder Problem
F02.A18	6D85.Y&XS5W/ 6D86.Y	Schwere NCD aufgrund eines Anderen Medizinischen Krankheitsfaktors, Leichtgradig, mit einer anderen Verhaltensstörung oder Psychischen Auffälligkeit (codiere zuerst den anderen medizinischen Krankheitsfaktor)
F02.A18	6D85.7&XS5W/ 6D86.Y	Schwere NCD aufgrund eines Schädel-Hirn-Traumas, Leichtgradig, mit einer anderen Verhaltensstörung oder Psychischen Auffälligkeit (codiere zuerst S06.2XAS diffuses Hirntrauma mit Bewusstseinsverlust von unbekannter Dauer, Folgeschäden)
F02.A18	6D85&XS5W/ 6D86.Y	Schwere NCD aufgrund Multipler Ätiologien, Leichtgradig, mit einer anderen Verhaltensstörung oder Psychischen Auffälligkeit (codiere zuerst den anderen medizinischen Krankheitsfaktor)
F02.A18	6D85.0&XS5W/ 6D86.Y	Schwere NCD, wahrscheinlich aufgrund einer Parkinson-Erkrankung, Leichtgradig, mit einer anderen Verhaltensstörung oder Psychischen Auffälligkeit (codiere zuerst G20.C Parkinson-Erkrankung)
F02.A2	6D85.3&XS5W/ 6D86.0	Schwere NCD aufgrund einer HIV-Infektion, Leichtgradig, mit Psychotischen Merkmalen (codiere zuerst B20 HIV-Infektion)
F02.A2	6D85.1&XS5W/ 6D86.0	Schwere NCD aufgrund einer Huntington-Erkrankung, Leichtgradig, mit Psychotischen Merkmalen (codiere zuerst G10 Huntington-Erkrankung)
F02.A2	6D85.5&XS5W/ 6D86.0	Schwere NCD aufgrund einer Prionen-Erkrankung, Leichtgradig, mit Psychotischen Merkmalen (codiere zuerst A81.9 Prionen-Erkrankung)
F02.A2	6D80&XS5W/ 6D86.0	Schwere NCD aufgrund einer Wahrscheinlichen Alzheimer-Erkrankung, Leichtgradig, mit Psychotischen Merkmalen (codiere zuerstG30.9 Alzheimer-Erkrankung)
F02.A2	6D83&XS5W/ 6D86.0	Schwere NCD aufgrund einer Wahrscheinlichen Frontotemporalen Lobärdegeneration, Leichtgradig, mit Psychotischen Merkmalen (codiere zuerst G31.09 Frontotemporale Erkrankung)

ICD-10-CM	ICD-11	Störung, Erscheinungsbild oder Problem
F02.A2	6D82&XS5W/ 6D86.0	Schwere NCD aufgrund einer Wahrscheinlichen Lewy-Körper-Demenz, Leichtgradig, mit Psychotischen Merkmalen (codiere zuerst G31.83 Lewy-Körper-Demenz)
F02.A2	6D85.Y&XS5W/ 6D86.0	Schwere NCD aufgrund eines Anderen Medizinischen Krankheitsfaktors, Leichtgradig, mit Psychotischen Merkmalen (codiere zuerst den anderen medizinischen Krankheitsfaktor)
F02.A2	6D85.7&XS5W/ 6D86.0	Schwere NCD aufgrund eines Schädel-Hirn-Traumas, Leichtgradig, mit Psychotischen Merkmalen (codiere zuerst S06.2XAS diffuses Hirntrauma mit Bewusstseinsverlust von unbekannter Dauer, Folgeschäden)
F02.A2	6D85&XS5W/ 6D86.0	Schwere NCD aufgrund Multipler Ätiologien, Leichtgradig, mit Psychotischen Merkmalen (codiere zuerst den anderen medizinischen Krankheitsfaktor)
F02.A2	6D85.0&XS5W/ 6D86.0	Schwere NCD, wahrscheinlich aufgrund einer Parkinson-Erkrankung, Leichtgradig, mit Psychotischen Merkmalen (codiere zuerst G20.C Parkinson-Erkrankung)
F02.A3	6D85.3&XS5W/ 6D86.1	Schwere NCD aufgrund einer HIV-Infektion, Leichtgradig, mit Affektiven Symptomen (codiere zuerst B20 HIV-Infektion)
F02.A3	6D85.1&XS5W/ 6D86.1	Schwere NCD aufgrund einer Huntington-Erkrankung, Leichtgradig, mit Affektiven Symptomen (codiere zuerst G10 Huntington-Erkrankung)
F02.A3	6D85.5&XS5W/ 6D86.1	Schwere NCD aufgrund einer Prionen-Erkrankung, Leichtgradig, mit Affektiven Symptomen (codiere zuerst A81.9 Prionen-Erkrankung)
F02.A3	6D80&XS5W/ 6D86.1	Schwere NCD aufgrund einer Wahrscheinlichen Alzheimer-Erkrankung, Leichtgradig, mit Affektiven Symptomen (codiere zuerstG30.9 Alzheimer-Erkrankung)
F02.A3	6D83&XS5W/ 6D86.1	Schwere NCD aufgrund einer Wahrscheinlichen Frontotemporalen Lobärdegeneration, Leichtgradig, mit Affektiven Symptomen (codiere zuerst G31.09 Frontotemporale Erkrankung)

ICD-10-CM	ICD-11	Störung, Erscheinungsbild oder Problem
F02.A3	6D82&XS5W/ 6D86.1	Schwere NCD aufgrund einer Wahrscheinlichen Lewy-Körper-Demenz, Leichtgradig,mit Affektiven Symptomen (codiere zuerst G31.83 Lewy-Körper-Demenz)
F02.A3	6D85.Y&XS5W/ 6D86.1	Schwere NCD aufgrund eines Anderen Medizinischen Krankheitsfaktors, Leichtgradig, mit Affektiven Symptomen (codiere zuerst den anderen medizinischen Krankheitsfaktor)
F02.A3	6D85.7&XS5W/ 6D86.1	Schwere NCD aufgrund eines Schädel-Hirn-Traumas, Leichtgradig, mit Affektiven Symptomen (codiere zuerst S06.2XAS diffuses Hirntrauma mit Bewusstseinsverlust von unbekannter Dauer, Folgeschäden)
F02.A3	6D85&XS5W/ 6D86.1	Schwere NCD aufgrund Multipler Ätiologien, Leichtgradig, mit Affektiven Symptomen (codiere zuerst den anderen medizinischen Krankheitsfaktor)
F02.A3	6D85.0&XS5W/ 6D86.1	Schwere NCD, wahrscheinlich aufgrund einer Parkinson-Erkrankung, Leichtgradig, mit Affektiven Symptomen (codiere zuerst G20.C Parkinson-Erkrankung)
F02.A4	6D85.3&XS5W/ 6D86.2	Schwere NCD aufgrund einer HIV-Infektion, Leichtgradig, mit Angst (codiere zuerst B20 HIV-Infektion)
F02.A4	6D85.1&XS5W/ 6D86.2	Schwere NCD aufgrund einer Huntington-Erkrankung, Leichtgradig, mit Angst (codiere zuerst G10 Huntington-Erkrankung)
F02.A4	6D85.5&XS5W/ 6D86.2	Schwere NCD aufgrund einer Prionen-Erkrankung, Leichtgradig, mit Angst (codiere zuerst A81.9 Prionen-Erkrankung)
F02.A4	6D80&XS5W/ 6D86.2	Schwere NCD aufgrund einer Wahrscheinlichen Alzheimer-Erkrankung, Leichtgradig, mit Angst (codiere zuerstG30.9 Alzheimer-Erkrankung)
F02.A4	6D83&XS5W/ 6D86.2	Schwere NCD aufgrund einer Wahrscheinlichen Frontotemporalen Lobärdegeneration, Leichtgradig, mit Angst (codiere zuerst G31.09 Frontotemporale Erkrankung)

ICD-10-CM	ICD-11	Störung, Erscheinungsbild oder Problem
F02.A4	6D82&XS5W/ 6D86.2	Schwere NCD aufgrund einer Wahrscheinlichen Lewy-Körper-Demenz, Leichtgradig, mit Angst (codiere zuerst G31.83 Lewy-Körper-Demenz)
F02.A4	6D85.Y&XS5W/ 6D86.2	Schwere NCD aufgrund eines Anderen Medizinischen Krankheitsfaktors, Leichtgradig, mit Angst (codiere zuerst den anderen medizinischen Krankheitsfaktor)
F02.A4	6D85.7&XS5W/ 6D86.2	Schwere NCD aufgrund eines Schädel-Hirn-Traumas, Leichtgradig, mit Angst (codiere zuerst S06.2XAS diffuses Hirntrauma mit Bewusstseinsverlust von unbekannter Dauer, Folgeschäden)
F02.A4	6D85&XS5W/ 6D86.2	Schwere NCD aufgrund Multipler Ätiologien, Leichtgradig, mit Angst (codiere zuerst den anderen medizinischen Krankheitsfaktor)
F02.A4	6D85.0&XS5W/ 6D86.2	Schwere NCD, wahrscheinlich aufgrund einer Parkinson-Erkrankung, Leichtgradig, mit Angst (codiere zuerst G20.C Parkinson-Erkrankung)
F02.B0	6D85.3&XS0T	Schwere NCD aufgrund einer HIV-Infektion, Mittelgradig, ohne Verhaltensstörung oder Psychische Auffälligkeit (codiere zuerst B20 HIV-Infektion)
F02.B0	6D85.1&XS0T	Schwere NCD aufgrund einer Huntington-Erkrankung, Mittelgradig, ohne Verhaltensstörung oder Psychische Auffälligkeit (codiere zuerst G10 Huntington-Erkrankung)
F02.B0	6D85.5&XS0T	Schwere NCD aufgrund einer Prionen-Erkrankung, Mittelgradig, ohne Verhaltensstörung oder Psychische Auffälligkeit (codiere zuerst A81.9 Prionen-Erkrankung)
F02.B0	6D80&XS0T	Schwere NCD aufgrund einer Wahrscheinlichen Alzheimer-Erkrankung, Mittelgradig, ohne Verhaltensstörung oder Psychische Auffälligkeit (codiere zuerst G30.9 Alzheimer-Erkrankung)

ICD-10-CM	ICD-11	Störung, Erscheinungsbild oder Problem
F02.B0	6D83&XS0T	Schwere NCD aufgrund einer Wahrscheinlichen Frontotemporalen Lobärdegeneration, Mittelgradig, ohne Verhaltensstörung oder Psychische Auffälligkeit (codiere zuerst G31.09 Frontotemporale Erkrankung)
F02.B0	6D82&XS0T	Schwere NCD aufgrund einer Wahrscheinlichen Lewy-Körper-Demenz, Mittelgradig, ohne Verhaltensstörung oder Psychische Auffälligkeit (codiere zuerst G31.83 Lewy-Körper-Demenz)
F02.B0	6D85.Y&XS0T	Schwere NCD aufgrund eines Anderen Medizinischen Krankheitsfaktors, Mittelgradig, ohne Verhaltensstörung oder Psychische Auffälligkeit (codiere zuerst den anderen medizinischen Krankheitsfaktor)
F02.B0	6D85.7&XS0T	Schwere NCD aufgrund eines Schädel-Hirn-Traumas, Mittelgradig, ohne Verhaltensstörung oder Psychische Auffälligkeit (codiere zuerst S06.2XAS diffuses Hirntrauma mit Bewusstseinsverlust von unbekannter Dauer, Folgeschäden)
F02.B0	6D85&XS0T	Schwere NCD aufgrund Multipler Ätiologien, Mittelgradig, ohne Verhaltensstörung oder Psychische Auffälligkeit (codiere zuerst den anderen medizinischen Krankheitsfaktor)
F02.B0	6D85.0&XS0T	Schwere NCD, wahrscheinlich aufgrund einer Parkinson-Erkrankung, Mittelgradig, ohne Verhaltensstörung oder Psychische Auffälligkeit (codiere zuerst G20.C Parkinson-Erkrankung)
F02.B11	6D85.3&XS0T/ 6D86.4	Schwere NCD aufgrund einer HIV-Infektion, Mittelgradig, mit Agitiertheit (codiere zuerst B20 HIV-Infektion)
F02.B11	6D85.1&XS0T/ 6D86.4	Schwere NCD aufgrund einer Huntington-Erkrankung, Mittelgradig, mit Agitiertheit (codiere zuerst G10 Huntington-Erkrankung)
F02.B11	6D85.5&XS0T/ 6D86.4	Schwere NCD aufgrund einer Prionen-Erkrankung, Mittelgradig, mit Agitiertheit (codiere zuerst A81.9 Prionen-Erkrankung)

ICD-10-CM	ICD-11	Störung, Erscheinungsbild oder Problem
F02.B11	6D80&XS0T/ 6D86.4	Schwere NCD aufgrund einer Wahrscheinlichen Alzheimer-Erkrankung, Mittelgradig, mit Agitiertheit (codiere zuerst G30.9 Alzheimer-Erkrankung)
F02.B11	6D83&XS0T/ 6D86.4	Schwere NCD aufgrund einer Wahrscheinlichen Frontotemporalen Lobärdegeneration, Mittelgradig, mit Agitiertheit (codiere zuerst G31.09 Frontotemporale Erkrankung)
F02.B11	6D82&XS0T/ 6D86.4	Schwere NCD aufgrund einer Wahrscheinlichen Lewy-Körper-Demenz, Mittelgradig, mit Agitiertheit (codiere zuerst G31.83 Lewy-Körper-Demenz)
F02.B11	6D85.Y&XS0T/ 6D86.4	Schwere NCD aufgrund eines Anderen Medizinischen Krankheitsfaktors, Mittelgradig, mit Agitiertheit (codiere zuerst den anderen medizinischen Krankheitsfaktor)
F02.B11	6D85.7&XS0T/ 6D86.4	Schwere NCD aufgrund eines Schädel-Hirn-Traumas, Mittelgradig, mit Agitiertheit (codiere zuerst S06.2XAS diffuses Hirntrauma mit Bewusstseinsverlust von unbekannter Dauer, Folgeschäden)
F02.B11	6D85&XS0T/ 6D86.4	Schwere NCD aufgrund Multipler Ätiologien, Mittelgradig, mit Agitiertheit (codiere zuerst den anderen medizinischen Krankheitsfaktor)
F02.B11	6D85.0&XS0T/ 6D86.4	Schwere NCD, wahrscheinlich aufgrund einer Parkinson-Erkrankung, Mittelgradig, mit Agitiertheit (codiere zuerst G20.C Parkinson-Erkrankung)
F02.B18	6D85.3&XS0T/ 6D86.Y	Schwere NCD aufgrund einer HIV-Infektion, Mittelgradig, mit einer anderen Verhaltensstörung oder Psychischen Auffälligkeit (codiere zuerst B20 HIV-Infektion)
F02.B18	6D85.1&XS0T/ 6D86.Y	Schwere NCD aufgrund einer Huntington-Erkrankung, Mittelgradig, mit einer anderen Verhaltensstörung oder Psychischen Auffälligkeit (codiere zuerst G10 Huntington-Erkrankung)

ICD-10-CM	ICD-11	Störung, Erscheinungsbild oder Problem
F02.B18	6D85.5&XS0T/ 6D86.Y	Schwere NCD aufgrund einer Prionen-Erkrankung, Mittelgradig, mit einer anderen Verhaltensstörung oder Psychischen Auffälligkeit (codiere zuerst A81.9 Prionen-Erkrankung)
F02.B18	6D80&XS0T/ 6D86.Y	Schwere NCD aufgrund einer Wahrscheinlichen Alzheimer-Erkrankung, Mittelgradig, mit einer anderen Verhaltensstörung oder Psychischen Auffälligkeit (codiere zuerstG30.9 Alzheimer-Erkrankung)
F02.B18	6D83&XS0T/ 6D86.Y	Schwere NCD aufgrund einer Wahrscheinlichen Frontotemporalen Lobärdegeneration, Mittelgradig, mit einer anderen Verhaltensstörung oder Psychischen Auffälligkeit (codiere zuerst G31.09 Frontotemporale Erkrankung)
F02.B18	6D82&XS0T/ 6D86.Y	Schwere NCD aufgrund einer Wahrscheinlichen Lewy-Körper-Demenz, Mittelgradig, mit einer anderen Verhaltensstörung oder Psychischen Auffälligkeit (codiere zuerst G31.83 Lewy-Körper-Demenz)
F02.B18	6D85.Y&XS0T/ 6D86.Y	Schwere NCD aufgrund eines Anderen Medizinischen Krankheitsfaktors, Mittelgradig, mit einer anderen Verhaltensstörung oder Psychischen Auffälligkeit (codiere zuerst den anderen medizinischen Krankheitsfaktor)
F02.B18	6D85.7&XS0T/ 6D86.Y	Schwere NCD aufgrund eines Schädel-Hirn-Traumas, Mittelgradig, mit einer anderen Verhaltensstörung oder Psychischen Auffälligkeit (codiere zuerst S06.2XAS diffuses Hirntrauma mit Bewusstseinsverlust von unbekannter Dauer, Folgeschäden)
F02.B18	6D85&XS0T/ 6D86.Y	Schwere NCD aufgrund Multipler Ätiologien, Mittelgradig, mit einer anderen Verhaltensstörung oder Psychischen Auffälligkeit (codiere zuerst den anderen medizinischen Krankheitsfaktor)
F02.B18	6D85.0&XS0T/ 6D86.Y	Schwere NCD, wahrscheinlich aufgrund einer Parkinson-Erkrankung, Mittelgradig, mit einer anderen Verhaltensstörung oder Psychischen Auffälligkeit (codiere zuerst G20.C Parkinson-Erkrankung)

ICD-10-CM	ICD-11	Störung, Erscheinungsbild oder Problem
F02.B2	6D85.3&XS0T/ 6D86.0	Schwere NCD aufgrund einer HIV-Infektion, Mittelgradig, mit Psychotischen Merkmalen (codiere zuerst B20 HIV-Infektion)
F02.B2	6D85.1&XS0T/ 6D86.0	Schwere NCD aufgrund einer Huntington-Erkrankung, Mittelgradig, mit Psychotischen Merkmalen (codiere zuerst G10 Huntington-Erkrankung)
F02.B2	6D85.5&XS0T/ 6D86.0	Schwere NCD aufgrund einer Prionen-Erkrankung, Mittelgradig, mit Psychotischen Merkmalen (codiere zuerst A81.9 Prionen-Erkrankung)
F02.B2	6D80&XS0T/ 6D86.0	Schwere NCD aufgrund einer Wahrscheinlichen Alzheimer-Erkrankung, Mittelgradig, mit Psychotischen Merkmalen (codiere zuerstG30.9 Alzheimer-Erkrankung)
F02.B2	6D83&XS0T/ 6D86.0	Schwere NCD aufgrund einer Wahrscheinlichen Frontotemporalen Lobärdegeneration, Mittelgradig, mit Psychotischen Merkmalen (codiere zuerst G31.09 Frontotemporale Erkrankung)
F02.B2	6D82&XS0T/ 6D86.0	Schwere NCD aufgrund einer Wahrscheinlichen Lewy-Körper-Demenz, Mittelgradig, mit Psychotischen Merkmalen (codiere zuerst G31.83 Lewy-Körper-Demenz)
F02.B2	6D85.Y&XS0T/ 6D86.0	Schwere NCD aufgrund eines Anderen Medizinischen Krankheitsfaktors, Mittelgradig, mit Psychotischen Merkmalen (codiere zuerst den anderen medizinischen Krankheitsfaktor)
F02.B2	6D85.7&XS0T/ 6D86.0	Schwere NCD aufgrund eines Schädel-Hirn-Traumas, Mittelgradig, mit Psychotischen Merkmalen (codiere zuerst S06.2XAS diffuses Hirntrauma mit Bewusstseinsverlust von unbekannter Dauer, Folgeschäden)
F02.B2	6D85&XS0T/ 6D86.0	Schwere NCD aufgrund Multipler Ätiologien, Mittelgradig, mit Psychotischen Merkmalen (codiere zuerst den anderen medizinischen Krankheitsfaktor)
F02.B2	6D85.0&XS0T/ 6D86.0	Schwere NCD, wahrscheinlich aufgrund einer Parkinson-Erkrankung, Mittelgradig, mit Psychotischen Merkmalen (codiere zuerst G20.C Parkinson-Erkrankung)

ICD-10-CM	ICD-11	Störung, Erscheinungsbild oder Problem
F02.B3	6D85.3&XS0T/ 6D86.1	Schwere NCD aufgrund einer HIV-Infektion, Mittelgradig, mit Affektiven Symptomen (codiere zuerst B20 HIV-Infektion)
F02.B3	6D85.1&XS0T/ 6D86.1	Schwere NCD aufgrund einer Huntington-Erkrankung, Mittelgradig, mit Affektiven Symptomen (codiere zuerst G10 Huntington-Erkrankung)
F02.B3	6D85.5&XS0T/ 6D86.1	Schwere NCD aufgrund einer Prionen-Erkrankung, Mittelgradig, mit Affektiven Symptomen (codiere zuerst A81.9 Prionen-Erkrankung)
F02.B3	6D80&XS0T/ 6D86.1	Schwere NCD aufgrund einer Wahrscheinlichen Alzheimer-Erkrankung, Mittelgradig, mit Affektiven Symptomen (codiere zuerstG30.9 Alzheimer-Erkrankung)
F02.B3	6D83&XS0T/ 6D86.1	Schwere NCD aufgrund einer Wahrscheinlichen Frontotemporalen Lobärdegeneration, Mittelgradig, mit Affektiven Symptomen (codiere zuerst G31.09 Frontotemporale Erkrankung)
F02.B3	6D82&XS0T/ 6D86.1	Schwere NCD aufgrund einer Wahrscheinlichen Lewy-Körper-Demenz, Mittelgradig,mit Affektiven Symptomen (codiere zuerst G31.83 Lewy-Körper-Demenz)
F02.B3	6D85.Y&XS0T/ 6D86.1	Schwere NCD aufgrund eines Anderen Medizinischen Krankheitsfaktors, Mittelgradig, mit Affektiven Symptomen (codiere zuerst den anderen medizinischen Krankheitsfaktor)
F02.B3	6D85.7&XS0T/ 6D86.1	Schwere NCD aufgrund eines Schädel-Hirn-Traumas, Mittelgradig, mit Affektiven Symptomen (codiere zuerst S06.2XAS diffuses Hirntrauma mit Bewusstseinsverlust von unbekannter Dauer, Folgeschäden)
F02.B3	6D85&XS0T/ 6D86.1	Schwere NCD aufgrund Multipler Ätiologien, Mittelgradig, mit Affektiven Symptomen (codiere zuerst den anderen medizinischen Krankheitsfaktor)
F02.B3	6D85.0&XS0T/ 6D86.1	Schwere NCD, wahrscheinlich aufgrund einer Parkinson-Erkrankung, Mittelgradig, mit Affektiven Symptomen (codiere zuerst G20.C Parkinson-Erkrankung)

ICD-10-CM	ICD-11	Störung, Erscheinungsbild oder Problem
F02.B4	6D85.3&XS0T/ 6D86.2	Schwere NCD aufgrund einer HIV-Infektion, Mittelgradig, mit Angst (codiere zuerst B20 HIV-Infektion)
F02.B4	6D85.1&XS0T/ 6D86.2	Schwere NCD aufgrund einer Huntington-Erkrankung, Mittelgradig, mit Angst (codiere zuerst G10 Huntington-Erkrankung)
F02.B4	6D85.5&XS0T/ 6D86.2	Schwere NCD aufgrund einer Prionen-Erkrankung, Mittelgradig, mit Angst (codiere zuerst A81.9 Prionen-Erkrankung)
F02.B4	6D80&XS0T/ 6D86.2	Schwere NCD aufgrund einer Wahrscheinlichen Alzheimer-Erkrankung, Mittelgradig, mit Angst (codiere zuerstG30.9 Alzheimer-Erkrankung)
F02.B4	6D83&XS0T/ 6D86.2	Schwere NCD aufgrund einer Wahrscheinlichen Frontotemporalen Lobärdegeneration, Mittelgradig, mit Angst (codiere zuerst G31.09 Frontotemporale Erkrankung)
F02.B4	6D82&XS0T/ 6D86.2	Schwere NCD aufgrund einer Wahrscheinlichen Lewy-Körper-Demenz, Mittelgradig, mit Angst (codiere zuerst G31.83 Lewy-Körper-Demenz)
F02.B4	6D85.Y&XS0T/ 6D86.2	Schwere NCD aufgrund eines Anderen Medizinischen Krankheitsfaktors, Mittelgradig, mit Angst (codiere zuerst den anderen medizinischen Krankheitsfaktor)
F02.B4	6D85.7&XS0T/ 6D86.2	Schwere NCD aufgrund eines Schädel-Hirn-Traumas, Mittelgradig, mit Angst (codiere zuerst S06.2XAS diffuses Hirntrauma mit Bewusstseinsverlust von unbekannter Dauer, Folgeschäden)
F02.B4	6D85&XS0T/ 6D86.2	Schwere NCD aufgrund Multipler Ätiologien, Mittelgradig, mit Angst (codiere zuerst den anderen medizinischen Krankheitsfaktor)
F02.B4	6D85.0&XS0T/ 6D86.2	Schwere NCD, wahrscheinlich aufgrund einer Parkinson-Erkrankung, Mittelgradig, mit Angst (codiere zuerst G20.C Parkinson-Erkrankung)
F02.C0	6D85.3&XS25	Schwere NCD aufgrund einer HIV-Infektion, Schwergradig, ohne Verhaltensstörung oder Psychische Auffälligkeit (codiere zuerst B20 HIV-Infektion)

ICD-10-CM	ICD-11	Störung, Erscheinungsbild oder Problem
F02.C0	6D85.1&XS25	Schwere NCD aufgrund einer Huntington-Erkrankung, Schwergradig, ohne Verhaltensstörung oder Psychische Auffälligkeit (codiere zuerst G10 Huntington-Erkrankung)
F02.C0	6D85.5&XS25	Schwere NCD aufgrund einer Prionen-Erkrankung, Schwergradig, ohne Verhaltensstörung oder Psychische Auffälligkeit (codiere zuerst A81.9 Prionen-Erkrankung)
F02.C0	6D80&XS25	Schwere NCD aufgrund einer Wahrscheinlichen Alzheimer-Erkrankung, Schwergradig, ohne Verhaltensstörung oder Psychische Auffälligkeit (codiere zuerstG30.9 Alzheimer-Erkrankung)
F02.C0	6D83&XS25	Schwere NCD aufgrund einer Wahrscheinlichen Frontotemporalen Lobärdegeneration, Schwergradig, ohne Verhaltensstörung oder Psychische Auffälligkeit (codiere zuerst G31.09 Frontotemporale Erkrankung)
F02.C0	6D82&XS25	Schwere NCD aufgrund einer Wahrscheinlichen Lewy-Körper-Demenz, Schwergradig, ohne Verhaltensstörung oder Psychische Auffälligkeit (codiere zuerst G31.83 Lewy-Körper-Demenz)
F02.C0	6D85.Y&XS25	Schwere NCD aufgrund eines Anderen Medizinischen Krankheitsfaktors, Schwergradig, ohne Verhaltensstörung oder Psychische Auffälligkeit (codiere zuerst den anderen medizinischen Krankheitsfaktor)
F02.C0	6D85.7&XS25	Schwere NCD aufgrund eines Schädel-Hirn-Traumas, Schwergradig, ohne Verhaltensstörung oder Psychische Auffälligkeit (codiere zuerst S06.2XAS diffuses Hirntrauma mit Bewusstseinsverlust von unbekannter Dauer, Folgeschäden)
F02.C0	6D85&XS25	Schwere NCD aufgrund Multipler Ätiologien, Schwergradig, ohne Verhaltensstörung oder Psychische Auffälligkeit (codiere zuerst den anderen medizinischen Krankheitsfaktor)
F02.C0	6D85.0&XS25	Schwere NCD, wahrscheinlich aufgrund einer Parkinson-Erkrankung, Schwergradig, ohne Verhaltensstörung oder Psychische Auffälligkeit (codiere zuerst G20.C Parkinson-Erkrankung)

ICD-10-CM	ICD-11	Störung, Erscheinungsbild oder Problem
F02.C11	6D85.3&XS25/ 6D86.4	Schwere NCD aufgrund einer HIV-Infektion, Schwergradig, mit Agitiertheit (codiere zuerst B20 HIV-Infektion)
F02.C11	6D85.1&XS25/ 6D86.4	Schwere NCD aufgrund einer Huntington-Erkrankung, Schwergradig, mit Agitiertheit (codiere zuerst G10 Huntington-Erkrankung)
F02.C11	6D85.5&XS25/ 6D86.4	Schwere NCD aufgrund einer Prionen-Erkrankung, Schwergradig, mit Agitiertheit (codiere zuerst A81.9 Prionen-Erkrankung)
F02.C11	6D80&XS25/ 6D86.4	Schwere NCD aufgrund einer Wahrscheinlichen Alzheimer-Erkrankung, Schwergradig, mit Agitiertheit (codiere zuerstG30.9 Alzheimer-Erkrankung)
F02.C11	6D83&XS25/ 6D86.4	Schwere NCD aufgrund einer Wahrscheinlichen Frontotemporalen Lobärdegeneration, Schwergradig, mit Agitiertheit (codiere zuerst G31.09 Frontotemporale Erkrankung)
F02.C11	6D82&XS25/ 6D86.4	Schwere NCD aufgrund einer Wahrscheinlichen Lewy-Körper-Demenz, Schwergradig, mit Agitiertheit (codiere zuerst G31.83 Lewy-Körper-Demenz)
F02.C11	6D85.Y&XS25/ 6D86.4	Schwere NCD aufgrund eines Anderen Medizinischen Krankheitsfaktors, Schwergradig, mit Agitiertheit (codiere zuerst den anderen medizinischen Krankheitsfaktor)
F02.C11	6D85.7&XS25/ 6D86.4	Schwere NCD aufgrund eines Schädel-Hirn-Traumas, Schwergradig, mit Agitiertheit (codiere zuerst S06.2XAS diffuses Hirntrauma mit Bewusstseinsverlust von unbekannter Dauer, Folgeschäden)
F02.C11	6D85&XS25/ 6D86.4	Schwere NCD aufgrund Multipler Ätiologien, Schwergradig, mit Agitiertheit (codiere zuerst den anderen medizinischen Krankheitsfaktor)
F02.C11	6D85.0&XS25/ 6D86.4	Schwere NCD, wahrscheinlich aufgrund einer Parkinson-Erkrankung, Schwergradig, mit Agitiertheit (codiere zuerst G20.C Parkinson-Erkrankung)
F02.C18	6D85.3&XS25/ 6D86.Y	Schwere NCD aufgrund einer HIV-Infektion, Schwergradig, mit einer anderen Verhaltensstörung oder Psychischen Auffälligkeit (codiere zuerst B20 HIV-Infektion)

ICD-10-CM	ICD-11	Störung, Erscheinungsbild oder Problem
F02.C18	6D85.1&XS25/ 6D86.Y	Schwere NCD aufgrund einer Huntington-Erkrankung, Schwergradig, mit einer anderen Verhaltensstörung oder Psychischen Auffälligkeit (codiere zuerst G10 Huntington-Erkrankung)
F02.C18	6D85.5&XS25/ 6D86.Y	Schwere NCD aufgrund einer Prionen-Erkrankung, Schwergradig, mit einer anderen Verhaltensstörung oder Psychischen Auffälligkeit (codiere zuerst A81.9 Prionen-Erkrankung)
F02.C18	6D80&XS25/ 6D86.Y	Schwere NCD aufgrund einer Wahrscheinlichen Alzheimer-Erkrankung, Schwergradig, mit einer anderen Verhaltensstörung oder Psychischen Auffälligkeit (codiere zuerstG30.9 Alzheimer-Erkrankung)
F02.C18	6D83&XS25/ 6D86.Y	Schwere NCD aufgrund einer Wahrscheinlichen Frontotemporalen Lobärdegeneration, Schwergradig, mit einer anderen Verhaltensstörung oder Psychischen Auffälligkeit (codiere zuerst G31.09 Frontotemporale Erkrankung)
F02.C18	6D82&XS25/ 6D86.Y	Schwere NCD aufgrund einer Wahrscheinlichen Lewy-Körper-Demenz, Schwergradig, mit einer anderen Verhaltensstörung oder Psychischen Auffälligkeit (codiere zuerst G31.83 Lewy-Körper-Demenz)
F02.C18	6D85.Y&XS25/ 6D86.Y	Schwere NCD aufgrund eines Anderen Medizinischen Krankheitsfaktors, Schwergradig, mit einer anderen Verhaltensstörung oder Psychischen Auffälligkeit (codiere zuerst den anderen medizinischen Krankheitsfaktor)
F02.C18	6D85.7&XS25/ 6D86.Y	Schwere NCD aufgrund eines Schädel-Hirn-Traumas, Schwergradig, mit einer anderen Verhaltensstörung oder Psychischen Auffälligkeit (codiere zuerst S06.2XAS diffuses Hirntrauma mit Bewusstseinsverlust von unbekannter Dauer, Folgeschäden)
F02.C18	6D85&XS25/ 6D86.Y	Schwere NCD aufgrund Multipler Ätiologien, Schwergradig, mit einer anderen Verhaltensstörung oder Psychischen Auffälligkeit (codiere zuerst den anderen medizinischen Krankheitsfaktor)

ICD-10-CM	ICD-11	Störung, Erscheinungsbild oder Problem
F02.C18	6D85.0&XS25/ 6D86.Y	Schwere NCD, wahrscheinlich aufgrund einer Parkinson-Erkrankung, Schwergradig, mit einer anderen Verhaltensstörung oder Psychischen Auffälligkeit (codiere zuerst G20.C Parkinson-Erkrankung)
F02.C2	6D85.3&XS25/ 6D86.0	Schwere NCD aufgrund einer HIV-Infektion, Schwergradig, mit Psychotischen Merkmalen (codiere zuerst B20 HIV-Infektion)
F02.C2	6D85.1&XS25/ 6D86.0	Schwere NCD aufgrund einer Huntington-Erkrankung, Schwergradig, mit Psychotischen Merkmalen (codiere zuerst G10 Huntington-Erkrankung)
F02.C2	6D85.5&XS25/ 6D86.0	Schwere NCD aufgrund einer Prionen-Erkrankung, Schwergradig, mit Psychotischen Merkmalen (codiere zuerst A81.9 Prionen-Erkrankung)
F02.C2	6D80&XS25/ 6D86.0	Schwere NCD aufgrund einer Wahrscheinlichen Alzheimer-Erkrankung, Schwergradig, mit Psychotischen Merkmalen (codiere zuerstG30.9 Alzheimer-Erkrankung)
F02.C2	6D83&XS25/ 6D86.0	Schwere NCD aufgrund einer Wahrscheinlichen Frontotemporalen Lobärdegeneration, Schwergradig, mit Psychotischen Merkmalen (codiere zuerst G31.09 Frontotemporale Erkrankung)
F02.C2	6D82&XS25/ 6D86.0	Schwere NCD aufgrund einer Wahrscheinlichen Lewy-Körper-Demenz, Schwergradig, mit Psychotischen Merkmalen (codiere zuerst G31.83 Lewy-Körper-Demenz)
F02.C2	6D85.Y&XS25/ 6D86.0	Schwere NCD aufgrund eines Anderen Medizinischen Krankheitsfaktors, Schwergradig, mit Psychotischen Merkmalen (codiere zuerst den anderen medizinischen Krankheitsfaktor)
F02.C2	6D85.7&XS25/ 6D86.0	Schwere NCD aufgrund eines Schädel-Hirn-Traumas, Schwergradig, mit Psychotischen Merkmalen (codiere zuerst S06.2XAS diffuses Hirntrauma mit Bewusstseinsverlust von unbekannter Dauer, Folgeschäden)
F02.C2	6D85&XS25/ 6D86.0	Schwere NCD aufgrund Multipler Ätiologien, Schwergradig, mit Psychotischen Merkmalen (codiere zuerst den anderen medizinischen Krankheitsfaktor)

ICD-10-CM	ICD-11	Störung, Erscheinungsbild oder Problem
F02.C2	6D85.0&XS25/ 6D86.0	Schwere NCD, wahrscheinlich aufgrund einer Parkinson-Erkrankung, Schwergradig, mit Psychotischen Merkmalen (codiere zuerst G20.C Parkinson-Erkrankung)
F02.C3	6D85.3&XS25/ 6D86.1	Schwere NCD aufgrund einer HIV-Infektion, Schwergradig, mit Affektiven Symptomen (codiere zuerst B20 HIV-Infektion)
F02.C3	6D85.1&XS25/ 6D86.1	Schwere NCD aufgrund einer Huntington-Erkrankung, Schwergradig, mit Affektiven Symptomen (codiere zuerst G10 Huntington-Erkrankung)
F02.C3	6D85.5&XS25/ 6D86.1	Schwere NCD aufgrund einer Prionen-Erkrankung, Schwergradig, mit Affektiven Symptomen (codiere zuerst A81.9 Prionen-Erkrankung)
F02.C3	6D80&XS25/ 6D86.1	Schwere NCD aufgrund einer Wahrscheinlichen Alzheimer-Erkrankung, Schwergradig, mit Affektiven Symptomen (codiere zuerstG30.9 Alzheimer-Erkrankung)
F02.C3	6D83&XS25/ 6D86.1	Schwere NCD aufgrund einer Wahrscheinlichen Frontotemporalen Lobärdegeneration, Schwergradig, mit Affektiven Symptomen (codiere zuerst G31.09 Frontotemporale Erkrankung)
F02.C3	6D82&XS25/ 6D86.1	Schwere NCD aufgrund einer Wahrscheinlichen Lewy-Körper-Demenz, Schwergradig, mit Affektiven Symptomen (codiere zuerst G31.83 Lewy-Körper-Demenz)
F02.C3	6D85.Y&XS25/ 6D86.1	Schwere NCD aufgrund eines Anderen Medizinischen Krankheitsfaktors, Schwergradig, mit Affektiven Symptomen (codiere zuerst den anderen medizinischen Krankheitsfaktor)
F02.C3	6D85.7&XS25/ 6D86.1	Schwere NCD aufgrund eines Schädel-Hirn-Traumas, Schwergradig, mit Affektiven Symptomen (codiere zuerst S06.2XAS diffuses Hirntrauma mit Bewusstseinsverlust von unbekannter Dauer, Folgeschäden)
F02.C3	6D85&XS25/ 6D86.1	Schwere NCD aufgrund Multipler Ätiologien, Schwergradig, mit Affektiven Symptomen (codiere zuerst den anderen medizinischen Krankheitsfaktor)

ICD-10-CM	ICD-11	Störung, Erscheinungsbild oder Problem
F02.C3	6D85.0&XS25/ 6D86.1	Schwere NCD, wahrscheinlich aufgrund einer Parkinson-Erkrankung, Schwergradig, mit Affektiven Symptomen (codiere zuerst G20.C Parkinson-Erkrankung)
F02.C4	6D85.3&XS25/ 6D86.2	Schwere NCD aufgrund einer HIV-Infektion, Schwergradig, mit Angst (codiere zuerst B20 HIV-Infektion)
F02.C4	6D85.1&XS25/ 6D86.2	Schwere NCD aufgrund einer Huntington-Erkrankung, Schwergradig, mit Angst (codiere zuerst G10 Huntington-Erkrankung)
F02.C4	6D85.5&XS25/ 6D86.2	Schwere NCD aufgrund einer Prionen-Erkrankung, Schwergradig, mit Angst (codiere zuerst A81.9 Prionen-Erkrankung)
F02.C4	6D80&XS25/ 6D86.2	Schwere NCD aufgrund einer Wahrscheinlichen Alzheimer-Erkrankung, Schwergradig, mit Angst (codiere zuerst G30.9 Alzheimer-Erkrankung)
F02.C4	6D83&XS25/ 6D86.2	Schwere NCD aufgrund einer Wahrscheinlichen Frontotemporalen Lobärdegeneration, Schwergradig, mit Angst (codiere zuerst G31.09 Frontotemporale Erkrankung)
F02.C4	6D82&XS25/ 6D86.2	Schwere NCD aufgrund einer Wahrscheinlichen Lewy-Körper-Demenz, Schwergradig, mit Angst (codiere zuerst G31.83 Lewy-Körper-Demenz)
F02.C4	6D85.Y&XS25/ 6D86.2	Schwere NCD aufgrund eines Anderen Medizinischen Krankheitsfaktors, Schwergradig, mit Angst (codiere zuerst den anderen medizinischen Krankheitsfaktor)
F02.C4	6D85.7&XS25/ 6D86.2	Schwere NCD aufgrund eines Schädel-Hirn-Traumas, Schwergradig, mit Angst (codiere zuerst S06.2XAS diffuses Hirntrauma mit Bewusstseinsverlust von unbekannter Dauer, Folgeschäden)
F02.C4	6D85&XS25/ 6D86.2	Schwere NCD aufgrund Multipler Ätiologien, Schwergradig, mit Angst (codiere zuerst den anderen medizinischen Krankheitsfaktor)
F02.C4	6D85.0&XS25/ 6D86.2	Schwere NCD, wahrscheinlich aufgrund einer Parkinson-Erkrankung, Schwergradig, mit Angst (codiere zuerst G20.C Parkinson-Erkrankung)

ICD-10-CM	ICD-11	Störung, Erscheinungsbild oder Problem
F03.90	6D80	Schwere NCD aufgrund einer Möglichen Alzheimer-Erkrankung, nicht näher bezeichneter Schweregrad, ohne Verhaltensstörung oder Psychische Auffälligkeit (kein zusätzlicher „medizinischer" Code)
F03.90	6D83	Schwere NCD aufgrund einer Möglichen Frontotemporalen Lobärdegeneration, nicht näher bezeichneter Schweregrad, ohne Verhaltensstörung oder Psychische Auffälligkeit (kein zusätzlicher „medizinischer" Code)
F03.90	6D82	Schwere NCD aufgrund einer Möglichen Lewy-Körper-Demenz, nicht näher bezeichneter Schweregrad, ohne Verhaltensstörung oder Psychische Auffälligkeit (kein zusätzlicher „medizinischer" Code)
F03.90	6E0Z	Schwere NCD aufgrund Unbekannter Ätiologie, nicht näher bezeichneter Schweregrad, ohne Verhaltensstörung oder Psychische Auffälligkeit (kein zusätzlicher „medizinischer" Code)
F03.90	6D85.0	Schwere NCD, möglicherweise aufgrund einer Parkinson-Erkrankung, nicht näher bezeichneter Schweregrad, ohne Verhaltensstörung oder Psychische Auffälligkeit (kein zusätzlicher „medizinischer" Code)
F03.90	6D81	Schwere NCD, möglicherweise aufgrund einer Vaskulären Erkrankung, nicht näher bezeichneter Schweregrad, ohne Verhaltensstörung oder Psychische Auffälligkeit (kein zusätzlicher „medizinischer" Code)
F03.911	6D80/6D86.4	Schwere NCD aufgrund einer Möglichen Alzheimer-Erkrankung, nicht näher bezeichneter Schweregrad, mit Agitiertheit (kein zusätzlicher „medizinischer" Code)
F03.911	6D83/6D86.4	Schwere NCD aufgrund einer Möglichen Frontotemporalen Lobärdegeneration, nicht näher bezeichneter Schweregrad, mit Agitiertheit (kein zusätzlicher „medizinischer" Code)

ICD-10-CM	ICD-11	Störung, Erscheinungsbild oder Problem
F03.911	6D82/6D86.4	Schwere NCD aufgrund einer Möglichen Lewy-Körper-Demenz, nicht näher bezeichneter Schweregrad, mit Agitiertheit (kein zusätzlicher „medizinischer" Code)
F03.911	6E0Z/6D86.4	Schwere NCD aufgrund Unbekannter Ätiologie, nicht näher bezeichneter Schweregrad, mit Agitiertheit (kein zusätzlicher „medizinischer" Code)
F03.911	6D85.0/6D86.4	Schwere NCD, möglicherweise aufgrund einer Parkinson-Erkrankung, nicht näher bezeichneter Schweregrad, mit Agitiertheit (kein zusätzlicher „medizinischer" Code)
F03.911	6D81/6D86.4	Schwere NCD, möglicherweise aufgrund einer Vaskulären Erkrankung, nicht näher bezeichneter Schweregrad, mit Agitiertheit (kein zusätzlicher „medizinischer" Code)
F03.918	6D80/6D86.Y	Schwere NCD aufgrund einer Möglichen Alzheimer-Erkrankung, nicht näher bezeichneter Schweregrad, mit einer anderen Verhaltensstörung oder Psychischen Auffälligkeit (kein zusätzlicher „medizinischer" Code)
F03.918	6D83/6D86.Y	Schwere NCD aufgrund einer Möglichen Frontotemporalen Lobärdegeneration, nicht näher bezeichneter Schweregrad, mit einer anderen Verhaltensstörung oder Psychischen Auffälligkeit (kein zusätzlicher „medizinischer" Code)
F03.918	6D82/6D86.Y	Schwere NCD aufgrund einer Möglichen Lewy-Körper-Demenz, nicht näher bezeichneter Schweregrad, mit einer anderen Verhaltensstörung oder Psychischen Auffälligkeit (kein zusätzlicher „medizinischer" Code)
F03.918	6E0Z/6D86.Y	Schwere NCD aufgrund Unbekannter Ätiologie, nicht näher bezeichneter Schweregrad, mit einer anderen Verhaltensstörung oder Psychischen Auffälligkeit (kein zusätzlicher „medizinischer" Code)

ICD-10-CM	ICD-11	Störung, Erscheinungsbild oder Problem
F03.918	6D85.0/6D86.Y	Schwere NCD, möglicherweise aufgrund einer Parkinson-Erkrankung, nicht näher bezeichneter Schweregrad, mit einer anderen Verhaltensstörung oder Psychischen Auffälligkeit (kein zusätzlicher „medizinischer“ Code)
F03.918	6D81/6D86.Y	Schwere NCD, möglicherweise aufgrund einer Vaskulären Erkrankung, nicht näher bezeichneter Schweregrad, mit einer anderen Verhaltensstörung oder Psychischen Auffälligkeit (kein zusätzlicher „medizinischer“ Code)
F03.92	6D80/6D86.0	Schwere NCD aufgrund einer Möglichen Alzheimer-Erkrankung, nicht näher bezeichneter Schweregrad, mit Psychotischen Merkmalen (kein zusätzlicher „medizinischer“ Code)
F03.92	6D83/6D86.0	Schwere NCD aufgrund einer Möglichen Frontotemporalen Lobärdegeneration, nicht näher bezeichneter Schweregrad, mit Psychotischen Merkmalen (kein zusätzlicher „medizinischer“ Code)
F03.92	6D82/6D86.0	Schwere NCD aufgrund einer Möglichen Lewy-Körper-Demenz, nicht näher bezeichneter Schweregrad, mit Psychotischen Merkmalen (kein zusätzlicher „medizinischer“ Code)
F03.92	6E0Z/6D86.0	Schwere NCD aufgrund Unbekannter Ätiologie, nicht näher bezeichneter Schweregrad, mit Psychotischen Merkmalen (kein zusätzlicher „medizinischer“ Code)
F03.92	6D85.0/6D86.0	Schwere NCD, möglicherweise aufgrund einer Parkinson-Erkrankung, nicht näher bezeichneter Schweregrad, mit Psychotischen Merkmalen (kein zusätzlicher „medizinischer“ Code)
F03.92	6D81/6D86.0	Schwere NCD, möglicherweise aufgrund einer Vaskulären Erkrankung, nicht näher bezeichneter Schweregrad, mit Psychotischen Merkmalen (kein zusätzlicher „medizinischer“ Code)

ICD-10-CM	ICD-11	Störung, Erscheinungsbild oder Problem
F03.93	6D80/6D86.1	Schwere NCD aufgrund einer Möglichen Alzheimer-Erkrankung, nicht näher bezeichneter Schweregrad, mit Affektiven Symptomen (kein zusätzlicher „medizinischer" Code)
F03.93	6D83/6D86.1	Schwere NCD aufgrund einer Möglichen Frontotemporalen Lobärdegeneration, nicht näher bezeichneter Schweregrad, mit Affektiven Symptomen (kein zusätzlicher „medizinischer" Code)
F03.93	6D82/6D86.1	Schwere NCD aufgrund einer Möglichen Lewy-Körper-Demenz, nicht näher bezeichneter Schweregrad, mit Affektiven Symptomen (kein zusätzlicher „medizinischer" Code)
F03.93	6E0Z/6D86.1	Schwere NCD aufgrund Unbekannter Ätiologie, nicht näher bezeichneter Schweregrad, mit Affektiven Symptomen (kein zusätzlicher „medizinischer" Code)
F03.93	6D85.0/6D86.1	Schwere NCD, möglicherweise aufgrund einer Parkinson-Erkrankung, nicht näher bezeichneter Schweregrad, mit Affektiven Symptomen (kein zusätzlicher „medizinischer" Code)
F03.93	6D81/6D86.1	Schwere NCD, möglicherweise aufgrund einer Vaskulären Erkrankung, nicht näher bezeichneter Schweregrad, mit Affektiven Symptomen (kein zusätzlicher „medizinischer" Code)
F03.94	6D80/6D86.2	Schwere NCD aufgrund einer Möglichen Alzheimer-Erkrankung, nicht näher bezeichneter Schweregrad, mit Angst (kein zusätzlicher „medizinischer" Code)
F03.94	6D83/6D86.2	Schwere NCD aufgrund einer Möglichen Frontotemporalen Lobärdegeneration, nicht näher bezeichneter Schweregrad, mit Angst (kein zusätzlicher „medizinischer" Code)
F03.94	6D82/6D86.2	Schwere NCD aufgrund einer Möglichen Lewy-Körper-Demenz, nicht näher bezeichneter Schweregrad, mit Angst (kein zusätzlicher „medizinischer" Code)

ICD-10-CM	ICD-11	Störung, Erscheinungsbild oder Problem
F03.94	6E0Z/6D86.2	Schwere NCD aufgrund Unbekannter Ätiologie, nicht näher bezeichneter Schweregrad, mit Angst (kein zusätzlicher „medizinischer“ Code)
F03.94	6D85.0/6D86.2	Schwere NCD, möglicherweise aufgrund einer Parkinson-Erkrankung, nicht näher bezeichneter Schweregrad, mit Angst (kein zusätzlicher „medizinischer“ Code)
F03.94	6D81/6D86.2	Schwere NCD, möglicherweise aufgrund einer Vaskulären Erkrankung, nicht näher bezeichneter Schweregrad, mit Angst (kein zusätzlicher „medizinischer“ Code)
F03.A0	6D80&XS5W	Schwere NCD aufgrund einer Möglichen Alzheimer-Erkrankung, Leichtgradig, ohne Verhaltensstörung oder Psychische Auffälligkeit (kein zusätzlicher „medizinischer“ Code)
F03.A0	6D83&XS5W	Schwere NCD aufgrund einer Möglichen Frontotemporalen Lobärdegeneration, Leichtgradig, ohne Verhaltensstörung oder Psychische Auffälligkeit (kein zusätzlicher „medizinischer“ Code)
F03.A0	6D82&XS5W	Schwere NCD aufgrund einer Möglichen Lewy-Körper-Demenz, Leichtgradig, ohne Verhaltensstörung oder Psychische Auffälligkeit (kein zusätzlicher „medizinischer“ Code)
F03.A0	6E0Z&XS5W	Schwere NCD aufgrund Unbekannter Ätiologie, Leichtgradig, ohne Verhaltensstörung oder Psychische Auffälligkeit (kein zusätzlicher „medizinischer“ Code)
F03.A0	6D85.0&XS5W	Schwere NCD, möglicherweise aufgrund einer Parkinson-Erkrankung, Leichtgradig, ohne Verhaltensstörung oder Psychische Auffälligkeit (kein zusätzlicher „medizinischer“ Code)
F03.A0	6D81&XS5W	Schwere NCD, möglicherweise aufgrund einer Vaskulären Erkrankung, Leichtgradig, ohne Verhaltensstörung oder Psychische Auffälligkeit (kein zusätzlicher „medizinischer“ Code)

ICD-10-CM	ICD-11	Störung, Erscheinungsbild oder Problem
F03.A11	6D80&XS5W/ 6D86.4	Schwere NCD aufgrund einer Möglichen Alzheimer-Erkrankung, Leichtgradig, mit Agitiertheit (kein zusätzlicher „medizinischer" Code)
F03.A11	6D83&XS5W/ 6D86.4	Schwere NCD aufgrund einer Möglichen Frontotemporalen Lobärdegeneration, Leichtgradig, mit Agitiertheit (kein zusätzlicher „medizinischer" Code)
F03.A11	6D82&XS5W/ 6D86.4	Schwere NCD aufgrund einer Möglichen Lewy-Körper-Demenz, Leichtgradig, mit Agitiertheit (kein zusätzlicher „medizinischer" Code)
F03.A11	6E0Z&XS5W/ 6D86.4	Schwere NCD aufgrund Unbekannter Ätiologie, Leichtgradig, mit Agitiertheit (kein zusätzlicher „medizinischer" Code)
F03.A11	6D85.0&XS5W/ 6D86.4	Schwere NCD, möglicherweise aufgrund einer Parkinson-Erkrankung, Leichtgradig, mit Agitiertheit (kein zusätzlicher „medizinischer" Code)
F03.A11	6D81&XS5W/ 6D86.4	Schwere NCD, möglicherweise aufgrund einer Vaskulären Erkrankung, Leichtgradig, mit Agitiertheit (kein zusätzlicher „medizinischer" Code)
F03.A18	6D80&XS5W/ 6D86.Y	Schwere NCD aufgrund einer Möglichen Alzheimer-Erkrankung, Leichtgradig, mit einer anderen Verhaltensstörung oder Psychischen Auffälligkeit (kein zusätzlicher „medizinischer" Code)
F03.A18	6D83&XS5W/ 6D86.Y	Schwere NCD aufgrund einer Möglichen Frontotemporalen Lobärdegeneration, Leichtgradig, mit einer anderen Verhaltensstörung oder Psychischen Auffälligkeit (kein zusätzlicher „medizinischer" Code)
F03.A18	6D82&XS5W/ 6D86.Y	Schwere NCD aufgrund einer Möglichen Lewy-Körper-Demenz, Leichtgradig, mit einer anderen Verhaltensstörung oder Psychischen Auffälligkeit (kein zusätzlicher „medizinischer" Code)
F03.A18	6E0Z&XS5W/ 6D86.Y	Schwere NCD aufgrund Unbekannter Ätiologie, Leichtgradig, mit einer anderen Verhaltensstörung oder Psychischen Auffälligkeit (kein zusätzlicher „medizinischer" Code)

ICD-10-CM	ICD-11	Störung, Erscheinungsbild oder Problem
F03.A18	6D85.0&XS5W/ 6D86.Y	Schwere NCD, möglicherweise aufgrund einer Parkinson-Erkrankung, Leichtgradig, mit einer anderen Verhaltensstörung oder Psychischen Auffälligkeit (kein zusätzlicher „medizinischer" Code)
F03.A18	6D81&XS5W/ 6D86.Y	Schwere NCD, möglicherweise aufgrund einer Vaskulären Erkrankung, Leichtgradig, mit einer anderen Verhaltensstörung oder Psychischen Auffälligkeit (kein zusätzlicher „medizinischer" Code)
F03.A2	6D80&XS5W/ 6D86.0	Schwere NCD aufgrund einer Möglichen Alzheimer-Erkrankung, Leichtgradig, mit Psychotischen Merkmalen (kein zusätzlicher „medizinischer" Code)
F03.A2	6D83&XS5W/ 6D86.0	Schwere NCD aufgrund einer Möglichen Frontotemporalen Lobärdegeneration, Leichtgradig, mit Psychotischen Merkmalen (kein zusätzlicher „medizinischer" Code)
F03.A2	6D82&XS5W/ 6D86.0	Schwere NCD aufgrund einer Möglichen Lewy-Körper-Demenz, Leichtgradig, mit Psychotischen Merkmalen (kein zusätzlicher „medizinischer" Code)
F03.A2	6E0Z&XS5W/ 6D86.0	Schwere NCD aufgrund Unbekannter Ätiologie, Leichtgradig, mit Psychotischen Merkmalen (kein zusätzlicher „medizinischer" Code)
F03.A2	6D85.0&XS5W/ 6D86.0	Schwere NCD, möglicherweise aufgrund einer Parkinson-Erkrankung, Leichtgradig, mit Psychotischen Merkmalen (kein zusätzlicher „medizinischer" Code)
F03.A2	6D81&XS5W/ 6D86.0	Schwere NCD, möglicherweise aufgrund einer Vaskulären Erkrankung, Leichtgradig, mit Psychotischen Merkmalen (kein zusätzlicher „medizinischer" Code)
F03.A3	6D80&XS5W/ 6D86.1	Schwere NCD aufgrund einer Möglichen Alzheimer-Erkrankung, Leichtgradig, mit Affektiven Symptomen (kein zusätzlicher „medizinischer" Code)
F03.A3	6D83&XS5W/ 6D86.1	Schwere NCD aufgrund einer Möglichen Frontotemporalen Lobärdegeneration, Leichtgradig, mit Affektiven Symptomen (kein zusätzlicher „medizinischer" Code)

ICD-10-CM	ICD-11	Störung, Erscheinungsbild oder Problem
F03.A3	6D82&XS5W/ 6D86.1	Schwere NCD aufgrund einer Möglichen Lewy-Körper-Demenz, Leichtgradig, mit Affektiven Symptomen (kein zusätzlicher „medizinischer" Code)
F03.A3	6E0Z&XS5W/ 6D86.1	Schwere NCD aufgrund Unbekannter Ätiologie, Leichtgradig, mit Affektiven Symptomen (kein zusätzlicher „medizinischer" Code)
F03.A3	6D85.0&XS5W/ 6D86.1	Schwere NCD, möglicherweise aufgrund einer Parkinson-Erkrankung, Leichtgradig, mit Affektiven Symptomen (kein zusätzlicher „medizinischer" Code)
F03.A3	6D81&XS5W/ 6D86.1	Schwere NCD, möglicherweise aufgrund einer Vaskulären Erkrankung, Leichtgradig, mit Affektiven Symptomen (kein zusätzlicher „medizinischer" Code)
F03.A4	6D80&XS5W/ 6D86.2	Schwere NCD aufgrund einer Möglichen Alzheimer-Erkrankung, Leichtgradig, mit Angst (kein zusätzlicher „medizinischer" Code)
F03.A4	6D83&XS5W/ 6D86.2	Schwere NCD aufgrund einer Möglichen Frontotemporalen Lobärdegeneration, Leichtgradig, mit Angst (kein zusätzlicher „medizinischer" Code)
F03.A4	6D82&XS5W/ 6D86.2	Schwere NCD aufgrund einer Möglichen Lewy-Körper-Demenz, Leichtgradig, mit Angst (kein zusätzlicher „medizinischer" Code)
F03.A4	6E0Z&XS5W/ 6D86.2	Schwere NCD aufgrund Unbekannter Ätiologie, Leichtgradig, mit Angst (kein zusätzlicher „medizinischer" Code)
F03.A4	6D85.0&XS5W/ 6D86.2	Schwere NCD, möglicherweise aufgrund einer Parkinson-Erkrankung, Leichtgradig, mit Angst (kein zusätzlicher „medizinischer" Code)
F03.A4	6D81&XS5W/ 6D86.2	Schwere NCD, möglicherweise aufgrund einer Vaskulären Erkrankung, Leichtgradig, mit Angst (kein zusätzlicher „medizinischer" Code)
F03.B0	6D80&XS0T	Schwere NCD aufgrund einer Möglichen Alzheimer-Erkrankung, Mittelgradig, ohne Verhaltensstörung oder Psychische Auffälligkeit (kein zusätzlicher „medizinischer" Code)

ICD-10-CM	ICD-11	Störung, Erscheinungsbild oder Problem
F03.B0	6D83&XS0T	Schwere NCD aufgrund einer Möglichen Frontotemporalen Lobärdegeneration, Mittelgradig, ohne Verhaltensstörung oder Psychische Auffälligkeit (kein zusätzlicher „medizinischer" Code)
F03.B0	6D82&XS0T	Schwere NCD aufgrund einer Möglichen Lewy-Körper-Demenz, Mittelgradig, ohne Verhaltensstörung oder Psychische Auffälligkeit (kein zusätzlicher „medizinischer" Code)
F03.B0	6E0Z&XS0T	Schwere NCD aufgrund Unbekannter Ätiologie, Mittelgradig, ohne Verhaltensstörung oder Psychische Auffälligkeit (kein zusätzlicher „medizinischer" Code)
F03.B0	6D85.0&XS0T	Schwere NCD, möglicherweise aufgrund einer Parkinson-Erkrankung, Mittelgradig, ohne Verhaltensstörung oder Psychische Auffälligkeit (kein zusätzlicher „medizinischer" Code)
F03.B0	6D81&XS0T	Schwere NCD, möglicherweise aufgrund einer Vaskulären Erkrankung, Mittelgradig, ohne Verhaltensstörung oder Psychische Auffälligkeit (kein zusätzlicher „medizinischer" Code)
F03.B11	6D80&XS0T/ 6D86.4	Schwere NCD aufgrund einer Möglichen Alzheimer-Erkrankung, Mittelgradig, mit Agitiertheit (kein zusätzlicher „medizinischer" Code)
F03.B11	6D83&XS0T/ 6D86.4	Schwere NCD aufgrund einer Möglichen Frontotemporalen Lobärdegeneration, Mittelgradig, mit Agitiertheit (kein zusätzlicher „medizinischer" Code)
F03.B11	6D82&XS0T/ 6D86.4	Schwere NCD aufgrund einer Möglichen Lewy-Körper-Demenz, Mittelgradig, mit Agitiertheit (kein zusätzlicher „medizinischer" Code)
F03.B11	6E0Z&XS0T/ 6D86.4	Schwere NCD aufgrund Unbekannter Ätiologie, Mittelgradig, mit Agitiertheit (kein zusätzlicher „medizinischer" Code)

ICD-10-CM	ICD-11	Störung, Erscheinungsbild oder Problem
F03.B11	6D85.0&XS0T/ 6D86.4	Schwere NCD, möglicherweise aufgrund einer Parkinson-Erkrankung, Mittelgradig, mit Agitiertheit (kein zusätzlicher „medizinischer" Code)
F03.B11	6D81&XS0T/ 6D86.4	Schwere NCD, möglicherweise aufgrund einer Vaskulären Erkrankung, Mittelgradig, mit Agitiertheit (kein zusätzlicher „medizinischer" Code)
F03.B18	6D80&XS0T/ 6D86.Y	Schwere NCD aufgrund einer Möglichen Alzheimer-Erkrankung, Mittelgradig, mit einer anderen Verhaltensstörung oder Psychischen Auffälligkeit (kein zusätzlicher „medizinischer" Code)
F03.B18	6D83&XS0T/ 6D86.Y	Schwere NCD aufgrund einer Möglichen Frontotemporalen Lobärdegeneration, Mittelgradig, mit einer anderen Verhaltensstörung oder Psychischen Auffälligkeit (kein zusätzlicher „medizinischer" Code)
F03.B18	6D82&XS0T/ 6D86.Y	Schwere NCD aufgrund einer Möglichen Lewy-Körper-Demenz, Mittelgradig, mit einer anderen Verhaltensstörung oder Psychischen Auffälligkeit (kein zusätzlicher „medizinischer" Code)
F03.B18	6E0Z&XS0T/ 6D86.Y	Schwere NCD aufgrund Unbekannter Ätiologie, Mittelgradig, mit einer anderen Verhaltensstörung oder Psychischen Auffälligkeit (kein zusätzlicher „medizinischer" Code)
F03.B18	6D85.0&XS0T/ 6D86.Y	Schwere NCD, möglicherweise aufgrund einer Parkinson-Erkrankung, Mittelgradig, mit einer anderen Verhaltensstörung oder Psychischen Auffälligkeit (kein zusätzlicher „medizinischer" Code)
F03.B18	6D81&XS0T/ 6D86.Y	Schwere NCD, möglicherweise aufgrund einer Vaskulären Erkrankung, Mittelgradig, mit einer anderen Verhaltensstörung oder Psychischen Auffälligkeit (kein zusätzlicher „medizinischer" Code)
F03.B2	6D80&XS0T/ 6D86.0	Schwere NCD aufgrund einer Möglichen Alzheimer-Erkrankung, Mittelgradig, mit Psychotischen Merkmalen (kein zusätzlicher „medizinischer" Code)

ICD-10-CM	ICD-11	Störung, Erscheinungsbild oder Problem
F03.B2	6D83&XS0T/ 6D86.0	Schwere NCD aufgrund einer Möglichen Frontotemporalen Lobärdegeneration, Mittelgradig, mit Psychotischen Merkmalen (kein zusätzlicher „medizinischer" Code)
F03.B2	6D82&XS0T/ 6D86.0	Schwere NCD aufgrund einer Möglichen Lewy-Körper-Demenz, Mittelgradig, mit Psychotischen Merkmalen (kein zusätzlicher „medizinischer" Code)
F03.B2	6E0Z&XS0T/ 6D86.0	Schwere NCD aufgrund Unbekannter Ätiologie, Mittelgradig, mit Psychotischen Merkmalen (kein zusätzlicher „medizinischer" Code)
F03.B2	6D85.0&XS0T/ 6D86.0	Schwere NCD, möglicherweise aufgrund einer Parkinson-Erkrankung, Mittelgradig, mit Psychotischen Merkmalen (kein zusätzlicher „medizinischer" Code)
F03.B2	6D81&XS0T/ 6D86.0	Schwere NCD, möglicherweise aufgrund einer Vaskulären Erkrankung, Mittelgradig, mit Psychotischen Merkmalen (kein zusätzlicher „medizinischer" Code)
F03.B3	6D80&XS0T/ 6D86.1	Schwere NCD aufgrund einer Möglichen Alzheimer-Erkrankung, Mittelgradig, mit Affektiven Symptomen (kein zusätzlicher „medizinischer" Code)
F03.B3	6D83&XS0T/ 6D86.1	Schwere NCD aufgrund einer Möglichen Frontotemporalen Lobärdegeneration, Mittelgradig, mit Affektiven Symptomen (kein zusätzlicher „medizinischer" Code)
F03.B3	6D82&XS0T/ 6D86.1	Schwere NCD aufgrund einer Möglichen Lewy-Körper-Demenz, Mittelgradig, mit Affektiven Symptomen (kein zusätzlicher „medizinischer" Code)
F03.B3	6E0Z&XS0T/ 6D86.1	Schwere NCD aufgrund Unbekannter Ätiologie, Mittelgradig, mit Affektiven Symptomen (kein zusätzlicher „medizinischer" Code)
F03.B3	6D85.0&XS0T/ 6D86.1	Schwere NCD, möglicherweise aufgrund einer Parkinson-Erkrankung, Mittelgradig, mit Affektiven Symptomen (kein zusätzlicher „medizinischer" Code)
F03.B3	6D81&XS0T/ 6D86.1	Schwere NCD, möglicherweise aufgrund einer Vaskulären Erkrankung, Mittelgradig, mit Affektiven Symptomen (kein zusätzlicher „medizinischer" Code)

ICD-10-CM	ICD-11	Störung, Erscheinungsbild oder Problem
F03.B4	6D80&XS0T/ 6D86.2	Schwere NCD aufgrund einer Möglichen Alzheimer-Erkrankung, Mittelgradig, mit Angst (kein zusätzlicher „medizinischer" Code)
F03.B4	6D83&XS0T/ 6D86.2	Schwere NCD aufgrund einer Möglichen Frontotemporalen Lobärdegeneration, Mittelgradig, mit Angst (kein zusätzlicher „medizinischer" Code)
F03.B4	6D82&XS0T/ 6D86.2	Schwere NCD aufgrund einer Möglichen Lewy-Körper-Demenz, Mittelgradig, mit Angst (kein zusätzlicher „medizinischer" Code)
F03.B4	6E0Z&XS0T/ 6D86.2	Schwere NCD aufgrund Unbekannter Ätiologie, Mittelgradig, mit Angst (kein zusätzlicher „medizinischer" Code)
F03.B4	6D85.0&XS0T/ 6D86.2	Schwere NCD, möglicherweise aufgrund einer Parkinson-Erkrankung, Mittelgradig, mit Angst (kein zusätzlicher „medizinischer" Code)
F03.B4	6D81&XS0T/ 6D86.2	Schwere NCD, möglicherweise aufgrund einer Vaskulären Erkrankung, Mittelgradig, mit Angst (kein zusätzlicher „medizinischer" Code)
F03.C0	6D80&XS25	Schwere NCD aufgrund einer Möglichen Alzheimer-Erkrankung, Schwergradig, ohne Verhaltensstörung oder Psychische Auffälligkeit (kein zusätzlicher „medizinischer" Code)
F03.C0	6D83&XS25	Schwere NCD aufgrund einer Möglichen Frontotemporalen Lobärdegeneration, Schwergradig, ohne Verhaltensstörung oder Psychische Auffälligkeit (kein zusätzlicher „medizinischer" Code)
F03.C0	6D82&XS25	Schwere NCD aufgrund einer Möglichen Lewy-Körper-Demenz, Schwergradig, ohne Verhaltensstörung oder Psychische Auffälligkeit (kein zusätzlicher „medizinischer" Code)
F03.C0	6E0Z&XS25	Schwere NCD aufgrund Unbekannter Ätiologie, Schwergradig, ohne Verhaltensstörung oder Psychische Auffälligkeit (kein zusätzlicher „medizinischer" Code)

ICD-10-CM	ICD-11	Störung, Erscheinungsbild oder Problem
F03.C0	6D85.0&XS25	Schwere NCD, möglicherweise aufgrund einer Parkinson-Erkrankung, Schwergradig, ohne Verhaltensstörung oder Psychische Auffälligkeit (kein zusätzlicher „medizinischer" Code)
F03.C0	6D81&XS25	Schwere NCD, möglicherweise aufgrund einer Vaskulären Erkrankung, Schwergradig, ohne Verhaltensstörung oder Psychische Auffälligkeit (kein zusätzlicher „medizinischer" Code)
F03.C11	6D80&XS25/ 6D86.4	Schwere NCD aufgrund einer Möglichen Alzheimer-Erkrankung, Schwergradig, mit Agitiertheit (kein zusätzlicher „medizinischer" Code)
F03.C11	6D83&XS25/ 6D86.4	Schwere NCD aufgrund einer Möglichen Frontotemporalen Lobärdegeneration, Schwergradig, mit Agitiertheit (kein zusätzlicher „medizinischer" Code)
F03.C11	6D82&XS25/ 6D86.4	Schwere NCD aufgrund einer Möglichen Lewy-Körper-Demenz, Schwergradig, mit Agitiertheit (kein zusätzlicher „medizinischer" Code)
F03.C11	6E0Z&XS25/ 6D86.4	Schwere NCD aufgrund Unbekannter Ätiologie, Schwergradig, mit Agitiertheit (kein zusätzlicher „medizinischer" Code)
F03.C11	6D85.0&XS25/ 6D86.4	Schwere NCD, möglicherweise aufgrund einer Parkinson-Erkrankung, Schwergradig, mit Agitiertheit (kein zusätzlicher „medizinischer" Code)
F03.C11	6D81&XS25/ 6D86.4	Schwere NCD, möglicherweise aufgrund einer Vaskulären Erkrankung, Schwergradig, mit Agitiertheit (kein zusätzlicher „medizinischer" Code)
F03.C18	6D80&XS25/ 6D86.Y	Schwere NCD aufgrund einer Möglichen Alzheimer-Erkrankung, Schwergradig, mit einer anderen Verhaltensstörung oder Psychischen Auffälligkeit (kein zusätzlicher „medizinischer" Code)

ICD-10-CM	ICD-11	Störung, Erscheinungsbild oder Problem
F03.C18	6D83&XS25/ 6D86.Y	Schwere NCD aufgrund einer Möglichen Frontotemporalen Lobärdegeneration, Schwergradig, mit einer anderen Verhaltensstörung oder Psychischen Auffälligkeit (kein zusätzlicher „medizinischer" Code)
F03.C18	6D82&XS25/ 6D86.Y	Schwere NCD aufgrund einer Möglichen Lewy-Körper-Demenz, Schwergradig, mit einer anderen Verhaltensstörung oder Psychischen Auffälligkeit (kein zusätzlicher „medizinischer" Code)
F03.C18	6E0Z&XS25/ 6D86.Y	Schwere NCD aufgrund Unbekannter Ätiologie, Schwergradig, mit einer anderen Verhaltensstörung oder Psychischen Auffälligkeit (kein zusätzlicher „medizinischer" Code)
F03.C18	6D85.0&XS25/ 6D86.Y	Schwere NCD, möglicherweise aufgrund einer Parkinson-Erkrankung, Schwergradig, mit einer anderen Verhaltensstörung oder Psychischen Auffälligkeit (kein zusätzlicher „medizinischer" Code)
F03.C18	6D81&XS25/ 6D86.Y	Schwere NCD, möglicherweise aufgrund einer Vaskulären Erkrankung, Schwergradig, mit einer anderen Verhaltensstörung oder Psychischen Auffälligkeit (kein zusätzlicher „medizinischer" Code)
F03.C2	6D80&XS25/ 6D86.0	Schwere NCD aufgrund einer Möglichen Alzheimer-Erkrankung, Schwergradig, mit Psychotischen Merkmalen (kein zusätzlicher „medizinischer" Code)
F03.C2	6D83&XS25/ 6D86.0	Schwere NCD aufgrund einer Möglichen Frontotemporalen Lobärdegeneration, Schwergradig, mit Psychotischen Merkmalen (kein zusätzlicher „medizinischer" Code)
F03.C2	6D82&XS25/ 6D86.0	Schwere NCD aufgrund einer Möglichen Lewy-Körper-Demenz, Schwergradig, mit Psychotischen Merkmalen (kein zusätzlicher „medizinischer" Code)
F03.C2	6E0Z&XS25/ 6D86.0	Schwere NCD aufgrund Unbekannter Ätiologie, Schwergradig, mit Psychotischen Merkmalen (kein zusätzlicher „medizinischer" Code)

ICD-10-CM	ICD-11	Störung, Erscheinungsbild oder Problem
F03.C2	6D85.0&XS25/ 6D86.0	Schwere NCD, möglicherweise aufgrund einer Parkinson-Erkrankung, Schwergradig, mit Psychotischen Merkmalen (kein zusätzlicher „medizinischer“ Code)
F03.C2	6D81&XS25/ 6D86.0	Schwere NCD, möglicherweise aufgrund einer Vaskulären Erkrankung, Schwergradig, mit Psychotischen Merkmalen (kein zusätzlicher „medizinischer“ Code)
F03.C3	6D80&XS25/ 6D86.1	Schwere NCD aufgrund einer Möglichen Alzheimer-Erkrankung, Schwergradig, mit Affektiven Symptomen (kein zusätzlicher „medizinischer“ Code)
F03.C3	6D83&XS25/ 6D86.1	Schwere NCD aufgrund einer Möglichen Frontotemporalen Lobärdegeneration, Schwergradig, mit Affektiven Symptomen (kein zusätzlicher „medizinischer“ Code)
F03.C3	6D82&XS25/ 6D86.1	Schwere NCD aufgrund einer Möglichen Lewy-Körper-Demenz, Schwergradig, mit Affektiven Symptomen (kein zusätzlicher „medizinischer“ Code)
F03.C3	6E0Z&XS25/ 6D86.1	Schwere NCD aufgrund Unbekannter Ätiologie, Schwergradig, mit Affektiven Symptomen (kein zusätzlicher „medizinischer“ Code)
F03.C3	6D85.0&XS25/ 6D86.1	Schwere NCD, möglicherweise aufgrund einer Parkinson-Erkrankung, Schwergradig, mit Affektiven Symptomen (kein zusätzlicher „medizinischer“ Code)
F03.C3	6D81&XS25/ 6D86.1	Schwere NCD, möglicherweise aufgrund einer Vaskulären Erkrankung, Schwergradig, mit Affektiven Symptomen (kein zusätzlicher „medizinischer“ Code)
F03.C4	6D80&XS25/ 6D86.2	Schwere NCD aufgrund einer Möglichen Alzheimer-Erkrankung, Schwergradig, mit Angst (kein zusätzlicher „medizinischer“ Code)
F03.C4	6D83&XS25/ 6D86.2	Schwere NCD aufgrund einer Möglichen Frontotemporalen Lobärdegeneration, Schwergradig, mit Angst (kein zusätzlicher „medizinischer“ Code)
F03.C4	6D82&XS25/ 6D86.2	Schwere NCD aufgrund einer Möglichen Lewy-Körper-Demenz, Schwergradig, mit Angst (kein zusätzlicher „medizinischer“ Code)

ICD-10-CM	ICD-11	Störung, Erscheinungsbild oder Problem
F03.C4	6E0Z&XS25/ 6D86.2	Schwere NCD aufgrund Unbekannter Ätiologie, Schwergradig, mit Angst (kein zusätzlicher „medizinischer" Code)
F03.C4	6D85.0&XS25/ 6D86.2	Schwere NCD, möglicherweise aufgrund einer Parkinson-Erkrankung, Schwergradig, mit Angst (kein zusätzlicher „medizinischer" Code)
F03.C4	6D81&XS25/ 6D86.2	Schwere NCD, möglicherweise aufgrund einer Vaskulären Erkrankung, Schwergradig, mit Angst (kein zusätzlicher „medizinischer" Code)
F05	6D70.Y	Anderes Näher Bezeichnetes Delir
F05	6D70.0	Delir aufgrund eines Anderen Medizinischen Krankheitsfaktors
F05	6D70.Z	Nicht Näher Bezeichnetes Delir
F05	6D70.2	Delir aufgrund Multipler Ätiologien
F06.0	6E61.0	Psychotische Störung aufgrund eines Medizinischen Krankheitsfaktors, mit Halluzinationen
F06.1	6E69	Katatonie aufgrund eines Anderen Medizinischen Krankheitsfaktors
F06.1	6A40	Katatonie in Verbindung mit einer Anderen Psychischen Störung (Zusatzcodierung Katatonie)
F06.1	6A4Z[a]	Nicht Näher Bezeichnete Katatonie (codiere zuerst R29.818 Sonstige Symptome, die das Nervensystem betreffen)
F06.2	6E61.1	Psychotische Störung aufgrund eines Medizinischen Krankheitsfaktors, mit Wahn
F06.31	6E62.0	Depressive Störung aufgrund eines Anderen Medizinischen Krankheitsfaktors, mit Depressiven Merkmalen
F06.32	6E62.0	Depressive Störung aufgrund eines Anderen Medizinischen Krankheitsfaktors, mit Major-Depression-Ähnlicher Episode

a Kein analoger unspezifischer Code für „Sonstige Symptome, die das Nervensystem betreffen".

ICD-10-CM	ICD-11	Störung, Erscheinungsbild oder Problem
F06.33	6E62.1	Bipolare und Verwandte Störungen aufgrund eines Anderen Medizinischen Krankheitsfaktors, mit Manischen Merkmalen
F06.33	6E62.1	Bipolare und Verwandte Störungen aufgrund eines Anderen Medizinischen Krankheitsfaktors, mit Manie- oder Hypomanie-Ähnlichen Episoden
F06.34	6E62.2	Bipolare und Verwandte Störungen aufgrund eines Anderen Medizinischen Krankheitsfaktors, mit Gemischten Merkmalen
F06.34	6E62.0	Depressive Störung aufgrund eines Anderen Medizinischen Krankheitsfaktors, mit Gemischten Merkmalen
F06.4	6E63	Angststörung aufgrund eines Anderen Medizinischen Krankheitsfaktors
F06.70	6D71	Leichte NCD aufgrund eines Anderen Medizinischen Krankheitsfaktors (codiere zuerst den anderen medizinischen Krankheitsfaktor), ohne Verhaltensstörung
F06.70	6D71/8E00 bis 8E0Z	Leichte NCD aufgrund einer Prionen-Erkrankung (codiere zuerst A81.9 Prionen-Erkrankung), ohne Verhaltensstörung
F06.70	6D71/8A20	Leichte NCD aufgrund einer Wahrscheinlichen Alzheimer-Erkrankung (codiere zuerst G30.9 Alzheimer-Erkrankung), ohne Verhaltensstörung
F06.70	6D71/8A23	Leichte NCD aufgrund einer Wahrscheinlichen Frontotemporalen Lobärdegeneration (codiere zuerst G31.09 Frontotemporale Erkrankung), ohne Verhaltensstörung
F06.70	6D71/1C62	Leichte NCD aufgrund einer HIV-Infektion (codiere zuerst B20 HIV-Infektion), ohne Verhaltensstörung
F06.70	6D71/8A01.10	Leichte NCD aufgrund einer Huntington-Erkrankung (codiere zuerst G10 Huntington-Erkrankung), ohne Verhaltensstörung
F06.70	6D71/8A22	Leichte NCD aufgrund einer Wahrscheinlichen Lewy-Körper-Demenz (codiere zuerst G31.83 Lewy-Körper-Demenz), ohne Verhaltensstörung

ICD-10-CM	ICD-11	Störung, Erscheinungsbild oder Problem
F06.70	6D71/NA07	Leichte NCD aufgrund eines Schädel-Hirn-Traumas (codiere zuerst S06.2XAS diffuses Hirntrauma mit Bewusstseinsverlust von unbekannter Dauer, Folgeschäden), ohne Verhaltensstörung
F06.70	6D71	Leichte NCD aufgrund Multipler Ätiologien (codiere zuerst den anderen medizinischen Krankheitsfaktor), ohne Verhaltensstörung
F06.70	6D71/8A00.0	Leichte NCD, wahrscheinlich aufgrund einer Parkinson-Erkrankung (codiere zuerst G20.C Parkinson-Erkrankung), ohne Verhaltensstörung
F06.70	6D71/8B00 bis 8B2Z	Leichte NCD, wahrscheinlich aufgrund einer Vaskulären Erkrankung (codiere zuerst I67.9 zerebrovaskuläre Erkrankung), ohne Verhaltensstörung
F06.70	6D71	Leichte NCD aufgrund eines Anderen Medizinischen Krankheitsfaktors (codiere zuerst den anderen medizinischen Krankheitsfaktor), ohne Verhaltensstörung
F06.70	6D71/8E00 bis 8E0Z	Leichte NCD aufgrund einer Prionen-Erkrankung (codiere zuerst A81.9 Prionen-Erkrankung), ohne Verhaltensstörung
F06.70	6D71/8A20	Leichte NCD aufgrund einer Wahrscheinlichen Alzheimer-Erkrankung (codiere zuerst G30.9 Alzheimer-Erkrankung), ohne Verhaltensstörung
F06.70	6D71/8A23	Leichte NCD aufgrund einer Wahrscheinlichen Frontotemporalen Lobärdegeneration (codiere zuerst G31.09 Frontotemporale Erkrankung), ohne Verhaltensstörung
F06.70	6D71/1C62	Leichte NCD aufgrund einer HIV-Infektion (codiere zuerst B20 HIV-Infektion), ohne Verhaltensstörung
F06.70	6D71/8A01.10	Leichte NCD aufgrund einer Huntington-Erkrankung (codiere zuerst G10 Huntington-Erkrankung), ohne Verhaltensstörung
F06.70	6D71/8A22	Leichte NCD aufgrund einer Wahrscheinlichen Lewy-Körper-Demenz (codiere zuerst G31.83 Lewy-Körper-Demenz), ohne Verhaltensstörung

ICD-10-CM	ICD-11	Störung, Erscheinungsbild oder Problem
F06.70	6D71/NA07	Leichte NCD aufgrund eines Schädel-Hirn-Traumas (codiere zuerst S06.2XAS diffuses Hirntrauma mit Bewusstseinsverlust von unbekannter Dauer, Folgeschäden), ohne Verhaltensstörung
F06.70	6D71	Leichte NCD aufgrund Multipler Ätiologien (codiere zuerst den anderen medizinischen Krankheitsfaktor), ohne Verhaltensstörung
F06.70	6D71/8A00.0	Leichte NCD, wahrscheinlich aufgrund einer Parkinson-Erkrankung (codiere zuerst G20.C Parkinson-Erkrankung), ohne Verhaltensstörung
F06.70	6D71/8B00 bis 8B2Z	Leichte NCD, wahrscheinlich aufgrund einer Vaskulären Erkrankung (codiere zuerst I67.9 zerebrovaskuläre Erkrankung), ohne Verhaltensstörung
F06.71	6D71	Leichte NCD aufgrund eines Anderen Medizinischen Krankheitsfaktors (codiere zuerst den anderen medizinischen Krankheitsfaktor), mit Verhaltensstörung
F06.71	6D71/8E00 bis 8E0Z	Leichte NCD aufgrund einer Prionen-Erkrankung (codiere zuerst A81.9 Prionen-Erkrankung), mit Verhaltensstörung
F06.71	6D71/8A20	Leichte NCD aufgrund einer Wahrscheinlichen Alzheimer-Erkrankung (codiere zuerst G30.9 Alzheimer-Erkrankung), mit Verhaltensstörung
F06.71	6D71/8A23	Leichte NCD aufgrund einer Wahrscheinlichen Frontotemporalen Lobärdegeneration (codiere zuerst G31.09 Frontotemporale Erkrankung), mit Verhaltensstörung
F06.71	6D71/1C62	Leichte NCD aufgrund einer HIV-Infektion (codiere zuerst B20 HIV-Infektion), mit Verhaltensstörung
F06.71	6D71/8A01.10	Leichte NCD aufgrund einer Huntington-Erkrankung (codiere zuerst G10 Huntington-Erkrankung), mit Verhaltensstörung
F06.71	6D71/8A22	Leichte NCD aufgrund einer Wahrscheinlichen Lewy-Körper-Demenz (codiere zuerst G31.83 Lewy-Körper-Demenz), mit Verhaltensstörung

ICD-10-CM	ICD-11	Störung, Erscheinungsbild oder Problem
F06.71	6D71/NA07	Leichte NCD aufgrund eines Schädel-Hirn-Traumas (codiere zuerst S06.2XAS diffuses Hirntrauma mit Bewusstseinsverlust von unbekannter Dauer, Folgeschäden), mit Verhaltensstörung
F06.71	6D71	Leichte NCD aufgrund Multipler Ätiologien (codiere zuerst den anderen medizinischen Krankheitsfaktor), mit Verhaltensstörung
F06.71	6D71/8A00.0	Leichte NCD, wahrscheinlich aufgrund einer Parkinson-Erkrankung (codiere zuerst G20.C Parkinson-Erkrankung), mit Verhaltensstörung
F06.71	6D71/8B00 bis 8B2Z	Leichte NCD, wahrscheinlich aufgrund einer Vaskulären Erkrankung (codiere zuerst I67.9 zerebrovaskuläre Erkrankung), mit Verhaltensstörung
F06.71	6D71	Leichte NCD aufgrund eines Anderen Medizinischen Krankheitsfaktors (codiere zuerst den anderen medizinischen Krankheitsfaktor), mit Verhaltensstörung
F06.71	6D71/8E00 bis 8E0Z	Leichte NCD aufgrund einer Prionen-Erkrankung (codiere zuerst A81.9 Prionen-Erkrankung), mit Verhaltensstörung
F06.71	6D71/8A20	Leichte NCD aufgrund einer Wahrscheinlichen Alzheimer-Erkrankung (codiere zuerst G30.9 Alzheimer-Erkrankung), mit Verhaltensstörung
F06.71	6D71/8A23	Leichte NCD aufgrund einer Wahrscheinlichen Frontotemporalen Lobärdegeneration (codiere zuerst G31.09 Frontotemporale Erkrankung), mit Verhaltensstörung
F06.71	6D71/1C62	Leichte NCD aufgrund einer HIV-Infektion (codiere zuerst B20 HIV-Infektion), mit Verhaltensstörung
F06.71	6D71/8A01.10	Leichte NCD aufgrund einer Huntington-Erkrankung (codiere zuerst G10 Huntington-Erkrankung), mit Verhaltensstörung
F06.71	6D71/8A22	Leichte NCD aufgrund einer Wahrscheinlichen Lewy-Körper-Demenz (codiere zuerst G31.83 Lewy-Körper-Demenz), mit Verhaltensstörung

ICD-10-CM	ICD-11	Störung, Erscheinungsbild oder Problem
F06.71	6D71/NA07	Leichte NCD aufgrund eines Schädel-Hirn-Traumas (codiere zuerst S06.2XAS diffuses Hirntrauma mit Bewusstseinsverlust von unbekannter Dauer, Folgeschäden), mit Verhaltensstörung
F06.71	6D71	Leichte NCD aufgrund Multipler Ätiologien (codiere zuerst den anderen medizinischen Krankheitsfaktor), mit Verhaltensstörung
F06.71	6D71/8A00.0	Leichte NCD, wahrscheinlich aufgrund einer Parkinson-Erkrankung (codiere zuerst G20.C Parkinson-Erkrankung), mit Verhaltensstörung
F06.71	6D71/8B00 bis 8B2Z	Leichte NCD, wahrscheinlich aufgrund einer Vaskulären Erkrankung (codiere zuerst I67.9 zerebrovaskuläre Erkrankung), mit Verhaltensstörung
F06.8	6E64	Zwangsstörung und Verwandte Störungen aufgrund eines Anderen Medizinischen Krankheitsfaktors
F06.8	6E6Y	Andere Näher Bezeichnete Psychische Störung aufgrund eines Anderen Medizinischen Krankheitsfaktors
F07.0	6E68	Persönlichkeitsveränderung aufgrund eines Anderen Medizinischen Krankheitsfaktors
F09	6E6Z	Nicht Näher Bezeichnete Psychische Störung aufgrund eines Anderen Medizinischen Krankheitsfaktors
F10.10	6C40.1	Störung durch Alkoholkonsum (Alkoholkonsumstörung), Leichtgradig
F10.11	6C40.1	Störung durch Alkoholkonsum (Alkoholkonsumstörung), Leichtgradig, Frühremittiert
F10.11	6C40.1	Störung durch Alkoholkonsum (Alkoholkonsumstörung), Leichtgradig, Anhaltend Remittiert
F10.120	6C40.3/6C40.1	Alkoholintoxikation, mit Leichtgradiger Substanzkonsumstörung
F10.121	6C40.5/ 6C40.3/6C40.1	Alkoholintoxikationsdelir, mit Leichtgradiger Substanzkonsumstörung

ICD-10-CM	ICD-11	Störung, Erscheinungsbild oder Problem
F10.130	6C40.40/ 6C40.1	Alkoholentzug, ohne Wahrnehmungsstörungen, mit Leichtgradiger Substanzkonsumstörung
F10.131	6C40.5/ 6C40.4/6C40.1	Alkoholentzugsdelir, mit Leichtgradiger Substanzkonsumstörung
F10.132	6C40.41/ 6C40.1	Alkoholentzug, mit Wahrnehmungsstörungen, mit Leichtgradiger Substanzkonsumstörung
F10.14	6C40.70/ 6C40.1	Alkoholinduzierte Bipolare und Verwandte Störungen, mit Leichtgradiger Substanzkonsumstörung
F10.14	6C40.70/ 6C40.1	Alkoholinduzierte Depressive Störung, mit Leichtgradiger Substanzkonsumstörung
F10.159	6C40.6/6C40.1	Alkoholinduzierte Psychotische Störung, mit Leichtgradiger Substanzkonsumstörung
F10.180	6C40.71/ 6C40.1	Alkoholinduzierte Angststörung, mit Leichtgradiger Substanzkonsumstörung
F10.181	6C40.Y/6C40.1	Alkoholinduzierte Sexuelle Funktionsstörung, mit Leichtgradiger Substanzkonsumstörung
F10.182	6C40.Y/6C40.1	Alkoholinduzierte Schlafstörung, mit Leichtgradiger Substanzkonsumstörung
F10.188	6D71/6C40.1	Alkoholinduzierte Leichte NCD, mit Leichtgradiger Substanzkonsumstörung
F10.20	6C40.20&XS0T	Störung durch Alkoholkonsum (Alkoholkonsumstörung), Mittelgradig
F10.20	6C40.20&XS25	Störung durch Alkoholkonsum (Alkoholkonsumstörung), Schwergradig
F10.21	6C40.22&XS0T	Störung durch Alkoholkonsum (Alkoholkonsumstörung), Mittelgradig, Frühremittiert
F10.21	6C40.24&XS0T	Störung durch Alkoholkonsum (Alkoholkonsumstörung), Mittelgradig, Anhaltend Remittiert
F10.21	6C40.22&XS25	Störung durch Alkoholkonsum (Alkoholkonsumstörung), Schwergradig, Frühremittiert
F10.21	6C40.24&XS25	Störung durch Alkoholkonsum (Alkoholkonsumstörung), Schwergradig, Anhaltend Remittiert

ICD-10-CM	ICD-11	Störung, Erscheinungsbild oder Problem
F10.220	6C40.3/6C40.2	Alkoholintoxikation, mit Mittel- oder Schwergradiger Substanzkonsumstörung
F10.221	6C40.5/ 6C40.3/6C40.2	Alkoholintoxikationsdelir, mit Mittel- oder Schwergradiger Substanzkonsumstörung
F10.230	6C40.40/ 6C40.2	Alkoholentzug, ohne Wahrnehmungsstörungen, mit Mittel- oder Schwergradiger Substanzkonsumstörung
F10.231	6C40.5/ 6C40.4/6C40.2	Alkoholentzugsdelir, mit Mittel- oder Schwergradiger Substanzkonsumstörung
F10.232	6C40.41/ 6C40.2	Alkoholentzug, mit Wahrnehmungsstörungen, mit Mittel- oder Schwergradiger Substanzkonsumstörung
F10.24	6C40.70/ 6C40.2	Alkoholinduzierte Bipolare und Verwandte Störungen, mit Mittel- oder Schwergradiger Substanzkonsumstörung
F10.24	6C40.70/ 6C40.2	Alkoholinduzierte Depressive Störung, mit Mittel- oder Schwergradiger Substanzkonsumstörung
F10.259	6C40.6/6C40.2	Alkoholinduzierte Psychotische Störung, mit Mittel- oder Schwergradiger Substanzkonsumstörung
F10.26	6D72.10/ 6C40.2	Alkoholinduzierte Schwere NCD, Amnestisch-Konfabulatorischer Typ, mit Mittel- oder Schwergradiger Substanzkonsumstörung
F10.27	6D84.0/6C40.2	Alkoholinduzierte Schwere NCD, Nichtamnestisch-Konfabulatorischer Typ, mit Mittel- oder Schwergradiger Substanzkonsumstörung
F10.280	6C40.71/ 6C40.2	Alkoholinduzierte Angststörung, mit Mittel- oder Schwergradiger Substanzkonsumstörung
F10.281	6C40.Y/6C40.2	Alkoholinduzierte Sexuelle Funktionsstörung, mit Mittel- oder Schwergradiger Substanzkonsumstörung
F10.282	6C40.Y/6C40.2	Alkoholinduzierte Schlafstörung, mit Mittel- oder Schwergradiger Substanzkonsumstörung
F10.288	6D71/6C40.2	Alkoholinduzierte Leichte NCD, mit Mittel- oder Schwergradiger Substanzkonsumstörung

ICD-10-CM	ICD-11	Störung, Erscheinungsbild oder Problem
F10.920	6C40.3/6C40.0	Alkoholintoxikation, ohne Substanzkonsumstörung
F10.921	6C40.5/ 6C40.3/6C40.0	Alkoholintoxikationsdelir, ohne Substanzkonsumstörung
F10.930	6C40.40/ 6C40.0	Alkoholentzug, ohne Wahrnehmungsstörungen, ohne Substanzkonsumstörung
F10.931	6C40.5/ 6C40.4/6C40.0	Alkoholentzugsdelir, ohne Substanzkonsumstörung
F10.932	6C40.41/ 6C40.0	Alkoholentzug, mit Wahrnehmungsstörungen, ohne Substanzkonsumstörung
F10.94	6C40.70/ 6C40.0	Alkoholinduzierte Bipolare und Verwandte Störungen, ohne Substanzkonsumstörung
F10.94	6C40.70/ 6C40.0	Alkoholinduzierte Depressive Störung, ohne Substanzkonsumstörung
F10.959	6C40.6/6C40.0	Alkoholinduzierte Psychotische Störung, ohne Substanzkonsumstörung
F10.96	6D72.10/ 6C40.0	Alkoholinduzierte Schwere NCD, Amnestisch-Konfabulatorischer Typ, ohne Substanzkonsumstörung
F10.97	6D84.0/6C40.0	Alkoholinduzierte Schwere NCD, Nichtamnestisch-Konfabulatorischer Typ, ohne Substanzkonsumstörung
F10.980	6C40.71/ 6C40.0	Alkoholinduzierte Angststörung, ohne Substanzkonsumstörung
F10.981	6C40.Y/6C40.0	Alkoholinduzierte Sexuelle Funktionsstörung, ohne Substanzkonsumstörung
F10.982	6C40.Y/6C40.0	Alkoholinduzierte Schlafstörung, ohne Substanzkonsumstörung
F10.988	6D71/6C40.0	Alkoholinduzierte Leichte NCD, ohne Substanzkonsumstörung
F10.99	6C40.Z	Nicht Näher Bezeichnete Störung im Zusammenhang mit Alkohol
F11.10	6C43.1	Störung durch Opioidkonsum (Opioidkonsumstörung), Leichtgradig
F11.11	6C43.1	Störung durch Opioidkonsum (Opioidkonsumstörung), Leichtgradig, Frühremittiert

ICD-10-CM	ICD-11	Störung, Erscheinungsbild oder Problem
F11.11	6C43.1	Störung durch Opioidkonsum (Opioidkonsumstörung), Leichtgradig, Anhaltend Remittiert
F11.120	6C43.3/6C43.1	Opioidintoxikation, ohne Wahrnehmungsstörungen, mit Leichtgradiger Substanzkonsumstörung
F11.121	6C43.5/ 6C43.3/6C43.1	Opioidintoxikationsdelir, mit Leichtgradiger Substanzkonsumstörung
F11.122	6C43.3/6C43.1	Opioidintoxikation, mit Wahrnehmungsstörungen, mit Leichtgradiger Substanzkonsumstörung
F11.13	6C43.4/6C43.1	Opioidentzug, mit Leichtgradiger Substanzkonsumstörung
F11.14	6C43.70/ 6C43.1	Opioidinduzierte Depressive Störung, mit Leichtgradiger Substanzkonsumstörung
F11.181	6C43.Y/6C43.1	Opioidinduzierte Sexuelle Funktionsstörung, mit Leichtgradiger Substanzkonsumstörung
F11.182	6C43.Y/6C43.1	Opioidinduzierte Schlafstörung, mit Leichtgradiger Substanzkonsumstörung
F11.188	6C43.5/ 6C43.4/6C43.1	Opioidentzugsdelir, mit Leichtgradiger Substanzkonsumstörung
F11.188	6C43.71/ 6C43.1	Opioidinduzierte Angststörung, mit Leichtgradiger Substanzkonsumstörung
F11.20	6C43.20&XS0T	Störung durch Opioidkonsum (Opioidkonsumstörung), Mittelgradig
F11.20	6C43.20&XS25	Störung durch Opioidkonsum (Opioidkonsumstörung), Schwergradig
F11.21	6C43.21&XS0T	Störung durch Opioidkonsum (Opioidkonsumstörung), Mittelgradig, Frühremittiert
F11.21	6C43.23&XS0T	Störung durch Opioidkonsum (Opioidkonsumstörung), Mittelgradig, Anhaltend Remittiert
F11.21	6C43.21&XS25	Störung durch Opioidkonsum (Opioidkonsumstörung), Schwergradig, Frühremittiert
F11.21	6C43.23&XS25	Störung durch Opioidkonsum (Opioidkonsumstörung), Schwergradig, Anhaltend Remittiert

ICD-10-CM	ICD-11	Störung, Erscheinungsbild oder Problem
F11.220	6C43.3/6C43.2	Opioidintoxikation, ohne Wahrnehmungsstörungen, mit Mittel- oder Schwergradiger Substanzkonsumstörung
F11.221	6C43.5/ 6C43.3/6C43.2	Opioidintoxikationsdelir, mit Mittel- oder Schwergradiger Substanzkonsumstörung
F11.222	6C43.3/6C43.2	Opioidintoxikation, mit Wahrnehmungsstörungen, mit Mittel- oder Schwergradiger Substanzkonsumstörung
F11.23	6C43.4/6C43.2	Opioidentzug, mit Mittel- oder Schwergradiger Substanzkonsumstörung
F11.24	6C43.70/ 6C43.2	Opioidinduzierte Depressive Störung, mit Mittel- oder Schwergradiger Substanzkonsumstörung
F11.281	6C43.Y/6C43.2	Opioidinduzierte Sexuelle Funktionsstörung, mit Mittel- oder Schwergradiger Substanzkonsumstörung
F11.282	6C43.Y/6C43.2	Opioidinduzierte Schlafstörung, mit Mittel- oder Schwergradiger Substanzkonsumstörung
F11.288	6C43.5/ 6C43.4/6C43.2	Opioidentzugsdelir, mit Mittel- oder Schwergradiger Substanzkonsumstörung
F11.288	6C43.71/ 6C43.2	Opioidinduzierte Angststörung, mit Mittel- oder Schwergradiger Substanzkonsumstörung
F11.920	6C43.3/6C43.0	Opioidintoxikation, ohne Wahrnehmungsstörungen, ohne Substanzkonsumstörung
F11.921	6C43.5/ 6C43.3/PL00	Opioidinduziertes Delir (Einnahme von Opioiden in therapeutischer Dosis)
F11.921	6C43.5/ 6C43.3/6C43.0	Opioidintoxikationsdelir, ohne Substanzkonsumstörung
F11.922	6C43.3/6C43.0	Opioidintoxikation, mit Wahrnehmungsstörungen, ohne Substanzkonsumstörung
F11.93	6C43.4/6C43.0	Opioidentzug, ohne Substanzkonsumstörung
F11.94	6C43.70/ 6C43.0	Opioidinduzierte Depressive Störung, ohne Substanzkonsumstörung
F11.981	6C43.Y/6C43.0	Opioidinduzierte Sexuelle Funktionsstörung, ohne Substanzkonsumstörung
F11.982	6C43.Y/6C43.0	Opioidinduzierte Schlafstörung, ohne Substanzkonsumstörung

ICD-10-CM	ICD-11	Störung, Erscheinungsbild oder Problem
F11.988	6C43.5/ 6C43.4/PL00	Opioidinduziertes Delir (während des Entzugs von Opioiden in therapeutischer Dosis)
F11.988	6C43.5/ 6C43.4/6C43.0	Opioidentzugsdelir, ohne Substanzkonsumstörung
F11.988	6C43.71/ 6C43.0	Opioidinduzierte Angststörung, ohne Substanzkonsumstörung
F11.99	6C43.Z	Nicht Näher Bezeichnete Störung im Zusammenhang mit Opioiden
F12.10	6C41.1	Störung durch Cannabiskonsum (Cannabiskonsumstörung), Leichtgradig
F12.11	6C41.1	Störung durch Cannabiskonsum (Cannabiskonsumstörung), Leichtgradig, Frühremittiert
F12.11	6C41.1	Störung durch Cannabiskonsum (Cannabiskonsumstörung), Leichtgradig, Anhaltend Remittiert
F12.120	6C41.3/6C41.1	Cannabisintoxikation, ohne Wahrnehmungsstörungen, mit Leichtgradiger Substanzkonsumstörung
F12.121	6C41.5/ 6C41.3/6C41.1	Cannabisintoxikationsdelir, mit Leichtgradiger Substanzkonsumstörung
F12.122	6C41.3/6C41.1	Cannabisintoxikation, mit Wahrnehmungsstörungen, mit Leichtgradiger Substanzkonsumstörung
F12.13	6C41.4/6C41.1	Cannabisentzug, mit Leichtgradiger Substanzkonsumstörung
F12.159	6C41.6/6C41.1	Cannabisinduzierte Psychotische Störung, mit Leichtgradiger Substanzkonsumstörung
F12.180	6C41.71/ 6C41.1	Cannabisinduzierte Angststörung, mit Leichtgradiger Substanzkonsumstörung
F12.188	6C41.Y/6C41.1	Cannabisinduzierte Schlafstörung, mit Leichtgradiger Substanzkonsumstörung
F12.20	6C41.20&XS0T	Störung durch Cannabiskonsum (Cannabiskonsumstörung), Mittelgradig
F12.20	6C41.20&XS25	Störung durch Cannabiskonsum (Cannabiskonsumstörung), Schwergradig
F12.21	6C41.21&XS0T	Störung durch Cannabiskonsum (Cannabiskonsumstörung), Mittelgradig, Frühremittiert

ICD-10-CM	ICD-11	Störung, Erscheinungsbild oder Problem
F12.21	6C41.23&XS0T	Störung durch Cannabiskonsum (Cannabiskonsumstörung), Mittelgradig, Anhaltend Remittiert
F12.21	6C41.21&XS25	Störung durch Cannabiskonsum (Cannabiskonsumstörung), Schwergradig, Frühremittiert
F12.21	6C41.23&XS25	Störung durch Cannabiskonsum (Cannabiskonsumstörung), Schwergradig, Anhaltend Remittiert
F12.220	6C41.3/6C41.2	Cannabisintoxikation, ohne Wahrnehmungsstörungen, mit Mittel- oder Schwergradiger Substanzkonsumstörung
F12.221	6C41.5/ 6C41.3/6C41.2	Cannabisintoxikationsdelir, mit Mittel- oder Schwergradiger Substanzkonsumstörung
F12.222	6C41.3/6C41.2	Cannabisintoxikation, mit Wahrnehmungsstörungen, mit Mittel- oder Schwergradiger Substanzkonsumstörung
F12.23	6C41.4/6C41.2	Cannabisentzug, mit Mittel- oder Schwergradiger Substanzkonsumstörung
F12.259	6C41.6/6C41.2	Cannabisinduzierte Psychotische Störung, mit Mittel- oder Schwergradiger Substanzkonsumstörung
F12.280	6C41.71/ 6C41.2	Cannabisinduzierte Angststörung, mit Mittel- oder Schwergradiger Substanzkonsumstörung
F12.288	6C41.Y/6C41.2	Cannabisinduzierte Schlafstörung, mit Mittel- oder Schwergradiger Substanzkonsumstörung
F12.920	6C41.3/6C41.0	Cannabisintoxikation, ohne Wahrnehmungsstörungen, ohne Substanzkonsumstörung
F12.921	6C42.5/PL00	Durch Pharmazeutischen Cannabisrezeptoragonist Induziertes Delir (pharmazeutischer Cannabisrezeptoragonist in therapeutischer Dosis)
F12.921	6C41.5/ 6C41.3/6C41.0	Cannabisintoxikationsdelir, ohne Substanzkonsumstörung
F12.922	6C41.3/6C41.0	Cannabisintoxikation, mit Wahrnehmungsstörungen, ohne Substanzkonsumstörung
F12.93	6C41.4/6C41.0	Cannabisentzug, ohne Substanzkonsumstörung

ICD-10-CM	ICD-11	Störung, Erscheinungsbild oder Problem
F12.959	6C41.6/6C41.0	Cannabisinduzierte Psychotische Störung, ohne Substanzkonsumstörung
F12.980	6C41.71/ 6C41.0	Cannabisinduzierte Angststörung, ohne Substanzkonsumstörung
F12.988	6C41.Y/6C41.0	Cannabisinduzierte Schlafstörung, ohne Substanzkonsumstörung
F12.99	6C.41Z	Nicht Näher Bezeichnete Störung im Zusammenhang mit Cannabis
F13.10	6C44.1	Störung durch Sedativa-, Hypnotika- oder Anxiolytikakonsum (Sedativa-, Hypnotika- oder Anxiolytikakonsumstörung), Leichtgradig
F13.11	6C44.1	Störung durch Sedativa-, Hypnotika- oder Anxiolytikakonsum (Sedativa-, Hypnotika- oder Anxiolytikakonsumstörung), Leichtgradig, Frühremittiert
F13.11	6C44.1	Störung durch Sedativa-, Hypnotika- oder Anxiolytikakonsum (Sedativa-, Hypnotika- oder Anxiolytikakonsumstörung), Leichtgradig, Anhaltend Remittiert
F13.120	6C44.3/6C44.1	Sedativa-, Hypnotika- oder Anxiolytikaintoxikation, mit Leichtgradiger Substanzkonsumstörung
F13.121	6C44.5/ 6C44.3/6C44.1	Sedativa-, Hypnotika- oder Anxiolytikaintoxikationsdelir, mit Leichtgradiger Substanzkonsumstörung
F13.130	6C44.40/ 6C44.1	Sedativa-, Hypnotika- oder Anxiolytikaentzug, ohne Wahrnehmungsstörungen, mit Leichtgradiger Substanzkonsumstörung
F13.131	6C44.5/ 6C44.4/6C44.1	Sedativa-, Hypnotika- oder Anxiolytikaentzugsdelir, mit Leichtgradiger Substanzkonsumstörung
F13.132	6C44.41/ 6C44.1	Sedativa-, Hypnotika- oder Anxiolytikaentzug, mit Wahrnehmungsstörungen, mit Leichtgradiger Substanzkonsumstörung
F13.14	6C44.70/ 6C44.1	Sedativa-, Hypnotika- oder Anxiolytikainduzierte Bipolare und Verwandte Störungen, mit Leichtgradiger Substanzkonsumstörung
F13.14	6C44.70/ 6C44.1	Sedativa-, Hypnotika- oder Anxiolytikainduzierte Depressive Störung, mit Leichtgradiger Substanzkonsumstörung

ICD-10-CM	ICD-11	Störung, Erscheinungsbild oder Problem
F13.159	6C44.6/6C44.1	Sedativa-, Hypnotika- oder Anxiolytikainduzierte Psychotische Störung, mit Leichtgradiger Substanzkonsumstörung
F13.180	6C44.71/ 6C44.1	Sedativa-, Hypnotika- oder Anxiolytikainduzierte Angststörung, mit Leichtgradiger Substanzkonsumstörung
F13.181	6C44.Y/6C44.1	Sedativa-, Hypnotika- oder Anxiolytikainduzierte Sexuelle Funktionsstörung, mit Leichtgradiger Substanzkonsumstörung
F13.182	6C44.Y/6C44.1	Sedativa-, Hypnotika- oder Anxiolytikainduzierte Schlafstörung, mit Leichtgradiger Substanzkonsumstörung
F13.188	6D71/6C44.1	Sedativa-, Hypnotika- oder Anxiolytikainduzierte Leichte NCD, mit Leichtgradiger Substanzkonsumstörung
F13.20	6C44.20&XS0T	Störung durch Sedativa-, Hypnotika- oder Anxiolytikakonsum (Sedativa-, Hypnotika- oder Anxiolytikakonsumstörung), Mittelgradig
F13.20	6C44.20&XS25	Störung durch Sedativa-, Hypnotika- oder Anxiolytikakonsum (Sedativa-, Hypnotika- oder Anxiolytikakonsumstörung), Schwergradig
F13.21	6C44.21&XS0T	Störung durch Sedativa-, Hypnotika- oder Anxiolytikakonsum (Sedativa-, Hypnotika- oder Anxiolytikakonsumstörung), Mittelgradig, Frühremittiert
F13.21	6C44.23&XS0T	Störung durch Sedativa-, Hypnotika- oder Anxiolytikakonsum (Sedativa-, Hypnotika- oder Anxiolytikakonsumstörung), Mittelgradig, Anhaltend Remittiert
F13.21	6C44.21&XS25	Störung durch Sedativa-, Hypnotika- oder Anxiolytikakonsum (Sedativa-, Hypnotika- oder Anxiolytikakonsumstörung), Schwergradig, Frühremittiert
F13.21	6C44.23&XS25	Störung durch Sedativa-, Hypnotika- oder Anxiolytikakonsum (Sedativa-, Hypnotika- oder Anxiolytikakonsumstörung), Schwergradig, Anhaltend Remittiert
F13.220	6C44.3/6C44.2	Sedativa-, Hypnotika- oder Anxiolytikaintoxikation, mit Mittel- oder Schwergradiger Substanzkonsumstörung

ICD-10-CM	ICD-11	Störung, Erscheinungsbild oder Problem
F13.221	6C44.5/ 6C44.3/6C44.2	Sedativa-, Hypnotika- oder Anxiolytikaintoxikationsdelir, mit Mittel- oder Schwergradiger Substanzkonsumstörung
F13.230	6C44.40/ 6C44.2	Sedativa-, Hypnotika- oder Anxiolytikaentzug, ohne Wahrnehmungsstörungen, mit Mittel- oder Schwergradiger Substanzkonsumstörung
F13.231	6C44.5/ 6C44.4/6C44.2	Sedativa-, Hypnotika- oder Anxiolytikaentzugsdelir, mit Mittel- oder Schwergradiger Substanzkonsumstörung
F13.232	6C44.41/ 6C44.2	Sedativa-, Hypnotika- oder Anxiolytikaentzug, mit Wahrnehmungsstörungen, mit Mittel- oder Schwergradiger Substanzkonsumstörung
F13.24	6C44.70/ 6C44.2	Sedativa-, Hypnotika- oder Anxiolytikainduzierte Bipolare und Verwandte Störungen, mit Mittel- oder Schwergradiger Substanzkonsumstörung
F13.24	6C44.70/ 6C44.2	Sedativa-, Hypnotika- oder Anxiolytikainduzierte Depressive Störung, mit Mittel- oder Schwergradiger Substanzkonsumstörung
F13.259	6C44.6/6C44.2	Sedativa-, Hypnotika- oder Anxiolytikainduzierte Psychotische Störung, mit Mittel- oder Schwergradiger Substanzkonsumstörung
F13.27	6D84.1/6C44.2	Sedativa-, Hypnotika- oder Anxiolytikainduzierte Schwere NCD, mit Mittel- oder Schwergradiger Substanzkonsumstörung
F13.280	6C44.71/ 6C44.2	Sedativa-, Hypnotika- oder Anxiolytikainduzierte Angststörung, mit Mittel- oder Schwergradiger Substanzkonsumstörung
F13.281	6C44.Y/6C44.2	Sedativa-, Hypnotika- oder Anxiolytikainduzierte Sexuelle Funktionsstörung, mit Mittel- oder Schwergradiger Substanzkonsumstörung
F13.282	6C44.Y/6C44.2	Sedativa-, Hypnotika- oder Anxiolytikainduzierte Schlafstörung, mit Mittel- oder Schwergradiger Substanzkonsumstörung
F13.288	6D71/6C44.2	Sedativa-, Hypnotika- oder Anxiolytikainduzierte Leichte NCD, mit Mittel- oder Schwergradiger Substanzkonsumstörung

ICD-10-CM	ICD-11	Störung, Erscheinungsbild oder Problem
F13.920	6C44.3/6C44.0	Sedativa-, Hypnotika- oder Anxiolytikaintoxikation, ohne Substanzkonsumstörung
F13.921	6C44.5/ 6C44.3/PL00	Sedativa-, Hypnotika- oder Anxiolytikainduziertes Delir, ohne Substanzkonsumstörung (Einnahme von Sedativa, Hypnotika oder Anxiolytika in therapeutischer Dosis)
F13.921	6C44.5/ 6C44.3/6C44.0	Sedativa-, Hypnotika- oder Anxiolytikaintoxikationsdelir, ohne Substanzkonsumstörung
F13.930	6C44.40/ 6C44.0	Sedativa-, Hypnotika- oder Anxiolytikaentzug, ohne Wahrnehmungsstörungen, ohne Substanzkonsumstörung
F13.931	6C44.5/ 6C44.4/6C44.0	Sedativa-, Hypnotika- oder Anxiolytikaentzugsdelir, ohne Substanzkonsumstörung
F13.931	6C44.5/ 6C44.4/PL00	Sedativa-, Hypnotika- oder Anxiolytikainduziertes Delir, ohne Substanzkonsumstörung (Entzug von Sedativa, Hypnotika oder Anxiolytika in therapeutischer Dosis)
F13.932	6C44.41/ 6C44.0	Sedativa-, Hypnotika- oder Anxiolytikaentzug, mit Wahrnehmungsstörungen, ohne Substanzkonsumstörung
F13.94	6C44.70/ 6C44.0	Sedativa-, Hypnotika- oder Anxiolytikainduzierte Depressive Störung, ohne Substanzkonsumstörung
F13.94	6C44.70/ 6C44.0	Sedativa-, Hypnotika- oder Anxiolytikainduzierte Bipolare und Verwandte Störungen, ohne Substanzkonsumstörung
F13.959	6C44.6/6C44.0	Sedativa-, Hypnotika- oder Anxiolytikainduzierte Psychotische Störung, ohne Substanzkonsumstörung
F13.97	6D84.1/6C44.0	Sedativa-, Hypnotika- oder Anxiolytikainduzierte Schwere NCD, ohne Substanzkonsumstörung
F13.980	6C44.71/ 6C44.0	Sedativa-, Hypnotika- oder Anxiolytikainduzierte Angststörung, ohne Substanzkonsumstörung
F13.981	6C44.Y/6C44.0	Sedativa-, Hypnotika- oder Anxiolytikainduzierte Sexuelle Funktionsstörung, ohne Substanzkonsumstörung

ICD-10-CM	ICD-11	Störung, Erscheinungsbild oder Problem
F13.982	6C44.Y/6C44.0	Sedativa-, Hypnotika- oder Anxiolytikainduzierte Schlafstörung, ohne Substanzkonsumstörung
F13.988	6D71/6C44.0	Sedativa-, Hypnotika- oder Anxiolytikainduzierte Leichte NCD, ohne Substanzkonsumstörung
F13.99	6C44.Z	Nicht Näher Bezeichnete Störung im Zusammenhang mit Sedativa, Hypnotika oder Anxiolytika
F14.10	6C45.1	Störung durch Kokainkonsum (Kokainkonsumstörung), Leichtgradig
F14.11	6C45.1	Störung durch Kokainkonsum (Kokainkonsumstörung), Leichtgradig, Frühremittiert
F14.11	6C45.1	Störung durch Kokainkonsum (Kokainkonsumstörung), Leichtgradig, Anhaltend Remittiert
F14.120	6C45.3/6C45.1	Kokainintoxikation, ohne Wahrnehmungsstörungen, mit Leichtgradiger Substanzkonsumstörung
F14.121	6C45.5/ 6C45.3/6C45.1	Kokainintoxikationsdelir, mit Leichtgradiger Substanzkonsumstörung
F14.122	6C45.3/6C45.1	Kokainintoxikation, mit Wahrnehmungsstörungen, mit Leichtgradiger Substanzkonsumstörung
F14.13	6C45.5/6C45.1	Kokainentzug, mit Leichtgradiger Substanzkonsumstörung
F14.14	6C45.70/ 6C45.1	Kokaininduzierte Bipolare und Verwandte Störung, mit Leichtgradiger Substanzkonsumstörung
F14.14	6C45.70/ 6C45.1	Kokaininduzierte Depressive Störung, mit Leichtgradiger Substanzkonsumstörung
F14.159	6C45.6/6C45.1	Kokaininduzierte Psychotische Störung, mit Leichtgradiger Substanzkonsumstörung
F14.180	6C45.71/ 6C45.1	Kokaininduzierte Angststörung, mit Leichtgradiger Substanzkonsumstörung
F14.181	6C45.Y/6C45.1	Kokaininduzierte Sexuelle Funktionsstörung, mit Leichtgradiger Substanzkonsumstörung

ICD-10-CM	ICD-11	Störung, Erscheinungsbild oder Problem
F14.182	6C45.Y/6C45.1	Kokaininduzierte Schlafstörung, mit Leichtgradiger Substanzkonsumstörung
F14.188	6D71/6C45.1	Kokaininduzierte Leichte NCD, mit Leichtgradiger Substanzkonsumstörung
F14.188	6C45.72/ 6C45.1	Kokaininduzierte Zwangsstörung und Verwandte Störungen, mit Leichtgradiger Substanzkonsumstörung
F14.20	6C45.20&XS0T	Störung durch Kokainkonsum (Kokainkonsumstörung), Mittelgradig
F14.20	6C45.20&XS25	Störung durch Kokainkonsum (Kokainkonsumstörung), Schwergradig
F14.21	6C45.21&XS0T	Störung durch Kokainkonsum (Kokainkonsumstörung), Mittelgradig, Frühremittiert
F14.21	6C45.23&XS0T	Störung durch Kokainkonsum (Kokainkonsumstörung), Mittelgradig, Anhaltend Remittiert
F14.21	6C45.21&XS25	Störung durch Kokainkonsum (Kokainkonsumstörung), Schwergradig, Frühremittiert
F14.21	6C45.23&XS25	Störung durch Kokainkonsum (Kokainkonsumstörung), Schwergradig, Anhaltend Remittiert
F14.220	6C45.3/6C45.2	Kokainintoxikation, ohne Wahrnehmungsstörungen, mit Mittel- oder Schwergradiger Substanzkonsumstörung
F14.221	6C45.5/ 6C45.3/6C45.2	Kokainintoxikationsdelir, mit Mittel- oder Schwergradiger Substanzkonsumstörung
F14.222	6C45.3/6C45.2	Kokainintoxikation, mit Wahrnehmungsstörungen, mit Mittel- oder Schwergradiger Substanzkonsumstörung
F14.23	6C45.5/6C45.2	Kokainentzug, mit Mittel- oder Schwergradiger Substanzkonsumstörung
F14.24	6C45.70/ 6C45.2	Kokaininduzierte Bipolare und Verwandte Störungen, mit Mittel- oder Schwergradiger Substanzkonsumstörung
F14.24	6C45.70/ 6C45.2	Kokaininduzierte Depressive Störung, mit Mittel- oder Schwergradiger Substanzkonsumstörung

ICD-10-CM	ICD-11	Störung, Erscheinungsbild oder Problem
F14.259	6C45.6/6C45.2	Kokaininduzierte Psychotische Störung, mit Mittel- oder Schwergradiger Substanzkonsumstörung
F14.280	6C45.71/ 6C45.2	Kokaininduzierte Angststörung, mit Mittel- oder Schwergradiger Substanzkonsumstörung
F14.281	6C45.Y/6C45.2	Kokaininduzierte Sexuelle Funktionsstörung, mit Mittel- oder Schwergradiger Substanzkonsumstörung
F14.282	6C45.Y/6C45.2	Kokaininduzierte Schlafstörung, mit Mittel- oder Schwergradiger Substanzkonsumstörung
F14.288	6D71/6C45.2	Kokaininduzierte Leichte NCD, mit Mittel- oder Schwergradiger Substanzkonsumstörung
F14.288	6C45.72/ 6C45.2	Kokaininduzierte Zwangsstörung und Verwandte Störungen, mit Mittel- oder Schwergradiger Substanzkonsumstörung
F14.920	6C45.3/6C45.0	Kokainintoxikation, ohne Wahrnehmungsstörungen, ohne Substanzkonsumstörung
F14.921	6C45.5/ 6C45.3/6C45.0	Kokainintoxikationsdelir, ohne Substanzkonsumstörung
F14.922	6C45.3/6C45.0	Kokainintoxikation, mit Wahrnehmungsstörungen, ohne Substanzkonsumstörung
F14.93	6C45.4/6C45.0	Kokainentzug, ohne Substanzkonsumstörung
F14.94	6C45.70/ 6C45.0	Kokaininduzierte Bipolare und Verwandte Störungen, ohne Substanzkonsumstörung
F14.94	6C45.70/ 6C45.0	Kokaininduzierte Depressive Störung, ohne Substanzkonsumstörung
F14.959	6C45.6/6C45.0	Kokaininduzierte Psychotische Störung, ohne Substanzkonsumstörung
F14.980	6C45.71/ 6C45.0	Kokaininduzierte Angststörung, ohne Substanzkonsumstörung
F14.981	6C45.Y/6C45.0	Kokaininduzierte Sexuelle Funktionsstörung, ohne Substanzkonsumstörung
F14.982	6C45.Y/6C45.0	Kokaininduzierte Schlafstörung, ohne Substanzkonsumstörung

ICD-10-CM	ICD-11	Störung, Erscheinungsbild oder Problem
F14.988	6D71/6C45.0	Kokaininduzierte Leichte NCD, ohne Substanzkonsumstörung
F14.988	6C45.72/ 6C45.0	Kokaininduzierte Zwangsstörung und Verwandte Störungen, ohne Substanzkonsumstörung
F14.99	6C45.Z	Nicht Näher Bezeichnete Störung im Zusammenhang mit Kokain
F15.10	6C4E.1 oder 6C4G.1	Störung durch Konsum Anderer oder Nicht Näher Bezeichneter Stimulanzien, Leichtgradig
F15.10	6C46.1 oder 6C47.1	Störung durch Konsum von Substanzen des Amphetamin-Typs (Amphetaminkonsumstörung), Leichtgradig
F15.11	6C4E.1 oder 6C4G.1	Störung durch Konsum Anderer oder Nicht Näher Bezeichneter Stimulanzien, Leichtgradig, Frühremittiert
F15.11	6C4E.1 oder 6C4G.1	Störung durch Konsum Anderer oder Nicht Näher Bezeichneter Stimulanzien, Leichtgradig, Anhaltend Remittiert
F15.11	6C46.1 oder 6C47.1	Störung durch Konsum von Substanzen des Amphetamin-Typs (Amphetaminkonsumstörung), Leichtgradig, Frühremittiert
F15.11	6C46.1 oder 6C47.1	Störung durch Konsum von Substanzen des Amphetamin-Typs (Amphetaminkonsumstörung), Leichtgradig, Anhaltend Remittiert
F15.120	6C4x.3/6C4x.1 (x = 6, 7, E oder G)	Intoxikation durch Substanzen des Amphetamin-Typs oder Andere Stimulanzien, ohne Wahrnehmungsstörungen, mit Leichtgradiger Substanzkonsumstörung
F15.121	6C4x.5/6C4x.3/ 6C4x.1 (x = 6, 7, E oder G)	Intoxikationsdelir durch Substanzen des Amphetamin-Typs (oder Andere Stimulanzien), mit Leichtgradiger Substanzkonsumstörung
F15.122	6C4x.3/6C4x.1 (x = 6, 7, E oder G)	Intoxikation durch Substanzen des Amphetamin-Typs oder Andere Stimulanzien, mit Wahrnehmungsstörungen, mit Leichtgradiger Substanzkonsumstörung
F15.13	6C4x.4/6C4x.1 (x = 6, 7, E oder G)	Entzug von Substanzen des Amphetamin-Typs oder Anderen Stimulanzien, mit Leichtgradiger Substanzkonsumstörung

ICD-10-CM	ICD-11	Störung, Erscheinungsbild oder Problem
F15.14	6C4x.70/6C4x.1 (x = 6, 7, E oder G)	Durch Substanzen des Amphetamin-Typs (oder Andere Stimulanzien) Induzierte Bipolare und Verwandte Störungen, mit Leichtgradiger Substanzkonsumstörung
F15.14	6C4x.70/6C4x.1 (x = 6, 7, E oder G)	Durch Substanzen des Amphetamin-Typs (oder Andere Stimulanzien) Induzierte Depressive Störung, mit Leichtgradiger Substanzkonsumstörung
F15.159	6C4x.6/6C4x.1 (x = 6, 7, E oder G)	Durch Substanzen des Amphetamin-Typs (oder Andere Stimulanzien) Induzierte Psychotische Störung, mit Leichtgradiger Substanzkonsumstörung
F15.180	6C4x.71/6C4x.1 (x = 6, 7, E oder G)	Durch Substanzen des Amphetamin-Typs (oder Andere Stimulanzien) Induzierte Angststörung, mit Leichtgradiger Substanzkonsumstörung
F15.181	6C4x.Y/6C4x.1 (x = 6, 7, E oder G)	Durch Substanzen des Amphetamin-Typs (oder Andere Stimulanzien) Induzierte Sexuelle Funktionsstörung, mit Leichtgradiger Substanzkonsumstörung
F15.182	6C4x.Y/6C4x.1 (x = 6, 7, E oder G)	Durch Substanzen des Amphetamin-Typs (oder Andere Stimulanzien) Induzierte Schlafstörung, mit Leichtgradiger Substanzkonsumstörung
F15.188	6D71/6C4x.1 (x = 6, 7, E oder G)	Durch Substanzen des Amphetamin-Typs (oder Andere Stimulanzien) Induzierte Leichte NCD, mit Leichtgradiger Substanzkonsumstörung
F15.188	6C4x.72/6C4x.1 (x = 6, 7, E oder G)	Durch Substanzen des Amphetamin-Typs (oder Andere Stimulanzien) Induzierte Zwangsstörung und Verwandte Störungen, mit Leichtgradiger Substanzkonsumstörung
F15.20	6C4E.20&XS0T oder 6C4G.20& XS0T	Störung durch Konsum Anderer oder Nicht Näher Bezeichneter Stimulanzien, Mittelgradig
F15.20	6C4E.20&XS25 oder 6C4G.20& XS25	Störung durch Konsum Anderer oder Nicht Näher Bezeichneter Stimulanzien, Schwergradig
F15.20	6C46.20&XS0T oder 6C47.20& XS0T	Störung durch Konsum von Substanzen des Amphetamin-Typs (Amphetaminkonsumstörung), Mittelgradig

ICD-10-CM	ICD-11	Störung, Erscheinungsbild oder Problem
F15.20	6C46.20&XS25 oder 6C47.20&XS25	Störung durch Konsum von Substanzen des Amphetamin-Typs (Amphetaminkonsumstörung), Schwergradig
F15.21	6C4E.21&XS0T oder 6C4G.21&XS0T	Störung durch Konsum Anderer oder Nicht Näher Bezeichneter Stimulanzien, Mittelgradig, Frühremittiert
F15.21	6C4E.23&XS0T oder 6C4G.23&XS0T	Störung durch Konsum Anderer oder Nicht Näher Bezeichneter Stimulanzien, Mittelgradig, Anhaltend Remittiert
F15.21	6C4E.21&XS25 oder 6C4G.21&XS25	Störung durch Konsum Anderer oder Nicht Näher Bezeichneter Stimulanzien, Schwergradig, Frühremittiert
F15.21	6C4E.23&XS25 oder 6C4G.23&XS25	Störung durch Konsum Anderer oder Nicht Näher Bezeichneter Stimulanzien, Schwergradig, Anhaltend Remittiert
F15.21	6C46.21&XS0T oder 6C47.21&XS0T	Störung durch Konsum von Substanzen des Amphetamin-Typs (Amphetaminkonsumstörung), Mittelgradig, Frühremittiert
F15.21	6C46.23&XS0T oder 6C47.23&XS0T	Störung durch Konsum von Substanzen des Amphetamin-Typs (Amphetaminkonsumstörung), Mittelgradig, Anhaltend Remittiert
F15.21	6C46.21&XS25 oder 6C47.21&XS25	Störung durch Konsum von Substanzen des Amphetamin-Typs (Amphetaminkonsumstörung), Schwergradig, Frühremittiert
F15.21	6C46.23&XS25 oder 6C47.23&XS25	Störung durch Konsum von Substanzen des Amphetamin-Typs (Amphetaminkonsumstörung), Schwergradig, Anhaltend Remittiert
F15.220	6C4x.3/6C4x.2 (x = 6, 7, E oder G)	Intoxikation durch Substanzen des Amphetamin-Typs oder Andere Stimulanzien, ohne Wahrnehmungsstörungen, mit Mittel- oder Schwergradiger Substanzkonsumstörung
F15.221	6C4x.5/6C4x.3/6C4x.2 (x = 6, 7, E oder G)	Intoxikationsdelir durch Substanzen des Amphetamin-Typs (oder Andere Stimulanzien), mit Mittel- oder Schwergradiger Substanzkonsumstörung
F15.222	6C4x.3/6C4x.2 (x = 6, 7, E oder G)	Intoxikation durch Substanzen des Amphetamin-Typs oder Andere Stimulanzien, mit Wahrnehmungsstörungen, mit Mittel- oder Schwergradiger Substanzkonsumstörung

ICD-10-CM	ICD-11	Störung, Erscheinungsbild oder Problem
F15.23	6C4x.4/6C4x.2 (x = 6, 7, E oder G)	Entzug von Substanzen des Amphetamin-Typs oder Anderen Stimulanzien, mit Mittel- oder Schwergradiger Substanzkonsumstörung
F15.24	6C4x.70/ 6C4x.2 (x = 6, 7, E oder G)	Durch Substanzen des Amphetamin-Typs (oder Andere Stimulanzien) Induzierte Bipolare und Verwandte Störungen, mit Mittel- oder Schwergradiger Substanzkonsumstörung
F15.24	6C4x.70/ 6C4x.2 (x = 6, 7, E oder G)	Durch Substanzen des Amphetamin-Typs (oder Andere Stimulanzien) Induzierte Depressive Störung, mit Mittel- oder Schwergradiger Substanzkonsumstörung
F15.259	6C4x.6/6C4x.2 (x = 6, 7, E oder G)	Durch Substanzen des Amphetamin-Typs (oder Andere Stimulanzien) Induzierte Psychotische Störung, mit Mittel- oder Schwergradiger Substanzkonsumstörung
F15.280	6C4x.71/ 6C4x.2 (x = 6, 7, E oder G)	Durch Substanzen des Amphetamin-Typs (oder Andere Stimulanzien) Induzierte Angststörung, mit Mittel- oder Schwergradiger Substanzkonsumstörung
F15.281	6C4x.Y/6C4x.2 (x = 6, 7, E oder G)	Durch Substanzen des Amphetamin-Typs (oder Andere Stimulanzien) Induzierte Sexuelle Funktionsstörung, mit Mittel- oder Schwergradiger Substanzkonsumstörung
F15.282	6C4x.Y/6C4x.2 (x = 6, 7, E oder G)	Durch Substanzen des Amphetamin-Typs (oder Andere Stimulanzien) Induzierte Schlafstörung, mit Mittel- oder Schwergradiger Substanzkonsumstörung
F15.288	6D71/6C4x.2 (x = 6, 7, E oder G)	Durch Substanzen des Amphetamin-Typs (oder Andere Stimulanzien) Induzierte Leichte NCD, mit Mittel- oder Schwergradiger Substanzkonsumstörung
F15.288	6C4x.72/ 6C4x.2 (x = 6, 7, E oder G)	Durch Substanzen des Amphetamin-Typs (oder Andere Stimulanzien) Induzierte Zwangsstörung und Verwandte Störungen, mit Mittel- oder Schwergradiger Substanzkonsumstörung
F15.920	6C4x.3/6C4x.0 (x = 6, 7, E oder G)	Intoxikation durch Substanzen des Amphetamin-Typs oder Andere Stimulanzien, ohne Wahrnehmungsstörungen, ohne Substanzkonsumstörung

ICD-10-CM	ICD-11	Störung, Erscheinungsbild oder Problem
F15.920	6C48.2	Koffeinintoxikation
F15.921	6C4x.5/6C4x.3/ 6C4x.0 (x = 6, 7, E oder G)	Intoxikationsdelir durch Substanzen des Amphetamin-Typs (oder Andere Stimulanzien), ohne Substanzkonsumstörung
F15.921	6C4x.5/PL00 (x = 6, 7, E oder G)	Medikamenteninduziertes Delir durch Substanzen des Amphetamin-Typs (oder Andere Stimulanzien) (Einnahme von Substanzen des Amphetamin-Typs (oder anderen Stimulanzien) in therapeutischer Dosis)
F15.922	6C4x.3/6C4x.0 (x = 6, 7, E oder G)	Intoxikation durch Substanzen des Amphetamin-Typs oder Andere Stimulanzien, mit Wahrnehmungsstörungen, ohne Substanzkonsumstörung
F15.93	6C4x.4/6C4x.0 (x = 6, 7, E oder G)	Entzug von Substanzen des Amphetamin-Typs oder Anderen Stimulanzien, Ohne Substanzkonsumstörung
F15.93	6C48.3	Koffeinentzug
F15.94	6C4x.70/ 6C4x.0 (x = 6, 7, E oder G)	Durch Substanzen des Amphetamin-Typs (oder Andere Stimulanzien) Induzierte Bipolare und Verwandte Störungen, ohne Substanzkonsumstörung
F15.94	6C4x.70/ 6C4x.0 (x = 6, 7, E oder G)	Durch Substanzen des Amphetamin-Typs (oder Andere Stimulanzien) Induzierte Depressive Störung, ohne Substanzkonsumstörung
F15.959	6C4x.6/6C4x.0 (x = 6, 7, E oder G)	Durch Substanzen des Amphetamin-Typs (oder Andere Stimulanzien) Induzierte Psychotische Störung, ohne Substanzkonsumstörung
F15.980	6C4x.71/ 6C4x.0 (x = 6, 7, E oder G)	Durch Substanzen des Amphetamin-Typs (oder Andere Stimulanzien) Induzierte Angststörung, ohne Substanzkonsumstörung
F15.980	6C48.40	Koffeininduzierte Angststörung
F15.981	6C4x.Y/6C4x.0 (x = 6, 7, E oder G)	Durch Substanzen des Amphetamin-Typs (oder Andere Stimulanzien) Induzierte Sexuelle Funktionsstörung, ohne Substanzkonsumstörung

ICD-10-CM	ICD-11	Störung, Erscheinungsbild oder Problem
F15.982	6C48.Y	Koffeininduzierte Schlafstörung
F15.982	6C4x.Y/6C4x.0 (x = 6, 7, E oder G)	Durch Substanzen des Amphetamin-Typs (oder Andere Stimulanzien) Induzierte Schlafstörung, ohne Substanzkonsumstörung
F15.988	6D71/6C4x.0 (x = 6, 7, E oder G)	Durch Substanzen des Amphetamin-Typs (oder Andere Stimulanzien) Induzierte Leichte NCD, ohne Substanzkonsumstörung
F15.988	6C4x.72/ 6C4x.0 (x = 6, 7, E oder G)	Durch Substanzen des Amphetamin-Typs (oder Andere Stimulanzien) Induzierte Zwangsstörung und Verwandte Störungen, ohne Substanzkonsumstörung
F15.99	6C48.Z	Nicht Näher Bezeichnete Störung im Zusammenhang mit Koffein
F15.99	6C4E.Z oder 6C4G.Z	Nicht Näher Bezeichnete Störung im Zusammenhang mit Anderen Stimulanzien
F15.99	6C46.Z oder 6C47.Z	Nicht Näher Bezeichnete Störung im Zusammenhang mit Substanzen des Amphetamin-Typs
F16.10	6C49.1	Störung durch Konsum Anderer Halluzinogene (Halluzinogenkonsumstörung), Leichtgradig
F16.10	6C4D.1	Störung durch Phencyclidinkonsum (Phencyclidinkonsumstörung), Leichtgradig
F16.11	6C49.1	Störung durch Konsum Anderer Halluzinogene (Halluzinogenkonsumstörung), Leichtgradig, Frühremittiert
F16.11	6C49.1	Störung durch Konsum Anderer Halluzinogene (Halluzinogenkonsumstörung), Leichtgradig, Anhaltend Remittiert
F16.11	6C4D.1	Störung durch Phencyclidinkonsum (Phencyclidinkonsumstörung), Leichtgradig, Frühremittiert
F16.11	6C4D.1	Störung durch Phencyclidinkonsum (Phencyclidinkonsumstörung), Leichtgradig, Anhaltend Remittiert
F16.120	6C49.3/6C49.1	Intoxikation durch Andere Halluzinogene (Halluzinogenintoxikation), mit Leichtgradiger Substanzkonsumstörung

ICD-10-CM	ICD-11	Störung, Erscheinungsbild oder Problem
F16.120	6C4D.3/ 6C4D.1	Phencyclidinintoxikation, mit Leichtgradiger Substanzkonsumstörung
F16.121	6C49.4/6C49.1	Intoxikationsdelir durch Andere Halluzinogene (Halluzinogenintoxikationsdelir), mit Leichtgradiger Substanzkonsumstörung
F16.121	6C4D.4/ 6C4D.1	Phencyclidinintoxikationsdelir, mit Leichtgradiger Substanzkonsumstörung
F16.14	6C49.60/ 6C49.1	Durch Andere Halluzinogene Induzierte Bipolare und Verwandte Störungen (Halluzinogeninduzierte Bipolare und Verwandte Störungen), mit Leichtgradiger Substanzkonsumstörung
F16.14	6C49.60/ 6C49.1	Durch Andere Halluzinogene Induzierte Depressive Störung (Halluzinogeninduzierte Depressive Störung), mit Leichtgradiger Substanzkonsumstörung
F16.14	6C4D.60/ 6C4D.1	Phencyclidininduzierte Bipolare und Verwandte Störungen, mit Leichtgradiger Substanzkonsumstörung
F16.14	6C4D.60/ 6C4D.1	Phencyclidininduzierte Depressive Störung, mit Leichtgradiger Substanzkonsumstörung
F16.159	6C49.5/6C49.1	Durch Andere Halluzinogene Induzierte Psychotische Störung (Halluzinogeninduzierte Psychotische Störung), mit Leichtgradiger Substanzkonsumstörung
F16.159	6C4D.5/ 6C4D.1	Phencyclidininduzierte Psychotische Störung, mit Leichtgradiger Substanzkonsumstörung
F16.180	6C49.61/ 6C49.1	Durch Andere Halluzinogene Induzierte Angststörung (Halluzinogeninduzierte Angststörung), mit Leichtgradiger Substanzkonsumstörung
F16.180	6C4D.61/ 6C4D.1	Phencyclidininduzierte Angststörung, mit Leichtgradiger Substanzkonsumstörung
F16.20	6C49.20&XS0T	Störung durch Konsum Anderer Halluzinogene (Halluzinogenkonsumstörung), Mittelgradig
F16.20	6C49.20&XS25	Störung durch Konsum Anderer Halluzinogene (Halluzinogenkonsumstörung), Schwergradig

ICD-10-CM	ICD-11	Störung, Erscheinungsbild oder Problem
F16.20	6C4D.20&XS0T	Störung durch Phencyclidinkonsum (Phencyclidinkonsumstörung), Mittelgradig
F16.20	6C4D.20&XS25	Störung durch Phencyclidinkonsum (Phencyclidinkonsumstörung), Schwergradig
F16.21	6C49.21&XS0T	Störung durch Konsum Anderer Halluzinogene (Halluzinogenkonsumstörung), Mittelgradig, Frühremittiert
F16.21	6C49.23&XS0T	Störung durch Konsum Anderer Halluzinogene (Halluzinogenkonsumstörung), Mittelgradig, Anhaltend Remittiert
F16.21	6C49.21&XS25	Störung durch Konsum Anderer Halluzinogene (Halluzinogenkonsumstörung), Schwergradig, Frühremittiert
F16.21	6C49.23&XS25	Störung durch Konsum Anderer Halluzinogene (Halluzinogenkonsumstörung), Schwergradig, Anhaltend Remittiert
F16.21	6C4D.21&XS0T	Störung durch Phencyclidinkonsum (Phencyclidinkonsumstörung), Mittelgradig, Frühremittiert
F16.21	6C4D.23&XS0T	Störung durch Phencyclidinkonsum (Phencyclidinkonsumstörung), Mittelgradig, Anhaltend Remittiert
F16.21	6C4D.21&XS25	Störung durch Phencyclidinkonsum (Phencyclidinkonsumstörung), Schwergradig, Frühremittiert
F16.21	6C4D.23&XS25	Störung durch Phencyclidinkonsum (Phencyclidinkonsumstörung), Schwergradig, Anhaltend Remittiert
F16.220	6C49.3/6C49.2	Intoxikation durch Andere Halluzinogene (Halluzinogenintoxikation), mit Mittel- oder Schwergradiger Substanzkonsumstörung
F16.220	6C4D.3/6C4D.2	Phencyclidinintoxikation, mit Mittel- oder Schwergradiger Substanzkonsumstörung
F16.221	6C49.4/6C49.2	Intoxikationsdelir durch Andere Halluzinogene (Halluzinogenintoxikationsdelir), mit Mittel- oder Schwergradiger Substanzkonsumstörung
F16.221	6C4D.4/6C4D.2	Phencyclidinintoxikationsdelir, mit Mittel- oder Schwergradiger Substanzkonsumstörung

ICD-10-CM	ICD-11	Störung, Erscheinungsbild oder Problem
F16.24	6C49.60/ 6C49.2	Durch Andere Halluzinogene Induzierte Bipolare und Verwandte Störungen (Halluzinogeninduzierte Bipolare und Verwandte Störungen), mit Mittel- oder Schwergradiger Substanzkonsumstörung
F16.24	6C49.60/ 6C49.2	Durch Andere Halluzinogene Induzierte Depressive Störung (Halluzinogeninduzierte Depressive Störung), mit Mittel- oder Schwergradiger Substanzkonsumstörung
F16.24	6C4D.60/ 6C4D.2	Phencyclidininduzierte Bipolare und Verwandte Störungen, mit Mittel- oder Schwergradiger Substanzkonsumstörung
F16.24	6C4D.60/ 6C4D.2	Phencyclidininduzierte Depressive Störung, mit Mittel- oder Schwergradiger Substanzkonsumstörung
F16.259	6C49.5/6C49.2	Durch Andere Halluzinogene Induzierte Psychotische Störung (Halluzinogeninduzierte Psychotische Störung), mit Mittel- oder Schwergradiger Substanzkonsumstörung
F16.259	6C4D.5/6C4D.2	Phencyclidininduzierte Psychotische Störung, mit Mittel- oder Schwergradiger Substanzkonsumstörung
F16.280	6C49.61/ 6C49.2	Durch Andere Halluzinogene Induzierte Angststörung (Halluzinogeninduzierte Angststörung), mit Mittel- oder Schwergradiger Substanzkonsumstörung
F16.280	6C4D.61/ 6C4D.2	Phencyclidininduzierte Angststörung, mit Mittel- oder Schwergradiger Substanzkonsumstörung
F16.920	6C49.3/6C49.0	Intoxikation durch Andere Halluzinogene (Halluzinogenintoxikation), ohne Substanzkonsumstörung
F16.920	6C4D.3/6C4D.0	Phencyclidinintoxikation, ohne Substanzkonsumstörung
F16.921	6C49.4/6C49.0	Intoxikationsdelir durch Andere Halluzinogene (Halluzinogenintoxikationsdelir), ohne Substanzkonsumstörung
F16.921	6C4D.4 oder 6C49.4	Durch Ketamin oder Andere Halluzinogene Induziertes Delir

ICD-10-CM	ICD-11	Störung, Erscheinungsbild oder Problem
F16.921	6C4D.4/6C4D.0	Phencyclidinintoxikationsdelir, ohne Substanzkonsumstörung
F16.94	6C49.60/ 6C49.0	Durch Andere Halluzinogene Induzierte Bipolare und Verwandte Störungen (Halluzinogeninduzierte Bipolare und Verwandte Störungen), ohne Substanzkonsumstörung
F16.94	6C49.60/ 6C49.0	Durch Andere Halluzinogene Induzierte Depressive Störung (Halluzinogeninduzierte Depressive Störung), ohne Substanzkonsumstörung
F16.94	6C4D.60/ 6C4D.0	Phencyclidininduzierte Bipolare und Verwandte Störungen, ohne Substanzkonsumstörung
F16.94	6C4D.60/ 6C4D.0	Phencyclidininduzierte Depressive Störung, ohne Substanzkonsumstörung
F16.959	6C49.5/6C49.0	Durch Andere Halluzinogene Induzierte Psychotische Störung (Halluzinogeninduzierte Psychotische Störung), ohne Substanzkonsumstörung
F16.959	6C4D.5/6C4D.0	Phencyclidininduzierte Psychotische Störung, ohne Substanzkonsumstörung
F16.980	6C49.61/ 6C49.0	Durch Andere Halluzinogene Induzierte Angststörung (Halluzinogeninduzierte Angststörung), ohne Substanzkonsumstörung
F16.980	6C4D.61/ 6C4D.0	Phencyclidininduzierte Angststörung, ohne Substanzkonsumstörung
F16.983	6C49.Y	Halluzinogeninduzierte Persistierende Wahrnehmungsstörung
F16.99	6C49.Z	Nicht Näher Bezeichnete Störung im Zusammenhang mit Halluzinogenen
F16.99	6C4D.Z	Nicht Näher Bezeichnete Störung im Zusammenhang mit Phencyclidin
F17.200	6C4A.20&XS0T	Störung durch Tabakkonsum (Tabakkonsumstörung), Mittelgradig
F17.200	6C4A.20&XS25	Störung durch Tabakkonsum (Tabakkonsumstörung), Schwergradig

ICD-10-CM	ICD-11	Störung, Erscheinungsbild oder Problem
F17.201	6C4A.21&XS0T	Störung durch Tabakkonsum (Tabakkonsumstörung), Mittelgradig, Frühremittiert
F17.201	6C4A.23&XS0T	Störung durch Tabakkonsum (Tabakkonsumstörung), Mittelgradig, Anhaltend Remittiert
F17.201	6C4A.21&XS25	Störung durch Tabakkonsum (Tabakkonsumstörung), Schwergradig, Frühremittiert
F17.201	6C4A.23&XS25	Störung durch Tabakkonsum (Tabakkonsumstörung), Schwergradig, Anhaltend Remittiert
F17.203	6C4A.4	Tabakentzug
F17.208	6C4A.Y/6C4A.2	Tabakinduzierte Schlafstörung, mit Mittel- oder Schwergradiger Substanzkonsumstörung
F17.209	6C4A.Z	Nicht Näher Bezeichnete Störung im Zusammenhang mit Tabak
F18.10	6C4B.1	Störung durch Inhalanzienkonsum (Inhalanzienkonsumstörung), Leichtgradig
F18.11	6C4B.1	Störung durch Inhalanzienkonsum (Inhalanzienkonsumstörung), Leichtgradig, Frühremittiert
F18.11	6C4B.1	Störung durch Inhalanzienkonsum (Inhalanzienkonsumstörung), Leichtgradig, Anhaltend Remittiert
F18.120	6C4B.3/ 6C4B.1	Inhalanzienintoxikation, mit Leichtgradiger Substanzkonsumstörung
F18.121	6C4B.5/ 6C4B.3/6C4B.1	Inhalanzienintoxikationsdelir, mit Leichtgradiger Substanzkonsumstörung
F18.14	6C4B.70/ 6C4B.1	Inhalanzieninduzierte Depressive Störung, mit Leichtgradiger Substanzkonsumstörung
F18.159	6C4B.6/ 6C4B.1	Inhalanzieninduzierte Psychotische Störung, mit Leichtgradiger Substanzkonsumstörung
F18.17	6D84.2/ 6C4B.1	Inhalanzieninduzierte Schwere NCD, mit Leichtgradiger Substanzkonsumstörung
F18.180	6C4B.71/ 6C4B.1	Inhalanzieninduzierte Angststörung, mit Leichtgradiger Substanzkonsumstörung
F18.188	6D71/6C4B.1	Inhalanzieninduzierte Leichte NCD, mit Leichtgradiger Substanzkonsumstörung

ICD-10-CM	ICD-11	Störung, Erscheinungsbild oder Problem
F18.20	6C4B.20&XS0T	Störung durch Inhalanzienkonsum (Inhalanzienkonsumstörung), Mittelgradig
F18.20	6C4B.20&XS25	Störung durch Inhalanzienkonsum (Inhalanzienkonsumstörung), Schwergradig
F18.21	6C4B.21&XS0T	Störung durch Inhalanzienkonsum (Inhalanzienkonsumstörung), Mittelgradig, Frühremittiert
F18.21	6C4B.23&XS0T	Störung durch Inhalanzienkonsum (Inhalanzienkonsumstörung), Mittelgradig, Anhaltend Remittiert
F18.21	6C4B.21&XS25	Störung durch Inhalanzienkonsum (Inhalanzienkonsumstörung), Schwergradig, Frühremittiert
F18.21	6C4B.23&XS25	Störung durch Inhalanzienkonsum (Inhalanzienkonsumstörung), Schwergradig, Anhaltend Remittiert
F18.220	6C4B.3/6C4B.2	Inhalanzienintoxikation, mit Mittel- oder Schwergradiger Substanzkonsumstörung
F18.221	6C4B.5/ 6C4B.3/ 6C4B.2	Inhalanzienintoxikationsdelir, mit Mittel- oder Schwergradiger Substanzkonsumstörung
F18.24	6C4B.70/ 6C4B.2	Inhalanzieninduzierte Depressive Störung, mit Mittel- oder Schwergradiger Substanzkonsumstörung
F18.259	6C4B.6/6C4B.2	Inhalanzieninduzierte Psychotische Störung, mit Mittel- oder Schwergradiger Substanzkonsumstörung
F18.27	6D84.2/6C4B.2	Inhalanzieninduzierte Schwere NCD, mit Mittel- oder Schwergradiger Substanzkonsumstörung
F18.280	6C4B.71/ 6C4B.2	Inhalanzieninduzierte Angststörung, mit Mittel- oder Schwergradiger Substanzkonsumstörung
F18.288	6D71/6C4B.2	Inhalanzieninduzierte Leichte NCD, mit Mittel- oder Schwergradiger Substanzkonsumstörung
F18.920	6C4B.3/6C4B.0	Inhalanzienintoxikation, ohne Substanzkonsumstörung

ICD-10-CM	ICD-11	Störung, Erscheinungsbild oder Problem
F18.921	6C4B.5/ 6C4B.3/6C4B.0	Inhalanzienintoxikationsdelir, ohne Substanzkonsumstörung
F18.94	6C4B.70/ 6C4B.0	Inhalanzieninduzierte Depressive Störung, ohne Substanzkonsumstörung
F18.959	6C4B.6/6C4B.0	Inhalanzieninduzierte Psychotische Störung, ohne Substanzkonsumstörung
F18.97	6D84.2/6C4B.0	Inhalanzieninduzierte Schwere NCD, ohne Substanzkonsumstörung
F18.980	6C4B.71/ 6C4B.0	Inhalanzieninduzierte Angststörung, ohne Substanzkonsumstörung
F18.988	6D71/6C4B.0	Inhalanzieninduzierte Leichte NCD, ohne Substanzkonsumstörung
F18.99	6C4B.Z	Nicht Näher Bezeichnete Störung im Zusammenhang mit Inhalanzien
F19.10	6C4E.1 oder 6C4G.1	Störung durch Konsum einer Anderen (oder Unbekannten) Substanz, Leichtgradig
F19.11	6C4E.1 oder 6C4G.1	Störung durch Konsum einer Anderen (oder Unbekannten) Substanz, Leichtgradig, Früh-remittiert
F19.11	6C4E.1 oder 6C4G.1	Störung durch Konsum einer Anderen (oder Unbekannten) Substanz, Leichtgradig, Anhaltend Remittiert
F19.120	6C4x.3/6C4x.1 (x = E oder G)	Intoxikation durch eine Andere (oder Unbekannte) Substanz, ohne Wahrnehmungsstörungen, mit Leichtgradiger Substanzkonsumstörung
F19.121	6C4x.4/6C4x.3/ 6C4x.1 (x = E oder G)	Intoxikationsdelir durch eine Andere (oder Unbekannte) Substanz, mit Leichtgradiger Substanzkonsumstörung
F19.122	6C4x.3/6C4x.1 (x = E oder G)	Intoxikation durch eine Andere (oder Unbekannte) Substanz, mit Wahrnehmungsstörungen, mit Leichtgradiger Substanzkonsumstörung
F19.130	6C4x.40/6C4x.1 (x = E oder G)	Entzug von einer Anderen (oder Unbekannten) Substanz, ohne Wahrnehmungsstörung, mit Leichtgradiger Substanzkonsumstörung
F19.131	6C4x.5/6C4x.4/ 6C4x.1 (x = E oder G)	Entzugsdelir durch eine Andere (oder Unbekannte) Substanz, mit Leichtgradiger Substanzkonsumstörung

ICD-10-CM	ICD-11	Störung, Erscheinungsbild oder Problem
F19.132	6C4x.41/ 6C4G.1 (x = E oder G)	Entzug von einer Anderen (oder Unbekannten) Substanz, mit Wahrnehmungsstörung, mit Leichtgradiger Substanzkonsumstörung
F19.14	6C4x.70/ 6C4x.1 (x = E oder G)	Durch eine Andere (oder Unbekannte) Substanz Induzierte Bipolare und Verwandte Störungen, mit Leichtgradiger Substanzkonsumstörung
F19.14	6C4x.70/6C4x.1 (x = E oder G)	Durch eine Andere (oder Unbekannte) Substanz Induzierte Depressive Störung, mit Leichtgradiger Substanzkonsumstörung
F19.159	6C4x.6/6C4x.1 (x = E oder G)	Durch eine Andere (oder Unbekannte) Substanz Induzierte Psychotische Störung, mit Leichtgradiger Substanzkonsumstörung
F19.17	6D84.Y/6C4E.1	Durch eine Andere (oder Unbekannte) Substanz Induzierte Schwere NCD, mit Leichtgradiger Substanzkonsumstörung
F19.180	6C4x.71/6C4x.1 (x = E oder G)	Durch eine Andere (oder Unbekannte) Substanz Induzierte Angststörung, mit Leichtgradiger Substanzkonsumstörung
F19.181	6C4x.Y/6C4x.1 (x = E oder G)	Durch eine Andere (oder Unbekannte) Substanz Induzierte Sexuelle Funktionsstörung, mit Leichtgradiger Substanzkonsumstörung
F19.182	6C4x.Y/6C4x.1 (x = E oder G)	Durch eine Andere (oder Unbekannte) Substanz Induzierte Schlafstörung, mit Leichtgradiger Substanzkonsumstörung
F19.188	6D71/6C4x.1 (x = E oder G)	Durch eine Andere (oder Unbekannte) Substanz Induzierte Leichte NCD, mit Leichtgradiger Substanzkonsumstörung
F19.188	6C4x.72/6C4x.1 (x = E oder G)	Durch eine Andere (oder Unbekannte) Substanz Induzierte Zwangsstörung und Verwandte Störungen, mit Leichtgradiger Substanzkonsumstörung
F19.20	6C4E.20&XS0T oder 6C4G.20& XS0T	Störung durch Konsum einer Anderen (oder Unbekannten) Substanz, Mittelgradig
F19.20	6C4E.20&XS0T oder 6C4G.20& XS0T	Störung durch Konsum einer Anderen (oder Unbekannten) Substanz, Schwergradig

ICD-10-CM	ICD-11	Störung, Erscheinungsbild oder Problem
F19.21	6C4E.21&XS0T oder 6C4G.21& XS0T	Störung durch Konsum einer Anderen (oder Unbekannten) Substanz, Mittelgradig, Frühremittiert
F19.21	6C4E.23&XS0T oder 6C4G.23& XS0T	Störung durch Konsum einer Anderen (oder Unbekannten) Substanz, Mittelgradig, Anhaltend Remittiert
F19.21	6C4E.21&XS0T oder 6C4G.21& XS0T	Störung durch Konsum einer Anderen (oder Unbekannten) Substanz, Schwergradig, Frühremittiert
F19.21	6C4E.23&XS0T oder 6C4G.23& XS0T	Störung durch Konsum einer Anderen (oder Unbekannten) Substanz, Schwergradig, Anhaltend Remittiert
F19.220	6C4x.3/6C4x.2 (x = E oder G)	Intoxikation durch eine Andere (oder Unbekannter) Substanz, ohne Wahrnehmungsstörungen, mit Mittel- oder Schwergradiger Substanzkonsumstörung
F19.221	6C4x.5/6C4x.3/ 6C4x.2 (x = E oder G)	Intoxikationsdelir durch eine Andere (oder Unbekannte) Substanz, mit Mittel- oder Schwergradiger Substanzkonsumstörung
F19.222	6C4x.3/6C4x.2 (x = E oder G)	Intoxikation durch eine Andere (oder Unbekannter) Substanz, mit Wahrnehmungsstörungen, mit Mittel- oder Schwergradiger Substanzkonsumstörung
F19.230	6C4x.40/ 6C4x.2 (x = E oder G)	Entzug von einer Anderen (oder Unbekannten) Substanz, ohne Wahrnehmungsstörung, mit Mittel- oder Schwergradiger Substanzkonsumstörung
F19.231	6C4x.5/6C4x.4/ 6C4x.2 (x = E oder G)	Entzugsdelir durch eine Andere (oder Unbekannte) Substanz, mit Mittel- oder Schwergradiger Substanzkonsumstörung
F19.232	6C4x.41/ 6C4x.2 (x = E oder G)	Entzug von einer Anderen (oder Unbekannten) Substanz, mit Wahrnehmungsstörung, mit Mittel- oder Schwergradiger Substanzkonsumstörung
F19.24	6C4x.70/ 6C4x.2 (x = E oder G)	Durch eine Andere (oder Unbekannte) Substanz Induzierte Bipolare und Verwandte Störungen, mit Mittel- oder Schwergradiger Substanzkonsumstörung

ICD-10-CM	ICD-11	Störung, Erscheinungsbild oder Problem
F19.24	6C4x.70/ 6C4x.2 (x = E oder G)	Durch eine Andere (oder Unbekannte) Substanz Induzierte Depressive Störung, mit Mittel- oder Schwergradiger Substanzkonsumstörung
F19.259	6C4x.6/6C4x.2 (x = E oder G)	Durch eine Andere (oder Unbekannte) Substanz Induzierte Psychotische Störung, mit Mittel- oder Schwergradiger Substanzkonsumstörung
F19.27	6D84.Y/6C4E.2	Durch eine Andere (oder Unbekannte) Substanz Induzierte Schwere NCD, mit Mittel- oder Schwergradiger Substanzkonsumstörung
F19.280	6C4x.71/ 6C4x.2 (x = E oder G)	Durch eine Andere (oder Unbekannte) Substanz Induzierte Angststörung, mit Mittel- oder Schwergradiger Substanzkonsumstörung
F19.281	6C4x.Y/6C4x.2 (x = E oder G)	Durch eine Andere (oder Unbekannte) Substanz Induzierte Sexuelle Funktionsstörung, mit Mittel- oder Schwergradiger Substanzkonsumstörung
F19.282	6C4x.Y/6C4x.2 (x = E oder G)	Durch eine Andere (oder Unbekannte) Substanz Induzierte Schlafstörung, mit Mittel- oder Schwergradiger Substanzkonsumstörung
F19.288	6D71/6C4x.2 (x = E oder G)	Durch eine Andere (oder Unbekannte) Substanz Induzierte Leichte NCD, mit Mittel- oder Schwergradiger Substanzkonsumstörung
F19.288	6C4x.72/ 6C4x.2 (x = E oder G)	Durch eine Andere (oder Unbekannte) Substanz Induzierte Zwangsstörung und Verwandte Störungen, mit Mittel- oder Schwergradiger Substanzkonsumstörung
F19.920	6C4x.3/6C4x.0 (x = E oder G)	Intoxikation durch eine Andere (oder Unbekannter) Substanz, ohne Wahrnehmungsstörungen, ohne Substanzkonsumstörung
F19.921	6C4x.5/6C4x.3/ PL00 (x = E oder G)	Medikamenteninduziertes Delir durch eine Andere (oder Unbekannte) Substanz (Bei Einnahme von einem anderen [oder unbekannten] Medikament in therapeutischer Dosis)

ICD-10-CM	ICD-11	Störung, Erscheinungsbild oder Problem
F19.921	6C4x.5/6C4x.3/ 6C4x.0 (x = E oder G)	Intoxikationsdelir durch eine Andere (oder Unbekannte) Substanz, ohne Substanzkonsumstörung
F19.922	6C4x.3/6C4x.0 (x = E oder G)	Intoxikation durch eine Andere (oder Unbekannter) Substanz, mit Wahrnehmungsstörungen, ohne Substanzkonsumstörung
F19.930	6C4x.40/ 6C4x.0 (x = E oder G)	Entzug von einer Anderen (oder Unbekannten) Substanz, ohne Wahrnehmungsstörung, Ohne Substanzkonsumstörung
F19.931	6C4x.5/6C4x.4/ 6C4x.0 (x = E oder G)	Entzugsdelir durch eine Andere (oder Unbekannte) Substanz, ohne Substanzkonsumstörung
F19.931	6C4x.5/6C4x.4/ PL00 (x = E oder G)	Medikamenteninduziertes Delir durch eine Andere (oder Unbekannte) Substanz (während eines Entzugs von einem anderen [oder unbekannten] Medikament in therapeutischer Dosis)
F19.932	6C4x.41/ 6C4x.2 (x = E oder G)	Entzug von einer Anderen (oder Unbekannten) Substanz, mit Wahrnehmungsstörung, ohne Substanzkonsumstörung
F19.94	6C4x.70/ 6C4x.0 (x = E oder G)	Durch eine Andere (oder Unbekannte) Substanz Induzierte Bipolare und Verwandte Störungen, ohne Substanzkonsumstörung
F19.94	6C4x.70/ 6C4x.0 (x = E oder G)	Durch eine Andere (oder Unbekannte) Substanz Induzierte Depressive Störung, ohne Substanzkonsumstörung
F19.959	6C4x.6/6C4x.0 (x = E oder G)	Durch eine Andere (oder Unbekannte) Substanz Induzierte Psychotische Störung, ohne Substanzkonsumstörung
F19.97	6D84.Y/6C4E.0	Durch eine Andere (oder Unbekannte) Substanz Induzierte Schwere NCD, ohne Substanzkonsumstörung
F19.980	6C4x.71/ 6C4x.0 (x = E oder G)	Durch eine Andere (oder Unbekannte) Substanz Induzierte Angststörung, ohne Substanzkonsumstörung
F19.981	6C4x.Y/6C4x.0 (x = E oder G)	Durch eine Andere (oder Unbekannte) Substanz Induzierte Sexuelle Funktionsstörung, ohne Substanzkonsumstörung

ICD-10-CM	ICD-11	Störung, Erscheinungsbild oder Problem
F19.982	6C4x.Y/6C4x.0 (x = E oder G)	Durch eine Andere (oder Unbekannte) Substanz Induzierte Schlafstörung, ohne Substanzkonsumstörung
F19.988	6D71/6C4x.0 (x = E oder G)	Durch eine Andere (oder Unbekannte) Substanz Induzierte Leichte NCD, ohne Substanzkonsumstörung
F19.988	6C4x.72/ 6C4x.0 (x = E oder G)	Durch eine Andere (oder Unbekannte) Substanz Induzierte Zwangsstörung und Verwandte Störungen, ohne Substanzkonsumstörung
F19.99	6C4x.Z (x = E oder G)	Nicht Näher Bezeichnete Störung im Zusammenhang mit einer Anderen (oder Unbekannten) Substanz
F20.81	_._	Schizophreniforme Störung
F20.9	6A20	Schizophrenie
F21	6A22 (Schizotype Störung)	Schizotype Persönlichkeitsstörung
F22	6A24	Wahnhafte Störung
F23	_._	Kurze Psychotische Störung
_._	6A21	Schizoaffektive Störung
F25.0	_._	Schizoaffektive Störung, Bipolarer Typ
F25.1	_._	Schizoaffektive Störung, Depressiver Typ
F28	6A2Y	Andere Näher Bezeichnete Störung aus dem Schizophrenie-Spektrum und Andere Psychotische Störungen
F29	6A2Z	Nicht Näher Bezeichnete Störung aus dem Schizophrenie-Spektrum und Andere Psychotische Störungen
F31.0	6A60.2	Bipolar-I-Störung, Aktuelle oder Letzte Episode Hypoman
F31.11	6A60.0&XS5W	Bipolar-I-Störung, Aktuelle oder Letzte Episode Manisch, Leichtgradig
F31.12	6A60.0&XS0T	Bipolar-I-Störung, Aktuelle oder Letzte Episode Manisch, Mittelgradig
F31.13	6A60.0&XS25	Bipolar-I-Störung, Aktuelle oder Letzte Episode Manisch, Schwergradig

ICD-10-CM	ICD-11	Störung, Erscheinungsbild oder Problem
F31.2	6A60.1	Bipolar-I-Störung, Aktuelle oder Letzte Episode Manisch, mit Psychotischen Merkmalen
F31.31	6A60.3	Bipolar-I-Störung, Aktuelle oder Letzte Episode Depressiv, Leichtgradig
F31.32	6A60.4	Bipolar-I-Störung, Aktuelle oder Letzte Episode Depressiv, Mittelgradig
F31.4	6A60.6	Bipolar-I-Störung, Aktuelle oder Letzte Episode Depressiv, Schwergradig
F31.5	6A60.5 oder 6A60.7	Bipolar-I-Störung, Aktuelle oder Letzte Episode Depressiv, mit Psychotischen Merkmalen
F31.71	6A60.B	Bipolar-I-Störung, Aktuelle oder Letzte Episode Hypoman, Teilremittiert
F31.72	6A60.F	Bipolar-I-Störung, Aktuelle oder Letzte Episode Hypoman, Vollremittiert
F31.73	6A60.B	Bipolar-I-Störung, Aktuelle oder Letzte Episode Manisch, Teilremittiert
F31.74	6A60.F	Bipolar-I-Störung, Aktuelle oder Letzte Episode Manisch, Vollremittiert
F31.75	6A60.C	Bipolar-I-Störung, Aktuelle oder Letzte Episode Depressiv, Teilremittiert
F31.76	6A60.F	Bipolar-I-Störung, Aktuelle oder Letzte Episode Depressiv, Vollremittiert
F31.81	6A61	Bipolar-II-Störung
F31.89	6A6Y	Andere Näher Bezeichnete Bipolare und Verwandte Störungen
F31.9	6A60.0	Bipolar-I-Störung, Aktuelle oder Letzte Episode Manisch, Nicht Näher Bezeichnet
F31.9	6A60.Z	Bipolar-I-Störung, Aktuelle oder Letzte Episode Nicht Näher Bezeichnet
F31.9	6A6Z	Nicht Näher Bezeichnete Bipolare und Verwandte Störungen
F31.9	6A60.8	Bipolar-I-Störung, Aktuelle oder Letzte Episode Depressiv, Nicht Näher Bezeichnet
F31.9	6A60.2	Bipolar-I-Störung, Aktuelle oder Letzte Episode Hypoman, Nicht Näher Bezeichnet

ICD-10-CM	ICD-11	Störung, Erscheinungsbild oder Problem
F32.0	6A70.0	Major Depression, Einzelne Episode, Leichtgradig
F32.1	6A70.1	Major Depression, Einzelne Episode, Mittelgradig
F32.2	6A70.3	Major Depression, Einzelne Episode, Schwergradig
F32.3	6A70.2 oder 6A70.4	Major Depression, Einzelne Episode, mit Psychotischen Merkmalen
F32.4	6A70.6	Major Depression, Einzelne Episode, Teilremittiert
F32.5	6A70.7	Major Depression, Einzelne Episode, Vollremittiert
F32.81	GA34.41	Prämenstruelle Dysphorische Störung
F32.89	6A7Y	Andere Näher Bezeichnete Depressive Störung
F32.9	6A70.Z	Major Depression, Einzelne Episode, Nicht Näher Bezeichnet
F32.A	6A7Z	Nicht Näher Bezeichnete Depressive Störung
F33.0	6A71.0	Major Depression, Rezidivierend, Leichtgradig
F33.1	6A71.1	Major Depression, Rezidivierend, Mittelgradig
F33.2	6A71.3	Major Depression, Rezidivierend, Schwergradig
F33.3	6A71.2 oder 6A71.4	Major Depression, Rezidivierend, mit Psychotischen Merkmalen
F33.41	6A71.6	Major Depression, Rezidivierend, Teilremittiert
F33.42	6A71.7	Major Depression, Rezidivierend, Vollremittiert
F33.9	6A71.Z	Major Depression, Rezidivierend, Nicht Näher Bezeichnet
F34.0	6A62	Zyklothyme Störung
F34.1	6A72	Persistierende Depressive Störung
F34.81	_._	Disruptive Affektregulationsstörung
F39	6A8Z	Nicht Näher Bezeichnete affektive Störung
F40.00	6B02	Agoraphobie
F40.10	6B04	Soziale Angststörung

ICD-10-CM	ICD-11	Störung, Erscheinungsbild oder Problem
F40.218	6B03	Spezifische Phobie, Tier-Typ
F40.228	6B03	Spezifische Phobie, Umwelt-Typ
F40.230	6B03	Spezifische Phobie, Furcht vor Blut
F40.231	6B03	Spezifische Phobie, Furcht vor Spritzen und Transfusionen
F40.232	6B03	Spezifische Phobie, Furcht vor Anderen Medizinischen Behandlungen
F40.233	6B03	Spezifische Phobie, Furcht vor Verletzungen
F40.248	6B03	Spezifische Phobie, Situativer Typ
F40.298	6B03	Spezifische Phobie, Anderer Typ
F41.0	6B01	Panikstörung
F41.1	6B00	Generalisierte Angststörung
F41.8	6B0Y	Andere Näher Bezeichnete Angststörung
F41.9	6B0Z	Nicht Näher Bezeichnete Angststörung
F42.2	6B20	Zwangsstörung
F42.3	6B24	Pathologisches Horten
F42.4	6B25.1	Dermatillomanie (Pathologisches Hautzupfen/-quetschen)
F42.8	6B2Y	Andere Näher Bezeichnete Zwangsstörung und Verwandte Störungen
F42.9	6B2Z	Nicht Näher Bezeichnete Zwangsstörung und Verwandte Störungen
F43.0	QE84	Akute Belastungsstörung
F43.10	6B40	Posttraumatische Belastungsstörung
_._	6B43	Anpassungsstörung
F43.20	_._	Anpassungsstörungen, Nicht Näher Bezeichnet
F43.21	_._	Anpassungsstörungen, mit Depressiver Stimmung
F43.22	_._	Anpassungsstörungen, mit Angst
F43.23	_._	Anpassungsstörungen, mit Angst und Depressiver Stimmung, Gemischt

ICD-10-CM	ICD-11	Störung, Erscheinungsbild oder Problem
F43.24	_._	Anpassungsstörungen, mit Störung des Sozialverhaltens
F43.25	_._	Anpassungsstörungen, mit Störung der Emotionen und des Sozialverhaltens, Gemischt
F43.81	6B42	Anhaltende Trauerstörung
F43.89	6B4Y	Andere Näher Bezeichnete Trauma- und Belastungsbezogene Störungen
F43.9	6B4Z	Nicht Näher Bezeichnete Trauma- und Belastungsbezogene Störungen
F44.0	6B61	Dissoziative Amnesie
F44.1	6B61.0	Dissoziative Amnesie, Mit Dissoziativer Fugue
F44.4	6B60.5	Konversionsstörung (Störung mit Funktionellen Neurologischen Symptomen), mit Auffälligkeiten der Sprache
F44.4	6B60.8	Konversionsstörung (Störung mit Funktionellen Neurologischen Symptomen), mit Motorischen Symptomen
F44.4	DD90.1	Konversionsstörung (Störung mit Funktionellen Neurologischen Symptomen), mit Schluckstörungen
F44.4	6B60.6	Konversionsstörung (Störung mit Funktionellen Neurologischen Symptomen), mit Schwäche/Lähmung
F44.5	6B60.4	Konversionsstörung (Störung mit Funktionellen Neurologischen Symptomen), mit Krämpfen oder Anfällen
F44.6	6B60.3	Konversionsstörung (Störung mit Funktionellen Neurologischen Symptomen), mit Speziellen Sensorischen Symptomen
F44.6	6B60.3	Konversionsstörung (Störung mit Funktionellen Neurologischen Symptomen), mit Taubheit oder Sensorischen Ausfällen
F44.7	6B60.Y	Konversionsstörung (Störung mit Funktionellen Neurologischen Symptomen), mit Gemischtem Erscheinungsbild
F44.81	6B64	Dissoziative Identitätsstörung

ICD-10-CM	ICD-11	Störung, Erscheinungsbild oder Problem
F44.89	6B6Y	Andere Näher Bezeichnete Dissoziative Störung
F44.9	6B6Z	Nicht Näher Bezeichnete Dissoziative Störung
F45.1	6C20	Somatische Belastungsstörung
F45.1	MG30.0	Somatische Belastungsstörung, mit Überwiegendem Schmerz
F45.21	6B23	Krankheitsangststörung
F45.22	6B21	Körperdysmorphe Störung
F45.8	6C2Y	Andere Näher Bezeichnete Somatische Belastungsstörung und Verwandte Störungen
F45.9	6C2Z	Nicht Näher Bezeichnete Somatische Belastungsstörung und Verwandte Störungen
F48.1	6B66	Depersonalisations-/Derealisationsstörung
–.–	6B80.00 oder 6B80.10	Anorexia Nervosa, Restriktiver Typ
F50.010	–.–	Anorexia Nervosa, Restriktiver Typ, Leichtgradig
F50.011	–.–	Anorexia Nervosa, Restriktiver Typ, Mittelgradig
F50.012	–.–	Anorexia Nervosa, Restriktiver Typ, Schwergradig
F50.013	–.–	Anorexia Nervosa, Restriktiver Typ, Extrem
F50.014	–.–	Anorexia Nervosa, Restriktiver Typ, Teilremittiert
F50.014	–.–	Anorexia Nervosa, Restriktiver Typ, Vollremittiert
F50.019	–.–	Anorexia Nervosa, Restriktiver Typ, Nicht Näher Bezeichnet
	6B80.01 oder 6B80.11	Anorexia Nervosa, Binge-Eating/Purging-Typ
F50.020	–.–	Anorexia Nervosa, Binge-Eating/Purging-Typ, Leichtgradig
F50.021	–.–	Anorexia Nervosa, Binge-Eating/Purging-Typ, Mittelgradig

ICD-10-CM	ICD-11	Störung, Erscheinungsbild oder Problem
F50.022	_._	Anorexia Nervosa, Binge-Eating/Purging-Typ, Schwergradig
F50.023	_._	Anorexia Nervosa, Binge-Eating/Purging-Typ, Extrem
F50.024	_._	Anorexia Nervosa, Binge-Eating/Purging-Typ, Teilremittiert
F50.024	_._	Anorexia Nervosa, Binge-Eating/Purging-Typ, Vollremittiert
F50.029	_._	Anorexia Nervosa, Binge-Eating/Purging-Typ, Nicht Näher Bezeichnet
_._	6B81	Bulimia Nervosa
F50.20	_._	Bulimia Nervosa, Nicht Näher Bezeichnet
F50.21	_._	Bulimia Nervosa, Leichtgradig
F50.22	_._	Bulimia Nervosa, Mittelgradig
F50.23	_._	Bulimia Nervosa, Schwergradig
F50.24	_._	Bulimia Nervosa, Extrem
F50.25	_._	Bulimia Nervosa, Teilremittiert
F50.25	_._	Bulimia Nervosa, Vollremittiert
_._	6B82	Binge-Eating-Störung
F50.810	_._	Binge-Eating-Störung, Leichtgradig
F50.811	_._	Binge-Eating-Störung, Mittelgradig
F50.812	_._	Binge-Eating-Störung, Schwergradig
F50.813	_._	Binge-Eating-Störung, Extrem
F50.814	_._	Binge-Eating-Störung, Teilremittiert
F50.814	_._	Binge-Eating-Störung, Vollremittiert
F50.819	_._	Binge-Eating-Störung, Nicht Näher Bezeichnet
F50.82	6B83	Störung mit Vermeidung oder Einschränkung der Nahrungsaufnahme
F50.83	6B84	Pica, im Erwachsenenalter
F50.84	6B85	Ruminationsstörung, im Erwachsenenalter

ICD-10-CM	ICD-11	Störung, Erscheinungsbild oder Problem
F50.89	6B8Y	Andere Näher Bezeichnete Fütter- oder Essstörung
F50.9	6B8Z	Nicht Näher Bezeichnete Fütter- oder Essstörung
F51.01	7A00 oder 7A01	Insomnie
F51.11	7A20 bis 7A2Z	Hypersomnie
F51.3	7B00.1	Arousal-Störungen des Non-Rapid-Eye-Movement-Schlafs (NREM-Parasomnien), Schlafwandeln
F51.4	7B00.2	Arousal-Störungen des Non-Rapid-Eye-Movement-Schlafs (NREM-Parasomnien), Schlafterror-Typ (Pavor nocturnus)
F51.5	7B01.2	Alptraum-Störung
F52.0	HA00	Störung mit Verminderter Sexueller Appetenz beim Mann
F52.21	HA01.1	Erektionsstörung
F52.22	HA00	Störung des Sexuellen Interesses bzw. der Erregung bei der Frau
F52.31	HA02.0	Weibliche Orgasmusstörung
F52.32	HA03.1	Verzögerte Ejakulation
F52.4	HA03.0	Vorzeitige (Frühe) Ejakulation
F52.6	HA20	Genito-Pelvine Schmerz-Penetrationsstörung (Dyspareunie/Vaginismus)
F52.8	HA0Y	Andere Näher Bezeichnete Sexuelle Funktionsstörung
F52.9	HA0Z	Nicht Näher Bezeichnete Sexuelle Funktionsstörung
F54	6E40	Psychologische Faktoren, die eine Körperliche Krankheit Beeinflussen
F60.0	6D10	Paranoide Persönlichkeitsstörung
F60.1	6D10	Schizoide Persönlichkeitsstörung
F60.2	6D10	Antisoziale Persönlichkeitsstörung
F60.3	6D10/6D11.5	Borderline-Persönlichkeitsstörung

ICD-10-CM	ICD-11	Störung, Erscheinungsbild oder Problem
F60.4	6D10	Histrionische Persönlichkeitsstörung
F60.5	6D10/6D11.4	Zwanghafte Persönlichkeitsstörung
F60.6	6D10	Vermeidend-Selbstunsichere Persönlichkeitsstörung
F60.7	6D10	Dependente Persönlichkeitsstörung
F60.81	6D10	Narzisstische Persönlichkeitsstörung
F60.89	6D10	Andere Näher Bezeichnete Persönlichkeitsstörung
F60.9	6D10	Nicht Näher Bezeichnete Persönlichkeitsstörung
F63.0	6C50	Störung durch Glücksspielen
F63.1	6C70	Pyromanie
F63.2	6C71	Kleptomanie
F63.3	6B25.0	Trichotillomanie (Pathologisches Haareausreißen)
F63.81	6C73	Intermittierende Explosible Störung
F64.0	HA60	Geschlechtsdysphorie bei Jugendlichen und Erwachsenen
F64.2	HA61	Geschlechtsdysphorie bei Kindern
F64.8	HA6Z	Andere Näher Bezeichnete Geschlechtsdysphorie
F64.9	HA6Z	Nicht Näher Bezeichnete Geschlechtsdysphorie
F65.0	6D36	Fetischistische Störung
F65.1	6D36	Transvestitische Störung
F65.2	6D30	Exhibitionistische Störung
F65.3	6D31	Voyeuristische Störung
F65.4	6D32	Pädophile Störung
F65.51	6D36	Sexuell Masochistische Störung
F65.52	6D33	Sexuell Sadistische Störung
F65.81	6D34	Frotteuristische Störung

ICD-10-CM	ICD-11	Störung, Erscheinungsbild oder Problem
F65.89	6D3Z	Andere Näher Bezeichnete Paraphile Störung
F65.9	6D3Z	Nicht Näher Bezeichnete Paraphile Störung
F68.10	6D50	Vorgetäuschte Störung, Sich Selbst Zugefügt
F68.A	6D51	Vorgetäuschte Störung, Anderen Zugefügt
F70	6A00.0	Intellektuelle Entwicklungsstörung (Intellektuelle Beeinträchtigung), Leichtgradig
F71	6A00.1	Intellektuelle Entwicklungsstörung (Intellektuelle Beeinträchtigung), Mittelgradig
F72	6A00.2	Intellektuelle Entwicklungsstörung (Intellektuelle Beeinträchtigung), Schwergradig
F73	6A00.3	Intellektuelle Entwicklungsstörung (Intellektuelle Beeinträchtigung), Extrem
F79	6A00.Z	Nicht Näher Bezeichnete Intellektuelle Entwicklungsstörung (Intellektuelle Beeinträchtigung)
F80.0	6A01.0	Artikulationsstörung
F80.2	6A01.2	Sprachstörung
F80.81	6A01.1	Redeflussstörung mit Beginn in der Kindheit (Stottern)
F80.82	6A01.22	Soziale (Pragmatische) Kommunikationsstörung
F80.9	6A01.Z	Nicht Näher Bezeichnete Kommunikationsstörung
F81.0	6A03.0	Spezifische Lernstörung, mit Beeinträchtigung beim Lesen
F81.2	6A03.2	Spezifische Lernstörung, mit Beeinträchtigung beim Rechnen
F81.81	6A03.1	Spezifische Lernstörung, mit Beeinträchtigung beim Schriftlichen Ausdruck
F82	6A04	Entwicklungsbezogene Koordinationsstörung
F84.0	6A02	Autismus-Spektrum-Störung
F88	6A00.4	Allgemeine Entwicklungsverzögerung

ICD-10-CM	ICD-11	Störung, Erscheinungsbild oder Problem
F88	6A0Y	Andere Näher Bezeichnete Störung der Neuronalen und Mentalen Entwicklung
F89	6A0Z	Nicht Näher Bezeichnete Störung der Neuronalen und Mentalen Entwicklung
F90.0	6A05.0	Aufmerksamkeitsdefizit-/Hyperaktivitätsstörung, Vorwiegend Unaufmerksames Erscheinungsbild
F90.1	6A05.1	Aufmerksamkeitsdefizit-/Hyperaktivitätsstörung, Vorwiegend Hyperaktiv-Impulsives Erscheinungsbild
F90.2	6A05.2	Aufmerksamkeitsdefizit-/Hyperaktivitätsstörung, Gemischtes Erscheinungsbild
F90.8	6A05.Y	Andere Näher Bezeichnete Aufmerksamkeitsdefizit-/Hyperaktivitätsstörung
F90.9	6A05.Z	Nicht Näher Bezeichnete Aufmerksamkeitsdefizit-/Hyperaktivitätsstörung
F91.1	6C91.0	Störung des Sozialverhaltens, Typ mit Beginn in der Kindheit
F91.2	6C91.1	Störung des Sozialverhaltens, Typ mit Beginn in der Adoleszenz
F91.3	6C90	Störung mit Oppositionellem Trotzverhalten
F91.8	6C7Y oder 6C9Y	Andere Näher Bezeichnete Disruptive, Impulskontroll- und Sozialverhaltensstörungen
F91.9	6C7Z oder 6C9Z	Nicht Näher Bezeichnete Disruptive, Impulskontroll- und Sozialverhaltensstörungen
F91.9	6C91.Z	Störung des Sozialverhaltens, Typ mit Nicht Näher Bezeichnetem Beginn
F93.0	6B05	Störung mit Trennungsangst
F94.0	6B06	Selektiver Mutismus
F94.1	6B44	Reaktive Bindungsstörung
F94.2	6B45	Beziehungsstörung mit Enthemmung
F95.0	8A05.03	Vorläufige Tic-Störung
F95.1	8A05.01 oder 8A05.02	Persistierende (Chronische) Motorische oder Vokale Tic-Störung

ICD-10-CM	ICD-11	Störung, Erscheinungsbild oder Problem
F95.2	8A05.00	Tourette-Störung
F95.8	8A05.Y	Andere Näher Bezeichnete Tic-Störung
F95.9	8A05.Z	Nicht Näher Bezeichnete Tic-Störung
F98.0	6C00	Enuresis
F98.1	6C01	Enkopresis
F98.21	6B85	Ruminationsstörung , im Säuglings-, Kindes- und Jugendalter
F98.3	6B84	Pica, im Kindes- und Jugendalter
F98.4	6A06	Stereotype Bewegungsstörung
F99	6E8Z	Nicht Näher Bezeichnete Psychische Störung
F99	6E8Y	Andere Näher Bezeichnete Psychische Störung
G21.0	6A0Y	Malignes neuroleptisches Syndrom
G21.11	8A00.24[b]	Durch antipsychotische Medikamente und andere Dopaminrezeptor-blockierende Substanzen induzierter Parkinsonismus
G21.19	8A00.24[b]	Anderer medikamenteninduzierter Parkinsonismus
G24.01	8A02.10[b]	Tardive Dyskinesie
G24.02	8A02.10[b]	Medikamenteninduzierte akute Dystonie
G24.09	8A02.10[b]	Tardive Dystonie
G25.1	8A04.32[b]	Medikamenteninduzierter posturaler Tremor
G25.71	8A07.1[b]	Medikamenteninduzierte akute Akathisie
G25.71	8A07.1[b]	Tardive Akathisie
G25.79	_._	Andere medikamenteninduzierte Bewegungsstörung
G25.81	7A80	Restless-Legs-Syndrom
G31.84	6D71/8A20	Leichte NCD aufgrund einer Möglichen Alzheimer-Erkrankung (kein zusätzlicher „medizinischer" Code)

b Für diese Kategorie gibt es nach ICD-11 verschiedene Indexbegriffe, die hier aus Platzgründen nicht wiedergegeben werden können.

ICD-10-CM	ICD-11	Störung, Erscheinungsbild oder Problem
G31.84	6D71/8A23	Leichte NCD aufgrund einer Möglichen Frontotemporalen Lobärdegeneration (kein zusätzlicher „medizinischer" Code)
G31.84	6D71/8A22	Leichte NCD aufgrund einer Möglichen Lewy-Körper-Demenz (kein zusätzlicher „medizinischer" Code)
G31.84	6D71	Leichte NCD aufgrund Unbekannter Ätiologie (kein zusätzlicher „medizinischer" Code)
G31.84	6D71/8B2Z	Leichte NCD, möglicherweise aufgrund einer Vaskulären Erkrankung (kein zusätzlicher „medizinischer" Code)
G31.84	6D71/8A00.0	Leichte NCD, möglicherweise aufgrund einer Parkinson-Erkrankung (kein zusätzlicher „medizinischer" Code)
G31.84	6D71/8A20	Leichte NCD aufgrund einer Möglichen Alzheimer-Erkrankung (kein zusätzlicher „medizinischer" Code)
G31.84	6D71/8A23	Leichte NCD aufgrund einer Möglichen Frontotemporalen Lobärdegeneration (kein zusätzlicher „medizinischer" Code)
G31.84	6D71/8A22	Leichte NCD aufgrund einer Möglichen Lewy-Körper-Demenz (kein zusätzlicher „medizinischer" Code)
G31.84	6D71	Leichte NCD aufgrund Unbekannter Ätiologie (kein zusätzlicher „medizinischer" Code)
G31.84	6D71/8B2Z	Leichte NCD, möglicherweise aufgrund einer Vaskulären Erkrankung (kein zusätzlicher „medizinischer" Code)
G31.84	6D71/8A00.0	Leichte NCD, möglicherweise aufgrund einer Parkinson-Erkrankung (kein zusätzlicher „medizinischer" Code)
G47.00	7A0Z	Nicht Näher Bezeichnete Insomnie
G47.09	7B2Y	Andere Näher Bezeichnete Insomnie
G47.10	7A2Z	Nicht Näher Bezeichnete Hypersomnie
G47.19	7A2Y	Andere Näher Bezeichnete Hypersomnie
G47.20	7A6Z	Zirkadiane Schlaf-Wach-Rhythmus-Störungen, Nicht Näher Bezeichneter Typ

ICD-10-CM	ICD-11	Störung, Erscheinungsbild oder Problem
G47.21	7A60	Zirkadiane Schlaf-Wach-Rhythmus-Störungen, Typ Verzögerte Schlafphase
G47.22	7A61	Zirkadiane Schlaf-Wach-Rhythmus-Störungen, Typ Vorverlagerte Schlafphase
G47.23	7A62	Zirkadiane Schlaf-Wach-Rhythmus-Störungen, Typ Irregulärer Schlaf-Wach-Rhythmus
G47.24	7A63	Zirkadiane Schlaf-Wach-Rhythmus-Störungen, Typ Freilaufender Schlaf-Wach-Rhythmus (Nicht-24-Stunden-Schlaf-Wach-Syndrom)
G47.26	7A64	Zirkadiane Schlaf-Wach-Rhythmus-Störungen, Typ Schichtarbeit
G47.31	7A40.0	Idiopathisches Zentrales Schlafapnoe-Syndrom
G47.33	7A41	Obstruktives Schlafapnoe-Syndrom
G47.34	7A42.3	Schlafbezogene Hypoventilation, Idiopathische Hypoventilation
G47.35	7A42.1	Schlafbezogene Hypoventilation, Kongenitales Zentrales Alveoläres Hypoventilationssyndrom
G47.36	7A42.5	Schlafbezogene Hypoventilation, Komorbides Schlafbezogenes Hypoventilationssyndrom
G47.37	7A40.6	Zentrales Schlafapnoe-Syndrom bei Komorbidem Opioidkonsum
G47.411	7A20.0	Narkolepsie mit Kataplexie oder Hypokretinmangel (Typ 1)
G47.419	7A20.1	Narkolepsie ohne Kataplexie und entweder ohne Hypokretinmangel oder nicht gemessenem Hypokretinwert (Typ 2)
G47.421	7A2Y	Narkolepsie mit Kataplexie oder Hypokretinmangel aufgrund eines Medizinischen Krankheitsfaktors
G47.429	7A2Y	Narkolepsie ohne Kataplexie und ohne Hypokretinmangel aufgrund eines Medizinischen Krankheitsfaktors
G47.52	7B01.0	Rapid-Eye-Movement-(REM-)Schlaf-Verhaltensstörung

ICD-10-CM	ICD-11	Störung, Erscheinungsbild oder Problem
G47.8	7B2Y	Andere Näher Bezeichnete Schlaf-Wach-Störung
G47.9	7B2Z	Nicht Näher Bezeichnete Schlaf-Wach-Störung
ICD-10-CM	ICD-11	Störung, Erscheinungsbild oder Problem
N39.498	6C00.Z	Andere Näher Bezeichnete Ausscheidungsstörung, mit Harninkontinenz
R06.3	7A40.3	Zentrales Schlafapnoe-Syndrom, Cheyne-Stokes-Atmung
R15.9	6C01.Z	Andere Näher Bezeichnete Ausscheidungsstörung, mit Stuhlinkontinenz
R15.9	6C01.Z	Nicht Näher Bezeichnete Ausscheidungsstörung, mit Stuhlkontinenz
R32	6C00.Z	Nicht Näher Bezeichnete Ausscheidungsstörung, mit Harninkontinenz
R41.81	MB21.0	Altersbedingter kognitiver Verfall
R41.83	MB21.Y	Grenzbereich der intellektuellen Leistungsfähigkeit
R41.9	6E0Z	Nicht Näher Bezeichnete NCD
R41.9	6E0Z	Nicht Näher Bezeichnete NCD
R45.88	MB23.E	Gegenwärtige nichtsuizidale Selbstverletzung
R45.89	MB24.Y	Beeinträchtigung durch emotionale Ausbrüche
T14.91XA	MB23.S&XY18	Aktuelles suizidales Verhalten, Erstkontakt
T14.91XD	MB23.S&XY8S	Aktuelles suizidales Verhalten, Folgekontakt
T43.205A	6C4E.4[c]	Syndrom des Absetzens von Antidepressiva, Erstkontakt
T43.205D	6C4E.4[c]	Syndrom des Absetzens von Antidepressiva, Folgekontakt
T43.205S	6C4E.4[c]	Syndrom des Absetzens von Antidepressiva, Folgeerscheinungen
T50.905A	6C4G.Z[c]	Andere unerwünschte Wirkungen von Medikamenten, Erstkontakt

ICD-10-CM	ICD-11	Störung, Erscheinungsbild oder Problem
T50.905D	6C4G.Z[c]	Andere unerwünschte Wirkungen von Medikamenten, Folgekontakt
T50.905S	6C4G.Z[c]	Andere unerwünschte Wirkungen von Medikamenten, Folgeerscheinungen
T74.01XA	QE82.3&XY18	Vernachlässigung durch den Ehe- oder Lebenspartner, Gesichert, Erstkontakt
T74.01XD	QE82.3&XY8S	Vernachlässigung durch den Ehe- oder Lebenspartner, Gesichert, Folgekontakt
T74.02XA	QE82.3&XY18	Vernachlässigung eines Kindes, Gesichert, Erstkontakt
T74.02XD	QE82.3&XY8S	Vernachlässigung eines Kindes, Gesichert, Folgekontakt
T74.11XA	QE51.1&XY18	Körperliche Gewalt durch den Ehe- oder Lebenspartner, Gesichert, Erstkontakt
T74.11XA	PJ20&XY18	Körperliche Misshandlung durch eine Person, die nicht der Ehe- oder Lebenspartner ist, Gesichert, Erstkontakt
T74.11XD	QE51.1&XY8S	Körperliche Gewalt durch den Ehe- oder Lebenspartner, Gesichert, Folgekontakt
T74.11XD	PJ20&XY8S	Körperliche Misshandlung durch eine Person, die nicht der Ehe- oder Lebenspartner ist, Gesichert, Folgekontakt
T74.12XA	QE82.0&XY18	Körperliche Misshandlung eines Kindes, Gesichert, Erstkontakt
T74.12XD	QE82.0&XY8S	Körperliche Misshandlung eines Kindes, Gesichert, Folgekontakt
T74.21XA	QE51.1&XY18	Sexuelle Gewalt durch den Ehe- oder Lebenspartner, Gesichert, Erstkontakt
T74.21XA	PJ21&XY18	Sexuelle Misshandlung durch eine Person, die nicht der Ehe- oder Lebenspartner ist, Gesichert, Erstkontakt
T74.21XD	QE51.1&XY8S	Sexuelle Gewalt durch den Ehe- oder Lebenspartner, Gesichert, Folgekontakt

c Der ICD-11-Code weist unter der angegebenen Kategorie derzeit noch keine weiteren Spezifikationen auf.

ICD-10-CM	ICD-11	Störung, Erscheinungsbild oder Problem
T74.21XD	PJ21&XY8S	Sexuelle Misshandlung durch eine Person, die nicht der Ehe- oder Lebenspartner ist, Gesichert, Folgekontakt
T74.22XA	QE82.1&XY18	Sexueller Missbrauch eines Kindes, Gesichert, Erstkontakt
T74.22XD	QE82.1&XY8S	Sexueller Missbrauch eines Kindes, Gesichert, Folgekontakt
T74.31XA	QE51.1&XY18	Psychische Misshandlung durch den Ehe- oder Lebenspartner, Gesichert, Erstkontakt
T74.31XA	PJ22&XY18	Psychische Misshandlung durch eine Person, die nicht der Ehe- oder Lebenspartner ist, Gesichert, Erstkontakt
T74.31XD	QE51.1&XY8S	Psychische Misshandlung durch den Ehe- oder Lebenspartner, Gesichert, Folgekontakt
T74.31XD	PJ22&XY8S	Psychische Misshandlung durch eine Person, die nicht der Ehe- oder Lebenspartner ist, Gesichert, Folgekontakt
T74.32XA	QE82.2&XY18	Psychische Misshandlung eines Kindes, Gesichert, Erstkontakt
T74.32XD	QE82.2&XY8S	Psychische Misshandlung eines Kindes, Gesichert, Folgekontakt
T76.01XA	QE82.3&XY18	Vernachlässigung durch den Ehe- oder Lebenspartner, Verdacht auf, Erstkontakt
T76.01XD	QE82.3&XY8S	Vernachlässigung durch den Ehe- oder Lebenspartner, Verdacht auf, Folgekontakt
T76.02XA	QE82.3&XY18	Vernachlässigung eines Kindes, Verdacht auf, Erstkontakt
T76.02XD	QE82.3&XY8S	Vernachlässigung eines Kindes, Verdacht auf, Folgekontakt
T76.11XA	QE51.1&XY18	Körperliche Gewalt durch den Ehe- oder Lebenspartner, Verdacht auf, Erstkontakt
T76.11XA	PJ20&XY18	Körperliche Misshandlung durch eine Person, die nicht der Ehe- oder Lebenspartner ist, Verdacht auf, Erstkontakt
T76.11XD	QE51.1&XY8S	Körperliche Gewalt durch den Ehe- oder Lebenspartner, Verdacht auf, Folgekontakt

ICD-10-CM	ICD-11	Störung, Erscheinungsbild oder Problem
T76.11XD	PJ20&XY8S	Körperliche Misshandlung durch eine Person, die nicht der Ehe- oder Lebenspartner ist, Verdacht auf, Folgekontakt
T76.12XA	QE82.0&XY18	Körperliche Misshandlung eines Kindes, Verdacht auf, Erstkontakt
T76.12XD	QE82.0&XY8S	Körperliche Misshandlung eines Kindes, Verdacht auf, Folgekontakt
T76.21XA	QE51.1&XY18	Sexuelle Gewalt durch den Ehe- oder Lebenspartner, Verdacht auf, Erstkontakt
T76.21XA	PJ21&XY18	Sexuelle Misshandlung durch eine Person, die nicht der Ehe- oder Lebenspartner ist, Verdacht auf, Erstkontakt
T76.21XD	QE51.1&XY8S	Sexuelle Gewalt durch den Ehe- oder Lebenspartner, Verdacht auf, Folgekontakt
T76.21XD	PJ21&XY8S	Sexuelle Misshandlung durch eine Person, die nicht der Ehe- oder Lebenspartner ist, Verdacht auf, Folgekontakt
T76.22XA	QE82.1&XY18	Sexueller Missbrauch eines Kindes, Verdacht auf, Erstkontakt
T76.22XD	QE82.1&XY8S	Sexueller Missbrauch eines Kindes, Verdacht auf, Folgekontakt
T76.31XA	QE51.1&XY18	Psychische Misshandlung durch den Ehe- oder Lebenspartner, Verdacht auf, Erstkontakt
T76.31XA	PJ22&XY18	Psychische Misshandlung durch eine Person, die nicht der Ehe- oder Lebenspartner ist, Verdacht auf, Erstkontakt
T76.31XD	QE51.1&XY8S	Psychische Misshandlung durch den Ehe- oder Lebenspartner, Verdacht auf, Folgekontakt
T76.31XD	PJ22&XY8S	Psychische Misshandlung durch eine Person, die nicht der Ehe- oder Lebenspartner ist, Verdacht auf, Folgekontakt
T76.32XA	QE82.2&XY18	Psychische Misshandlung eines Kindes, Verdacht auf, Erstkontakt
T76.32XD	QE82.2&XY8S	Psychische Misshandlung eines Kindes, Verdacht auf, Folgekontakt
Z03.89	QA1C	Keine Diagnose einer Psychischen Störung

ICD-10-CM	ICD-11	Störung, Erscheinungsbild oder Problem
Z31.5	QA31	Genetische Beratung
Z55.0	QD90	Analphabetismus und geringe Lese- und Schreibfähigkeit
Z55.1	QD91	Nicht verfügbare und unerreichbare Schulbildung
Z55.2	QD92	Nicht bestandene Schulprüfungen
Z55.3	QD92	Schlechte schulische Leistungen
Z55.4	QE50.1	Schulische Fehlanpassung und Unstimmigkeiten mit Lehrkräften und Mitschülern
Z55.8	QD9Y	Probleme im Zusammenhang mit unzureichendem Unterricht
Z55.9	QD9Z	Sonstige Probleme im Zusammenhang mit Bildung und Lese- und Schreibfähigkeit
Z56.0	QD80	Arbeitslosigkeit
Z56.1	QD81	Wechsel des Arbeitsplatzes
Z56.2	QD82	Bedrohung durch Arbeitsplatzverlust
Z56.3	QD83.1	Stressige Arbeitszeiten
Z56.4	QE50.2	Unstimmigkeiten mit Vorgesetzten und Arbeitskollegen
Z56.5	QD83.0	Unangenehme Arbeitsumgebung
Z56.6	QD8Y oder QD8Z	Sonstige körperliche und seelische Belastungen im Zusammenhang mit der Arbeit
Z56.81	QD8Y	Sexuelle Belästigung am Arbeitsplatz
Z56.82	QD84.Y	Problem im Zusammenhang mit dem aktuellen militärischen Einsatzstatus
Z56.9	QD8Z	Sonstige Probleme im Zusammenhang mit der Beschäftigung
Z58.6	QD60	Mangel an sicherer Trinkwasserversorgung
Z59.01	QD71.0	Beherbergte Obdachlosigkeit
Z59.02	QD71.0	Obdachlosigkeit
Z59.10	QD71.1	Inadäquate Unterkunft
Z59.2	QE50.3	Unstimmigkeit mit Nachbarn, Mietern oder Vermieter

ICD-10-CM	ICD-11	Störung, Erscheinungsbild oder Problem
Z59.3	QD71.2	Problem im Zusammenhang mit dem Leben in einer beschützenden Wohneinrichtung
Z59.41	QD61	Unsichere Nahrungsmittelversorgung
Z59.5	QD50	Äußerste Armut
Z59.6	QD51	Niedriges Einkommen
Z59.71	QE30	Unzureichende Krankenversicherung
Z59.72	QE31	Unzureichende Sozialhilfe
Z59.9	QD71.Z	Anderes Problem im Zusammenhang mit Wohnbedingungen
Z59.9	QD5Z	Anderes Problem im Zusammenhang mit wirtschaftlichen Verhältnissen
Z60.0	QE0Y	Problem in einer Lebensphase
Z60.2	QF2Y	Problem im Zusammenhang mit dem Alleinleben
Z60.3	QE00	Kulturelles Anpassungsproblem
Z60.4	QE03	Soziale Ausgrenzung oder Ablehnung
Z60.5	QE04	Zielscheibe (wahrgenommener) feindlicher Diskriminierung oder Verfolgung
Z60.9	QE0Z	Anderes Problem im Zusammenhang mit der sozialen Umgebung
Z62.29	QE94	Erziehung außerhalb des Elternhauses (institutioneller Aufenthalt und institutionelle Erziehung)
Z62.810	QE82.0	Persönliche Vorgeschichte von körperlicher Misshandlung in der Kindheit
Z62.810	QE82.1	Persönliche Vorgeschichte von sexuellem Missbrauch in der Kindheit
Z62.811	QE82.2	Persönliche Vorgeschichte von psychischer Misshandlung in der Kindheit
Z62.812	QE82.3	Persönliche Vorgeschichte von Vernachlässigung in der Kindheit
Z62.820	QE52.0	Beziehungsproblem zwischen Eltern und Kind, Elternteil – Biologisches Kind

ICD-10-CM	ICD-11	Störung, Erscheinungsbild oder Problem
Z62.821	QE52.0	Beziehungsproblem zwischen Eltern und Kind, Elternteil – Adoptivkind
Z62.822	QE52.0	Beziehungsproblem zwischen Eltern und Kind, Elternteil – Pflegekind
Z62.891	QE50.4	Beziehungsproblem zwischen Geschwistern
Z62.898	QE52.0	Beziehungsproblem zwischen Eltern und Kind, Andere Bezugsperson – Kind
Z62.898	QE92	Kind, das von elterlichen Beziehungsproblemen betroffen ist
Z63.0	QE51	Problem in der Beziehung zum (Ehe-)Partner
Z63.4	QE62	Unkomplizierter Trauerfall
Z63.5	QE70.1	Zerrüttung der Familie durch Trennung oder Scheidung
Z63.8	QE70.Z	Hoher Grad an „expressed emotions“ innerhalb der Familie
Z64.0	QA49	Probleme im Zusammenhang mit einer ungewollten Schwangerschaft
Z64.1	QA4A	Probleme im Zusammenhang mit Multiparität
Z64.4	QE50.5	Unstimmigkeiten mit Sozialdienstleistern, einschließlich Bewährungshelfer, Fallmanager oder Sozialdienstmitarbeiter
Z65.0	QE40	Verurteilung in Strafverfahren, ohne Freiheitsstrafe
Z65.1	QE41	Inhaftierung oder anderer Freiheitsentzug
Z65.2	QE42	Probleme im Zusammenhang mit der Entlassung aus dem Gefängnis
Z65.3	QE4Z	Probleme im Zusammenhang mit anderen rechtlichen Angelegenheiten
Z65.4	QE80	Opfer eines Verbrechens
Z65.4	QE80	Opfer von Terrorismus oder Folter
Z65.5	QE81	Opfer von Katastrophen, Krieg oder anderen Feindseligkeiten
Z65.8	QE0Y	Religiöses oder spirituelles Problem

ICD-10-CM	ICD-11	Störung, Erscheinungsbild oder Problem
Z69.010	QA16	Inanspruchnahme von Gesundheitsdiensten durch ein Kind, das Opfer von körperlicher Misshandlung durch ein Elternteil geworden ist
Z69.010	QA16	Inanspruchnahme von Gesundheitsdiensten durch ein Kind, das Opfer von psychischer Misshandlung durch ein Elternteil geworden ist
Z69.010	QA16	Inanspruchnahme von Gesundheitsdiensten durch ein Kind, das Opfer von sexuellem Missbrauch durch ein Elternteil geworden ist
Z69.010	QA16	Inanspruchnahme von Gesundheitsdiensten durch ein Kind, das Opfer von Vernachlässigung durch ein Elternteil geworden ist
Z69.011	QA16	Inanspruchnahme von Gesundheitsdiensten durch einen Täter (Elternteil), der Kindesvernachlässigung ausgeübt hat
Z69.011	QA16	Inanspruchnahme von Gesundheitsdiensten durch einen Täter (Elternteil), der sexuellen Kindesmissbrauch ausgeübt hat
Z69.011	QA16	Inanspruchnahme von Gesundheitsdiensten durch einen Täter (Elternteil), der körperliche Kindesmisshandlung ausgeübt hat
Z69.011	QA16	Inanspruchnahme von Gesundheitsdiensten durch einen Täter (Elternteil), der psychische Kindesmisshandlung ausgeübt hat
Z69.020	QA16	Inanspruchnahme von Gesundheitsdiensten durch ein Kind, das Opfer von körperlicher Misshandlung durch eine andere Person (kein Elternteil) geworden ist
Z69.020	QA16	Inanspruchnahme von Gesundheitsdiensten durch ein Kind, das Opfer von psychischer Misshandlung durch eine andere Person (kein Elternteil) geworden ist
Z69.020	QA16	Inanspruchnahme von Gesundheitsdiensten durch ein Kind, das Opfer von sexuellem Missbrauch durch eine andere Person (kein Elternteil) geworden ist
Z69.020	QA16	Inanspruchnahme von Gesundheitsdiensten durch ein Kind, das Opfer von Vernachlässigung durch eine andere Person (kein Elternteil) geworden ist

ICD-10-CM	ICD-11	Störung, Erscheinungsbild oder Problem
Z69.021	QA16	Inanspruchnahme von Gesundheitsdiensten durch einen Täter (kein Elternteil), der Kindesvernachlässigung ausgeübt hat
Z69.021	QA16	Inanspruchnahme von Gesundheitsdiensten durch einen Täter (kein Elternteil), der körperliche Kindesmisshandlung ausgeübt hat
Z69.021	QA16	Inanspruchnahme von Gesundheitsdiensten durch einen Täter (kein Elternteil), der psychische Kindesmisshandlung ausgeübt hat
Z69.021	QA16	Inanspruchnahme von Gesundheitsdiensten durch einen Täter (kein Elternteil), der sexuellen Kindesmissbrauch ausgeübt hat
Z69.11	QA16	Inanspruchnahme von Gesundheitsdiensten durch eine Person, die Opfer von körperlicher Gewalt durch den Ehe- oder Lebenspartner geworden ist
Z69.11	QA16	Inanspruchnahme von Gesundheitsdiensten durch eine Person, die Opfer von psychischer Misshandlung durch den Ehe- oder Lebenspartner geworden ist
Z69.11	QA16	Inanspruchnahme von Gesundheitsdiensten durch eine Person, die Opfer von Vernachlässigung durch den Ehe- oder Lebenspartner geworden ist
Z69.12	QA16	Inanspruchnahme von Gesundheitsdiensten durch einen Täter, der psychische Misshandlung gegenüber dem Ehe- oder Lebenspartner ausgeübt hat
Z69.12	QA16	Inanspruchnahme von Gesundheitsdiensten durch einen Täter, der körperliche Gewalt gegenüber dem Ehe- oder Lebenspartner ausgeübt hat
Z69.12	QA16	Inanspruchnahme von Gesundheitsdiensten durch einen Täter, der sexuelle Gewalt gegenüber dem Ehe- oder Lebenspartner ausgeübt hat
Z69.12	QA16	Inanspruchnahme von Gesundheitsdiensten durch einen Täter, der Vernachlässigung gegenüber dem Ehe- oder Lebenspartner ausgeübt hat

ICD-10-CM	ICD-11	Störung, Erscheinungsbild oder Problem
Z69.81	QA16	Inanspruchnahme von Gesundheitsdiensten durch eine Person, die Opfer von sexueller Gewalt durch den Ehe- oder Lebenspartner geworden ist
Z69.81	QA16	Inanspruchnahme von Gesundheitsdiensten durch einen Erwachsenen, der Opfer von Misshandlung durch eine andere Person (nicht der Ehe- oder Lebenspartner) geworden ist
Z69.82	QA16	Inanspruchnahme von Gesundheitsdiensten durch einen Täter, der Misshandlung gegenüber einem anderen Erwachsenen (nicht der Ehe- oder Lebenspartner) ausgeübt hat
Z70.9	QA15	Sexualberatung
Z71.3	QA10	Diätetische Beratung
Z71.9	QA1Z	Sonstige Beratung oder Konsultation
Z72.0	6C4A.1	Störung durch Tabakkonsum (Tabakkonsumstörung), Leichtgradig
Z72.810	MB23.1	Antisoziales Verhalten in der Kindheit oder Adoleszenz
Z72.811	MB23.1	Antisoziales Verhalten im Erwachsenenalter
Z72.9	QE2Z	Probleme im Zusammenhang mit der Lebensführung
Z75.3	QB14	Nichtverfügbarkeit oder Unzugänglichkeit von Einrichtungen des Gesundheitswesens
Z75.4	QB13	Nichtverfügbarkeit oder Unzugänglichkeit anderer Hilfsorganisationen
Z76.5	QC30	Simulation
Z91.199	QC49	Nichtbefolgen von Behandlungsanweisungen
Z91.410	QE51.1	Persönliche Vorgeschichte von körperlicher Gewalt durch den Ehe- oder Lebenspartner
Z91.410	QE51.1	Persönliche Vorgeschichte von sexueller Gewalt durch den Ehe- oder Lebenspartner
Z91.411	QE51.1	Persönliche Vorgeschichte von psychischer Misshandlung durch den Ehe- oder Lebenspartner

ICD-10-CM	ICD-11	Störung, Erscheinungsbild oder Problem
Z91.412	QE82.3	Persönliche Vorgeschichte von Vernachlässigung durch den Ehe- oder Lebenspartner
Z91.49	QC4Y	Persönliche Vorgeschichte eines psychologischen Traumas
Z91.51	QC4B	Vorgeschichte suizidalen Verhaltens
Z91.52	QC4B	Vorgeschichte nichtsuizidaler Selbstverletzung
Z91.82	QE81	Persönliche Vorgeschichte eines Militäreinsatzes
Z91.83	6D8Z/6D86.6	Umherirren in Verbindung mit einer psychischen Störung

Alternative ICD-10-Codierungen für einzelne Störungsbilder

Im Folgenden findet sich eine Auflistung von abweichenden ICD-10-Codierungen für einzelne Störungsbilder, die nach Ansicht der deutschen Herausgeber den deutschen Codierungskonventionen entsprechen.

Störungsbezeichnung	**ICD-10-Codierung in der Originalausgabe bzw. im offiziellen Coding Update zur Originalausgabe**	**ICD-10-Codierungsvorschlag der deutschen Herausgeber**
Redeflussstörung mit Beginn in der Kindheit (Stottern)	F80.81	F98.5
Autismus-Spektrum-Störung	F84.0	F84
Aufmerksamkeitsdefizit-/Hyperaktivitätsstörung:		
Gemischtes Erscheinungsbild	F90.2	F90.0
Vorwiegend Unaufmerksames Erscheinungsbild	F90.0	F98.8
Vorwiegend Hyperaktiv-Impulsives Erscheinungsbild	F90.1	F90.8
Dermatillomanie (Pathologisches Hautzupfen/-quetschen)	F42.4	F42.2 + L98.1 oder F54 + L98.1**
Insomnie	F51.01	F51.0
Hypersomnie	F51.11	F51.1
Narkolepsie:		
Narkolepsie mit Kataplexie oder Hypokretinmangel (Typ 1)	G47.411	G47.4
Narkolepsie ohne Kataplexie und entweder ohne Hypokretinmangel oder nicht gemessenem Hypokretinwert (Typ 2)	G47.419	G47.4

Störungsbezeichnung	ICD-10-Codierung in der Originalausgabe bzw. im offiziellen Coding Update zur Originalausgabe	ICD-10-Codierungsvorschlag der deutschen Herausgeber
Narkolepsie mit Kataplexie oder Hypokretinmangel aufgrund eines Medizinischen Krankheitsfaktors	G47.421	G47.4
Narkolepsie ohne Kataplexie und ohne Hypokretinmangel aufgrund eines Medizinischen Krankheitsfaktors	G47.429	G47.4
Zentrales Schlafapnoe-Syndrom:		
Idiopathisches Zentrales Schlafapnoe-Syndrom	G47.31	G47.30
Zentrales Schlafapnoe-Syndrom bei Komorbidem Opioidkonsum	G47.37	G47.30
Schlafbezogene Hypoventilation:		
Idiopathische Hypoventilation	G47.34	G47.32
Kongenitales Zentrales Alveoläres Hypoventilationssyndrom	G47.35	G47.32
Komorbides Schlafbezogenes Hypoventilationssyndrom	G47.36	G47.32
Zirkadiane Schlaf-Wach-Rhythmus-Störungen:	-.-	F51.2*
Typ Verzögerte Schlafphase	G47.21	F51.2*
Typ Vorverlagerte Schlafphase	G47.22	F51.2*
Typ Irregulärer Schlaf-Wach-Rhythmus	G47.23	F51.2*
Typ Freilaufender Schlaf-Wach-Rhythmus (Nicht-24-Stunden-Schlaf-Wach-Syndrom)	G47.24	F51.2*
Typ Schichtarbeit	G47.26	F51.2*
Nicht Näher Bezeichneter Typ	G47.20	F51.2*
Rapid-Eye-Movement-(REM-)Schlaf-Verhaltensstörung	G47.52	G47.8
Andere Näher Bezeichnete Insomnie	G47.09	F51.8
Nicht Näher Bezeichnete Insomnie	G47.00	F51.9

Störungsbezeichnung	ICD-10-Codierung in der Originalausgabe bzw. im offiziellen Coding Update zur Originalausgabe	ICD-10-Codierungsvorschlag der deutschen Herausgeber
Andere Näher Bezeichnete Hypersomnie	G47.19	F51.8
Nicht Näher Bezeichnete Hypersomnie	G47.10	F51.9
Andere Näher Bezeichnete Schlaf-Wach-Störung	G47.8	F51.8
Nicht Näher Bezeichnete Schlaf-Wach-Störung	G47.9	F51.9
Störung des Sozialverhaltens:		
Typ mit Beginn in der Kindheit	F91.1	F91.81
Typ mit Beginn in der Adoleszenz	F91.2	F91.82

* Bei dieser Codierung nach ICD-10-GM (German Modification) ist für alle Typen F51.2 zu verwenden (keine Unterteilung der Schlaf-Wach-Rhythmus-Störungen).

** Codierung hier kontextabhängig. Cave: Die Verwendung somatischer F-Diagnosen als Erstdiagnose in psychiatrischen und psychosomatischen Kliniken kann erhebliche Konsequenzen, z.B. Prüfungen durch den MDK, haben.

Mitwirkende bei der deutschen Ausgabe

Teil I: Grundlegende Informationen zum DSM-5

Vorwort der amerikanischen Originalausgabe
Gebrauch des Manuals

Koordination:
Prof. Dr. phil. habil. Hans-Ulrich Wittchen, München/Schondorf am Ammersee

Fachliche Beratung:
Prof. Dr. med. habil. Peter Falkai, München
Prof. Dr. phil. Ulrich Stangier, Frankfurt/Main
Prof. Dr. med. habil. Dr. med. Michael Zaudig, München

Übersetzung:
Dipl.-Psych. Eva Asselmann, Dresden
Dr. med. Sandra Dehning, München
Prof. Dr. phil. habil. Hans-Ulrich Wittchen, München/Schondorf am Ammersee

Warnhinweis für den forensischen Gebrauch von DSM-5

Koordination:
Prof. Dr. phil. habil. Hans-Ulrich Wittchen, München/Schondorf am Ammersee

Fachliche Beratung:
Prof. Dr. med. habil. Hans-Ludwig Kröber, Berlin

Übersetzung:
Univ.-Prof. (em.) Dr. med. Henning Saß, Aachen

Teil II: Diagnostische Kriterien und Codierungen

Störungen der neuronalen und mentalen Entwicklung

Koordination:
Univ.-Prof. Dr. sc. hum. Manfred Döpfner, Köln

Fachliche Beratung:
Prof. Dr. med. Dr. rer. nat. Tobias Banaschewski, Mannheim
Prof. Dr. phil. habil. Günter Esser, Potsdam
Prof. Dr. med. Christine Freitag, Frankfurt/Main
Prof. Dr. med. Veit Rößner, Dresden
Prof. Dr. rer. nat. Klaus Sarimski, Heidelberg
Prof. Dr. med. Gerd Schulte-Körne, München

Übersetzung:
Dr. rer. biol. hum. Elena Ise, Köln
Dipl.-Psych. Stefanie Marquardt, Köln
Dipl.-Psych. Pamela Roland, Köln
Dr. rer. medic. Stephanie Schürmann, Köln
PD Dr. rer. medic. Daniel Walter, Köln
Dipl.-Psych. Natalie Werner, Köln
Dr. rer. medic. Katrin Woitecki, Köln
Dr. rer. medic. Tanja Wolff Metternich-Kaizman, Köln

Schizophrenie-Spektrum und andere psychotische Störungen

Koordination:
Prof. Dr. med. habil. Peter Falkai, München
Univ.-Prof. Dr. med. Wolfgang Gaebel, Düsseldorf

Fachliche Beratung:
Univ.-Prof. Dr. med. W. Wolfgang Fleischhacker, Innsbruck
Prof. Dr. rer. nat. Tania Lincoln, Hamburg

Übersetzung:
Dipl.-Psych. Helen-Rose Cleveland, Düsseldorf
PD Dr. med. Alkomiet Hasan, München
PD Dr. med. Birgit Janssen, Düsseldorf

Dr. med. Berend Malchow, München
Prof. Dr. phil. Norbert Müller, München
Dr. med. Christian Schmidt-Kraepelin, Düsseldorf
Dr. rer. medic. Freya Thiel, Hamburg
Prof. Dr. med. Jürgen Zielasek, Düsseldorf

Bipolare und verwandte Störungen

Koordination:
Prof. Dr. med. habil. Peter Falkai, München
Univ.-Prof. Dr. med. Wolfgang Gaebel, Düsseldorf

Fachliche Beratung:
Prof. Dr. med. Dr. rer. nat. Michael Bauer, Dresden
Prof. Dr. phil. Martin Hautzinger, Tübingen
PD Dr. med. Emanuel Severus, Dresden
Prof. Dr. phil. habil. Hans-Ulrich Wittchen, München/Schondorf am Ammersee

Übersetzung:
Dr. med. Christoph Born, München
PD Dr. med. Joachim Cordes, Düsseldorf
Dr. phil. Sandra Dittmann, München
Dr. med. Richard Musil, München
Prof. Dr. med Andrea Pfennig, Dresden
PD Dr. med. Harald Scherk, Osnabrück
Prof. Dr. phil. habil. Hans-Ulrich Wittchen, München/Schondorf am Ammersee

Depressive Störungen

Koordination:
Prof. Dr. med. Wolfgang Maier, Bonn

Fachliche Beratung:
Prof. Dr. med. Mathias Berger, Freiburg
Univ.-Prof. Dr. sc. hum. Manfred Döpfner, Köln
Prof. Dr. h.c. mult. Dr. med. univ. Siegfried Kasper, Wien
Prof. Dr. phil. habil. Hans-Ulrich Wittchen, München/Schondorf am Ammersee

Übersetzung:
Dr. phil. Sandra Dittmann, München
PD Dr. med. Daniela Eser-Valeri, München

PD Dr. rer. biol. hum. Susanne Karch, München
Dipl.-Psych. Christian Kloß, Bonn
PD Dr. med. Frank Padberg, München
PD Dr. med. Cornelius Schüle, München
Dr. rer. medic. Freya Thiel, Hamburg

Angststörungen

Koordination:
Prof. Dr. rer. nat. Katja Beesdo-Baum, Dresden
Prof. Dr. phil. habil. Hans-Ulrich Wittchen, München/Schondorf am Ammersee

Fachliche Beratung:
Prof. Dr. med. Borwin Bandelow, Göttingen
Univ.-Prof. Dr. Dr. med. Katharina Domschke, M.A. (USA), Würzburg
Univ.-Prof. Dr. sc. hum. Manfred Döpfner, Köln
Prof. Dr. med. Michael Linden, Berlin
Prof. Dr. med. Wolfgang Maier, Bonn
Prof. Dr. phil. Jürgen Margraf, Bochum
Prof. Dr. rer. nat. Silvia Schneider, Bochum

Übersetzung:
Prof. Dr. rer. nat. Katja Beesdo-Baum, Dresden
Dipl.-Psych. Ricarda Evens, Dresden
Dipl.-Psych. Kevin Hilbert, Dresden
Dr. rer. nat. Susanne Knappe, Dresden
Dr. rer. nat. Julia Martini, Dresden
Dipl.-Psych. Nina Maslowski, Dresden
Dr. rer. medic. Freya Thiel, Hamburg
Dipl.-Psych. Gesine Wieder, Dresden

Zwangsstörung und verwandte Störungen

Koordination:
Prof. Dr. med. habil. Dr. med. Michael Zaudig, München

Fachliche Beratung:
Prof. Dr. rer. nat. Ulrike Buhlmann, Berlin
Dipl.-Psych. Alexander von Hammerstein, Windach
Dipl.-Psych. Walter Hauke, Windach
Prof. Dr. med. Fritz Hohagen, Kiel
Prof. Dr. rer. nat. Norbert Kathmann, Berlin
Prof. Dr. med. Veit Rößner, Dresden

PD Dr. med. Andreas Wahl-Kordon, Lübeck
Dr. rer. soz. Sabine Zaudig, München
Dr. med. Bartosz Zurowski, Lübeck

Übersetzung:
Dipl.-Psych. Patricia Graf, Bad Endorf
Dipl.-Psych. Alexander von Hammerstein, Windach
Dipl.-Psych. Kathrin Holler, Windach
Dipl.-Psych. Rebekka Kehle, Windach
Dipl.-Psych. Nathalie Mong, Windach
Dr. med. Nico Niedermeier, München
Dr. rer. medic. Freya Thiel, Hamburg
Dr. med. Igor Tominschek, München
Dipl.-Psych. Evi Vant, München

Trauma- und belastungsbezogene Störungen

Koordination:
Univ.-Prof. Dr. sc. hum. Manfred Döpfner, Köln
Prof. Dr. med. habil. Dr. med. Michael Zaudig, München

Fachliche Beratung:
Prof. Dr. rer. soc. Herta Flor, Mannheim
PD Dr. med Ulrich Frommberger, Offenburg
Prof. Dr. phil. Lutz Goldbeck†, Ulm
Prof. Dr. phil. Dr. med. Hans-Peter Kampfhammer, Graz
Prof. Dr. phil. Dr. med. Andreas Maercker, Zürich
Prof. (em.) Dr. phil. Gudrun Sartory, Wuppertal
Dr. rer. nat. Regina Steil, Frankfurt/Main
Prof. Dr. rer. soc. Karin Tritt, Regensburg

Übersetzung:
Dipl.-Psych. Patricia Graf, Bad Endorf
Prof. Dr. rer. medic. Charlotte Hanisch, Düsseldorf
Dipl.-Psych. Eva Kellner, Windach
Dr. med. Till Krauseneck, Windach
Dr. med. Isabelle Lang-Rollin, Windach
Dr. med. Christina Schöneborn, Mannheim
Dr. rer. medic. Freya Thiel, Hamburg

Dissoziative Störungen

Koordination:
Prof. Dr. rer. soc. Winfried Rief, Marburg

Fachliche Beratung:
Prof. Dr. med. Hans-Jörgen Grabe, Greifswald
Univ.-Prof. Dr. rer. nat. Wolfgang Hiller, Mainz

Übersetzung:
Prof. Dr. rer. medic. Franziska Einsle, Dresden
Prof. Dr. med. Harald J. Freyberger, Greifswald
PD Dr. med. Philipp Kuwert, Greifswald
Prof. Dr. med. Carsten Spitzer, Tiefenbrunn
Dr. rer. medic. Freya Thiel, Hamburg

Somatische Belastungsstörung und verwandte Störungen

Koordination:
Prof. Dr. rer. soc. Winfried Rief, Marburg

Fachliche Beratung:
Prof. Dr. med. Karl-Jürgen Bär, Jena
Prof. Dr. med. Manfred Fichter, München
Prof. Dr. rer. soc. Herta Flor, Mannheim
Univ.-Prof. Dr. med. Peter Henningsen, München
Univ.-Prof. Dr. rer. nat. Wolfgang Hiller, Mainz
Prof. Dr. med. Michael Linden, Berlin
Prof. Dr. med. Bernd Löwe, Hamburg
Prof. Dr. rer. nat. Alexandra Martin, Wuppertal
Prof. Dr. med. habil. Dr. med. Michael Zaudig, München

Übersetzung:
Dr. phil. Maria Kleinstäuber, Marburg
Dipl.-Psych. Judith Schäfer, Dresden
Dr. rer. medic. Freya Thiel, Hamburg
Dr. phil. Katharina Voigt, Hamburg
Univ.-Prof. Dr. rer. soc. Michael Witthöft, Mainz

Fütter- und Essstörungen

Koordination:
Prof. Dr. phil. habil. Hans-Ulrich Wittchen, München/Schondorf am Ammersee

Fachliche Beratung:
Prof. Dr. med. Martina de Zwaan, Hannover

Univ.-Prof. Dr. sc. hum. Manfred Döpfner, Köln
Prof. Dr. med. Manfred Fichter, München
Univ.-Prof. Dr. med. Beate Herpertz-Dahlmann, Aachen
Prof. Dr. rer. biol. hum. Corinna Jacobi, Dresden
Prof. Dr. phil. Brunna Tuschen-Caffier, Freiburg

Übersetzung:
Dipl.-Psych. Ina Beintner, Dresden
Dipl.-Psych. Paula von Bloh, Dresden
M. Sc. Klin. Psych. Nadine Eiterich, Dresden
Prof. Dr. rer. biol. hum. Corinna Jacobi, Dresden
Dipl.-Psych. Michaela Nagl, Dresden
Dipl.-Psych. Robert Richter, Dresden
Dr. rer. medic. Freya Thiel, Hamburg
Dipl.-Psych. Ulrike Völker, Dresden

Ausscheidungsstörungen

Koordination:
Univ.-Prof. Dr. sc. hum. Manfred Döpfner, Köln

Fachliche Beratung:
Univ.-Prof. Dr. med. Alexander von Gontard, Homburg/Saar

Übersetzung:
Dr. med. Dagmar Röhling, Köln
Dr. rer. medic. Freya Thiel, Hamburg

Schlaf-Wach-Störungen

Koordination:
Prof. Dr. med. habil. Peter Falkai, München

Fachliche Beratung:
Prof. Dr. rer. soc. Dieter Riemann, Freiburg
Prof. Dr. med. habil. Dr. rer. nat. Andrea Rodenbeck, Göttingen
Prof. Dr. med. Eckart Rüther, Feldafing
Prof. Dr. rer. soc. Jürgen Zulley, Regensburg

Übersetzung:
PD Dr. med. Stefan Cohrs, Rostock
Prof. Dr. med. habil. Peter Falkai, München
Dr. med. Peter Geisler, Regensburg

Prof. Dr. med. Göran Hajak, Bamberg
Prof. Dr. med. Geert Mayer, Treysa
Prof. Dr. med. habil. Dr. rer. nat. Andrea Rodenbeck, Göttingen
Prof. Dr. Eckart Rüther, Feldafing
Prof. Dr. med. Hartmut Schulz, Erfurt
Prof. Dr. med. Reinhard Steinberg, München

Sexuelle Funktionsstörungen

Koordination:
Prof. Dr. phil. habil. Hans-Ulrich Wittchen, München/Schondorf am Ammersee

Fachliche Beratung:
Prof. Dr. med. Wolfgang Berner, Hamburg
Prof. Dr. phil. Uwe Hartmann, Hannover
Prof. Dr. phil. Jürgen Hoyer, Dresden

Übersetzung:
Prof. Dr. phil. Uwe Hartmann, Hannover
Prof. Dr. phil. Jürgen Hoyer, Dresden
B. Sc. Stephan Sarnowsky, Dresden
Dipl.-Psych. Anja Schulz, Dresden
Dr. rer. medic. Freya Thiel, Hamburg

Geschlechtsdysphorie

Koordination:
Prof. Dr. med. habil. Peter Falkai, München

Fachliche Beratung:
Dr. med. Matthias Auer, München
Prof. Dr. Peer Briken, Hamburg
Univ.-Prof. Dr. sc. hum. Manfred Döpfner, Köln
Prof. Dr. Herta Richter-Appelt, Hamburg
Prof. Dr. med. Günter Stalla

Übersetzung:
Dr. Timo O. Nieder, Hamburg
Prof. Dr. Friedemann Pfäfflin, Ulm
Dr. rer. medic. Freya Thiel, Hamburg

Disruptive, Impulskontroll- und Sozialverhaltensstörungen

Koordination:
Univ.-Prof. Dr. sc. hum. Manfred Döpfner, Köln
Univ.-Prof. (em.) Dr. med. Henning Saß, Aachen
Prof. Dr. phil. habil. Hans-Ulrich Wittchen, München/Schondorf am Ammersee

Fachliche Beratung:
Prof. Dr. med. Hans-Ludwig Kröber, Berlin
Prof. Dr. med. Jürgen L. Müller, Göttingen
Prof. Dr. Franz Petermann†, Bremen
Prof. Dr. phil. Dr. med. Christina Stadler, Basel

Übersetzung:
PD Dr. Anja Görtz-Dorten, Köln
PD Dr. Christopher Hautmann, Köln
Jun.-Prof. Dr. biol. hum. Martin Rettenberger, Mainz
Prof. Dr. med. Wolfgang Retz, Homburg/Saar
Dipl.-Psych. Isabel Saß, Würselen
Dr. rer. medic. Freya Thiel, Hamburg

Störungen im Zusammenhang mit psychotropen Substanzen und abhängigen Verhaltensweisen

Koordination:
Prof. Dr. med. Oliver Pogarell, München
Prof. Dr. phil. habil. Hans-Ulrich Wittchen, München/Schondorf am Ammersee

Fachliche Beratung:
Dr. phil. Nicolas Arnaud, Hamburg
Prof. Dr. rer. soc. Gerhard Bühringer, Dresden
Prof. Dr. med. Oliver Pogarell, München
Prof. Dr. med. Rainer Thomasius, Hamburg

Übersetzung:
Dr. rer. nat. Silke Behrendt, Dresden
Dipl.-Psych. Hanna Brand, Dresden
Dipl.-Psych. Barbara Braun, München
Dipl.-Psych. Anja Kräplin, Dresden
Dipl.-Psych. Maria Neumann, Dresden

Dipl.-Psych. Sören Paul, Dresden
Prof. Dr. med. Oliver Pogarell, München
Dipl.-Psych. Charlotte Probst, Dresden
Dipl.-Psych. Sebastian Trautmann, Dresden

Neurokognitive Störungen (NCD)

Koordination:
Prof. Dr. med. Wolfgang Maier, Bonn

Fachliche Beratung:
Prof. Dr. med. Frank Jessen, Bonn
Prof. Dr. med. Stefan Teipel, Rostock
Prof. Dr. med. Michael Wagner, Bonn
Prof. Dr. phil. Dr. med. Josef Zihl, München

Übersetzung:
PD Dr. med. Daniela Eser-Valeri, München
Prof. Dr. med. Andreas Fellgiebel, Mainz
PD Dr. med. Stefan Klöppel, Freiburg
M. Sc. Christian Kloß, Bonn
Prof. Dr. med. Oliver Pogarell, München
Dr. phil. Sandra Röske, Bonn
PD Dr. med. Anja Schneider, Göttingen

Persönlichkeitsstörungen

Koordination:
Univ.-Prof. (em.) Dr. med. Henning Saß, Aachen

Fachliche Beratung:
Prof. Dr. med. Martin Bohus, Mannheim
Prof. Dr. phil. Peter Fiedler, Heidelberg
Prof. Dr. med. Sabine Herpertz, Heidelberg
Univ.-Prof. Dr. Babette Renneberg, Berlin

Übersetzung:
Dr. med. Dorothee Gescher, Heidelberg
Dr. med. Haang Jeung, Heidelberg
Dr. med. Falk Mancke, Heidelberg
Dr. rer. medic. Freya Thiel, Hamburg

Paraphile Störungen

Koordination:
Univ.-Prof. (em.) Dr. med. Henning Saß, Aachen

Fachliche Beratung:
Prof. Dr. med. Wolfgang Berner, Hamburg
Prof. Dr. med. Peer Briken, Hamburg
Prof. Dr. phil. habil. Jürgen Hoyer, Dresden
Prof. Dr. med. Jürgen L. Müller, Göttingen

Übersetzung:
Dr. med. Raphaela Basdekis-Jozsa, Hamburg
Prof. Dr. med. Peer Briken, Hamburg
Dr. rer. nat. Peter Fromberger, Göttingen
Dipl.-Psych. Verena Klein, Hamburg
M. Sc. Tina Schulz, Göttingen
Dr. rer. medic. Freya Thiel, Hamburg

Andere psychische Störungen und Zusatzcodierungen

Übersetzung:
Prof. Dr. phil. habil. Hans-Ulrich Wittchen, München/Schondorf am Ammersee

Medikamenteninduzierte Bewegungsstörungen und andere unerwünschte Wirkungen von Medikamenten

Koordination:
Univ.-Prof. Dr. med. Wolfgang Gaebel, Düsseldorf

Fachliche Beratung:
Univ.-Prof. Dr. med. W. Wolfgang Fleischhacker, Innsbruck
Prof. Dr. med. Eva Meisenzahl, München

Übersetzung:
Univ.-Prof. Dr. med. Wolfgang Gaebel, Düsseldorf

Andere klinisch relevante Probleme

Koordination:
Univ.-Prof. Dr. sc. hum. Manfred Döpfner, Köln
Prof. Dr. phil. habil. Hans-Ulrich Wittchen, München/Schondorf am Ammersee

Übersetzung:
Dr. rer. nat. Susanne Knappe, Dresden
Dipl.-Psych. Johanna Petzold, Dresden
Dr. rer. medic. Freya Thiel, Hamburg
Prof. Dr. phil. habil. Hans-Ulrich Wittchen, München/Schondorf am Ammersee
Dipl.-Psych. Julia Wittich, Dresden

Koordination der Übersetzungsarbeiten/ Gesamtredaktion DSM-5

Dipl.-Psych. Eva Asselmann, Dresden
Dipl.-Psych. Ingmar Heinig, Dresden
M.A. phil. Anja Dorothée Streb, München

Sachregister

Fettgedruckte Seitenzahlen beziehen sich auf Tabellen.

R

T